针灸推拿技术与临床应用

郗洪斌等◎编著

吉林科学技术出版社

图书在版编目（CIP）数据

针灸推拿技术与临床应用 / 郗洪滨等编著. -- 长春：吉林科学技术出版社，2017.8
ISBN 978-7-5578-3033-5

Ⅰ. ①针… Ⅱ. ①郗… Ⅲ. ①针灸学②推拿 Ⅳ. ①R24

中国版本图书馆CIP数据核字(2017)第204863号

针灸推拿技术与临床应用

ZHENJIU TUINA JISHU YU LINCHUANG YINGYONG

编　　著　郗洪斌等
出 版 人　李　梁
责任编辑　刘建民　韩志刚
封面设计　长春创意广告图文制作有限责任公司
制　　版　长春创意广告图文制作有限责任公司
开　　本　889mm×1194mm　1/16
字　　数　300千字
印　　张　27
印　　数　1—1000册
版　　次　2017年8月第1版
印　　次　2018年3月第1版第2次印刷

出　　版　吉林科学技术出版社
发　　行　吉林科学技术出版社
地　　址　长春市人民大街4646号
邮　　编　130021
发行部电话/传真　0431-85635177　85651759　85651628
85652585　85635176
储运部电话　0431-86059116
编辑部电话　0431-86037565
网　　址　www.jlstp.net
印　　刷　永清县晔盛亚胶印有限公司

书　　号　ISBN 978-7-5578-3033-5
定　　价　78.00元

主　编

郗洪滨　刘凤强　李焕民　边福军

吴长岩　马　华

副主编（按姓氏笔画排序）

刘　鹏　阮士国　孙　波　陈昌韬

栾瑞芝　龚重九　潘　龙

编　委（按姓氏笔画排序）

马　华（山东省烟台市莱阳中心医院）

付　鹏（河北省邯郸市中医院）

边福军（山东省单县海吉亚医院）

吕计宝（广西国际壮医医院明秀分院）

刘　鹏（湖北省十堰市中西医结合医院）

刘凤强（山东省新泰市中医院）

阮士国（湖北省阳新县中医医院）

孙　波（山东省寿光市中医医院）

李焕民（山东省泗水县人民医院）

吴长岩（山东省烟台市中医医院）

张静玺（河北省邯郸市中医院）

陈昌韬（湖北省利川市民族妇幼保健院）

郗洪滨（山东省泰安市中医医院）

栾瑞芝（山东省东阿县妇幼保健院）

龚重九（湖北省黄石市第二医院）

潘　龙（湖北省襄阳市中医医院　湖北中医药大学附属襄阳医院）

主编简介 Editor introduction

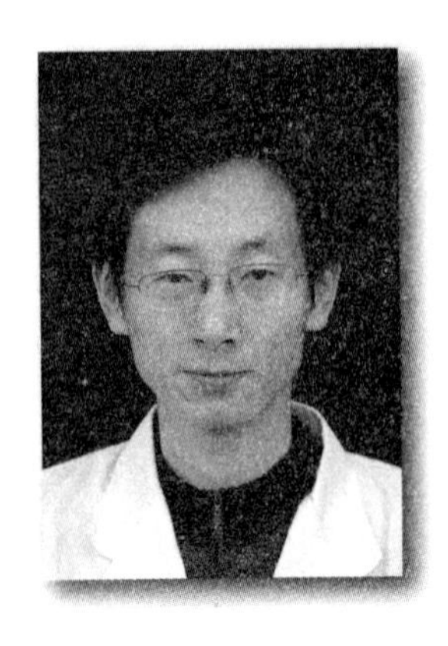

郗洪滨

男，山东泰安市中医医院针灸二科副主任。目前担任世界中医药联合会脉象研究专业委员会常务理事，香港中医脊诊整脊学会副会长，山东省针灸学会刺法灸法委员会委员。从事中医临床十余年，擅长脉诊辨证与针、推、药结合治疗退行性疾病及内科慢性病。担任山东教育卫视《生生堂》栏目主讲,致力于中医与传统文化传播。

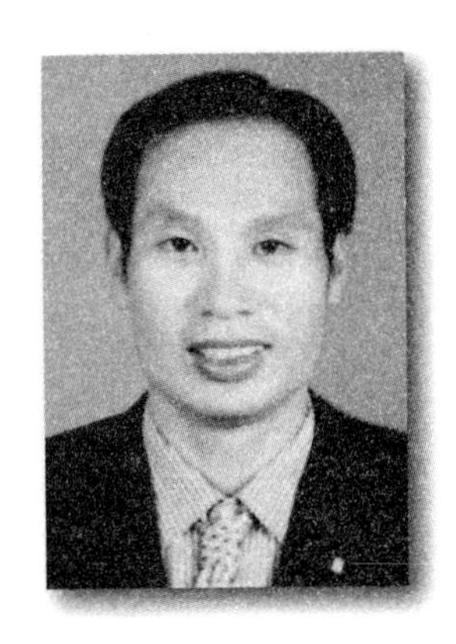

刘凤强

男，主治医师，毕业于山东中医药大学，山东省中医药学会第二届疼痛专业委员会委员，中国民间中医药研究开发协会冬病夏治专业委员会委员。泰安市中医药学会会员，新泰市中医工作先进个人，新泰市优秀基层中医。新泰市中医院针灸科主治医师。临床工作近二十年，在专业刊物发表论文五篇，拥有国家新型专利一项及专著一部。擅长颈肩腰腿痛及脊障性疾病的保守治疗，创造性的运用三通疗法，利用针灸——滞动针、针刀、松筋针、埋线、序贯立体方案等治疗椎间盘突出症、颈椎病、顽固性头痛、失眠、中风后遗症等疾病，并对慢性气管炎、胃炎、结肠炎的治疗有独特治疗方案，临床利用针药结合调督通脉法治疗妇科不孕不育有很好的效果。

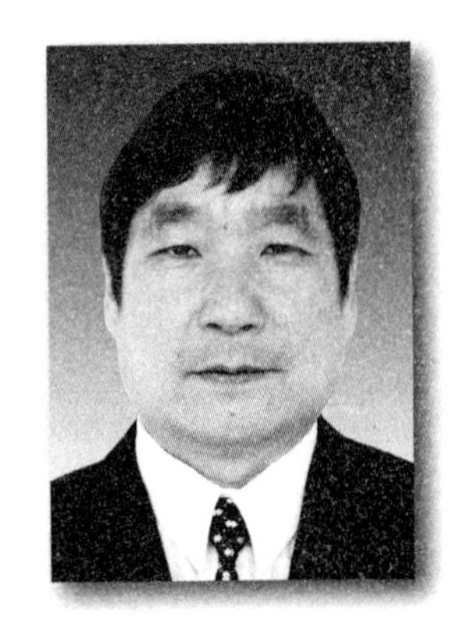

李焕民

男，康复科副主任，主治针灸师。1992年7月毕业于山东省中医药学校针灸专业，2005年潍坊医学院临床医学本科毕业，济宁市康复医学会会员。擅长颈肩腰腿痛、骨关节病、偏瘫、面瘫、截瘫的针灸推拿康复治疗。在治疗各种疼痛方面积累了丰富的经验。

前言 PREFACE

针灸推拿是祖国医学宝库中的一颗明珠，具有“简、便、廉、验”的优势，是一门古老而又年轻、很有发展前途的中医学科，属中医外治法范畴。针、灸有别，针法指在体表的腧穴上进行针刺、叩击、放血等操作，灸则指用艾绒做成艾炷、艾条或艾绒装入温灸器中，点燃后熏灼皮肤的一定穴位，进行温热刺激。推拿，又称按摩，古称按跷、案扤。近年来，随着中医事业的振兴，针灸推拿学与现代化医疗科技交叉渗透，该学科得到了迅速发展，并率先走向世界，为人类健康事业作出了贡献。

《针灸推拿技术与临床应用》分基础篇、针灸篇和推拿篇，基础篇简要介绍了中医哲学基础、生理基础、病理基础、辨证体系、经络与腧穴以及针灸推拿检查法；针灸篇主要阐述了针灸治疗原则、针灸方法和内科、骨伤科、妇产科、儿科、五官科常见疾病的针灸治疗；推拿篇主要阐述了推拿治疗原则、治疗方法和脊柱躯干部、上肢部、下肢部常见病证的推拿治疗。本书力求做到“继承而不泥古，发扬而不离宗”，内容丰富、深入浅出、概念明确、重点突出、通俗易懂，集实用性、先进性、科学性、启发性于一体，是广大医务工作者尤其是中医临床医师的良师益友。

由于学识水平有限，加之时间仓促，疏漏之处在所难免，敬请广大读者和同道批评指正。

《针灸推拿技术与临床应用》编委会

2017 年 6 月

目录

CONTENTS

基础篇

针灸篇

推拿篇

针灸推拿技术与临床应用

基础篇

第一章　中医哲学基础

第一节　阴阳学说

阴阳学说是中国古代朴素的对立统一理论，它认为阴和阳两个对立统一的方面，贯穿于一切事物之中，是一切事物运动和发展变化的根源及其规律。

阴阳是宇宙中相互关联的事物或现象对立双方属性的概括。凡是运动的、外向的、上升的、温热的，无形的，明亮的、兴奋的都属于阳。相对静止的、内守的、下降的、寒冷的、有形的、晦暗的、抑制的都属于阴。

一方面阴阳双方是通过比较而分阴阳；如 60℃的水，同 10℃的水相比，当属阳，但同 100℃的水相比则属阴。因此，单一事物就无法定阴阳；另一方面，阴阳之中复有阴阳，如昼为阳，夜属阴，而白天的上午属阳中之阳，下午则属阳中之阴，黑夜的前半夜为阴中之阴，后半夜为阴中之阳。但是必须注意任何事物都不能随意分阴阳，不能说寒属阳，热属阴，也不能说女属阳，男属阴，必须按照阴和阳所特有的属性来一分为二才是阴阳。

阴阳学说的基本内容概括为以下五个方面：

一、阴阳交感

阴阳交感是指阴阳二气在运动中互相感应而交合的过程，阴阳交感是万物化生的根本条件。在自然界，天之阳气下降，地之阴气上升，阴阳二气交感，形成云、雾、雷、电、雨、露，生命得以诞生，从而化生出万物。在人类，男女媾精，新的生命个体诞生，人类得以繁衍。如果阴阳二气在运动中不能交合感应，新事物和新个体就不会产生。

二、阴阳对立制约

对立即相反，如上与下，动与静，水与火，寒与热等。阴阳相反导致阴阳相互制约。如温热可以驱散寒气，冰冷可以降低高温，水可以灭火，火可以使水沸腾化气等，温热与火属阳，寒冷与水属阴，这就是阴阳对立相互制约。阴阳双方制约的结果，使事物取得了动态平衡。

三、阴阳互根互用

阴阳互根是指一切事物或现象中相互对立着的阴阳两个方面，具有相互依存，互为根本的关系，即阴和阳任何一方都不能脱离另一方而单独存在。每一方都以相对的另一方的存在为自己存在的前提和条件；如热为阳，寒为阴，没有热也就无所谓寒，没有寒也就无所谓热。阴阳互用是指阴阳双方不断地资生，促进和助长对方；如藏于体内的阴精，不断地化生为阳气，保卫于体表的阳气，使阴精得以固守于内，即阴气在内，是阳气的根本，阳气在外是阴精所化生的。

四、阴阳消长平衡

阴阳消长平衡是指对立互根的双方始终处于一定限度内的，彼此互为盛衰的运动变化之中，致阴消阳长或阳消阴长等。包括以下四种类型。

1. 此长彼消

这是制约较强造成的，如热盛伤阴，寒盛伤阳皆属此类。

2. 此消彼长

这是制约不及所造成的，如阴虚火旺，阳虚阴盛皆属此类。

3. 此长彼亦长

这是阴阳互根互用得当的结果。如补气以生血，补血以养气。

4. 此消彼亦消

这是阴阳互根互用不及所造成的，如气虚引起血虚，血虚必然气虚，阳损及阴，阴损及阳等。

阴阳平衡，指对立互根的阴阳双方，总是在一定限度内、在一定条件下维持着相对的动态平衡。

五、阴阳相互转化

指对立互根阴阳双方在一定条件下可以各自向其相反的方面发生转化。即阳可转为阴，阴可转为阳，气血转化，气精转化，寒热转化等，一般都产生于事物发展变化的“物极”阶段，即所谓“物极必反”。阴阳消长是一个量变的过程，而阴阳转化是在量变基础上的质变。

（郗洪滨）

第二节　五行学说

五行学说也属古代哲学范畴，是以木、火、土、金、水五种物质的特性及其“相生”和“相克”规律来认识世界，解释世界和探求宇宙规律的一种世界观和方法论。所谓五行，是指木、火、土、金、水五种物质及其运动变化。

一、五行特性

（一）木的特性

“木曰曲直”，“曲”屈也，“直”伸也。曲直即是指树木的枝条具有生长柔和，能曲又能直的特性。因而引申为凡具有生长、升发、条达、舒畅等性质或作用的事物均归属于木。

（二）火的特性

“火曰炎上”，“炎”是焚烧、热烈之义，“上”是上升。“炎上”是指火具有温热上升的特性。因而引申为凡具有温热、向上等特性或作用的事物，均归属于火。

（三）土的特性

“土爰稼穑”，“爰”通“曰”，“稼”即种植谷物，“穑”即收割谷物。“稼穑”泛指人类种植和收获谷物的农事活动。因而引申为凡具有生化、承载、受纳等性质或作用的事物，均归属于土。

（四）金的特性

“金曰从革”，“从”，由也，说明金的来源，“革”即变革，说明金是通过变革而产生的。自然界现成的金属极少，绝大多数金属都是由矿石经过冶炼而产生的。冶炼即变革的过程，故曰“金曰从革”。因而凡具有沉降、肃杀、收敛等性质或作用的事物，都归属于金。

（五）水的特性

“水曰润下”，“润”即潮湿、滋润、濡润，“下”即向下，下行，“润下”是指水滋润下行的特点。故引申为凡具有滋润、下行、寒凉、闭藏等性质或作用的事物皆归属于水。

二、自然界五行结构系统(见表 1-1)

表 1-1 自然界五行结构系统

五行	五音	无味	无色	五化	五方	五季	五气
木	角	酸	青	生	东	春	风
火	徵	苦	赤	长	南	夏	暑
土	宫	甘	黄	化	中	长夏*	湿
金	商	辛	白	收	西	秋	燥
水	羽	咸	黑	藏	北	冬	寒

*长夏指农历六月份

三、人体五行结构系统(见表 1-2)

表 1-2 人体五行结构系统

五行	五脏	五腑	五官	形体	情志	五声	变动	五神	五液	五华
木	肝	胆	目	筋	怒	呼	握	魂	泪	爪
火	心	小肠	舌	脉	喜	笑	忧	神	汗	面
土	脾	胃	口	肉	思	歌	哕	意	涎	唇
金	肺	大肠	鼻	皮	悲	哭	咳	魄	涕	毛
水	肾	膀胱	耳	骨	恐	呻	栗	志	唾	发

人体五行结构系统统构成了中医脏象学说的理论构架。

四、五行的生克制化规律

(一)五行相生

是五行之间递相资生、促进的关系,是事物运动变化的正常规律。其次序为木生火、火生土、土生金、金生水、水生木、木生火。

(二)五行相克

是五行之间递相克制、制约关系,是事物运动变化的正常规律。其次序为木克土、土克水、水克火、火克金、金克木、木克土。

五行相生关系又称为"母子关系",任何一行都存在"生我"和"我生"两方面的关系。"生我者为母","我生者为子"。五行相克关系又称为"所胜""所不胜"关系,"克我"者为"所不胜","我克者"为"所胜"。

(三)五行制化

是指五行之间生中有制,制中有生,递相资生制约以维持其整体的相对协调平衡的关系。如木克土,土生金,金克木,说明木克土,而土生金,金反过来再克木,维持相对平衡关系。水克火,水生木,木生火。说明水既克火,又间接生火,以维持相对协调平衡的关系。

五、五行乘侮和母子相及

(一)五行相乘

是五行中的某一行对被克者的另一行过度克制,从而致事物与事物之间失去了正常的协调关系,其原因是克我者一行之气过于强盛或我克者一行之气本气虚弱。如生理状态下,木克土;在病理状态下,即出现木乘土,原因有木旺乘土或土虚木乘。

五行相乘规律与五行相克的次序完全一致,但意义不同,前者是病理状态,后者是生理状态。

（二）五行相侮

是五行中某一行对原来克我者的一行反向克制，从而使事物间失去了正常的协调关系。其原因是我克者一行之气过于强盛或克我者一行之气本身虚弱。如生理状态下，木克土；在病理状态下，即出现土侮木。五行相侮规律与五行相克规律相反，是一种病理状态。

（三）母子相及

1. 母病及子

母行异常影响到子行，结果母子两行均异常。

2. 子病犯母

子行异常影响到母行，结果母子两行均异常。

（郗洪滨）

第二章　中医生理基础

第一节　藏象学说

藏象学说是通过对人体的生理、病理现象的观察，研究人体脏腑等的生理功能、病理变化及其相互关系的学说。

一、内脏的分类及其区别(见表2-1)

表2-1　内脏的分类及其区别

类别	内容	生理功能特点	形态特点
五脏	心，肝，脾，肺，肾	藏精化气生神 藏精气而不泻 满而不能实	主要为实体性器官
六腑	胆，胃，大肠，小肠，膀胱，三焦，心包络	传化物而不藏 实而不能满 以通降为用	多为管腔性器官
奇恒之府	脑，髓，骨，脉，胆，女子胞(精室)	藏精气而不泻， 不传化物。 除胆外，无表里关系。 除胆外，无阴阳五行配属关系	形态中空有腔 相对密闭

二、五脏

(一)心的主要生理功能及病理表现

(1)心主血脉：是指心气推动血液在脉中运行，流注全身，发挥营养和滋润作用。心主血脉的前提条件是心行血，指心气维持心脏的正常搏动，推动血液在脉中运行；心生血，是指心火将水谷精微“化赤”生血；心主脉，是指脉道的通畅，血液在脉中的正常运行，形成脉象。心主血脉的生理表现，主要从以下四个方面观察。面色红黄隐隐，红润光泽；舌质淡红；脉象和缓有力，节律均匀，一息四至；虚里搏动(指心尖)和缓有力，节律均匀，其动应手。其病理表现：心气虚，心血虚，血脉空虚可导致心悸不安，面色苍白或萎黄，舌质淡白，脉细弱微，虚里心悸不安；心血淤，心血阻滞，可出现心绞痛症状，面色灰暗，唇青舌紫，脉结、代、促、涩，虚里闷痛。

(2)心藏神：主要是指心具有主宰人体五脏六腑，形体官窍的一切生理活动和人体精神意识思维活动的功能。而精神意识思维活动主要体现在五神，即神、魂、魄、意、志。五志，即喜、怒、忧、思、悲。五神五志又分属五脏，但主宰是心。中医学中有心(属五脏)和脑(属奇恒之府)等概念，但以心概脑。心主神志的生理表现，主要是精神饱满，反应灵敏。其病理表现有：①心不藏神：反应迟钝，健忘，神志亢奋，烦躁不安，失眠，谵语多梦。②神志衰弱：神志不合，萎靡不振；神志错乱和癫狂等，后者属现代医学重型精神病范畴。

(二)肺的主要生理功能和病理表现

(1)肺主宣发：指肺气向上升宣，向外布散。其生理作用如下。①通过呼吸运动，排除人体内浊气；②通过人体经脉气血运行，布散由脾转输而来的水谷精微，津液于全身，内至五脏六腑，外达肌腠皮毛；

③宣发卫气，调节腠理开合，排泄汗液，并发挥抗邪作用。病理表现为肺失宣发：恶寒发热、自汗或无汗、胸闷、咳喘、鼻塞、流清涕，属现代医学上感范畴。

(2)肺主肃降：指肺气向下通降或使呼吸道保持洁净，其生理作用：①通过呼吸运动，吸入自然界清气。②通过经脉气血运行，将肺吸入清气和由脾而来的水谷精微，津液下行布散。③通过咳嗽等反射性保护作用，肃清呼吸道内过多的分泌物，以保持其清洁。其病理表现：肺气上逆，肺失肃降，胸闷，咳喘。

(3)肺主气，司呼吸：肺主气指肺具有主持呼吸之气，一身之气的功能概括。肺司呼吸，指肺具有呼浊吸清，实现机体内外气体交换的功能。其生理作用如下。①吸入自然界的清气，促进人体气的生成，营养全身。②呼出体内浊气。排泄体内废物，调节阴阳平衡。③调节人体气机的升降出入运动。其病理表现：胸闷，咳喘，呼吸不利，呼吸微弱。

(4)肺主通调水道：指肺主宣发肃降功能对体内水液的输布排泻起着疏通和调节作用。水道指人体内水液运行的通道。肺主通调水道其生理作用主要是调节体内水液代谢的平衡。机制主要是肺主宣发使津液向外，向上散布，濡养脏腑、器官、腠理、皮毛，呼浊和排汗，将部分水分和废物排除人体外。肺主肃降，使津液下行布散，濡养人体，使代谢后水液下行布散至膀胱，通过膀胱的气化作用生成尿液。其病理表现：肺通调失职可出现痰饮水肿。

(5)肺朝百脉，助心行血：肺朝百脉指全身血液通过经脉聚会于肺并进行气体交换，再输布于全身。肺气宣发肃降具有协助心脏、助心行血、促进血液运动的作用。其病理表现：肺气虚，血脉瘀滞，肺气宣降失调，胸闷，心悸，咳喘，唇青舌紫。

(6)肺主治节：指肺具有协助心脏对机体各个脏腑组织器官生理活动的治理调节作用，是肺的生理功能的概括。

(三)脾的主要生理功能和病理表现

(1)脾主运化水谷：指脾对饮食物的消化，化为水谷精气，以及对其的吸收、转输和散精作用。其生理机制：①脾协助胃消磨水谷。②脾协助胃和小肠把饮食物化为水谷精微。③吸收水谷精微转输到心肺，经肺气宣发肃降而布散全身经脉、气血运行布散全身。病理表现：主要表现为纳差，腹胀，便溏，四肢倦怠无力，少气懒言，面色萎黄，舌质淡白。

(2)脾主运化水液：指脾对水液的吸收、转输、布散作用。其生理机制：①脾吸收津液。②将津液转输到肺，通过肺的宣降而布散全身，起濡养作用，转输到肾，膀胱，经膀胱的气化作用而形成尿液。病理表现主要是脾虚失运而致水液停滞，表现内湿。痰饮，水肿，带下，泻泄。

(3)脾主升清：指脾具有将水谷精微等营养物质吸收并上输入心肺头目。化生气血以营养全身的功能。其病理表现：①升清不及可出现眩晕，腹胀，便溏，气虚的表现。②中气下陷，腹部胀坠，内脏下垂，如胃下垂，脱肛，子宫下垂等。

(4)脾主统血：指脾有统摄血液在脉内运行，不使其逸出脉外的作用。其病理表现，脾不统血表现有脾气虚，出血，崩漏，尿血，便血，皮下出血等。

(四)肝的主要生理功能及病理表现

(1)肝主藏血：指肝具有贮藏血液、调节血量、防止出血的生理功能。其病理表现：①机体失养：如头目失养，视力模糊，夜盲，目干涩，眩晕；筋脉失养：肢体拘急，麻木，屈伸不利；胞宫失养：月经后期，量少，闭经，色淡，清稀。②血证：肝血虚，肝火旺盛，热迫血行。③肝肾阴虚：肝阳上亢，阳亢生风，眩晕，上重下轻，头胀痛，四肢麻木。④月经过多，崩漏。

(2)肝主疏泻：指肝具有疏通、宣泻、升发、调畅气机等综合生理功能，其病理表现：①疏泻不及：气郁，气滞，胸胁、乳房、少腹胀痛。②疏泻太过：气逆，面红目赤，心烦易怒，头目胀痛。气滞则血瘀，胸胁刺痛，痛经，闭经。气滞则水停，鼓胀水肿。肝失疏泻还可引起肝脾不调、肝胃不和致腹胀，恶心，呕吐，嗳气，返酸。肝胆气郁则口苦，恶心，呕吐，黄疸等。③肝气郁结：闷闷不乐，多疑善虑，喜太息。肝气上逆，情志亢奋，急躁易怒，失眠多梦。肝失疏泻可引起气血不和，冲任失调，经带胎产异常，不孕不育。

（五）肾的主要生理功能及病理表现

（1）肾藏精：是指肾具有封藏精气、促进人体生长发育和生殖功能，以及调节机体的代谢和生殖活动的作用。

肾精包括先天之精和后天之精。先天之精指禀受于父母的生殖之精，后天之精即水谷精微和脏腑之精，二者之间的关系是后天之精依赖于先天之精活力资助，才能不断化生，先天之精依赖于后天之精的培育充养。肾精可化生肾气，肾气有助于封藏肾精。肾中精气按其功能类别可划分为肾阴、肾阳。肾阴是指肾中精气对各脏腑组织器官起滋养濡润作用的生理效应。肾阳指肾中精气对各脏腑组织器官起推动温煦作用的生理效应。其病理表现：①肾中精气不足，可导致生长发育障碍，生殖繁衍能力减弱，发生某些遗传性或先天性疾病。②肾阴阳失调，肾阳虚可致虚寒证，肾阴虚可致虚热证。

（2）肾主水液：指肾主持和调节人体的水液代谢平衡。人体代谢水液经三焦下行归肾，肾将含废物成分多的水液下注膀胱。通过肾及膀胱气化作用而排出体外，以维持体内水液代谢的平衡。其病理表现：肾气（阳）虚（肾气不化）可致气化失常，导致水液代谢障碍，津液停滞，尿少，痰饮水肿，癃闭；津液流失（肾气不固），尿频，尿多。

（3）肾主纳气：指肾具有摄纳肺所吸入的清气，以防止呼吸表浅的作用。病理表现：呼吸表浅微弱，呼多吸少，动辄气喘。

三、六腑

（一）胆的生理功能

（1）藏泻精汁助消化。

（2）主决断，指胆在精神意识活动中具有准确判断作出决定的作用。

（二）胃的生理功能

（1）主受纳，腐熟水谷：指胃具有接受容纳饮食物，消化饮食物成为食糜，吸收水谷精微和津液的功能。

（2）胃主通降，以通降为和：指胃气下行降浊特点而言，主要是指胃受纳水谷并将食糜下传入小肠的作用，同时也概括了胃气协助小肠将食物残渣下传入大肠协助大肠传化糟粕的功能。

（三）小肠的生理功能

（1）主受盛化物：指小肠具有接受由胃下降的食糜并将其进一步消化，化为水谷精微的功能。

（2）主分清别浊：指小肠将食糜进一步分别为水谷精微，津液和食物残渣，剩余水分的功能。

（四）大肠的生理功能

主传化糟粕，具有接受食物残渣，吸收水分，将食物残渣化为粪便，排除大便的功能。

（五）膀胱的主要生理功能

膀胱的主要生理功能是贮藏津液排泄小便。

（六）三焦的概念及生理功能

三焦的概念其一是指脏腑的外围组织，是分布于胸腹腔的大腑，又称孤腑，其主要功能是：①通行元气：元气通过三焦而至五脏六腑，推动和激发各脏腑生理功能活动。②决渎行水：具有疏通水道，通行水液的功能，是水液、津液运行输布的道路。

三焦的概念其二是指人体上中下三个部位及其相应脏腑功能的概括。上焦指横膈以上，即心、肺、心包络、头面部、上肢。中焦指横膈以下脐以上，包括脾、胃、肝脏等。下焦指脐以下，包括肝、肾、大小肠、膀胱、精室、子女胞、下肢。其中肝按功能特点可划归下焦，按部位分类划归中焦。三焦的主要生理功能："上焦如雾"，指上焦心肺布散全身津液，营养周身的作用，如同雾露弥散一样。"中焦如沤"，是指中焦脾胃消化饮食物，吸收水谷精微，津液的作用，如同酿酒一样。"下焦如渎"，是指胃、大肠、小肠，膀胱传导糟粕，排泻废物作用，如同沟渠必需疏通流畅。

四、脏与脏之间的关系

（一）心和肺

心和肺主要表现在气血互根互用。肺主气司呼吸，生成宗气，主宣降，肺朝百脉，助心行血，促进心主血脉的生理功能。心行血，肺脏得养，血为清气载体而布散全身，促进肺主宣降的生理功能。

（二）心和脾

心和脾主要表现在血液的化生、运行上的相辅相成。脾运化水谷精微，则心血充盈。心脏化赤生血，则脾得血养。脾主统血，防止血逸脉外，心气维持心脏的正常搏动，推动血行脉中。

（三）心和肝

心和肝主要反映在血液运行，精神活动的相辅相成。心气维持心脏的正常活动；肝主疏泄则气机条畅，促进血液运行，肝主藏血，调节人体部分血量，有助于血液的正常运行。在精神活动方面，心藏神，产生和主宰人的精神活动，调节人体脏腑生理功能，肝主疏泄，调畅人的精神情志活动，肝藏魂，主谋虑。

（四）心和肾

心和肾主要表现在心肾相交。肾阴上济于心，以滋心阴，则心火不亢，心火下降于肾，以温肾阳，则肾水不寒。

（五）肺与脾

肺与脾主要表现在气的生成，津液输布代谢的协同作用。脾为生气之源，脾主运化水谷精微功能旺盛，则水谷精气来源充足。肺为主气之枢，肺在自然界中吸入清气和脾主运化水谷精气，合称宗气。肺的宣降作用推动全身气血正常运行。在代谢方面，脾主运化水液，上输布于肺，经肺的宣降而输布全身，肺主宣降，通调水道，防止内湿痰饮。

（六）肺与肝

肺与肝主要表现在气机升降协调，气血运行的协同作用。肺主肃降，肝主升发，升降相因，则气机协调，肺朝百脉助心行血，促进气血运行，肝主疏泄，气机条畅，促进血液运行，肝主藏血，调节血量，有助于血液的正常运行。

（七）肺与肾

肺与肾主要表现在水液代谢，呼吸运动。脏阴互资的协同作用。肾主水液，升清降浊，肺主宣发肃降，通调水道，维持水液代谢平衡。肺司呼吸，肺主气，肾主纳气，摄纳肺从自然界吸入之清气，防止呼吸表浅，肾阴是一身阴液之根本，肾阴充养肺阴，肺主肃降下输清气，水谷精气，滋养肾阴。

（八）肝与脾

肝与脾主要表现在对饮食物消化。血液的生成运行方面的协同作用："土得木而达"，脾属土，肝属木，肝主疏泄，气机条畅，促进脾纳腐运化，促进脾升胃降，疏泄胆汁，进入小肠，有助消化。"木赖土以培之"，脾胃功能健旺，气血生化有源，促进肝藏血，藏魂。脾主运化水谷精微，气血生成有源，肝主疏泄，气机条畅，促进血液运行，肝主藏血，调节血量。脾主统血，防止血逸脉外。

（九）肝与肾

肝与肾主要表现在肝肾同源。肝藏血，肾藏精，精血同源于水谷精微，且精血互化。

（十）脾与肾

脾与肾主要表现在水液代谢中的协同作用（见前述）和先后天的资生促进作用。肾阳温煦脾阳，脾运化水谷精微充养肾精。

由于六腑是以传化物为其生理特点，故六腑之间的相互关系主要体现于饮食物的消化吸收和排泻过程中的相互联系和密切配合。

五脏与六腑之间的关系，实际上就是阴阳表里的关系，由于脏属阴，腑属阳，脏为里，腑为表，一脏一腑，一阴一阳，一里一表，相互配合，并有经脉相互络属，从而构成脏腑之间的密切联系。

（马　华）

第二节　气血津液学说

一、气

气是构成人体和维持人体生命活动最基本的物质。

(一)气的生成来源

先天之精气:是指肾中精气,来源于父母生殖之精。后天之精气:来源于饮食物,经脾胃化生之水谷精气和来源于自然界经肺吸入之清气。

(二)气的生理作用

气具有推动人体各脏腑组织器官生理功能的作用。气可促进精血、津液的化生,输布及其功能活动。

(三)气机

气机指气的运动。脏腑的气机规律:心气主降,肺气主宣发肃降,脾气主升,肝主升发,肾气主升,六腑都主降。气机失调的主要表现形式有气滞(郁)、气逆、气陷、气闭、气脱等。

(四)气的分类

(1)元气(原气):元气是人体中最基本,最重要的根源于肾的气,其生成依赖于肾中精气所化生和水谷精气的充养,其分布形式是发源于肾,以三焦为通道,输布于全身。其主要生理功能:①推动人体生长发育和生殖。②促进和调节各脏腑、经络、组织生理功能活动。③决定体质强弱,具有抗病能力。

(2)宗气:宗气是指由肺吸入之清气和脾胃化生之水谷精气汇集于胸中结合而成。在一定程度上是心肺功能的代表。其分布积聚于胸中,贯注于心肺。向上出于肺,循喉咙而走息道,向下注入丹田,并注入足阳明之气街(相当于腹股沟部位)而下行于足,其贯入心者经心脏入脉,在胸中推动气血的运行。其主要生理功能:①走息道司呼吸。②贯心脉而行气血。③与人体视听言动等功能相关。

(3)营气:营气是行于脉中、具有营养作用之气。由于营气行于脉中化生为血,营气和血可分而不可离,故常称"营血",营气和卫气相对而言。营气在脉中,卫气在脉外,在外者属阳,在内者属阴,故又称营阴。其生成主要由脾胃运化之水谷精气中的精纯柔和部分所化生,其主要功能是化生血液,营养全身。

(4)卫气:卫气是行于脉外之气,由脾胃化生水谷精气中剽疾滑利部分所化生。卫气行于脉外,白昼依赖体表手足三阳经脉,由头面部别行布散至肢端而不还流。夜晚从肾开始,依相克次序在五脏中运行。其主要生理功能:①护卫肌表抗御外邪。②启闭汗孔,调节体温。③温养脏腑,润养皮毛。④维持人体"昼精而夜瞑"的生理状态。

二、血

血是运行于脉中而循环流注于全身的富有营养和滋润作用的红色液体,是构成人体和维持人体生命活动的基本物质之一。其生成依赖于水谷精微化血,津液化血,精髓化血,与脾、胃、心、肝、肾密切相关。血行于脉中,运行于全身,环周不休,有节律的流动。心气充沛是维持血循的基本动力。肺朝百脉,助心行血和宗气的推动作用;肝主疏泄,促进血的运行和调节血量作用;脾主统血作用等是血循的基本条件。血的主要功能是润养和滋润全身,且血液是神志活动的主要物质基础。

三、津液

津液是人体一切正常水液的总称。在机体内除血液之外,其他所有的液体均属津液范畴,包括各脏腑组织的内在体液及其正常的分泌物。津液来源于饮食物。其生成、输布、排泻,与脾主运化水液,肾主水液,肺主通调水道,肝主疏泄,胃主纳腐,小肠分清别浊,大肠主津,膀胱贮藏津液,排泻小便,三焦的决渎功能等密切相关。其中与脾肺肾关系最为密切,而以肾最为重要。其排泄方式有汗、呼气、尿、粪。津液的生理功能：津液经孙脉络渗入血脉中化为血液滋润和濡养全身，通过排泄代谢废物而调节阴阳平衡，津液还是气之载体之一。

四、气血之间的关系

（一）气对血的作用

气为血之帅，是气对血的生成循行中的主导作用而言，对气的生血、行血、摄血作用的概括。气能生血是指水谷精微是血液生成的主要物质来源。气化作用是血液生成的动力。气能行血是指气的推动和温煦作用是血循行的动力。气能摄血是指气的固摄作用具有防止血逸脉外的功能。

（二）血对气的作用

血为气之母，是指血为气的物质基础和依附根源而言，是血能载气，血能养气的概括。血能载气是指血为气的载体，气依附于血，才不致浮散脱失，血能养气是指血不断为脏腑组织功能活动提供营养，血足则气充。

五、津血之间的关系

主要表现在津血同源，即同源于水谷精微，主要依赖于脾胃功能活动所化生，津和血之间可以互相转化。

六、气与津液的关系

主要表现在气能生津，气能推动和激发脾胃功能，有助于脾胃运化水谷精微，津液源于水谷精气，故气是津液生成的物质基础和动力。气能行津，指气的运动变化是津液输布排泻的动力。气能摄津，是指气的固摄作用控制着津液的排泄。

（吕计宝）

第三节　经络学说

经络是经脉和络脉的总称，是人体运行全身气血，联络脏腑形体官窍，沟通上下内外的通道。经络学说是研究人体经络系统的组织结构，生理功能，病理变化及其与脏腑形体官窍，气血津液等相互关系的学说，是中医理论体系的重要组成部分。

一、经络系统

经脉是人体气血循行的主要通道，经脉包括十二正经，奇经八脉和十二经别。经脉有固定的循行路线，且循行部位一般较深，多纵行分布于人体上下。十二正经包括手、足三阴经和手、足三阳经。奇经包括督脉、任脉、冲脉、带脉、阴跷脉、阳跷脉、阴维脉、阳维脉，十二经别是十二经脉的较大分支，起于四肢，循行于脏腑深部，上出于颈项浅部。

络脉也是经脉的分支，但多无一定的循行路径，纵横交错，网络全身，多布于人体浅表。络脉有别络，浮络和孙络之分，其中别络的主要功能是加强相为表里的两条经脉之间在体表的联系。

经脉外连经筋和皮部，经脉络脉内络属脏腑，联系全身的组织、器官，散布于体表各处，同时深入体内，连属各个脏腑。经络的基本生理功能是运行全身气血，营养脏腑组织，联络脏腑器官，沟通上下内外，感应传导信息，调节功能平衡。

二、十二经脉

(一)经脉的命名与分布

经脉的命名主要是根据阴阳、手足、脏腑三个方面而定的。人体各部位按阴阳分类,脏为阴,腑为阳,内侧为阴,外侧为阳,手经循于上肢,足经循于下肢。阴经属脏,循行于四肢内侧,阳经属腑,循行于四肢外侧。

十二经脉命名及分布规律见表2-2。

表2-2 十二经脉命名及分布规律

			(前)	(中)	(后)
十二经脉	阴经	手	肺	心包	心
		(内侧)	太阴	厥阴	少阴
		足	脾	肝	肾
	阳经	手	大肠	三焦	小肠
		(外侧)	阳明	少阳	太阳
		足	胃	胆	膀胱

(二)走向规律

手之三阴,从胸走手;手之三阳,从手走头;足之三阳,从头走足;足之三阴,从足走腹胸。阴经向上,阳经向下。

(三)交接规律

阴阳经交于四肢末端,阳经交于头面部,阴经交于内脏,即手三阴经与手三阳经交于上肢末端,手三阳经与足三阳经交于头面部,足三阳经与足三阴经交于下肢末端,足三阴经与手三阴经交于内脏。

(四)表里关系

主要与脏腑的表里关系有关,如手太阴肺经,属肺络大肠,手阳明大肠经,属大肠络肺,其特点是四肢内外侧相对的两条经互为表里。如手太阴肺经分布于上肢内侧前部,手阳明大肠经分布于上肢外侧前部。

(五)流注次序

手太阴肺经食指端手阳明大肠经鼻翼旁足阳明胃经足大趾端足太阴脾经心中手少阴心经小指端手太阳小肠经目内眦足太阳膀胱经足小指端足少阴肾经胸中手厥阴心包经无名指端手少阳三焦经目外眦足少阳胆经足大趾足厥阴肝经肺中手太阴肺经。

三、奇经八脉

奇经八脉是督、任、冲、带、阴跷、阳跷、阴维、阳维脉的总称。其主要功能是可加强十二经脉之间的联系,调节十二经脉气血,参与肝、肾、女子胞、脑、髓等重要脏器生理功能。其中督脉为阳脉之海,总督一身之阳经。任脉为阴脉之海,总督一身之阴经,冲脉为血海,调节十二经脉气血。

(吕计宝)

第三章 中医病理基础

第一节 病 因

病因是指能影响和破坏人体阴阳相对平衡协调状态，导致疾病发生的各种原因，又称致病因素。病因学说是研究致病因素的致病性质和特点，以及引起疾病后的典型临床表现的学说。病因学说的特点是辨证求因和审因论治。

在中医学术发展过程中，历代医家从不同的角度，对病因提出了不同的分类方法。

“淫生六疾”。秦国名医医和提出的“六气致病”说，被称为病因理论的创始。如《左传·昭公六年》：“六气，曰阴、阳、风、雨、晦、明也……阴淫寒疾，阳淫热疾，风淫末疾，雨淫腹疾，晦淫惑疾，明淫心疾。”

阴阳分类。《内经》以阴阳为总纲，对病因进行分类。《素问·调经论》：“夫邪之生也，或生于阴，或生于阳。其生于阳者，得之风雨寒暑；其生于阴者，得之饮食居处，阴阳喜怒。”《内经》将病因明确分为阴阳两大类，将来自于自然界气候异常变化，多伤人外部肌表的，归属于阳；将饮食不节，居处失宜，起居无常，房事失度，情志过极，多伤人内在脏腑精气的，归属于阴。

三种致病途径。东汉时期张仲景以外感六淫为病因，脏腑经络分内外，将病因与发病途径相结合进行研究。《金匮要略·脏腑经络先后病脉证》：“千般疢难，不越三条：一者，经络受邪入脏腑，为内所因也；二者，四肢九窍，血脉相传，壅塞不通，为外所中也；三者，房室、金刃、虫兽所伤。以此详之，病由都尽。”张仲景的病因分类法，对后世影响极大，并沿用了相当长的时间。如晋代葛洪《肘后备急方·三因论》：“一为内疾，二为外发，三为它犯。”

三因分类。宋代陈无择在《金匮要略》的基础上明确提出了“三因学说”。认为六淫邪气侵犯为外所因，七情所伤为内所因，饮食劳倦、跌仆金刃及虫兽所伤等为不内外因。由于陈氏比较全面地概括了各种致病因素，分类也比较合理，故对宋以后的病因研究起到了很大的推动作用。《三因极一病证方论》：“六淫，天之常气，冒之则先自经络流入，内合于脏腑，为外所因；七情，人之常性，动之则先自脏腑郁发，外形于肢体，为内所因；其如饮食饥饱，叫呼伤气，尽神度量，疲极筋力，阴阳违逆，乃至虎狼毒虫，金疮踒折，疰忤附着，畏压溢溺，有悖常理，为不内外因。”

致病因素多种多样，诸如气候异常、戾气传染、七情内伤、饮食失宜、劳逸失度、持重努伤、跌仆金刃、外伤及虫兽所伤等，均可成为病因而导致疾病的发生。

在疾病发展过程中，原因和结果是相互作用的，某一病理阶段中的结果，可能会成为下一个阶段的致病因素，即病理产物可成为病因。如痰饮、瘀血是脏腑气血机能失调所形成的病理产物，当其形成后，又可导致新的病理变化而成为新的病因。

一、六淫

（一）六淫的基本概念

1. 六淫

六淫是指风、寒、暑、湿、燥、火六种外感性致病因素的总称。“淫”，有太过和浸淫之意。六淫可以理解为六气太过，或是令人发病的六气。六淫之名，首见于《三因极一病证方论》，可能是由医和的“淫生六疾”

和《素问·至真要大论》的“风淫于内”“热淫于内”“湿淫于内”“火淫于内”“燥淫于内”“寒淫于内”概括而来。

2.六气

六气是指风、寒、暑、湿、燥、火六种正常的气候变化。《素问·至真要大论》的“六气分治”,是指一岁之内,六气分治于四时。六气是万物生长变化的最基本条件,也是人体赖以生存的必要条件。六气对人体是无害的,六气一般不致病。《素问·宝命全形论》:“人以天地之气生,四时之法成。”

3.六气转化为六淫的条件

六气异常变化:六气太过或不及,六气变化过于急骤,非其时而有其气,或“至而不至”,或“至而太过”,或“至而不及”等。正气不足:六气异常,若逢人体正气不足,抵抗力下降,就会侵犯人体,引起疾病发生而成为致病因素。

(二)六淫致病的共同特点

(1)六淫致病多与季节气候和居处环境有关。六淫为六气的太过或不及,而六气变化,有一定的季节性,所以,六淫致病与季节有关。如春季多风病,夏季多暑病,长夏多湿病,秋季多燥病,冬季多寒病。因六淫致病与时令气候变化有关,故又称“时令病”。此外,久居湿地或长期水中作业,则易患湿病;而长期高温环境下作业,则易患燥热或火邪为病。

(2)六淫邪气既可单独侵袭人体而致病,也可两种或两种以上共同侵犯人体而致病。如风寒感冒、湿热泄泻、暑湿感冒等为两种邪气共同致病,痹证则为风寒湿三邪相并侵犯人体而致病。

(3)六淫邪气侵犯人体后,病证的性质可随病情的发展和体质的不同,而发生转化。如病情发展,寒邪入里化热,湿郁化火,暑湿日久化燥伤阴等。而体质不同,病性也可从阳化热,或从阴化寒。

(4)六淫邪气侵犯人体的途径为肌表或口鼻,因邪从外来,多形成外感病,故六淫又有“外感六淫”之称。

(三)六淫邪气各自的性质和致病特点

1.风

风虽为春季主气,但四季皆可有风,故风邪引起的疾病虽以春季为多,但其他季节亦均可发生。

风邪的性质和致病特点如下:

(1)风为阳邪,其性开泄,易袭阳位:风性主动,具有升发向上的特性,所以风属于阳邪。其性开泄,是指风邪侵犯人体,留滞体内,易引起腠理疏泄开张,表现出汗出恶风的症状。阳位是指头面部,因风邪具有升发向上的特性,所以风邪侵袭,常伤及人体的头面部,出现头昏头沉、鼻塞流涕、咽痒咳嗽等症状。

《素问·风论》:“风气藏于皮肤之间,内不得通,外不得泄。腠理开则洒然寒,闭则热而闷。”《素问·太阴阳明论》:“故犯贼风虚邪者,阳先受之”,“伤于风者,上先受之”。

(2)风性善行而数变:“善行”,是指风邪致病具有病位游移、行无定处的特性。例如,风邪偏盛所致的痹证,以游走性关节疼痛,痛无定处为特点,风邪为主引起的痹证又称为“行痹”或“风痹”。“数变”,是指风邪致病具有变幻无常和发病迅速的特性,如风疹就有皮肤红斑发无定处,此起彼伏,瘙痒难忍的特点。另外,由风邪所致的外感疾病,一般也多有发病急、传变快的特点。

《素问·风论》:“风者,善行而数变。”《景岳全书·卷十二》:“风气胜者为行痹。盖风者善行而数变,故其为痹,则走注历节,无有定所,是为行痹,此阳邪也。”

(3)风为百病之长:是指风邪为六淫病邪中最主要和最常见的致病因素。寒、暑、湿、燥、火诸邪多依附于风而侵犯人体,风邪为外邪致病的先导。另外,风邪致病可以全兼其他五邪,如兼寒为风寒,兼暑为暑风,兼湿为风湿,兼燥为风燥,兼火为风火,而其他五邪则不可全兼。

《素问·风论》:“风者,百病之长也。至其变化,乃为他病也。无常方,然致有风气也。”

《临证指南医案·卷五》:“盖六气之中,惟风能全兼五邪,如兼寒曰风寒,兼暑曰暑风,兼湿曰风湿,兼燥曰风燥,兼火曰风火。盖因风能鼓荡此五气而伤人,故曰百病之长也。其余五气,则不能互相全兼。”

2.寒

寒为冬季主气，寒邪致病多见于严冬。但盛夏之时人们贪凉饮冷，所以也容易受到寒邪侵袭。

寒邪为病有内寒与外寒之分。

内寒是指阳气不足，温煦功能减退，寒由内生的病理变化。外寒指寒邪侵犯人体，寒从外来的病理变化。外寒又分为伤寒和中寒。伤寒是指寒邪损伤肌表，郁遏卫阳的病理变化；中寒是指寒邪直接侵犯脏腑，伤及脏腑阳气的病理变化。

外寒与内寒既有区别，又有联系。阳虚内寒之体，容易感受外寒；而外来寒邪侵入机体，日久不散，又能损伤阳气，导致内寒。

寒邪的性质及致病特点如下：

(1)寒为阴邪，易伤阳气：寒为自然界阴气盛的表现，故其性属阴。阴阳之间存在着对立制约的关系，若阴阳处于正常状态，能够相互制约，则机体阴阳平衡。

若阴寒偏盛，对阳气的制约加强，就会损伤阳气，引起阳气不足。故《素问・阴阳应象大论》说"阴胜则阳病"。例如，外寒侵袭肌表，卫阳被遏，就会出现恶寒；寒邪直中脾胃，损伤脾胃阳气，就会出现脘腹冷痛，呕吐，腹泻等症；若心肾阳虚，寒邪直中少阴，就会出现恶寒，手足厥冷，下利清谷，小便清长，精神萎靡，脉微细等症。

(2)寒性凝滞：凝滞，凝结、阻滞之意。气血津液之所以能运行不息，通畅无阻，全赖一身阳和之气的温煦推动。阴寒之邪侵袭人体，损伤阳气，就会影响气血运行，导致气血阻滞不通，不通则痛，故寒邪伤人多见疼痛症状。例如，寒邪偏盛所致的痹证，以关节剧烈疼痛为特点，寒邪为主引起的痹证又称为"痛痹""寒痹"。

《素问・痹论》："寒气胜者为痛痹。"寒邪侵犯肌表会出现全身疼痛，寒邪直中脾胃会出现脘腹冷痛。

《素问・举痛论》："经脉流行不止，环周不休。寒气入经而稽迟，泣(通涩)而不行，客于脉外则血少，客于脉中则气不通，故卒然而痛。"《素问・痹论》："痛者，寒气多也，有寒故痛也。"

(3)寒性收引：收引，收缩牵引之意。寒性收引是指寒邪侵袭人体，会引起气机收敛，腠理、经络、筋脉收缩挛急。

《素问・举痛论》："寒则气收。"例如，寒邪侵袭肌表，腠理闭塞，卫阳被遏不得宣泄，就会出现无汗发热；寒客血脉，则气血凝滞，血脉挛缩，可见头身疼痛，脉紧；寒客经络关节，经脉拘急收引，则可使肢体屈伸不利，或冷厥不仁。

3.暑

暑为夏季的主气，为火热之气所化。《素问・五运行大论》："在天为热，在地为火，其性为暑。"

暑邪致病有明显的季节性，《素问・热论》："先夏至日者为病温，后夏至日者为病暑。"

暑邪的性质及致病特点如下：

(1)暑为阳邪，其性炎热：暑为火热之气所化，具有酷热之性，火热属阳，故暑为阳邪。炎热是指温热上炎，所以暑邪伤人，多出现一系列阳热症状，如壮热、脉象洪大等。暑邪上扰于面，出现面赤；扰乱心神，出现心烦，甚则神昏。

(2)暑性升散，耗气伤津：暑为阳邪，阳性升发，暑邪侵犯人体，直入气分，可致腠理开泄，迫津外泄，所以暑邪侵犯人体可引起大汗出。汗为津液所化，汗出过多，则耗伤津液，津液亏损，可出现口渴喜饮、尿赤短少等。由于津能载气，在大量汗出的同时，气随汗泄，引起气虚，可出现气短乏力、声低懒言等。

(3)暑多夹湿：是指暑邪侵犯人体容易兼夹湿邪。盛夏之季，气候炎热，雨水较多，热蒸湿动，湿邪弥漫，故暑邪为病，常兼夹湿邪侵犯人体。其临床表现，除发热，心烦，口渴喜饮等暑邪致病的症状外，常兼见四肢困倦，胸闷呕恶，脘痞腹胀，大便溏泻不爽等湿阻症状。

4.湿

湿为长夏主气。夏秋之交，阳热下降，水气上腾，氤氲熏蒸，潮湿弥漫，故湿邪致病多见于长夏季节。另外，久居湿地、涉水淋雨或长期水下作业，也易罹患湿病。

湿邪为病，有内湿与外湿之分。内湿是指脾失健运，水湿停聚，湿由内生所形成的病理变化。外湿则多由气候潮湿，居处潮湿，湿邪侵袭人体，湿从外来所致的病理变化。

外湿和内湿虽有不同，但在发病过程中常相互影响。伤于外湿，湿邪困脾，健运失职则易形成内湿；而脾阳虚损，水湿不化，也易招致外湿的侵袭。

湿邪的性质及致病特点如下：

(1)湿为阴邪，易阻遏气机，损伤阳气：湿性类水，水为阴之征兆，故湿为阴邪。湿为有形之邪，侵及人体，留滞于脏腑经络，最易阻遏气机，使气机升降失常，经络阻滞不畅。湿邪侵犯人体，弥漫三焦。上焦气机不畅，可出现胸闷不适；中焦气机不畅，则见恶心呕吐，脘痞腹胀；下焦气机不畅，则见小便短涩，大便不爽等。由于湿为阴邪，阴胜则阳病，故其侵犯人体，最易损伤阳气。脾为阴土，喜燥而恶湿，故湿邪外感，留滞体内，常先困脾，而使脾阳不振，运化无权，水湿停聚，发为腹泻、尿少、水肿、腹水等。

(2)湿性重浊：重，沉重或重着之意。湿性重是指湿邪侵犯人体，可引起带有沉重感的症状。如头重如裹，周身困重，四肢酸懒沉重等。湿邪偏盛所致的痹证，以关节疼痛重着为特点，湿邪为主引起的痹证又称为“着痹”或“湿痹”。浊，秽浊或混浊之意。湿性浊是指湿病患者的分泌物、排泄物多秽浊不清。如面垢眵多、大便溏泻、下痢黏液脓血、小便浑浊、妇女白带过多、湿疹浸淫流水等。

(3)湿性黏滞：黏滞，即黏腻停滞。湿性黏滞，主要表现在两个方面：一是指湿病患者分泌物、排泄物的排出多黏滞不爽，如小便不畅，大便不爽等。二是指湿邪为病多缠绵难愈，病程较长或反复发作，如湿痹、湿疹、湿温等。

(4)湿性趋下，易袭阴位：阴位是指二阴和下肢。湿性类水，水曰润下，湿邪有趋下的特性，故湿邪为病多见下部的症状。如淋浊、带下、泻痢等病证，多由湿邪下注所致。

5.燥

燥为秋季主气。秋气当令，天气敛肃，空气中缺乏水分濡润，因而出现秋凉而劲急干燥的气候。

由于燥邪兼夹的邪气不同，所以燥病有温燥、凉燥之分。初秋之时，有夏末之余热，燥与温热相合侵犯人体，则多见温燥病证；深秋之季，有近冬之寒气，燥与寒邪相合侵犯人体，故多见凉燥病证。

燥邪的性质及致病特点如下：

(1)燥性干涩，易伤津液：燥邪为干涩之邪，故外感燥邪最易耗伤人体的津液，造成阴津亏虚的病变。津液受损，滋润濡养功能减退，肌表孔窍失养，可见口鼻干燥，咽干口渴，皮肤干涩，毛发不荣，小便短少，大便干结等症。

(2)燥易伤肺：肺外合皮毛，开窍于鼻；肺为娇脏，喜润而恶燥。燥邪伤人，多从口鼻而入，燥与肺又同属金令，故燥邪袭人最易伤及肺脏，出现干咳少痰，或痰液胶黏难咯，或痰中带血，以及喘息胸痛等症。

6.火

火、热、温三者均为阳盛所生，故火热温经常并称。

火、热、温性质相同，程度有别。热为温之渐，火为热之极；热多属外淫，如风热、暑热、湿热之类；火多由内生，如心火上炎、肝火亢盛、胃火上炎之类。火热为病亦有内外之分，属外感者，多是直接感受温热邪气之侵袭；属内生者，多由脏腑阴阳气血失调，阳气亢盛而成。

火热邪气的性质和致病特点如下：

(1)火热为阳邪，其性炎上：火热之性，燔灼焚焰，升腾向上，故属于阳邪。火热伤人，多见高热、恶热、汗出、脉洪数等症。因其炎上，故火热阳邪常可上炎扰乱神明，出现心烦失眠，狂躁妄动，神昏谵语等症。火热病证，也多表现在人体的头面部位，如心火上炎出现口舌生疮，肝火上炎出现目赤肿痛，胃火上炎出现齿龈肿痛。

(2)火热易伤津耗气：伤津是指损伤津液。火热之邪，侵袭人体，迫津外泄，消灼阴液，使人体阴津耗伤，出现口渴喜饮，咽干舌燥，小便短赤，大便秘结等津伤之症。耗气是指损伤气。火热之邪，侵袭人体，阳热亢盛，“壮火食气”，所以火热之邪易于损伤气，出现气短乏力，懒言声低。

(3)火热易生风动血：生风又称动风，是指以动摇不定症状为主要临床表现的病理变化。火热之邪侵袭人体，燔灼肝经，劫耗阴液，筋脉失养，致肝风内动，称为“热极生风”，临床表现为高热，神昏谵语，四肢抽搐，目睛上视，颈项强直，角弓反张等。动血是指引起出血，火热之邪侵入血中，迫血妄行，灼伤脉络，可引起各种出血，如吐血、衄血、便血、尿血、皮肤发斑及妇女月经过多、崩漏等。

(4)火热易致肿疡：火热之邪入于血分，聚于局部，腐蚀血肉，致血腐肉烂，可发为痈肿疮疡。《医宗金鉴·外科心法要诀》：“痈疽原是火毒生。”

(5)火热易扰心神：火热与心相应，心藏神，故火热邪气侵犯人体，易扰乱心神，引起神志不安，烦躁，或谵妄发狂，或昏迷等。

二、疠气

(一)疠气的概念

疠气是一类具有强烈传染性的外感病邪。疠气又称瘟疫之气、戾气、乖戾之气等。

(二)疠气的致病特点

发病急骤、病情较重、症状相似，传染性强、易于流行。

(三)疫疠发生与流行的因素

(1)气候因素：自然气候的反常变化，如久旱、酷热、湿雾瘴气等。

(2)环境和饮食：如空气、水源，或食物受到污染。

(3)没有及时做好预防隔离工作。

(4)社会影响。

三、内伤七情

(一)内伤七情的概念

七情是指喜、怒、忧、思、悲、恐、惊七种情志活动，是人体对客观事物的反映。正常的情志活动一般不会引起疾病，而突然、剧烈或长期持久的情志刺激，超过了人体的正常生理活动范围，使人体气机紊乱，脏腑阴阳气血失调，就会导致疾病的发生，而成为致病因素。

七情致病首先影响内脏，引起内脏的病变，是造成内伤病的主要致病因素，故称内伤七情。

(二)七情与内脏气血的关系

人体的情志活动与内脏有密切的关系，情志活动是以五脏精气为物质基础的。《素问·阴阳应象大论》说：“人有五脏化五气，以生喜怒悲忧恐。”心在志为喜，肝在志为怒，脾在志为思，肺在志为忧，肾在志为恐。所以，五脏功能正常，情志活动就正常，五脏功能异常，情志活动就出现异常。当情志变化成为致病因素时，便会直接损伤内脏，引起内脏的病变。如“怒伤肝”“喜伤心”“思伤脾”“忧伤肺”“恐伤肾”。

气血是情志活动的物质基础，气血正常，情志活动就正常，气血异常，情志活动也会异常。如《素问·调经论》说：“血有余则怒，不足则恐。”当情志变化成为致病因素时，就会影响气血，导致气血失常。

(三)内伤七情致病特点

1. 直接伤及内脏

七情与五脏有着密切的关系，所以七情内伤致病便会直接损伤内脏，影响脏腑功能。如《素问·明阳应象大论》所说的“怒伤肝”“喜伤心”“思伤脾”“忧伤肺”“恐伤肾”等。

尽管不同的情志刺激对内脏有不同的影响，但人体是一个有机的整体，各种情志刺激都与心有关，心是五脏六腑之大主，为精神之所舍，为七情发生之处，所以情志刺激首先伤及心神，心神受损可涉及其他脏腑。

心主血脉，心主藏神；肝主藏血，肝主疏泄，促进气血运行，调畅情志活动；脾主运化，是气机升降的枢纽，为气血生化之源，故情志所伤的病证，以心、肝、脾三脏为多见。

2. 影响脏腑气机

(1)怒则气上：是指过度愤怒可使肝气横逆上冲。临床见面红目赤，头胀头痛，呕血咯血，甚则昏厥卒倒。

(2)喜则气缓:包括缓和紧张情绪和引起心气涣散两个方面。在正常情况下,喜能缓和紧张情绪,使营卫通利,心情舒畅。当暴喜过度,成为病因时,可使心气涣散,神不守舍,出现精神不集中,甚则失神狂乱等症状。

(3)悲则气消:是指过度悲伤,可使肺气耗伤出现气短神疲,乏力声低懒言等。

(4)恐则气下:是指恐惧过度,可引起肾气不固,气泄以下,可见二便失禁,骨酸痿软,手足厥冷,遗精等。

(5)惊则气乱:是指突然受惊,可导致心无所倚,神无所归,虑无所定,惊慌失措。

(6)思则气结:是指思虑、焦虑过度,可伤神损脾导致气机郁结。思发于脾而成于心,故思虑过度既可耗伤心血,也会影响脾气,引起心脾两虚,出现心悸,健忘,失眠,多梦,纳呆,乏力,脘腹胀满,便溏等。

3.情志异常波动

情志异常波动,可使病情加重,或使病情恶化。

四、饮食劳逸

(一)饮食失宜

饮食是人类生存和维持健康的必要条件。若饮食失宜,饥饱失常,饮食不洁,或饮食偏嗜便会影响人体生理功能,使气机紊乱或正气损伤,从而引起疾病的发生。饮食物的消化吸收主要与脾胃的功能有关,所以饮食失宜主要损伤脾胃,导致脾胃升降失常,又可聚湿、生痰、化热或变生它病。

1.饥饱失常

饮食应以适量为宜,长期的饥饱失常可引起疾病发生。过饥则摄食不足,气血生化之源匮乏,久之则气血衰少,正气虚弱,抵抗力降低,易于产生疾病。过饱则饮食摄入过量,超过了脾胃的消化、吸收和运化能力,可导致饮食物阻滞,脾胃损伤,出现脘腹胀满,嗳腐泛酸,厌食,吐泻等食伤脾胃病证。因小儿脏腑娇嫩,脾胃之气较成人为弱,故过饱引起的病证,更多见于小儿。婴幼儿食滞日久还可以酿成疳积,出现手足心热、心烦易哭、脘腹胀满、面黄肌瘦等症。经常饮食过量,还可影响气血流通,使筋脉郁滞,引起痢疾或痔疮。过食肥甘厚味,易于化生内热,甚至引起痈疽疮毒等病证。

2.饮食不洁

进食不洁,可引起多种疾病,出现腹痛、吐泻、痢疾等。

3.饮食偏嗜

饮食适宜,才能使人体获得较为全面的营养。若有所偏嗜,过寒过热,或五味偏嗜,则可导致阴阳失调而发生疾病。

(1)饮食偏寒偏热:如多食生冷寒凉,可损伤脾胃阳气,导致寒湿内生,引起腹痛泄泻等症;若偏食辛温燥热,引起胃肠积热,可引起口渴、腹满胀痛、便秘或酿成痔疮。

(2)饮食五味偏嗜:五味与五脏,各有其亲和性,《素问·至真要大论》说:"夫五味入胃,各归所喜攻,酸先入肝,苦先入心,甘先入脾,辛先入肺,咸先入肾。"

如果偏嗜某种食物,日久使该脏机能偏盛,损伤内脏,便可发生多种病变。《素问·至真要大论》:"久而增气,物化之常也。气增而久,夭之由也。"《素问·生气通天论》:"味过于酸,肝气以津,脾气乃绝;味过于咸,大骨气劳,短肌,心气抑;味过于甘,心气喘满,色黑,肾气不衡;味过于苦,脾气不濡,胃气乃厚;味过于辛,筋脉沮弛,精神乃央。"

《素问·五藏生成篇》:"多食咸,则脉凝泣而变色;多食苦,则皮槁而毛拔;多食辛,则筋急而爪枯;多食酸,则肉胝皱而唇揭;多食甘,则骨痛而发落。"

(二)劳逸所伤

适度的劳动和锻炼,有助于气血流通和脾胃的运化,有增强体质、强身去病的作用。必要的休息,可以消除疲劳,恢复体力,有利于健康。所以,《素问》提出了既要"不妄作劳",又要"常欲小劳"的养生之道。若长时间的过度劳累，或过度安逸，影响脏腑功能和气血运行，就会成为致病因素而使人发病。

1.过劳

过劳是指过度劳累。包括劳力过度、劳神过度和房劳过度三个方面。

(1)劳力过度：是指较长时间的体力劳动太过。劳力过度则伤气，久之则气少力衰，神疲消瘦。《素问·举痛论》的"劳则气耗"和《素问·宣明五气篇》的"久立伤骨，久行伤筋"，即指此而言。

(2)劳神过度：是指较长时间的脑力劳动太过。由于脾在志为思，而心主血藏神，所以劳神过度，可耗伤心血，损伤脾气，引起心脾两虚，出现心神失养的心悸，健忘，失眠，多梦及脾不健运的纳呆，乏力，腹胀，便溏等。

(3)房劳过度：是指较长时间的性生活不节，房事过度。由于肾为封藏之本，主藏精，主生殖，所以房劳过度会耗泄肾精，引起腰膝酸软，眩晕耳鸣，精神萎靡，性功能减退，遗精，早泄，或阳痿等。

2.过逸

过逸是指长时间不进行身体活动，过度安闲。适当的身体活动，可以增强脾胃运化功能，使气血生化有源，并促进气血运行。若长期不从事体育锻炼，不仅影响脾胃运化，导致气血乏源，还可影响气血运行，使气血郁滞不畅。气血是构成人体和维持生命活动的基本物质，气血失和，便可继发多种疾病。

五、痰饮瘀血

(一)痰饮

1.痰饮的概念

痰饮是水液代谢障碍形成的病理产物。一般以较稠浊的为痰，清稀的为饮。痰可分为有形之痰和无形之痰。有形之痰是指咯吐出来有形可见的痰液。无形之痰是指瘰疬、痰核和停滞在脏腑经络等组织中而未见咯吐痰液的病证。饮形成后停留于人体的局部，因其停留的部位及症状不同而有不同的名称，如《金匮要略》的"痰饮""悬饮""溢饮""支饮"等。

2.痰饮的形成

痰饮是水液代谢障碍形成的病理产物，水液代谢是一个复杂的生理过程，与肺、脾、肾、三焦以及肝、膀胱等脏腑的功能活动有关。由于肺主宣降，通调水道，敷布津液；脾主运化，运化水液；肾阳主水液蒸化；三焦为水液代谢之道路，所以水液代谢与肺、脾、肾及三焦的关系尤为密切。若外感六淫、内伤七情或饮食劳逸等致病因素侵犯人体，使肺、脾、肾及三焦等脏腑气化功能失常，影响及水液代谢，引起水液代谢障碍，便可形成痰饮。

3.痰饮的病证特点

痰饮形成之后，由于停滞的部位不同，病证特点也各不相同。阻滞于经脉的，可影响气血运行和经络的生理功能。停滞于脏腑的，可影响脏腑的功能和气的升降。

痰的病证特点：痰滞在肺，可见喘咳咳痰；痰阻于心，影响及心血，则心血不畅，可见胸闷胸痛；影响及心神，若痰迷心窍，则可见神昏、痴呆；若痰火扰心，则可见狂乱；痰停于胃，胃失和降，可见恶心呕吐，胃脘痞满；痰在经络筋骨，则可致瘰疬痰核，肢体麻木，或半身不遂，或成阴疽流注等；痰浊上犯于头，可致头晕目眩；痰气交阻于咽，则形成咽中如有物阻，吐之不出，咽之不下的"梅核气"。

饮的病证特点：饮在肠间，则肠鸣沥沥有声；饮在胸胁，则胸胁胀满，咳唾引痛；饮在胸膈，则胸闷、咳喘，不能平卧，其形如肿；饮溢肌肤，则见肌肤水肿，无汗，身体疼重。

(二)瘀血

1.瘀血的概念

瘀血是指血行不畅，或停滞于局部，或离经之血积存体内不能及时消散所形成的病理产物。

2.瘀血的形成

由于血液运行与五脏、气、津液、温度等很多因素有关，所以引起瘀血的原因也是较为复杂的。主要有以下五个方面：

(1)气虚引起血瘀,气为血帅,血液的运行必须依赖着气的推动作用。气虚行血无力,血行迟缓而瘀滞。

(2)气滞引起血瘀,气停留阻滞于局部,不能行血,血液因之而停滞,从而形成瘀血。

(3)血寒引起血瘀,血液得温则行,遇寒则凝。寒性凝滞,侵入血中,则血行迟缓或停滞于局部,形成瘀血。

(4)血热引起血瘀,热入血中,灼伤津液,使得血行迟缓,形成瘀血。或热邪损伤血络,迫血妄行,引起出血,而形成瘀血。

(5)外伤引起血瘀跌扑损伤,造成血离经脉,积存于体内不得消散而形成瘀血。

3.瘀血病证的共同特点

(1)疼痛:其性质多为刺痛,痛处固定不移,拒按,夜间痛甚。

(2)肿块:外伤肌肤局部,可见青紫肿胀;瘀积于体内,久聚不散,则可形成癥积,按之有痞块,固定不移。

(3)出血:血色多呈紫黯色,并夹有血块。

(4)望诊方面:久瘀可见面色黧黑,肌肤甲错,唇甲青紫,舌质暗紫,舌边尖部有瘀点、瘀斑。

(5)脉象:多见细涩、沉弦或结代等。

4.瘀血的病证特点

瘀血的病证特点因瘀阻的部位和形成瘀血的原因不同而异。常见者为:瘀阻于心,影响心主血脉,可见心悸,胸闷胸痛,口唇指甲青紫;瘀血攻心,影响心神,可致发狂;瘀阻于肺,可见胸痛,咳血;瘀阻胃肠,可见呕血,大便色黑如漆;瘀阻于肝,可见胁痛痞块;瘀阻胞宫,可见少腹疼痛,月经不调,痛经,闭经,经色紫黯成块,或见崩漏;瘀阻肢体末端,可成脱骨疽;瘀于肢体肌肤局部,可见局部肿痛青紫。

(付　鹏)

第二节　发　病

发病是指疾病的发生或复发。发病学是研究疾病发生的基本原理、途径、类型和影响疾病发生的因素的理论。

一、发病原理

疾病发生的机制错综复杂,可是概括而论,不外是正气与邪气两种力量的相互抗争的过程。因此,正邪相搏是疾病发生、发展、变化、预后全过程的最基本最核心的机制。

(一)正与邪的涵义和作用

1.正气的涵义与作用

正气是机体脏腑、经络、气血津液等生理功能的综合作用。包括脏腑、经络、官窍和精气血津液神的功能活动,以及防御、抗病、祛邪、修复、再生、康复、自愈、自我调控、适应等能力,简称“正”。

正气的强弱取决于三个基本要素。一是人体脏腑、经络、官窍等组织的结构形质的完整性;二是精气血津液等生命物质的充盈程度;三是各种生理功能的正常与否及其相互和谐有序的状态。精气血津液是产生正气的物质基础,脏腑经络等组织器官的生理功能活动是正气存在的表现。因此,精气血津液充沛,脏腑经络等组织器官的功能正常,人体之正气才能强盛。

正气的作用方式有三:一是自我调节与控制。随着自然环境、社会文化环境的不断变化,正气能调节、影响、控制体内脏腑、经络、气血、津液等功能状态,以适应体外环境的变化,人体内环境的协调、有序和统一。二是抗御外邪的入侵。邪气侵入机体,正气必然会与之抗争,正气强盛,抗邪有力,则邪气难以入侵,可不发病。三是祛邪外出。邪气入侵，正气强盛，可在正邪抗争的过程中，及时祛除病邪，消除或减弱邪气的致病能力，就不发病，或虽发病，邪气难以入深，易被祛除，病情较轻，很快痊愈，预后良好。四是修复和再生作用。对于邪气入侵而导致的阴阳失调、气血津液神失常或脏腑器官损伤，正气具有修复、重建、再生的能力，纠正阴阳失调，修复脏腑器官损伤，促使精气血津液的再生等，有利于疾病的痊愈。

2.邪气的含义与作用

邪气泛指一切致病因素。简称“邪”。包括来自外部环境中的自然、社会等多种因素，诸如六淫、七情、疫气、饮食、劳逸、寄生虫、意外伤害等，其次是来自体内的具有致病作用的因素，诸如水湿、痰饮、瘀血、结石等。《儒门事亲・汗下吐三法该尽治病诠》云：“夫病之一物，非人身素有之也。或自外而入，或自内而生，皆邪气也。”邪气概念首见于《内经》，《素问・调经论》云：“夫邪之生也，或生于阴，或生于阳。其生于阴者，得之风雨寒暑；其生于阳者，得之饮食居处、阴阳喜怒。”明确将邪气分为自然因素和社会文化因素。这些邪气都具有损伤脏腑、经络、器官等组织，破坏阴阳平衡，损耗精气血津液神等，从而导致正气受损，发生疾病。

邪气侵犯人体，主要对脏腑、经络、器官等组织产生损害，或生理功能障碍。因而，邪气的损害作用主要有三：

一是造成脏腑组织的损害。邪气入侵人体，可以造成机体的五脏六腑、经络、官窍、皮肤、骨骼、肌肉等器官不同程度的形态结构破损或缺失；或造成精气血津液等物质损耗，使生命的物质结构遭受破坏，甚至难以维系生命活动。

二是导致脏腑生理功能障碍。邪气进入人体，可导致机体的阴阳失衡、精、气、血、津液代谢紊乱，或神志活动失常等，从而出现生命现象异常。

三是改变体质类型。邪气入侵所导致的脏腑形质损害和生理功能的紊乱，从而改变了构成人体特质的物质基础，进而使人体特质产生逆转，出现新的体质特征。

可以表现出体形特征、生理功能、心理特征以及易患某些疾病的倾向的改变。例如阳邪致病，损伤阳气，病久可使人体由原型体质转变为阳虚体质，阳虚体质更易罹患阴寒之邪。《医学真传》云：“人身本无病也。凡有所病，皆自取之，或耗其精，或劳其神，或夺其气。”

（二）正邪在发病中的作用

发病学认为，任何疾病的发生都有其一定的原因，这些原因不外乎机体功能状态与致病因素两个方面。《灵枢・顺气一日分为四时》云：“夫百病之所生者，必起于燥湿、寒暑、风雨，阴阳、喜怒、饮食、居处。气合而有形，得藏而有名。”所谓“气合而有形”即指正气与邪气相互作用，方能呈现一定的病形。

任何疾病的发生都是在一定的条件下，正邪相争，正不胜邪的结果。发病是人体在某种条件下，生理功能状态、抗病能力、修复能力与致病因素相互抗争的过程。中医学认为正气虚是发病的基础，邪气盛是发病的条件。

1.正气不足是发病的内在根据

(1)正气存内，邪不可干：发病学特别重视人体正气的动态。认为在通常情况下，人体正气旺盛或邪气毒力较弱，则正气足以抗邪，邪气不易侵犯机体，或虽有侵袭，亦不能导致发病。人体脏腑、经络、器官、精气血津液神等生理功能活动和变化尚在常态范围，即正能御邪，故不发病。

《素问・遗篇・刺法论》云：“正气存内，邪不可干。”反之，如果机体脏腑、经络、器官等生理功能失常，超越了常态范围，导致正气虚衰，抗病能力低下，不足以抵御邪气，或邪气乘虚而入，即正不胜邪而发病。

(2)邪之所凑，正气必虚：正气虚弱是发病的必要条件。所谓正气虚弱不外乎两种情形：一是机体脏腑组织的生理功能低下，抗邪防病和修复、再生能力不足；二是由于邪气的致病毒力异常过强，超越了正气的抗病能力，使正气表现为相对虚弱。在这两种状态下，均可导致邪气入侵机体，使脏腑、经络、气血等功能失常而发生疾病。疾病的发生，涉及正气与邪气两个方面，但是起决定性作用的仍然是正气，邪气必须借助正气不足才有可能侵入发病。

《灵枢・百病始生》云：“风雨寒热不得虚，邪不能独伤人。卒然逢疾风暴雨而不病者，盖无虚，故邪不能独伤人。此必因虚邪之风，与其身形，两虚相得，乃客其形。”正气的虚损或不足是人体是否发病的内在根据。《素问·评热病论》概括为：“邪之所凑，其气必虚。”

2.邪气侵袭是发病的重要条件

发病学强调正气在发病中的主导作用的同时，也极为重视邪气在发病中的特殊作用。邪气作为发病的重要因素，与疾病发生的关系极为密切。

首先，邪气是导致发病的外因。通常发病是邪气入侵人体引起正邪抗争的结果。因而，邪气是导致疾病发生的重要因素。

其二，邪气是决定和影响发病的性质，特征、证型的原因之一。不同的邪气侵犯人体，必然表现出不同的发病的方式、特征、证候类型等。通常六淫外邪致病、发病急骤、病程较短，初期多为表证，又有外感风、寒、暑、湿、燥、火等不同的证型。内伤七情，发病缓慢，病程较长，发病方式多见直中脏腑，病理损害以气机紊乱为特征。饮食劳倦，多伤脾胃，或伤精耗气等。意外伤害，多损伤皮肤、肌肉、骨骼或关节等。

其三，影响病位及病情、预后等。邪气的性质与致病特征、受邪的轻重与发病的部位、病势的轻重、预后的良好与否高度相关。通常外感六淫，侵犯肌表，病情较轻，预后较好；如果由表入里，则病位较深，病势较重，预后不良。七情内伤，直中脏腑，病位较深，病势较重，病程缠绵，预后不佳。其次，感邪轻重，病位多表浅，多为表证，临床症状较轻；受邪重者，病位多深，都为里证，症状较重，预后不良。

最后，在某些特殊的情形中，邪气在发病中还起主导作用。在邪气的毒力或致病性特别强盛，而正气不虚，但是也难于抗御的情况下，邪气在发病的过程中可以起到决定性的主导作用。例如疫气的传播到瘟疫的爆发和流行，或高湿、高温、高压、电击、战伤、溺水、虫兽伤等，即便正气强盛，也不可避免而发生疾病。故《素问·遗篇·刺法论》强调应该“避其毒气”，或如《素问·上古天真论》云：“虚邪贼风，避之有时。”

3.邪正相争的变化决定发病与否

邪正相争是正气与邪气之间的相互对抗与交争。邪正相搏贯穿于疾病的全过程，不仅影响到疾病的发生，而且还关系到疾病的发展和预后。

正胜邪却则不发病。邪气侵袭人体，正气即刻抗邪，若正气充足，抗邪有力，则病邪难以入侵，或侵入后被正气祛除于外，机体免受邪气干扰，不产生病理损害，不出现临床症状或体征，即不发病。实际上，自然环境中每时每刻都有致病因素的产生，可是大部分人群并不发病，此即正胜邪却的缘故。

邪胜正负则发病。在正邪相争的过程中，正气虚弱，抗邪无力；或邪气强盛，超过正气的抗邪能力，正气相对不足，邪胜正负，从而使脏腑、经络等功能失常，精气血津液神失调，气机逆乱，便可导致疾病的发生。

发病之后，由于邪气性质的不同、感邪轻重的差异、病位深浅的差别以及正气强弱状态的有别，可以产生证候类型、病变性质、病情轻重、预后转归等不同的复杂证候。通常正气强盛，邪正抗争剧烈，多形成表证、实证、阳证、热证；正气虚弱，抗邪无力，多形成虚证、里证、寒证、阴证。感受阳邪，易形成实热证、热证；感受阴邪，易形成实寒证。感邪轻浅，正气强盛，病位多表浅，病势多轻，预后良好；感邪深重，正气不足，病位多深，病势多重，预后不良。最后，疾病还与病邪所中的部位高度相关。病邪进入人体，有停留在皮毛者，有阻滞于经络者，有沉着于骨者，有直中于内脏者，病位不同，病证不可穷尽。

发病学的基本原理为：发病是正邪相互抗争、相互博弈的结果。疾病发生的根本原因，不在于致病邪气，而在于体内正气的状态。正气是发病的内在依据，邪气是发病的必要条件。

二、影响发病的因素

疾病的发生与机体的内、外环境密切相关。外环境主要是指人类赖以生存的自然和社会环境。自然环境包括地域、地形、地貌、大气、气候以及人类生活、居住、活动的场所。社会环境包括人的政治地位、经济状况、文化层次、社会交往等。内环境主要是指机体的解剖结构、生理功能、心理特质等。正气的强弱、体质特征、心理特质等都直接关系到内环境的动态。疾病的发生不仅与人体内环境的正气、体质、心理等因素相关，还与外环境的气候、地理、社会文化等因素息息相关。

(一)气候因素与发病

四时气候的形成主要是地球大气层的年节律的变化。大气层是人类赖以生存的自然环境之一。早在《内经》成书之前就认识到生命节律和周期现象与大气气候的变化密切相关,尤其是气候变化对发病的影响。《素问·八正神明论》云:"天温日明,则人血淖液而卫气浮,故血易泻,气易行;天寒日阴,则人血凝涩而卫气沉。"

首先,四时气候各自不同的特点,容易引起相应部位的疾病。《灵枢·四时气》云:"四时之气,各不同形,百病之起,皆有所生。"这是四时气候变化与疾病部位相关的基本原则。这与四时气候变化之中,阴阳二气的消长变化相对应。通常春季发病多在经络,夏季发病多在孙脉,秋季发病多在六腑,冬季发病多在五脏。

其次,在四时气候变化的影响下,容易发生季节性的多发病或常见病。《素问·金匮真言论》云:"春病善鼽衄,仲夏善病胸胁,长夏善病洞泻、寒中,秋善病风疟,冬季善病痹厥。"春季易伤风热,夏季易中暑、胸胁胀满、腹泻,秋季多发疟疾,冬季多发痹病、厥证等,说明常见病、多发病都与四时气候变化有关。特别是四时气候的异常变化,是孳生和传播邪气,导致疾病发生的重要因素。

《素问·六微旨大论》云:"其有至而至,有至而不至,有至而太过……至而至者和;至而不至,来气不及也;至而太过,来气有余也。"气候变化有应时而至的,有时至而气候不至的,有先时而至的。应时而至的六气是正常气候,时至而气候不至的,或时未至而气候先至的,都是非时之六气,属于异常气候变化。异常气候变化,常表现为久旱、水涝、暴热、暴冷等,既可伤及正气,又常有疫疠暴发和流行。诸如麻疹、猩红热、水痘等多在冬季暴发和流行。在异常气候变化下发生的多发病和常见病或流行病、传染病,往往与气候因素(六气)的阴阳变化五行属性相关。

(二)地域因素与发病

发病学认为,人与自然息息相关,人体受地域环境的直接影响和间接影响,可以反映出各种相应的生理和病理变化,易导致带有地域特征的常见病或多发病。《灵枢·邪客》云:"人与天地相应。"《素问·宝命全形论》又云:"人以天地之气生。"发病学不仅要研究社会文化因素与发病的关系,更要研究地域环境等自然因素与发病的关系。因此《素问·气交变大论》强调:"上知天文,下知地理,中知人事。"

不同的地域(地理、地形、地貌)常形成局部的小气候特征。《素问·阴阳应象大论》认为我国具有五个局部小气候地域:东方生风,南方生热,西方生燥,北方生寒,中央生湿。地域不同,有不同的气候类型和特征,成为影响发病的重要因素。诸如北方多寒冰,南方多热病,西方多风燥盛,东方多风盛,中央多湿盛。

地域不同,有不同的地理、地形、地貌、水土性质等差异,存在着常见或多发的地方病。《素问·异法方宜论》指出:东部地区,地势低凹,滨海傍水,食鱼嗜咸,人易患痈疽;西部地区,山高险峻,大漠砂石,干燥多风,多食酥酪、牛羊,人易多患饮食、情志疾病;北方地区,地势高陵,风寒冰冽,多游牧而乳食,人易患脏寒、腹泻;南方地区,地势低洼,沼泽湖泊,雾露瘴气,多嗜酸食腐,人易患挛痹;中原地区,地势平坦,湿润多雨,食杂而恶劳,人最易罹患痿厥、寒热。地域差异,饮食行为不同,致病因素迥异,所以有地域性多发病和流行病。

根据流行病分布资料显示,西部地区微量元素碘缺乏,高发瘿病(地方性甲状腺肿大);北方林区多发森林脑炎;南方湖泊、沼泽、江河流域多发血吸虫病等;西北地区好发包虫病等。地域不同,水土性质、地质元素及致病生物的差别,形成有地域分布特征的地方流行病和多发病。

(三)体质因素与发病

体质是生命个体的形体结构、生理功能及心理活动的特征,是个体在遗传因素的基础上,受后天环境的影响,所形成的形体结构、生理功能和心理活动过程中相对稳定的特质,是先天因素和后天习得因素相互作用的综合反映。这种特质往往决定着人体对某些致病因素的易感性及其所产生证候类型的倾向性。《灵枢·寿夭刚柔》云:"人之生也,有刚有柔,有弱有强,有短有长,有阴有阳。"体质作为人体内环境的体现,与正气密切相关。

首先,体质决定和影响着正气的强弱动态变化。通常禀赋充盛,体质强壮,意味着脏腑经络等器官功能活动旺盛，精气血津液神充足，正气强盛，抗病能力强，不易发病或发病易自愈；若禀赋不足，体质虚弱，则脏腑经络等器官功能活动减退，精气血津液神不足，正气衰弱，抗病能力弱，易发病，甚至预后不良。

不同的体质特征，对某些邪气具有易感性。脏腑经络和精气血津液神在解剖形态、生理功能上的特性，是产生体制差异的根源。因而是不同的个体对某种或某些邪气具有易感性。一般阳虚体质，易感受寒邪；阴虚体质易感受火热。婴幼儿处于生长发育的最快时期，可使脏腑娇嫩，形气未充，功能不全，易感外邪，或伤于饮食，或受邪后易化热生风，或易患先天性发育不良等疾病。老年人群，功能处于衰退时期，脏腑减弱，精气神不足，调节能力和抗病康复能力均下降，易感受外邪，易化虚化寒，病程缠绵，预后不良。体形肥胖或痰湿偏盛者，易感寒湿阴邪；体形瘦弱或阴虚体质者，易感燥热阳邪。

体质差异决定和影响发病的倾向性。脏腑、经络、气血在生理功能上的特殊性，导致个体的差异性，因而决定和影响发病的倾向性以及证候类型的特殊性。《灵枢·五变》云："肉不坚，腠理疏，则善病风"，"五脏皆柔弱者，善病消瘅"，"小骨弱肉者，善病寒热"，"粗理而肉不坚者，善病痹"。诸如女子以血为本，具有经、带、胎、产的生殖生理特征，发病具有特异性，而且证候类型常涉及肝郁、血虚、血瘀等要素；男子以精为本，精气易失难守，易患肾中精气亏虚之候。《妇科玉尺》云："男子之为道也，以精；妇女之为道也，以血。"因此，"盖男子之病，多由伤精；女子之病，多由伤血"。

相同的病邪侵犯，可因体质差异，形成不同的证候类型。同样感受风寒之邪，卫气盛者，或阳盛之体，易成为表实证；卫气虚者，或阳虚之体，易形成表虚证。同遇湿气，阳盛体质易化热形成湿热证；阴盛之体则易寒化成为寒湿证。反之，体质趋同或接近的人，尽管感受不同的邪气，可表现出相同或相近的证候类型。如阳盛之体，无论感受阳热之邪或阴寒之邪，大多形成热证、实证、表证。

人的体质特异性在很大程度上，决定和影响着疾病的发生、发展、预后以及治疗上的难易程度。体质是人体内环境真实和直接的反映，是构成人体正气的重要内涵。体质因素决定了正气的强弱动态变化，影响着对邪气的易感性、发病的倾向性、证候类型差异性以及疾病的整个演变过程，是发病学的重要内容。

（四）情志因素与发病

情志因素是七情和五志的总称，都是对客观事物的体验和反映，概括了人类的全部心理活动过程。正常的情志状态是人体内环境与外环境和谐、有序的反映，同时又能促进人体生理功能的正常发挥。故情志舒畅，精神愉快，气机调畅，气血调和，脏腑生理功能协调，则正气旺盛，不易发病。可是，长期持续的不良的情志状态和心理冲突，或突然强烈的情志刺激，超越了心神的可调节和可控制范围，可以导致阴阳失调、脏腑功能紊乱、气机运动障碍，或精气血津液代谢失常，从而正气减弱，易发疾病。

首先是个体的需求或欲望得不到满足时，容易导致心理冲突，造成焦虑、抑郁、愤怒等情绪状态，影响脏腑经络气血等生理功能，导致气血内乱。《灵枢·贼风》云："因而志有所恶及有所慕，血气内乱，两气相搏。"或生活中的意外事件，是人产生愤怒、大喜、大悲等激烈的情志刺激，进而影响脏腑气血紊乱，正气衰弱。《素问·疏五过论》云："离绝菀结，忧恐喜怒，五脏空虚，血气离守。"生离死别的悲哀、抑郁，或过度的忧虑、恐惧、喜怒等都可导致五脏空虚，正气衰弱，或遭遇社会地位、经济状况、生活境遇等变故，造成情志创伤，使正气内耗。《素问·疏五过论》云："故贵脱势，虽不中邪，精神内伤，身必败亡。始富后贫，虽不伤邪，皮焦筋屈，痿躄为挛。"社会人际关系和睦与否与发病有一定的联系。《灵枢·逆顺肥瘦》云："上合于天，下合于地，中合于人事。"人事即社会人际关系，包括同事关系、邻里关系、亲属关系、家庭关系等，人际关系协调，心情愉快，情志正常，可促进心身健康。反之，则易引起心理冲突和矛盾，情志不和，久蓄为病。

情志变化导致发病的机制主要有以下几种。

(1)情志因素易伤气机，继伤脏腑：《素问·举痛论》概括云："百病生于气。"情志刺激是导致气机失调的主要原因之一，气机失调继而又伤及脏腑，导致发病。

(2)情志过激直接伤及脏腑：《灵枢·百病始生》云："喜怒不节，则伤脏。"由于情志为五脏所主，也是五脏生理活动的外在表现。情志过激可直接伤及内脏。

(3)情志因素可先伤心，继而损伤脏腑：《灵枢·口问》云："悲哀愁忧则心动，心动则五脏六腑皆摇。"情志变化由心发出，情志刺激常先伤心，继而影响到其他脏腑，并可引起全身性疾病。

(4)情志过激损气伤精耗血:长期不良的情志刺激,或持续的心理冲突得不到缓解,致使精气血日渐耗损,正气衰微,邪气内犯,表现为"身体日减,气虚无精,病深无气,洒洒然时惊"(《素问·疏五过论》)。情志过激在表耗损卫气,在里劫夺精血,正如《素问·疏五过论》所云:"尝贵后贱,虽不中邪,病从内生,命曰脱营;尝富后贫,命曰失精。"

情志因素是影响疾病发生、发展、预后的重要因素。一方面取决于情志变化刺激的强度、频率和时限,另一方面又取决于对情志变化刺激的敏感性和耐受性。更重要的是情志变化刺激导致的正气强弱的变化,因而具有重要的临床意义。

三、疾病发生、发展的一般规律

中医的发病学认为,疾病在"正邪相争""正不胜邪"的发生、发展过程中,由于邪气侵入机体有其一定的途径,"正"与"邪"两者之间的力量对比亦有其盛衰消长的变化,因此在整个疾病的发生发展过程中就产生了各个不同的发展阶段,而在发病途径、病变部位以及疾病的传变等方面,都存在着发生、发展的一般规律。

(一)发病途径及病变部位

中医发病学认为,疾病的发生途径,大致有如下几方面。

1.病由外入

主要是指病邪由外侵袭机体,其侵袭途径则有由皮毛而经络而脏腑,或由口鼻而入。

所谓病邪由皮毛而侵袭机体,即如《素问·调经论》所论:"风雨之伤人也,先客于皮肤,传入于孙脉,孙脉满则传入于络脉。"《素问·皮部论》也说:"络脉满则注于经脉,经脉满则入舍于脏腑也。"伤寒病的"六经传变",即是由表入里,由皮毛而经络入脏腑而发病,并以太阳、阳明、少阳、太阴、少阴、厥阴顺序进行传变。而病邪由口鼻而入,常是温热病的发病途径。如叶天士《温热论》说:"温邪上受,首先犯肺。"指出了现代临床常见的多种呼吸道或消化道传染病的传染途径。

(1)空气相染:古代医家已经认识到被病邪污染的空气,常可经呼吸将病邪传染于人。

(2)饮食相染:系指进食陈腐不洁并被疫邪所污染的食物,经口而入,则病邪即可直犯胃肠而发病,如霍乱、痢疾等。

(3)接触相染:吴又可在《温疫论》中指出:"疠气,若众人触之者,即病。"此即指接触传染而言。

同时,古代医家还认识到能够影响染易的因素,除了疫病病邪致病毒力的强弱、正气的盛衰外,还与气候的反常有关。目前,由于现代工业和现代农业的发展、人口的增加、人类活动范围的增大,所带来的环境的污染和破坏,也将成为引起疾病的原因和途径。

2.病由内生

主要是指精神刺激、饮食、房事、劳逸所伤,以及年老体衰等因素作用于机体,导致机体对周围环境的适应能力低下,从而使脏腑组织阴阳气血的功能发生失调,紊乱或减退,因而导致病由内生。如《灵枢·口问》说:"阴阳喜怒,饮食居处,大惊卒恐,则血气分离,阴阳破败,经络厥绝,脉道不通,阴阳相逆,卫气稽留,经脉虚空,血气不次,乃失其常。"

3.外伤致病

主要即是指跌仆、刀枪、虫兽伤等意外损伤,则可使机体皮肉、经络破损,气血亏耗,同样亦可以导致脏腑组织阴阳气血功能紊乱而发病。

(二)疾病的发展与传变

中医发病学认为,人体皮表肌肉与内脏之间、各脏腑组织器官之间,都是通过经络系统作为联络通路而发生影响的。因此,在疾病的发展过程中,发生于机体任何一个部位的病变,都可以通过经络发生表里、上下及脏腑之间的传变。

1.表里相传

病邪侵入机体,常由皮毛肌表通过经络而由表传里,再传至脏腑;另一方面,体内脏腑发生病变后,其病邪亦可由里达表，在体表皮肤出现各种不同的病理反应。例如麻疹病证之皮疹外透，即是疹毒由里达表的体现。

2.上下相传

不同性质的外邪，常由机体或上或下的不同部位，循其不同途径而侵袭机体。如《灵枢·百病始生》说："清湿袭虚，则病起于下；风雨袭虚，则病起于上。"但是，人体是一个有机整体，邪侵部位虽有不同，但是依然可以通过经络发生上下传变，反映出整体的病理反应和证候。故《素问·太阴阳明论》说："阳病者，上行极而下；阴病者，下行极而上。故伤于风者，上先受之；伤于湿者，下先受之。"

3.脏腑相传

所谓脏腑病变，主要即是脏腑功能的失调或障碍，主要反映为功能的太过或不及两方面。脏腑病变又可通过经络的联系，彼此发生影响，一般有如下几种可能。

(1)一脏功能太过可以影响及相关脏腑，从而使该脏腑功能失调：如肝气亢逆易于乘袭脾土，而使脾运化功能失调，出现腹痛、泄泻等症，临床上则称之为肝气犯脾。同样，也可以因为一脏功能太过，而促使另一脏腑功能偏亢。如肝气亢盛，化热化火，从而引发心火偏亢，出现心烦、少寐等症。临床则称之为肝火引动心火，或心肝火旺。

(2)一脏功能不足可以使另一脏功能失调或不足：如脾气虚损，可以导致肺气不利，宣肃失职，甚至肺气虚弱，从而出现气短、语声低弱、咳嗽、咳痰等症，临床上称之为脾虚及肺。也可以由于一脏功能不足，制约它脏能力减退，从而导致另一脏功能偏亢。如肾阴不足，则肾精不能滋养肝阴，肝肾阴亏，不能制约肝阳，则肝阳偏亢，因而出现肝风上扰证候，如眩晕、耳鸣、抽搐、震颤等症，临床上则称之为阴虚肝旺，即水不涵木，肝风内动。

(3)一脏病变可循经传于与其互为表里的脏腑，从而使该脏功能也发生紊乱：如心火可以循经下移于小肠；脾虚可以导致胃纳失职；肺失肃降则大肠传导功能失常；肾气虚衰则气化失司，膀胱贮尿排尿功能紊乱等，皆属此类传变。

应当认识到，疾病是人体跟来自外界环境或身体内部有害因素作斗争的复杂过程，即"正邪相争"。疾病的发生，即是由于正邪相争，从而引起机体阴阳、气血、脏腑经络的功能失调所致。一般而言，正气的强弱不仅决定着疾病的发生，而且疾病的发展和传变，也主要取决于正气的盛衰变化。

（马　华）

第四章　中医辨证体系

第一节　八纲辨证

八纲为阴阳、表里、寒热、虚实八大证型的概念。八纲辨证是将四诊获得的症状，按八纲的特定体系来归纳，概括为八个具有普遍性的证候类型，用以表示疾病的性质（寒热）、病变部位深浅（表里）、邪气盛衰与机体正气的强弱（虚实）、疾病的类别（阴阳）与制定治疗大法的纲。它是一切辨证的基础与前提，凡诊断疾病，首先要用八纲辨证来作总的概括。它普遍用于内外障诸眼病。

眼科的八纲辨证，除索取全身症状信息外，很注重局部的证候特征，两者结合，综合分析而归类。

一、虚实辨证

虚与实是区别病邪与人体正气之间盛衰的两个纲领。临床上分清虚证与实证，在治疗上对确定扶正与祛邪，以及判断预后皆有重要意义。

一般来说，外障多实，内障多虚；新病多实，久病多虚；发病暴多实，缓多虚；少壮得病多实，年老体弱者得病多虚。但在疾病变化过程中，正邪各有盛衰，临证时除了要分清虚实外，还必须注意虚实的相互转化与表里、寒热的相互关系。如遇到虚实夹杂证时，还应进一步区分当时情况下虚实的主次标本关系。

（一）实证

实证是指邪气亢盛，正气尚足，邪正斗争激烈所反映出来的证候。

1. 病因病机

外邪袭眼，尤以外感风热与风寒为多见。亦可因脏腑功能失调，阳明腑实、肝火上炎、三焦热盛、痰浊上泛、风痰阻络等等，导致眼部经络气血失调而病。

2. 辨证依据

发病急、反应强、变化快。如突发眼部眵稠黏结，热泪如汤；或眼部刺痛难睁，羞明流泪；或肿痛拒按，或眼胀如突；或突感眼前黑花片片，甚则如夜幕降临；或视物变形、变色、虹视或突发复视等等。检查可有胞睑红赤肿起，或白睛红赤或抱轮红赤；黑睛骤起星翳，或翳陷或翳凸，或状如凝脂、如蟹睛；或黄液上冲，或瞳神缩小，或血灌瞳神，或见瞳散不收；黑睛雾状混浊，眼压增高。眼底可见血管阻塞、出血、水肿、渗出等等病变。

全身可见头痛头胀，面红气粗，口渴便秘，或口苦咽干，胸胁胀满，烦躁易怒，舌红苔黄或黄腻，脉洪数或弦数等。

（二）虚证

虚证是一系列正气不足，脏腑功能衰退的证候。

1. 病因病机

先天禀赋不足，或后天失调，或年老体虚。以肝肾阴虚、脾胃虚弱或气血亏虚为多。亦有正虚感邪或外感眼病后期伤正之象。

2. 辨证依据

发病缓慢，反应弱而隐蔽，变化发展亦缓，但易反复发作。如自觉眼部干涩，睁眼乏力，不耐久视；眼胀隐隐，痛而喜按；冷泪常流，视物昏花；或目力渐降，黑夜不能视物；或眼前黑花飞舞，或神光自现。检查或可见眼部轻度红赤，或胞肿不红，或上胞下垂；黑睛生翳，溃久不收，或黑睛边缘起翳，反复发作；瞳神干缺，或瞳神变色；眼底或可见视盘色淡；视网膜血管变细，视网膜少量出血或弥漫性水肿，或色素沉着及黄斑变性等。

全身可见精神萎靡不振，面色萎黄或㿠白，头昏乏力，自汗盗汗，腰膝酸软，气短懒言，口淡无味，食欲不振，四肢不温，大便溏薄，舌质胖淡，或舌上少苔、无苔，脉虚弱无力。

二、表里辨证

表里是区别病变部位深浅的两个纲领。

一般来说，皮毛腠理、肌肉与经络等属表，五脏六腑、血脉与骨髓等属里。相对来说，眼前部病变属表，眼后部病变属里；以组织层次深浅而言，浅层病变属表，深层病变属里。但临床上辨别表证与里证，不能绝对从病变的部位上来划分，因为还存在病因与脏腑气血阴阳盛衰等等相关的问题。故必须结合证候特点、舌象与脉象加以判断。

（一）表证

为邪气由外入侵眼部浅表组织所反映出来的证候。由于病邪的属性与机体反应的不同，辨证时应首先分清是属表实证还是表虚证。

1. 表实证

(1)病因病机：六淫之邪侵犯眼的浅表组织，而机体正气尚盛，邪正斗争较为激烈而反映出的证候。

(2)辨证依据：突然发病，证候明显，病位较浅。如突感眼部沙涩痒痛，流泪生眵，怕日羞明；胞睑肿起，或赤烂胶黏；突发白睛红赤，眵泪黏结；或黑睛星翳骤起，梗痛泪多，睁眼尤甚。

全身可无明显证候，亦可有头痛、眶痛、鼻流清涕，甚至恶寒（风）发热等候。舌苔薄白或薄黄，脉浮。

2. 表虚证

(1)病因病机：机体卫外功能不固，外邪客表，或外障眼病日久伤正，正虚邪恋所致。

(2)辨证依据：病变位于眼的浅表，不易入里，证候轻微，但易反复发作。如胞睑局部微肿微痛，此起彼伏，频繁发作；或白睛微赤，或一隅红赤；黑睛星翳细小隐蔽或乍起乍退，稍有目涩羞明流泪；黑睛边缘或赤脉末端时而起翳，或原有老翳而时发小小溃陷而疼痛不显。

全身或可见发热恶风，自汗，或漏汗不止，脉浮缓无力等候。

（二）里证

里证是指机体内的脏腑阴阳气血功能失调，引起眼的深部或后部组织发生病变，从而所反映出来的证候。辨证时首先要根据脏腑的虚实而分清是里虚证还是里实证。

1. 里虚证

(1)病因病机：由七情过伤，劳累过度，目劳神伤，旷日持久可引起脏腑本身阴阳、气血虚损失调，导致眼部病变的发生。或年老体弱所致。

(2)辨证依据：瞳神干缺或散大不收，瞳神变色；冷泪长流，视物昏朦，眼球作胀，睁眼乏力，甚至上胞下垂；眼前黑花浮动或荧星满目，或视力渐降，视物变形。查见眼底神神经乳头苍白，血管细小，甚至呈白线状，或网膜可有少量出血，硬性渗出或黄斑变性系列变化。

全身证候见虚证证候。

2. 里实证

(1)病因病机：烦劳过度，饮食失节，痰湿内生，经络阻滞，或暴怒伤肝，气火上逆，或风痰上扰，导致眼部气血乖和，血热妄行，甚至玄府闭塞；或因外邪由浅入深，内热亢盛所致。

(2)辨证依据：外眼端好，而视力骤降。查见玻璃体积血，眼底视网膜血管阻塞，或动脉硬化，视网膜广泛出血、渗出、水肿。

全身证候可不明显，或有口干口苦，便结尿黄，舌红苔黄，脉弦数或洪大。实验室检查可有血液黏稠等改变。

由邪深热盛所致者,可见后“里实热证”。

(三)表里同病

眼病同时出现表证与里证者,称表里同病。一般有3种情况。一是病初见有表证,表证未除而又出现里证;二是原有里证,又新感外邪;三是表里同时受邪。

眼科病以既有表证又有里热者,最为常见。

1.病因病机

表邪未解,而又已传里化热;或本有内热,复感外邪,内外合邪所致。

2.辨证依据

胞睑浮肿触痛,恶寒发热;黑睛起翳,疼痛流泪未除,翳障继续扩大,向深层发展,或已见黄液上冲,瞳神紧小,玻璃体混浊。

全身有口渴引饮、大便燥结等证候。

三、寒热辨证

寒热是区别疾病性质的两个纲领。临床上分清寒证与热证,是确定治疗用温热药或寒凉药的重要依据。

(一)寒证

寒证是表现一系列阳虚或阴盛的证候。

1.表寒证

(1)病因病机:寒邪犯眼,邪正斗争在眼的浅表组织所致,多为实证。临床上寒邪常与风邪结合犯眼而出现风寒表证。

(2)辨证依据:白睛赤脉淡红,黑睛骤起星翳,眼部梗痛,畏光流泪,清涕自出,头痛,恶寒等候。

2.里寒证

(1)病因病机:为脏腑阳气不足,阴寒内盛之象。多为虚证,或虚中夹实证。

(2)辨证依据:冷泪长流,浮翳白膜遮睛;或白睛紫赤,黑睛生翳如虫蚀,疼痛难忍,时而加重,经久难愈;或视物模糊,视盘水肿,视网膜水肿、渗出范围较广,久不吸收。

全身证候可见有畏寒喜暖,四肢清凉,纳谷不香,口淡不渴,常泛清水,大便溏薄,小便清长,舌苔白或白滑,脉沉迟等。

(二)热证

热证是表现一系列阳盛或阴虚证候。

1.表热证

(1)病因病机:外感阳热之邪,邪正斗争在眼的浅表部位所致。多为实证。

(2)辨证依据:胞睑微肿微赤,或白睛红赤,眵多色黄,灼热涩痛;或黑睛星翳丛生等等。

2.里热证

里热亦有虚实之分,虚者又称虚热证。

(1)里实热证。

病因病机:外邪化热入里;或邪热直接侵犯脏腑;或五志之火,上攻于目所致。

辨证依据:自觉眼胀如突或眼痛难睁,热泪如汤;或眵黄黏稠,或胞睑红肿疼痛,白睛红赤臃肿;或抱轮红赤、白睛混赤;黑睛翳大且嫩,如花瓣鱼鳞,或如凝脂,其色秽黄;神水混浊,或瞳神紧小,黄液上冲,血灌瞳神;或突起睛高,视力急降。

全身可兼见头痛剧烈,口渴引饮,大便秘结,小便黄赤,舌红绛,苔黄燥或黄而微腻,脉洪数或沉数。

如属五志之火引起者,多见视力急降而瞳神端好,而眼底或见视盘充血,境界模糊,视网膜水肿、渗出或出血。全身可兼有身热烦躁,口干口苦,便干尿黄,舌红苔黄,脉沉数或弦数等疾。

(2)虚热证:多为阴虚阳盛之象。

病因病机:机体精血津液亏虚,阴不制阳,则内热熏蒸,阴虚火旺,虚火上攻于目所致。

辨证依据:自觉眼部干涩不舒,白睛微赤,羞明少泪,时而加重;或白睛泡状隆起,赤丝围绕,沙涩畏光;或视物昏朦,瞳神干缺,或瞳散不收,虹视目胀,或眉棱骨痛;或眼底可见视网膜少量出血、微血管瘤等。

全身可兼有形体消瘦,心烦不寐,口干咽燥,手足心热,颧红盗汗,舌红苔少,脉细数等。

四、阴阳辨证

阴与阳是指疾病的类别,为八纲之首。阴阳辨证是概括证候类别的一对纲领。临床上各种疾病所出现的证候虽然不同,其病理尽管千变万化,错综复杂,但总离不开阴阳两大类。因此,掌握阴阳属性与变化,不仅在辨证时能执简驭繁,提纲挈领,而且能为治疗提供总的原则。

(一)阴证与阳证

辨别阴证与阳证,是通过寒热虚实表里等证候而体现的。

1. 阴证

凡病在里、在血、属虚、属寒,正气不足,反应弱的,均属阴证范畴。

凡慢性内外障眼病,而兼有精神萎靡,面色苍白或晦暗,动作迟缓,或畏寒,肢冷,嗜卧,静而少言,语声低微,呼吸微弱,气短乏力,口淡无味,纳谷不香,不烦不渴或渴喜热饮,大便溏薄,小便清长,舌淡胖嫩,苔白润滑,脉沉细迟而无力等。

2. 阳证

凡病在表、在气、属实、属热,正气未伤,反应强的,均属阳证范畴。

凡急性内外障眼病,而兼有精神兴奋,发热面赤,身热喜凉,烦躁不安,口唇燥裂,渴喜冷饮,语声粗壮,呼吸气粗,大便秘结,小便短赤,舌红苔黄燥,脉浮洪或滑数有力等。

(二)阴虚与阳虚

阴虚与阳虚是机体脏腑阴阳亏损所产生的病变与证候的概括,属里虚证范畴。

在正常情况下,脏腑气血阴阳维持相对平衡,如一旦阴阳相对平衡遭到破坏时,就会产生阴阳的盛衰变化而形成疾病。阴阳偏盛所引起的阳盛(即实热证)和阴盛(即寒实证)前已论及,在此重点说明阴虚证与阳虚证。

1. 阴虚证

由精血津液亏损所致。

凡慢性内外障眼病,兼有消瘦、潮热、盗汗,口干咽燥,手足心热,小便短赤,舌红少苔或无苔,或舌有裂纹,脉细数无力等候者,属阴虚证。

2. 阳虚证

由体内阳气衰减所致。

凡慢性内外障眼病,兼有神疲乏力,面色淡白,少气懒言,畏寒肢冷,自汗。口淡不渴,大便溏薄,小便清长,舌淡苔白而润,脉虚弱等候者,属阳虚证。

上述阴虚与阳虚的临床表现,还不是具体的证,若欲明确属何脏之虚,还必须结合脏腑辨证与五轮辨证。

(马　华)

第二节 脏腑辨证

脏腑辨证是根据脏腑的生理功能、病理表现，对疾病证候进行分析归纳，借以推究病机，判断病变部位、性质、正邪盛衰等情况的一种辨证方法，是临床各科的诊断基础，是中医辨证体系中的重要组成部分。

脏腑辨证，包括脏病辨证、腑病辨证、脏腑兼病辨证三个部分，其中脏病辨证是脏腑辨证的重要内容。

一、心与小肠病辨证

心的病证有虚有实。虚证多由于久病伤正、禀赋不足、思虑伤心等因素，导致心气、血、阴、阳的不足；实证多由于痰阻、火扰、寒凝、血瘀、气郁等引起。

（一）心气虚、心阳虚

心气虚、心阳虚是指心气不足、心阳虚衰所表现出的证候。本证多由于禀赋不足，久病体虚，或年高脏气亏虚所致。

（1）证候：心悸、气短，活动时加重，自汗，脉细弱或结代，为其共有症状。若兼面色无华，体倦乏力，舌淡、苔白则为心气虚；若兼形寒肢冷，心胸憋闷，舌淡胖或紫暗、苔白滑则为心阳虚。

（2）分析：心气虚、心阳虚，鼓动乏力，血液不能正常运行，强为鼓动，故心悸；心气虚，胸中宗气运转无力，故气短；动则耗气，故活动后心悸、气短加重；气虚卫外不固，则自汗；心气虚，鼓动无力，气血不能上荣，故面色无华、舌淡；气血虚弱，功能活动减退，故体倦乏力；气血不足，不能充盈脉管或脉气不相连续，故脉细弱或结代；心阳虚，心脉瘀阻，气血运行不畅，故心胸憋闷、舌紫暗；阳虚不能温煦周身，故形寒肢冷；阳虚寒盛，水湿不化，故苔白滑。

（二）心血虚、心阴虚

心血虚是心血亏虚、心失濡养所表现出的证候；心阴虚是心阴血不足、虚热内扰所表现出的证候。本证多由久病耗伤阴血，或失血过多，或阴血不足，或情志不遂，耗伤心血、心阴所致。

（1）证候：心悸失眠，健忘多梦为其共有症状。若见面白无华，眩晕，唇舌色淡，脉细为心血虚；若见颧红，五心烦热，潮热盗汗，舌红少津，脉细数为心阴虚。

（2）分析：心阴（血）不足，心失所养，故心悸失眠、健忘多梦；心血不足，不能上荣及充盈于脉，故面白无华、眩晕、唇舌色淡、脉细；心阴虚，心阳偏亢，虚热内扰，故颧红、五心烦热、潮热盗汗、舌红少津、脉细数。

（三）心火亢盛

心火亢盛证是心火炽盛、扰乱心神所表现出的证候。本证常因七情郁结、气郁化火，或六淫内郁化火，或嗜肥腻厚味以及烟酒所致。

（1）证候：心胸烦热，失眠多梦，面赤口渴，便干溲赤，舌尖红苔黄，脉数有力；或口舌生疮，舌体糜烂疼痛；或狂躁谵语；或吐血衄血；或肌肤生疮，红肿热痛等。

（2）分析：心火炽盛，扰乱心神，轻则见心胸烦热、失眠多梦，重则为狂躁谵语；火热炽盛，灼津耗液，故见口渴、便干溲赤；心火上炎，故见面赤、舌尖红或口舌糜烂疼痛；心火炽盛，血热妄行，则见吐血衄血；心火内盛，火毒壅滞脉络，局部气血不畅，故见肌肤生疮、红肿热痛。苔黄、脉数有力，均为里热内盛的征象。

（四）心脉痹阻

心脉痹阻是指心脏在各种致病因素作用下导致闭阻不通所反映出的证候，常见的因素有瘀血、痰浊阻滞心脉、寒凝、气滞等。

（1）证候：心悸怔忡，心胸憋闷疼痛，痛引肩背内臂，时发时止。若痛如针刺、舌紫暗或见瘀点瘀斑、脉细涩或结代，为瘀血阻滞心脉；若体胖痰多、身重困倦、闷痛较甚、舌苔白腻、脉沉滑，为痰阻心脉；若剧痛暴作，得温痛缓，畏寒肢冷、舌淡红或黯红、苔白、脉沉迟或沉紧，为寒凝；若心胸胀痛，其发作与情志因素相关，舌淡红或黯红、苔薄白，脉弦为气郁。

(2)分析:本证多因正气先虚,阳气不足,心失温养,则心悸怔忡;阳气不足,血液运行无力,易诱发各种致病因素闭阻心脉,气血运行不畅而发生疼痛;手少阴心经之脉直行上肺,出腋下循内臂,故痛引肩背内臂,这是诊断心脉痹阻的主要依据。

瘀阻心脉的疼痛以刺痛为特点,伴见舌紫暗、紫斑、紫点,脉细涩或结代等瘀血内阻的症状;痰浊阻滞心脉的疼痛以闷痛为特点,患者多体胖痰多、身重困倦、舌苔白腻、脉象沉滑等痰浊内盛的症状;寒凝心脉的疼痛以疼痛剧烈、发作突然、得温痛缓为特点,并伴畏寒肢冷、舌淡苔白、脉沉细迟或沉紧等寒邪内盛的症状;气滞心脉的疼痛以胀痛为特点,其发作多与精神因素有关,并常伴胁胀、善太息、脉弦等气机阻滞的症状,气滞则影响血行,轻则舌淡红,重则舌黯红。

(五)痰迷心窍

痰迷心窍是痰浊蒙闭心神所表现出的证候。本证多由七情所伤,肝气郁结,气郁生痰;或感受湿浊邪气,阻滞气机,使气结痰凝,痰浊闭阻心神所致。

(1)证候:面色晦滞,脘闷作恶,意识模糊,语言不清,喉有痰声,甚则昏不知人,舌苔白腻,脉滑;或精神抑郁,表情淡漠,神志痴呆,喃喃自语,举止失常;或突然仆地,不省人事,口吐痰涎,喉中痰鸣,两目上视,手足抽搐,口中作猪羊叫声。

(2)分析:湿浊阻滞气机,清阳不升,故见面色晦滞、脘闷作恶;心主神志,痰蒙心神则神志异常,出现意识模糊或昏迷、语言不清,或精神抑郁、表情淡漠、神志痴呆、喃喃自语、举止失常,或突然仆地、不省人事、手足抽搐;痰涎内盛,喉中痰涌,痰为气激,肝气上逆,故口吐痰涎、喉中痰鸣、口中作猪羊叫声、两目上视。苔白腻、脉滑,均是诊断痰湿的依据。

(六)痰火扰心

痰火扰心是指痰火扰乱心神所出现的证候。

(1)证候:发热气粗,面红目赤,痰黄稠,喉间痰鸣,躁狂谵语,舌红、苔黄腻,脉滑数;或见失眠心烦,痰多胸闷,头晕目眩;或神志错乱,哭笑无常,狂妄躁动,打人毁物。

(2)分析:痰火扰心,属外感热病者以发热、痰盛、神志不清为辨证要点;内伤杂病中,轻者以失眠心烦、重者以神志错乱为辨证要点。

外感热病,多因邪热亢盛,燔灼于里,炼津为痰,上扰心窍所致。里热蒸腾,充斥肌肤,故见发热;热邪上扰,故面红目赤;热盛,机能活动亢进,故呼吸气粗;热灼津为痰,则痰液发黄、喉间痰鸣;痰热扰心,则心神昏乱,故躁狂谵语;舌红、苔黄腻、脉滑数,均是痰火内盛之征。

内伤病中,痰火扰心,常见失眠心烦;若痰阻气道,则可见胸闷痰多;清阳被遏,可见头晕目眩;若剧烈精神刺激,可使气机逆乱,心火鸱张,灼津为痰,上扰心窍,心神被蒙,而表现为神志错乱、哭笑无常、狂妄躁动、打人毁物的狂证。

(七)小肠实热

小肠实热是心火炽盛,移热小肠所表现出的证候。

(1)证候:发热口渴,心烦失眠,口舌生疮,小便涩赤不畅,尿道灼痛,尿血,舌红、苔黄,脉数。

(2)分析:心与小肠相表里,小肠有分别清浊的功能,使水液入于膀胱。心热下移小肠,故小便赤涩、尿道灼痛;热甚灼伤血络,故见尿血;心火炽盛,热扰心神则心烦失眠;热灼津液则口渴;热燔肌肤则发热;心火上炎,故口舌生疮。舌红、苔黄,脉数为里热之征象。

二、肺与大肠病辨证

肺的病证有虚实之分,虚证多见于气虚和阴虚;实证多见于风寒燥热等邪气侵袭或痰湿阻肺。

(一)肺气虚

肺气虚是指肺功能减退所表现出的证候。本证多因久病咳喘或气的生化不足所致。

(1)证候:咳喘无力,动则气短,痰液清稀,声音低怯,面色淡白,神疲体倦;或自汗畏风,易于感冒,舌淡、苔白,脉虚。

(2)分析:肺气虚,宗气不足,呼吸功能减弱,故咳喘无力、动则气短、声音低怯;肺气虚,输布水液的功能减退,水液停聚于肺系,随肺气而上逆,故见痰液清稀;肺气虚,不能宣发卫气于肌表,腠理不密,卫表不固,故见自汗畏风、易于感冒。面色淡白、神疲体倦及舌淡苔白、脉虚均为气虚之征象。

(二)肺阴虚

肺阴虚证是肺阴不足,虚热内生所反映出的证候。本证多由久咳伤阴,或痨虫伤肺,或热病后期,肺阴损伤所致。

(1)证候:干咳无痰,或痰少而黏,口燥咽干,形体消瘦,午后潮热,五心烦热,盗汗颧红,甚则痰中带血,声音嘶哑。舌红少津,脉细数。

(2)分析:肺阴不足,内生虚热,肺为热蒸,气机上逆而为咳嗽;津为热灼,炼津成痰,故痰少质黏;虚热灼伤肺络,故痰中带血;肺阴虚,上不能滋润咽喉则口燥咽干、声音嘶哑,外不能濡养肌肉则形体消瘦;虚热内炽,故午后潮热、五心烦热;热扰营阴,故盗汗;虚热上扰则见颧红。舌红少津、脉细数,皆是阴虚内热之象。

(三)风寒束肺

风寒束肺证是感受风寒,肺气被束所表现出的证候。

(1)证候:咳嗽痰稀色白,鼻塞流清涕;或兼恶寒发热,无汗,头身痛,舌苔薄白,脉浮紧。

(2)分析:外感风寒,肺气被束不得宣发,逆而为咳;风寒犯肺,肺失宣肃,水液失于敷布,聚而为痰,寒属阴,故痰液稀白;鼻为肺窍,肺气失宣,鼻窍不畅,故鼻塞流清涕;寒邪客于肺卫,卫气被遏则恶寒,正气抗邪则发热,毛窍郁闭则无汗,营卫失和则头身痛。舌苔薄白、脉浮紧均为寒邪束表之征象。

(四)风热犯肺

风热犯肺证是由风热之邪侵犯肺系,卫气受病所表现出的证候。

(1)证候:咳嗽,痰黄稠,鼻塞流黄浊涕,口干咽痛,发热,微恶风寒,舌尖红、苔薄黄,脉浮数。

(2)分析:风热袭肺,肺失宣降,肺气上逆则咳嗽、鼻窍不利则鼻塞;热灼津液为痰,故痰黄稠、流黄浊涕;咽喉为肺之门户,风热上壅,故咽喉痛;邪热伤津则口干;肺卫受邪,卫气抗邪则发热,卫气被遏则恶风寒。舌尖红、苔薄黄,脉浮数均为风热外感之象。

(五)燥邪犯肺

燥邪犯肺证是燥邪侵犯肺卫所表现出的证候。多因秋令燥邪犯肺,耗伤肺津所致。

(1)证候:干咳无痰,或痰少而黏不易咳出,唇、舌、鼻、咽处干燥欠润,大便干结,或身热恶寒,胸痛咯血。舌红或干、苔白或黄,脉数或浮数。

(2)分析:燥邪耗伤肺津,肺失滋润,清肃失职,故干咳无痰或痰少而黏不易咯出;燥伤肺津,津液不布,故唇、舌、鼻、咽处干燥欠润,大便干结;燥邪袭肺,肺卫失宣,故有身热恶寒、脉浮之表证;燥邪化火,灼伤肺络,故见胸痛咯血。燥邪有凉燥、温燥之分,凉燥性近寒,故证似风寒,温燥性近热,故证似风热。若为温燥,则舌红、苔薄黄、脉数;若为凉燥,则舌干、苔薄白。

(六)热邪壅肺

热邪壅肺证是热邪内壅于肺,肺失宣肃所表现出的证候。多由温热之邪从口鼻而入,或风寒、风热之邪入里化热,内壅于肺所致。

(1)证候:咳嗽气喘,呼吸气粗,甚则鼻翼煽动,咳痰黄稠,或痰中带血,或咳吐腥臭血痰,发热,胸痛,烦躁不安,口渴,小便短赤,大便秘结,舌红、苔黄腻,脉滑数。

(2)分析:热邪炽盛,内壅于肺,炼津成痰,痰热郁阻,肺失宣降,故有咳嗽气喘、呼吸气粗、鼻翼煽动、痰黄稠;痰热阻滞肺络,气滞血壅,脉络气血不畅,故发热胸痛;血腐化脓,则咳吐腥臭血痰;里热炽盛,津液被耗,故口渴、小便短赤、大便干结;热扰心神,则烦躁不安。舌红、苔黄腻,脉滑数均为里热或痰热的征象。

(七)痰湿阻肺

痰湿阻肺证是痰湿阻滞肺系所表现出的证候。常因脾气亏虚、水湿停聚,或久咳伤肺、肺不布津,或感受寒湿之邪,肺失宣降,水湿停聚所致。

(1)证候:咳嗽痰多,痰黏色白易咯出,胸闷,甚则气喘痰鸣,舌淡、苔白腻,脉滑。

(2)分析:痰湿阻肺,肺气上逆,故咳嗽痰多、痰黏色白易咯出;痰湿阻滞气道,肺气不利,故胸闷,甚则气喘痰鸣。舌淡苔白腻、脉滑是痰湿内阻之征象。

(八)大肠湿热

大肠湿热证是湿热侵犯大肠所表现出的证候。多因感受湿热外邪,或饮食不节或不洁,暑湿热毒侵犯大肠所致。

(1)证候:腹痛,泻泄秽浊;或下痢脓血,里急后重;或暴注下泄,色黄臭。伴见肛门灼热,小便短赤,口渴;或有恶寒发热,或但热不寒,舌红苔黄腻,脉滑数。

(2)分析:湿热蕴结大肠,气机阻滞,故腹痛;湿热熏灼肠道,脉络损伤,血腐为脓,故下痢脓血;湿热下注大肠,传导失职,故泄泻秽浊或暴注下泄、色黄臭;热灼肠道,故肛门灼热;水液从大便外泄,故小便短赤;热盛伤津,故口渴。若表邪未解,则可见恶寒发热;邪热在里,则但热不寒。舌红苔黄腻,脉滑数均为湿热之象。

三、脾胃病辨证

脾和胃的病证,有寒热虚实之不同。脾病以阳气虚衰、运化失调、水湿痰饮内生、不能统血、气虚下陷为常见病变;胃病以受纳腐熟功能障碍、胃气上逆为主要病变。

(一)脾气虚

脾气虚证是脾气不足,运化失健所表现出的证候。本证多由饮食不节,或饮食失调,过度劳倦以及其他急慢性疾病耗伤脾气所致。

(1)证候:食少纳呆,口淡无味,腹胀便溏,少气懒言,肢体倦怠,面色萎黄,或浮肿,或消瘦,舌淡苔白,脉缓弱。

(2)分析:脾气虚弱,运化失健,故食少纳呆、口淡无味;脾虚水湿内生,脾气反为所困,故形成虚性腹胀;水湿不化,流注肠间,故大便溏薄或先干后溏;脾气虚,中气不足,故少气懒言;脾主肌肉四肢,脾气虚肢体失养,故见肢体倦怠;脾虚水湿浸淫肌表则见浮肿;脾胃为后天之本,气血生化之源,脾虚化源不足,肌体失养,故面色萎黄、消瘦及舌淡苔白、脉缓弱。

(二)脾阳虚

脾阳虚证是脾阳虚弱,阴寒内盛所表现出的证候。本证多由脾气虚发展而来。

(1)证候:腹胀纳少,脘腹冷痛,喜暖喜按,形寒肢冷,大便溏薄或清稀,或肢体困重浮肿,或白带清稀量多,舌淡胖、苔白滑,脉沉迟无力。

(2)分析:脾之阳气虚弱,运化失健,则腹胀纳少;阳虚阴寒内生,寒凝气滞,故脘腹冷痛、形寒肢冷,且喜暖喜按;脾阳气虚,水湿不化,流注肠中则大便溏薄或清稀,溢于肌肤四肢则肢体困重浮肿,水湿下注,妇女带脉不固则白带清稀量多。舌淡胖、苔白滑,脉沉迟无力,均为脾阳气虚,水寒之气内盛之征。

(三)中气下陷

中气下陷证是指脾气亏虚,升举无力而反下陷所表现出的证候。本证多由脾气虚发展而来,或久泻久痢、劳累过度所致。

(1)证候:脘腹重坠作胀,食后益甚;或便意频数,肛门坠重;或久痢不止,甚或脱肛;或内脏下垂;或小便混浊如米泔。伴头晕,气短乏力,肢体倦怠,食少便溏。舌淡苔白,脉虚弱。

(2)分析:脾气虚,升举无力,内脏无托,故脘腹重坠作胀、便意频数、肛门坠重,甚或脱肛、内脏下垂;脾气虚陷,精微不能正常输布,固摄无权,故久痢不止、或小便混浊如米泔;清阳不能上升头目,故头晕;中气不足,全身机能活动减退,故气短乏力、肢体倦怠、食少便溏、舌淡苔白、脉虚弱。

(四)脾不统血

脾不统血证是指脾气虚不能统摄血液所表现出的证候。本证多由久病,或劳倦伤脾,使脾气虚弱所致。

(1)证候:便血、尿血、肌衄、鼻衄、齿衄,或妇女月经过多、崩漏等,常伴有头晕,神疲乏力,气短懒言,面色无华,食少便溏。舌淡,脉细弱。

(2)分析:脾气虚,不能统摄血液,血不循经而行,故出现出血诸症;溢于胃肠为便血,溢于膀胱为尿血,溢于皮下为肌衄;脾失统血,冲任不固,故妇女月经过多,甚或崩漏;脾气虚,运化失健,故食少便溏;中气不足,机体机能活动减退,故神疲乏力、气短懒言、脉细弱;反复出血,营血虚少,肌肤失养,故面色无华、舌淡。

(五)寒湿困脾

寒湿困脾证是指寒湿内盛,脾阳受困而表现出的证候。多由饮食不节,过食生冷,淋雨涉水,居处潮湿,或内湿素盛所致。

(1)证候:脘腹胀闷,食少便溏,泛恶欲吐,口黏不爽,头身困重;或肌肤面目发黄,黄色晦暗;或肢体浮肿,小便短少。舌淡胖苔白滑,脉濡缓。

(2)分析:脾为湿困,运化失司,升降失常,故脘腹胀闷、食欲减退、泛恶欲吐;湿注肠中,则便溏;湿性黏滞重着,湿邪困阻,故头身困重、口黏不爽;脾为寒湿所困,阳气不宣,胆汁随之外泄,故肌肤面目发黄、黄色晦暗;中阳被水湿所困,水湿溢于肌肤,故肢体浮肿;阳气被遏,膀胱气化失司,故小便短少。舌淡胖苔白滑、脉濡缓均为寒湿内盛之征象。

(六)脾胃湿热

脾胃湿热证是湿热蕴结脾胃所表现出的证候。常因感受湿热外邪,或过食肥甘厚味,使湿热蕴结脾胃,受纳运化失职所致。

(1)证候:脘腹痞闷,恶心欲吐,口黏而甜,肢体困重,大便溏泻,小便短赤不利;或面目肌肤发黄,色泽鲜明如橘皮;或皮肤发痒;或身热起伏,汗出热不解。舌红,苔黄腻,脉濡数。

(2)分析:湿热之邪蕴结脾胃,受纳运化失职,升降失常,故脘腹痞闷、恶心欲吐;湿热上犯,故口黏而甜;湿性黏滞重浊,湿热阻遏,故肢体困重、大便溏泻、小便短赤不利;湿性黏滞,湿热互结,则身热起伏,汗出而不解;湿热内蕴脾胃,熏蒸肝胆,胆汁不循常道而外溢,故面目肌肤发黄、色鲜如橘皮、皮肤发痒。舌红、苔黄腻、脉濡数皆是湿热之征象。

(七)胃阴虚

胃阴虚证是胃阴亏虚所表现出的证候。多由于胃病久延不愈,或热病后期阴液未复,或素食辛辣积热于胃,或情志不遂,气郁化火等,使胃阴耗伤所致。

(1)证候:胃脘部隐痛,饥不欲食,口燥咽干,大便干结;或脘痞不舒;或干呕呃逆。舌红少津,脉细数。

(2)分析:胃阴不足,胃阳偏亢,虚热内盛,胃气不和,而致胃脘隐痛、饥不欲食;胃阴亏虚,上不能滋润咽喉、下不能濡润大肠,故口燥咽干、大便干结;胃失阴液滋润,胃气不和,故脘痞不舒;阴虚热扰,胃气上逆,故见干呕呃逆。舌红少津、脉细数均为阴虚内热的征象。

(八)胃火炽盛

胃火炽盛证是胃中火热炽盛所表现出的证候。多由素食辛辣油腻,化火生热;或情志不遂,气郁化火;或邪热内犯等所致。

(1)证候:胃脘部灼热疼痛,吞酸嘈杂;或食入即吐,渴喜冷饮,消谷善饥;或牙龈肿痛溃烂,齿衄,口臭,大便秘结,小便短赤。舌红、苔黄,脉滑数。

(2)分析:胃火内炽,煎灼津液,故胃脘部灼热疼痛、渴喜冷饮;肝经郁热,肝胃火盛上逆,故吞酸嘈杂、呕吐或食入即吐;胃火炽盛,腐熟水谷功能亢进,故消谷善饥;胃的经脉上络于齿龈,胃热上蒸,气血壅滞,故牙龈肿痛,甚至化脓溃烂;血络受损,血热妄行,故可见齿衄;胃中浊气上逆,故口臭;热盛伤津,肠道失润,故大便秘结;小便化源不足,则小便短赤。舌红、苔黄为热证;热则气血运行加速,故脉滑数而有力。

(九)寒滞胃脘

寒滞胃脘证是阴寒凝滞胃脘所表现出的证候。多由于脘腹部受凉,或过食生冷,或劳倦伤中,复感寒邪,以致寒凝胃脘所致。

(1)证候:胃脘冷痛,痛势较剧,遇冷加重,得热则减,口泛清水,畏寒肢冷,舌淡、苔白滑,脉迟或紧。

(2)分析:寒邪凝滞胃脘,络脉收引,气机郁滞,故胃脘疼痛,且疼痛较剧;寒为阴邪,得热则散,遇寒则更凝滞不行,故疼痛遇冷加重、得热则减;寒邪伤胃,胃阳被遏,水饮不化,随胃上逆,故口泛清水;阳气被遏,肢体失于温煦,故畏寒肢冷。舌淡苔白滑、脉迟或紧为寒邪内盛,阻滞气机之象。

(十)食滞胃脘

食滞胃脘证是饮食物停滞胃脘不能腐熟所表现出的证候。多因饮食不节、暴饮暴食,或过食不易消化的食物,致宿食停滞胃脘,阻滞气机所致。

(1)证候:胃脘胀闷,甚则疼痛,嗳腐吞酸,或呕吐酸腐食物,吐后胀痛得减,厌食;或矢气便溏,泻下物酸腐臭秽,舌苔厚腻,脉滑。

(2)分析:饮食停滞胃脘,气机阻滞,故胃脘胀闷疼痛;胃失和降而上逆,胃中腐败食物挟浊气上泛,故嗳腐吞酸或呕吐酸腐食物、厌食;吐后实邪得消,胃气通畅,故胀痛得减;若食浊下趋,积于肠道,则矢气便溏、泻下物酸腐臭秽;胃中浊气上腾,则舌苔厚腻;正气抗邪,气血充盛,故脉来滑利。

四、肝与胆病辨证

肝的病证有虚实之分,虚证多见于肝阴、肝血的不足;实证多见于气郁火盛及寒邪、湿热等侵犯。至于肝阳上亢、肝风内动,则多为虚实夹杂之证。

(一)肝气郁结

肝气郁结证是肝失疏泄,气机郁滞所表现出的证候。多因情志抑郁,或突然的精神刺激等因素,导致肝的疏泄功能失常所致。

(1)证候:情志抑郁易怒,胸胁脘腹胀闷窜痛,善太息;或咽部有梗阻感;或胁下痞块;妇女可见乳房作胀疼痛,痛经,月经不调,甚或闭经,脉弦。

(2)分析:肝主疏泄,调节情志。气机郁滞,经气不利,则肝不得条达疏泄,故情志抑郁;久郁不解,失其柔顺舒畅之性,故急躁易怒;肝脉布于胁肋,肝气郁结,气机不利,故胸胁脘腹胀闷窜痛、善太息;气郁生痰,痰随气逆,循经上行,搏结于咽,故咽部有梗阻感;肝气郁久,气病及血,气滞血瘀,则成癥瘕痞块;肝郁气滞,气血不畅,冲任失调,故妇女经前乳房作胀疼痛、痛经、月经不调,甚或闭经。脉弦为肝郁之象。

(二)肝火上炎

肝火上炎证是肝经气火上逆所表现出的证候。多因情志不遂,肝郁化火,或外感火热之邪所致。

(1)证候:头晕胀痛,面红目赤,急躁易怒,口苦咽干,失眠多梦,胁肋灼痛,耳鸣如潮,尿黄便秘,或吐血衄血。舌红苔黄,脉弦数。

(2)分析:火性上炎,肝火循经上攻于头目,气血涌盛于络脉,故头晕胀痛、面红目赤;肝火循经上扰于耳,故耳鸣如潮;肝胆互为表里,肝热传胆,胆气循经上溢,故口苦;肝火内盛,失于条达柔顺之性,故急躁易怒;肝火内扰心神,则失眠多梦;肝火内炽,气血壅滞肝络,故胁肋部灼热疼痛;热盛耗津,故尿黄便秘;热灼血络,血热妄行,故吐血衄血。咽干、舌红苔黄、脉弦数均为肝火内盛之征。

(三)肝血虚

肝血虚证是指因肝藏血不足,导致肝血亏虚所表现出的证候。多因脾肾亏虚,生化之源不足;或慢性病耗伤肝血;或失血过多所致。

(1)证候:眩晕耳鸣,面白无华,爪甲不荣,夜寐多梦,两目干涩,视力减退或雀盲;或见肢体麻木,筋脉拘挛,手足震颤;妇女常见月经量少色淡,闭经。舌淡、苔白,脉细。

(2)分析:肝血虚不能上荣于头目,故眩晕、面白无华;肝主筋,肝血亏虚,血不养筋,则爪甲不荣,肢体麻木,筋脉拘挛,手足震颤;血虚,血不养神,故夜寐多梦;肝血虚,目失所养,故两目干涩,视力减退或雀盲;肝血虚,不能充盈冲任,故妇女月经量少色淡,或闭经。舌淡、苔白,脉细,均为血虚之征象。

(四)肝阴虚

肝阴虚证是指肝阴不足,虚热内扰所表现出的证候。多由情志不遂,气郁化火,或肝病、温热病后期耗伤肝阴所致。

（1）证候：头晕耳鸣，两目干涩，胁肋隐痛，视物模糊，五心烦热，潮热盗汗，咽干口燥，舌红少津，脉弦细数。

（2）分析：肝阴不足，不能上滋头目，故头晕耳鸣，两目干涩，视物模糊；肝阴不足，肝络失养，故胁肋隐痛；阴虚则生内热，虚热内蒸，故五心烦热，潮热盗汗；阴液亏虚不能上润，故咽干口燥。舌红少津，脉弦细数为肝阴虚，虚热内炽之征象。

（五）肝阳上亢

肝阳上亢证是指肝失疏泄，肝气亢奋，或肝肾阴虚，阴不潜阳，肝阳偏亢，上扰头目所表现出的证候。多因肝肾阴虚，肝阳失潜，或恼怒焦虑，气郁化火，暗耗阴津，以致阴不制阳所致。

（1）证候：头晕耳鸣，头目胀痛，面部烘热，急躁易怒，面红目赤，失眠多梦，口苦咽干，便秘，尿黄，舌红，脉弦有力或弦细数。

（2）分析：肝失疏泄，肝气亢奋，或肝阴不足，阴虚阳亢，使肝阳上扰头目，故头晕耳鸣，头目胀痛，面部烘热；肝阳化火，火热上扰，故急躁易怒，面红目赤，失眠多梦，口苦咽干；阴虚内热，热灼津耗，故便秘尿黄。舌红，脉弦有力或弦细数均为肝肾阴虚，肝阳上亢之征象。

（六）肝风内动

肝风内动证是指患者出现眩晕欲仆、抽搐震颤等具有“动摇”特点的症状。临床常见的有肝阳化风，热极生风和血虚生风。

1.肝阳化风

肝阳化风证是肝阳亢逆无制而表现动风的证候。多因肝肾阴虚日久，肝阳失潜而暴发。

（1）证候：眩晕欲仆，头摇而痛，项强肢颤，语言謇涩，手足麻木，步履不稳；或猝然昏倒，不省人事，口眼歪斜，半身不遂，舌强不语，喉中痰鸣。舌红，脉弦有力。

（2）分析：肝阳化风，肝风内旋，上扰头目，故天旋地转，眩晕欲仆，或头摇动不能自制；气血随风阳上逆，壅滞络脉，故头痛不止；肝主筋，肝风内动，故项强肢颤；足厥阴肝脉络舌本，风阳窜扰络脉，故语言謇涩；肝肾阴虚，筋脉失养，故手足麻木；风动于上，阴亏于下，上盛下虚，故步履不稳，行走漂浮；风阳暴升，气血逆乱，肝风挟痰上蒙清窍，心神昏聩，故猝然昏倒，不省人事；风痰窜扰络脉，患侧气血运行不利，弛缓不用，反受健侧牵拉，故半身不遂，口眼歪斜而偏向一侧，不能随意运动；痰阻舌根，则舌体僵硬，舌强不语；痰随风升，故喉中痰鸣。舌红为阴虚之象，脉弦有力是风阳扰动的病理反应。

2.热极生风

热极生风证是热邪亢盛引动肝风所引起的抽搐等动风的证候。多由外感温热之邪，邪热鸱张，燔灼肝经所致。

（1）证候：高热烦渴，躁扰不宁，手足抽搐，颈项强直，甚则角弓反张，两目上翻，牙关紧闭，神志不清，舌红或绛，脉弦数。

（2）分析：热邪蒸腾，充斥肌肤，故高热；热传心包，心神愦乱，则神志不清、躁扰不宁；热灼肝经，津液受烁，筋脉失养，则见口渴，手足抽搐，颈项强直，角弓反张，两目上翻，牙关紧闭等筋脉挛急的表现；热邪燔灼营血，则舌红绛。脉弦数为肝经风热之征象。

3.血虚生风

血虚生风证是指血虚筋脉失养所表现出的动风证候。多由急慢性出血过多，或久病血虚所引起。

本证的证候、证候分析见“肝血虚”。

（七）肝胆湿热

肝胆湿热证是湿热蕴结肝胆所表现出的证候。多由感受湿热之邪，或过食肥甘厚腻，化湿生热所致。

（1）证候：胁肋部胀痛或灼热，口苦厌食，呕恶腹胀，大便不调，小便短赤，舌红苔黄腻，脉弦数；或寒热往来；或身目发黄；或阴囊湿疹，瘙痒难忍；或睾丸肿胀热痛；或带下黄臭，外阴瘙痒等。

（2）分析：湿热蕴结肝胆，疏泄失职，气机郁滞，故胁肋胀痛或灼热；湿热熏蒸，胆气上溢，故口苦；湿热郁滞，则脾胃升降功能失常，故厌食、呕恶腹胀；湿热内蕴，湿偏重则大便稀溏，热偏重则大便干结；湿热下注，膀胱气化功能失常，故小便短赤。舌红、苔黄腻，脉弦数则为湿热内蕴肝胆之征象。湿热蕴结，枢机不利，正邪相争，故寒热往来；湿热熏蒸，胆汁不循常道而外溢，则身目发黄；肝脉绕阴器，湿热下注，故见湿疹，瘙痒难忍，或睾丸肿胀热痛，妇女带下黄臭，外阴瘙痒等。

（八）寒滞肝脉

寒滞肝脉证是指寒邪凝滞肝脉所表现出的证候。多因外感寒邪侵袭肝经，使气血凝滞而发病。

（1）证候：少腹胀痛，睾丸坠胀，或阴囊收缩，痛引少腹，遇寒加重，得热则缓，舌苔白滑，脉沉弦或迟。

（2）分析：足厥阴肝经绕阴器抵少腹，寒邪侵袭肝经，阳气被遏，气血凝滞，故少腹胀痛、睾丸坠胀；寒性收引，寒邪侵袭则筋脉拘急，故阴囊收缩，痛引少腹；寒凝则气血凝涩，得热则气血通利，故疼痛遇寒加剧，得热减缓。舌苔白滑，脉沉弦或迟均为寒邪内盛之征象。

五、肾与膀胱病辨证

肾为先天之本，内藏元阴元阳，只宜固藏，不宜泄露。肾为人体生长发育之根，脏腑机能活动之本，一有耗伤，则诸脏皆病；同时任何疾病发展到严重阶段，都可累及到肾。所以肾病多虚证。肾病常见的有肾阳虚、肾气不固、肾不纳气、肾虚水泛、肾阴虚、肾精不足等证，膀胱则多见膀胱湿热证。

（一）肾阳虚

肾阳虚证是肾脏阳气虚衰所表现出的证候。多由素体阳虚，或年高肾亏，房劳伤肾等因素引起。

（1）证候：腰膝酸软，畏寒肢冷，尤以下肢为甚，头目眩晕，神疲乏力，面色苍白或黧黑；或阳痿不育，宫寒不孕；或大便溏泄，完谷不化；或尿少浮肿，腰以下为甚，甚则全身浮肿。舌淡胖、苔白，脉沉弱。

（2）分析：腰为肾之府，肾阳虚衰，不能温养腰府，故腰膝酸软；阳虚不能温煦肌肤，故畏寒肢冷；肾居下焦，阳气不足，阴寒盛于下，故两下肢发冷更为明显；阳气不足，心神无力振奋，故神疲乏力；气血运行无力，不能上荣于面，故面色苍白；肾阳极度虚衰，浊阴弥漫肌肤，则面色黧黑无泽；肾主生殖，肾阳虚，命门火衰，则生殖机能减退而见阳痿不育、宫寒不孕；肾阳虚，脾阳失于温煦，健运失司，故大便溏泄，完谷不化；肾阳虚，膀胱气化功能障碍，故尿少；水液内停，溢于肌肤则发水肿。肾居下焦，水湿下趋，故腰以下肿为甚。舌淡胖、苔白，脉沉弱均为肾阳虚衰，气血运行无力的表现。

（二）肾气不固

肾气不固证是肾气亏虚，固摄无权所表现出的证候。多因年高肾气亏虚，或年幼肾气未充，或房劳过度，或久病伤肾所致。

（1）证候：小便频数清长，或小便失禁，或尿后余沥不尽，或遗尿，或夜尿频多，滑精早泄，白带清稀，或胎动易滑。伴腰膝酸软，面白神疲。舌淡、苔白，脉沉弱。

（2）分析：肾与膀胱相表里，肾气虚膀胱失约，故小便频数清长、遗尿，甚至小便失禁；肾气虚，排尿无力，故尿后余沥不尽；夜间为阴盛阳衰之时，肾气虚，则阴寒更甚，故夜尿多。肾气虚，封藏失职，精关不固，故滑精或早泄；带脉不固，则带下清稀；任脉失养，胎元不固，故胎动易滑；肾气虚，气血运行无力，不能上荣面部，机能活动减退，故面白神疲；腰为肾之府，肾气虚腰部失于温养，故腰膝酸软。舌淡、苔白，脉沉弱是肾气虚衰之象。

（三）肾不纳气

肾不纳气证是肾气虚衰，气不归元所表现出的证候。多由久病咳嗽、肺虚及肾，或年老体衰，肾气不足，或劳伤肾气等因素所致。

（1）证候：久病咳嗽，呼多吸少，气不得续，动则喘息益甚，自汗神疲，声音低怯，腰膝酸软，舌淡、苔白，脉沉弱。

（2）分析：肾气虚则摄纳无权，气不归元，故呼多吸少，气不得续，动则喘息益甚；肺气虚，卫外不固，故自汗；气虚机能活动减退，故神疲，声音低怯；腰为肾之府，肾虚腰部失于温煦，故腰膝酸软。舌淡、苔白，脉沉弱为气虚之象。

（四）肾阴虚

肾阴虚证是肾脏阴液不足所表现出的证候。多由久病伤肾，或禀赋不足，房事过度，或过服温燥之品，或情志内伤，耗伤肾阴等因素所致。

（1）证候：腰膝酸痛，头晕耳鸣，失眠多梦，男子遗精，女子经少或经闭，或见崩漏，咽干舌燥，形体消瘦，潮热盗汗，五心烦热，溲赤便干，舌红少津，脉细数。

（2）分析：肾阴不足，髓海失充，骨骼失养则腰膝酸痛，脑髓空虚则头晕耳鸣。肾阴虚而精少，故见女子经少或闭经；虚热内扰精室则男子遗精，虚热迫血妄行则女子崩漏；肾阴不足，虚热内生，故咽干舌燥，失眠多梦，形体消瘦，潮热盗汗，五心烦热，溲赤便干。舌红少津，脉细数均为阴虚内热之征象。

（五）肾精不足

肾精不足证是肾精亏损所表现出的证候。多因禀赋不足、先天元气不充，或后天调养失宜，或房事过度，或久病伤肾所致。

（1）证候：发育迟缓，身材矮小，智力和动作迟钝，囟门迟闭，骨骼痿软；或男子精少不育，女子经闭不孕，性机能减退；或成人早衰，发脱齿摇，耳鸣耳聋，健忘恍惚，足痿无力，精神呆钝等。

（2）分析：肾主骨生髓，主生长发育，若肾精不足，则精虚髓少，不能充骨养脑，故见小儿五迟（立迟、行迟、发迟、语迟、齿迟）、五软（头软、项软、手足软、肌软、口软）；成年人则见早衰，发脱齿摇，耳鸣耳聋，健忘恍惚，足痿无力，精神呆钝等；肾藏精，主生殖，肾精亏少，则性机能减退，男子精少不育，女子经闭不孕。

（六）膀胱湿热

膀胱湿热证是湿热蕴结膀胱所表现出的证候。多由于外感湿热之邪，或饮食不节，内生湿热，下注膀胱所致。

（1）证候：尿频，尿急，尿道灼热疼痛，尿黄赤短少；或尿混浊，或尿血，或尿有砂石，可伴有发热腰痛，舌红、苔黄腻，脉数。

（2）分析：湿热侵袭，热迫尿道，故尿频，尿急，尿道灼热疼痛；湿热内蕴，膀胱气化失司，故尿黄赤短少，尿液混浊；热伤血络，则尿血；湿热煎熬津液，渣滓沉结而成砂石，故尿中见砂石；湿热郁蒸，热淫肌肤，可见发热；膀胱与肾相表里，腑病及脏，湿热阻滞于肾，故见腰痛。舌红、苔黄腻，脉数均为湿热内蕴之象。

六、脏腑兼病辨证

人体各脏腑之间在生理上是相互滋生、相互制约的。当某一脏或腑发生病变时，不仅表现出本脏腑的证候，同时，还时常影响到其他脏腑，致使多脏腑同时发生病变。凡两个以上脏腑相继或同时发生病变时，即为脏腑兼病。脏腑病证的传变，一般以具有表里、生克、乘侮关系的脏腑兼病容易发生。掌握脏腑病证的一般传变规律，对临床分析判断病情的发展变化具有重要意义。除具有表里关系的脏腑之病变在五脏辨证中已论述外，尚有其他脏与脏、脏与腑的兼病，现将常见的兼证述于下。

（一）心肺气虚

心肺气虚证是心肺两脏气虚所表现出的证候。多由久病咳嗽，耗伤心肺，或禀赋不足，年高体弱等因素引起。

（1）证候：心悸咳喘，气短乏力，动则尤甚，胸闷，咳痰清稀，面白无华，头晕神疲，自汗声怯，舌淡、苔白，脉沉弱或结代。

（2）分析：肺主呼吸，心主血脉，二者赖宗气的推动、协调。肺气虚，宗气生成不足，则心气亦虚；心气先虚，宗气耗散，亦可致肺气不足。心气不足，心的鼓动无力，故心悸、脉沉弱或结代；肺气虚弱，肃降无权，气机上逆，则为咳喘。气虚则气短乏力，动则耗气，故喘息亦甚。肺气虚，呼吸机能减退，故胸闷；肺气虚不能输布精微，水液停聚，故痰液清稀；气虚全身机能活动减退，气虚血弱不能上荣，故面白无华，头晕神疲，舌淡、苔白；卫外功能减退则自汗；宗气不足则声怯。

（二）心脾两虚

心脾两虚证是心血不足，脾气虚弱所表现出的证候。多由久病失调，或劳倦思虑，或慢性出血，以致心血耗伤，脾气受损。

（1）证候：心悸健忘，失眠多梦，食欲不振，腹胀便溏，神疲乏力，面色萎黄，或皮下出血，月经量少色淡，或崩漏，或经闭，舌淡，脉细弱。

（2）分析：心血不足，无以化气，则脾气亦虚；脾气虚弱，生血不足，或统血无权，血溢脉外，则又可致心血虚。心血不足，心神失养，故心悸健忘，失眠多梦；脾气虚，健运失司，故食欲不振，腹胀便溏。气血虚弱，血不上荣，机体机能活动减退，故面色萎黄，神疲乏力。脾气虚，失于统血，则皮下出血，崩漏；脾气虚，气血生化无源，故月经量少色淡，闭经。舌淡，脉细弱均为心脾两虚、气血虚弱之象。

（三）心肾不交

心肾不交证是心肾水火既济失调所表现出的证候。多由久病伤阴，或房事不节，或思虑太过，情志郁而化火，或外感热病心火独亢等因素所致。

（1）证候：心烦失眠，心悸健忘，头晕耳鸣，咽干口燥，腰膝酸软，多梦遗精，五心烦热，舌红、少苔，脉细数。

（2）分析：肾水不足，不能上滋心阴，则心火偏亢；或心火亢于上，内耗阴精，致肾阴亏于下，使心肾阴阳水火既济失调，而成心肾不交的病理变化。肾水亏于下，心火亢于上，心神不宁，故心烦失眠，心悸；肾阴亏虚，骨髓不充，脑髓失养，故头晕耳鸣，健忘；腰为肾府，肾阴虚则腰失所充，故腰膝酸软；虚热内扰，精关不固，则多梦遗精。咽干口燥，五心烦热，舌红、少苔，脉细数均为阴虚内热之象。

（四）心肾阳虚

心肾阳虚证是心肾两脏阳气虚衰，阴寒内盛，失于温煦所表现出的虚寒证候，多由久病不愈，或劳倦内伤所致。

（1）证候：心悸怔忡，畏寒肢冷，小便不利，肢面浮肿，下肢为甚，或唇甲淡暗青紫，舌青紫淡暗、苔白滑，脉沉细微。

（2）分析：肾阳为机体阳气之根本，心阳为气血运行的动力。心肾阳虚，阴寒内盛，心失温养则心悸怔忡，不能温煦肌肤则畏寒肢冷；肾阳虚衰，膀胱气化失司，则小便不利，水液停聚，泛溢肌肤，则肢面浮肿；而水液趋于下，故下肢肿甚；心阳虚，血液运行无力，血行瘀滞，故唇甲淡暗青紫。舌青紫淡暗，苔白滑，脉沉细微均为心肾阳气衰微，阴寒内盛，血行瘀滞，水气内盛之征象。

（五）肺脾气虚

肺脾气虚证是肺脾两脏气虚所表现出的证候。多由久病咳嗽，肺虚及脾，或饮食不节，劳倦伤脾不能输精于肺所致。

（1）证候：久咳不止，痰多稀白，气短而喘，食欲不振，腹胀便溏，声低懒言，疲倦乏力，面色无华，甚则面浮足肿，舌淡、苔白，脉细弱。

（2）分析：肺主一身之气，脾主运化，为气血生化之源。脾气虚不能输精于肺，终致肺气虚；肺气虚宣降失常，脾气受困，亦可致脾气虚。久咳不止，肺气受损，故咳嗽气短而喘；气虚水津不布，聚湿生痰，故咳痰多稀白；脾气虚，运化失司，故见食欲不振，腹胀便溏；脾肺气虚，气血虚弱，机体机能活动减退，故声低懒言，疲倦乏力，面色无华；脾不化湿，水湿泛滥，故面浮足肿。舌淡、苔白，脉细弱均为气虚之象。

（六）肺肾阴虚

肺肾阴虚证是肺肾两脏阴液不足所表现出的证候。多因久咳肺阴受损，肺虚及肾；或肾阴亏虚，或房事伤肾，肾虚及肺所致。

（1）证候：咳嗽痰少，或痰中带血，口燥咽干或声音嘶哑，腰膝酸软，形体消瘦，五心烦热，潮热盗汗，或遗精，月经量少，舌红、少苔，脉细数。

（2）分析：肺肾阴液互相滋养，病理上无论病起何脏，均可形成肺肾阴虚之证。肺肾阴虚，津液不能上承，肺失清润，故咳嗽痰少，口燥咽干或声音嘶哑；阴虚内热，热灼肺络，故咳痰带血；肾阴亏虚，失其濡养，故腰膝酸软；虚热内蒸，则五心烦热，潮热盗汗；肺肾阴虚，阴精不足，机体失养，故形体消瘦；虚热扰动精室则遗精；阴血不足则月经量少。舌红、少苔，脉细数则均为阴虚内热之征象。

（七）肝火犯肺

肝火犯肺证是肝火炽盛，上逆犯肺所表现出的证候。多因情志郁结，肝郁化火，肝经热邪上逆犯肺，肺失肃降所致。

（1）证候：胸胁灼痛，急躁易怒，咳嗽阵作，痰黏量少色黄，甚则咳血，头晕目赤，烦热口苦，舌红、苔薄黄，脉弦数。

（2）分析：肝性升发，肺主肃降，升降相配，则气机协调平衡。肝脉贯膈上肺，若肝气升发太过，气火上逆，则可循经犯肺，而成肝火犯肺证。肝郁化火，热壅气滞，故胸胁灼痛；肝气升发太过，失于柔顺之性，故急躁易怒；肝火上炎，则头晕目赤；郁热内蒸，胆气上溢，故烦热口苦；肝火犯肺，肺失肃降，气机上逆则为咳嗽；热灼肺津，炼津为痰，故痰黏量少色黄；火灼肺络，故咳血。舌红、苔薄黄，脉弦数均为肝火炽盛之象。

（八）肝脾不调

肝脾不调证是肝失疏泄，脾失健运所表现出的证候。多由情志不遂，郁怒伤肝，或饮食不节，劳倦伤脾所致。

（1）证候：胁肋胀满窜痛，情志抑郁或急躁易怒，善太息，纳呆腹胀，便溏，肠鸣矢气，或腹痛欲泻，泻后痛减，舌苔白腻，脉弦。

（2）分析：肝之疏泄，有助于脾的运化；脾之运化，使气机通畅，亦有助于肝气的疏泄。肝失疏泄，气机郁滞，故胁肋部胀满窜痛，情志抑郁或急躁易怒；太息则气郁得畅，胀闷得舒，故善太息；脾失健运，气机郁滞，故纳呆腹胀；气滞湿阻，故便溏，肠鸣矢气；肝郁脾虚，气机失调，故腹痛欲泻；泻后气滞得畅，故泻后痛减。苔白腻，脉弦均为肝脾不调之象。

（九）肝胃不和

肝胃不和证是肝失疏泄，胃失和降所表现出的证候。多由情志不遂，肝郁化火，横逆犯胃；或饮食伤胃，胃失和降，影响了肝的疏泄功能所致。

（1）证候：胸胁胃脘胀满疼痛，嗳气呃逆，嘈杂吞酸，烦躁易怒，舌红、苔薄黄，脉弦。

（2）分析：肝郁化火，横逆犯胃，肝郁气滞，故胸胁胃脘胀满疼痛；胃失和降，气机上逆，故嗳气呃逆；气郁于胃，郁而化火，故嘈杂吞酸；肝气郁滞，失于条达，故烦躁易怒。舌红、苔薄黄，脉弦为气郁化火之象。

（十）肝肾阴虚

肝肾阴虚证是肝肾两脏阴液不足所表现出的证候。多由久病失调，房事不节，情志内伤所致。

（1）证候：头晕耳鸣，视物模糊，失眠健忘，腰膝酸软，胁痛，咽干口燥，五心烦热，颧红盗汗，遗精，月经不调，舌红、少苔，脉细数。

（2）分析：肝肾阴液相互滋生，若肝阴不足，可下及肾阴，使肾阴不足；肾阴不足，不能上滋肝阴，亦可致肝阴虚，故肝肾两脏的阴液盈亏，往往表现为盛则同盛，衰则同衰。肝肾阴虚，肝阳上亢，故头晕耳鸣；虚热内扰，心神不宁，故失眠健忘；肝阴不足，肝脉和目系失养，故胁痛，视物模糊；阴虚内热，虚热内盛，故咽干口燥，五心烦热，两颧发红；热迫营阴，故盗汗；虚热内扰精室，则遗精；冲任脉隶属于肝肾，肝肾阴虚，冲任失调，故月经不调。舌红、少苔，脉细数均为阴虚内热之征象。

（十一）脾肾阳虚

脾肾阳虚证是脾肾两脏阳气亏虚所表现出的证候。多由脾肾久病，或久泻、久痢，或水湿久居等耗气伤阳所致。

（1）证候：面色苍白，畏寒肢冷，腰膝或小腹冷痛，久泻，久痢；或五更泄泻，下利清谷；或小便不利，面浮肢肿，甚则出现腹水。舌淡胖、苔白滑，脉沉细。

（2）分析：脾为后天之本，主运化，有赖于肾阳之温煦；肾为先天之本，温养全身脏腑组织，又赖脾精的供养。两脏任一脏虚久，均可病及另一脏，最终导致脾肾阳虚。脾肾阳虚，不能温煦形体，故面色苍白，畏寒肢冷；肾阳虚，腰部失于温养，阴寒内盛，气机凝滞，故腰膝、小腹冷痛；命门火衰，脾阳衰微，故久泻，久痢，或五更泄泻，下利清谷；阳气虚衰，气化不利，水湿内停，故小便不利，腹水；水湿泛溢肌肤，故面浮肢肿。舌淡胖、苔白滑，脉沉细均为阳虚阴盛，水湿内停之象。

（马　华）

第三节　气血津液辨证

气血津液是脏腑正常生理活动的产物，受脏腑支配，同时它们又是人体生命活动的物质基础，一旦气血津液发生病变，它不仅会影响脏腑的功能，亦会影响人体的生命活动。反之，脏腑发生病变，必然也会影响气血津液的变化。气血津液辨证可分为气病辨证、血病辨证和津液病辨证。

一、气病辨证

气病的常见证候，可以概括为气虚证、气陷证、气滞证和气逆证。

(一)气虚证

是指体内营养物质受损或脏腑功能活动衰退所出现的证候。

(1)症状：头晕目眩、少气懒言、疲倦乏力、自汗、活动时诸症加剧、舌淡、脉虚无力。

(2)病因病机：多由久病、饮食失调、或年老体弱等因素引起。

(二)气陷证

是气虚病变的一种，以气虚无力升举为主的证候。

(1)症状：头昏眼花、少气倦怠、腹部有坠胀感、脱肛或子宫脱垂等，舌淡苔白，脉虚弱。

(2)病因病机：气虚则脏腑功能衰减，出现清阳不升，气陷于下，升举无力，内脏下垂。

(三)气滞证

指体内某些部位或某一脏腑气机阻滞，运行不畅引起的病变证候。

(1)症状：闷胀、疼痛、时重时轻、走窜不定，得嗳气或矢气后胀痛减轻。

(2)病因病机：外感六淫，或内伤七情，或饮食劳倦，或跌仆闪挫等皆可引起气机不畅，出现气滞证。

(四)气逆证

指气上逆不顺而出现的病变证候。一般多见肺胃肝之气上逆。

(1)症状：肺气上逆主要以咳嗽喘息为特征；胃气上逆主要以呃逆、嗳气、恶心呕吐为特征；肝气上逆主要以头痛、眩晕、昏厥、呕血为特征。

(2)病因病机：外邪犯肺，或痰浊壅肺等致肺失宣降，故上逆为咳喘。外邪犯胃，或饮食积滞，或气郁等而致胃失和降，其气上逆，则呃逆、嗳气、呕吐。情志不遂，郁怒伤肝，肝气上逆，火随气升，故头痛、眩晕、昏厥、甚则呕血。

二、血病辨证

血病的常见证候，可概括为血虚证、血瘀证和血热证。

(一)血虚证

指机体内血液亏虚或其功能下降所引起的症状。

(1)症状：面色萎黄或苍白、唇色淡白、神倦乏力、头晕眼花、心悸失眠、手足麻木、妇女经量少、衍期甚或闭经，舌质淡、脉细无力。

(2)病因病机：久病耗伤、或病失血(吐、衄、便、溺血、崩漏等)，或后天脾胃虚弱，生化不足等诸因皆能令人血虚。

(二)血瘀证

凡体内血行受阻，血液瘀滞，或血离于经而瘀阻于体内所引起的病变证候，均属血瘀证。

(1)症状：局部痛如针刺，部位固定，拒按，或有肿块，或见出血，血色紫暗，有血块，面色晦暗，口唇及皮肤甲错，舌质紫暗，或有瘀斑、脉涩等。

(2)病因病机：因气滞而血凝，或血受寒而脉阻，或热与血而相结，或外伤等血溢于经，导致瘀血内停，出现血瘀证。

（三）血热证

即血分有热，或热入血分的症状。

（1）症状：心烦，躁扰发狂，口干喜饮，身热以夜间为甚，舌红绛，脉细数，或见吐、衄、便、尿血及斑疹等，妇女月经提前、量多、色深红等。

（2）病因病机：外感热邪侵入，或五志郁火等所致。血分热盛，心神受扰，故烦躁，甚则发狂；血属阴，热入于内，入夜交争甚，所以发热至夜尤甚；阴血受灼，则口干喜饮；热盛血耗，不能充盈于脉，故脉细数；热迫血妄行，血络受损，必见出血，妇人月经亦必见量多而提前等。

三、津液病辨证

各种原因所致水液代谢障碍，或津液耗损证候，均可称之为津液病。津液病变，一般可概括为津液不足和水液停聚两方面。

（一）津液不足证

又称津伤证，是指津液受劫所致的病变证候。

（1）症状：唇、舌、咽喉、皮肤干燥，肌肉消瘦，口渴，便秘，尿少，舌红少津、苔薄黄，脉细数。

（2）病因病机：多因大汗、出血、吐泻、多尿以及燥热灼伤津液等所致。

（二）水液停聚证

多由肺、脾、肾和三焦等脏腑功能失常，使津液代谢发生障碍，造成水湿潴留，而形成痰、饮、水肿等病证。积水成饮，饮凝成痰；痰者稠黏，饮者清稀。虽二者皆由津液停聚而致，但痰与饮临床表现却颇多差异。

1.痰

痰证一般又分风痰、热痰、寒痰、湿痰和燥痰，临床表现各有特征。

（1）风痰：阴虚阳亢，风阳内动，嗜食肥甘，痰涎内盛，痰盛而动风。症见头晕目眩，喉中痰鸣，突然仆倒，口眼歪斜，舌强不语，四肢麻木，偏瘫等。

（2）热痰：热邪入侵或阳气亢盛，炼液成痰，痰热互结而成。症见烦热，咳痰黄稠，喉痹，便秘，或发癫狂，苔黄腻，脉滑数等。

（3）寒痰：感受寒邪，或阴盛阳衰，水津结而成寒痰，或痰与寒结为病。症见畏寒厥冷，咳吐稀白痰，四肢不举，或骨痹刺痛，脉沉迟等。

（4）湿痰：脾虚不运，湿聚成痰，痰湿并而为病。症见胸痞，纳少，呕恶，痰多，身重困倦，脉濡滑，舌苔厚腻等。

（5）燥痰：燥邪内干，或热灼伤津化燥，炼液而成痰，燥与痰合而为病。症见咯痰黏稠如块如珠如线，量少，难咯，甚或痰中带血丝，口鼻干燥，咽干痛，便秘，脉细数而滑，舌干少津。

2.饮

饮证可分为痰饮、悬饮和溢饮。

（1）痰饮：中阳不振，水湿内停聚而成饮，留于胃肠。症见胸胁支满，胃脘有振水声，呕吐痰涎清稀，口不渴或渴不多饮，头目眩晕，心悸短气，苔白滑，脉弦滑等。

（2）悬饮：阳不化水，水饮留于胁肋。症见胁痛，咳唾更甚，转则呼吸牵引而痛，肋间胀满，气短息促，脉沉而弦。

（3）溢饮：阳气不振，脾肺输布失职，水湿成饮，流溢于四肢肌肉。症见肢体疼痛而沉重，甚则肢体浮肿，小便不利，或见发热恶寒而无汗，咳喘痰多上逆，胸满气促，倚息不得平卧，浮肿多见于面部，痰多而色白，苔白腻，脉弦紧。

（马　华）

第五章　经络与腧穴

第一节　经　络

一、经络的组成与功能

(一)经络系统的组成

经络系统是由经脉和络脉组成的,在内连属于脏腑,在外连属于筋肉、皮肤。经脉分为正经和奇经两类。正经有十二,即手三阴经、手三阳经、足三阴经、足三阳经。十二正经是运行气血的主要通路。十二经脉有固定的起止部位和穴位,有一定的循行路线和交接顺序,在肢体的分布和走向有一定规律,同脏腑有直接的络属关系。由于十二经脉是经络系统的主体,故又称之为"十二正经"。奇经是相对正经而言,因其有八条经脉,即任脉、督脉、冲脉、带脉、阴维脉、阳维脉、阴跷脉、阳跷脉,故而称之为奇经八脉。奇经八脉具有统率、联络和调节十二经脉气血的作用。另外,经脉中尚有十二经别、十二经筋和十二皮部。络脉又分为十五别络、孙络、浮络。十五别络是指从十二正经及奇经八脉中的任、督二脉各分出一支别络,再加上脾经的一条大络,称之为十五别络或十五络脉。它具有加强表里两经在体表的联系和渗灌气血的作用。浮络指浮现于体表的浅表部位的络脉。孙络是络脉中最为细小的分支(图 5-1)。

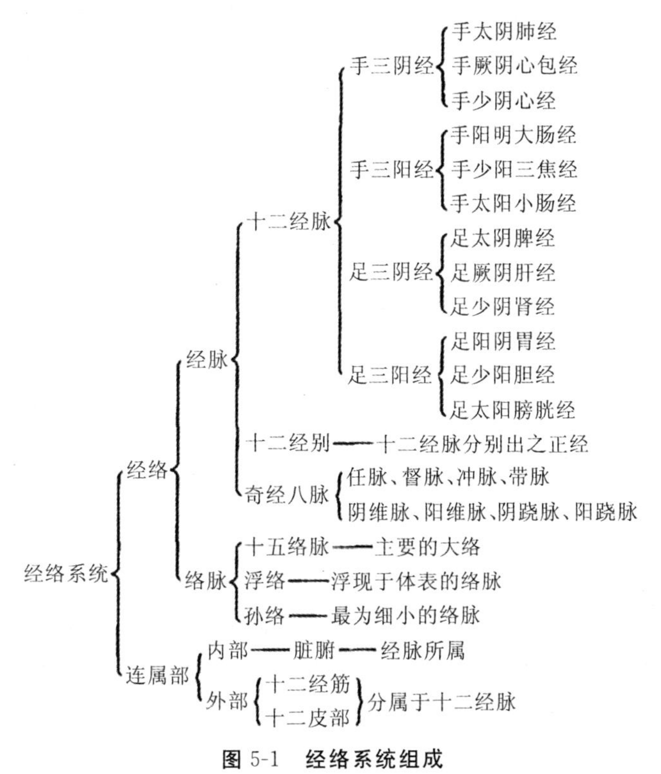

图 5-1　经络系统组成

（二）经络的功能

1. 沟通表里，贯穿上下，联络全身

人体的五脏六腑、四肢百骸、五官九窍、皮肉筋骨等组织器官是在经络系统的沟通联系下，成为一个有机的整体，使机体各部分之间保持着相互协调、相互制约的平衡关系。

2. 通行气血、濡养脏腑组织

经络是运行气血的通路，气血通过经络的运行，通达全身，营养脏腑组织器官，抗御外邪、保卫机体，这些都有赖于经络的传输。

3. 阐释病理变化

经络在生理上运行气血，在病理上传递病邪，内脏有病可以通过经络的传导反映于体表。

（三）经络的临床应用

1. 用于诊断疾病

经络有一定的循行部位和络属脏腑，根据病变的部位，结合经络循行及所连脏腑，即可做出诊断。

2. 指导疾病的治疗

主要是指导针灸、按摩、火罐的循经取穴和中药的归经选择。

3. 用于疾病的预防

调理经络可以预防疾病，如：常灸足三里、气海、关元等穴可以强身健体，提高机体免疫能力。

二、十二经脉

十二经脉，即手三阴经、足三阴经、手三阳经、足三阳经共十二条经脉。十二经脉是经络学说的主体，在经络系统中起着重要的作用。

（一）十二经脉的命名、分布和走行交接规律

1. 十二经脉的命名

十二经脉的命名是结合阴阳、脏腑、手足三个方面而定的，它们分别隶属于十二脏腑。十二经脉是用其所属脏腑的名称，结合循行于肢体（包括手足）的内外、前中后的不同部位，根据阴阳学说的内容赋予了不同的名称。因为五脏属阴，所以凡是和五脏相连的经脉叫做阴经，阴经循行在四肢的内侧。六腑属阳，凡是和六腑相连的经脉叫做阳经，阳经循行在四肢的外侧。根据阴阳衍化理论，阴阳又可分为三阴三阳，即：太阴、厥阴、少阴和太阳、少阳、阳明。五脏之中的心、肺、心包都位于胸膈以上，属三阴经。它们的经脉分布在上肢内侧，属阴，为手三阴经。大肠、小肠、三焦属三阳经，它们的经脉分布在上肢外侧，属阳，为手三阳经。脾肝肾位于胸膈以下，属三阴经，它们的经脉分布在下肢内侧，属阴，为足三阴经。胃、胆、膀胱的经脉分布在下肢外侧，属阳，为足三阳经。按照各经所属脏腑，结合循行于四肢的部位，就决定了十二经脉的名称（表 5-1）。

表 5-1 十二经脉名称分类及分布表

肢体	阴经（属脏）	阳经（属腑）	循行部位（阴经行内侧，阳经行外侧）
手	太阴肺经	阳明大肠经	上肢前线
	厥阴心包经	少阳三焦经	上肢中线
	少阴心经	太阳小肠经	上肢后线
足	太阴脾经	阳明胃经	下肢前线
	厥阴肝经	少阳胆经	下肢中线
	少阴肾经	太阳膀胱经	下肢后线

2. 十二经脉在体表的分布规律

十二经脉在体表的分布走行有着一定的规律：阳经分布于四肢的外侧面、头面和躯干，上肢的外侧为手三阳经；下肢外侧为足三阳经。阴经分布于四肢的内侧面和胸腹。上肢的内侧为手三阴经；下肢的内侧为足三阴经。手足三阳经在肢体的分布规律是：阳明经在前，少阳经在中，太阳经在后。手足三阴经在肢

体的分布规律是：太阴经在前，厥阴经在中，少阴经在后。但是足三阴经在下肢内踝上八寸以下是足厥阴经在前，足太阴经在中，足少阴经在后，行至内踝上八寸以上时则是足太阴在前，足厥阴经在中，足少阴经在后。在头面部，阳明经循行于面部、额部；太阳经循行于面颊、头项及头后部；少阳经循行于侧头部。在躯干部，手三阳经循行于肩胛部；足阳明经循行于胸腹部；足太阳经循行于腰背部；足少阳经循行于人体侧面。手三阴经循行于胸部且均从腋下走出，足三阴经均循行于腹部。

3. 十二经脉的走向和交接规律

手三阴经起于胸中，从胸走向手指末端，交手三阳经；手三阳经从手指末端走向头面部，交足三阳经；足三阳经从头面部向下走行，经过躯干、下肢，走向足趾末端，交足三阴经；足三阴经从足趾沿小腿、大腿，走向腹部、胸部，交手三阴经。手足三阴三阳经脉如此交接循行，阴阳相贯、构成一个循环往复的传注系统。

（二）十二经脉的表里属络关系

十二经脉通过经别和别络互相沟通，组合成六对表里相合的关系。手太阴肺经和手阳明大肠经互为表里；手厥阴心包经和手少阳三焦经互为表里；手少阴心经和手太阳小肠经互为表里；足太阴脾经和足阳明胃经互为表里；足厥阴肝经和足少阳胆经互为表里；足少阴肾经和足太阳膀胱经互为表里。互为表里的阴经与阳经在体内与脏腑有属络关系，阴经属脏络腑，阳经属腑络脏。即手太阴肺经属于肺联络大肠；手阳明大肠经属于大肠联络肺；手厥阴心包经属于心包联络三焦；手少阳三焦经属于三焦联络心包；手少阴心经属于心联络小肠；手太阳小肠经属于小肠联络心；足太阴脾经属于脾联络胃；足阳明胃经属于胃联络脾；足厥阴肝经属于肝联络胆；足少阳胆经属于胆联络肝；足少阴肾经属于肾联络膀胱；足太阳膀胱经属于膀胱联络肾。互为表里的经脉，在生理上相互联系，在病理上相互影响。

（三）十二经脉的流注次序

十二经脉中的气血运行是循环流注的。从手太阴肺经开始，依次流注，最后传至足厥阴肝经，再重新传至手太阴肺经，阴阳相通，首尾相贯，循环往复。其流注次序（图 5-2）。

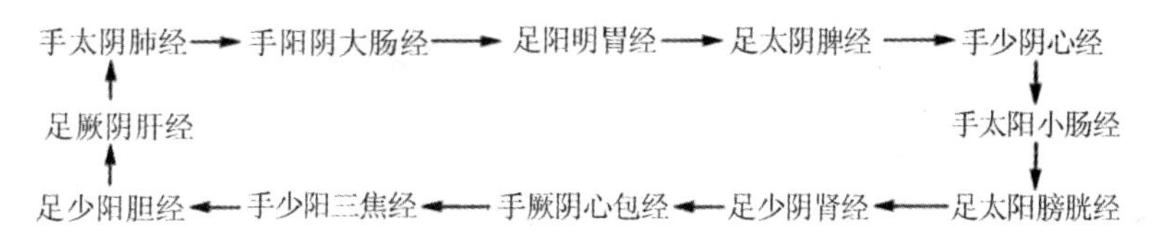

图 5-2　十二经脉流注次序

（四）十二经脉循行及主治病证

1. 手太阴肺经

（1）循行：起于中焦，向下联络大肠，再上行穿过膈肌，入属于肺脏；从肺系（指肺与喉咙相联系的脉络）横出腋下，沿上臂内侧行于手少阴和手厥阴之前，下行到肘窝中，沿着前臂掌面桡侧入寸口（桡动脉搏动处），过龟际，沿鱼际的边缘，出拇指的桡侧端。其支脉：从列缺穴处分出，走向示指桡侧端，与手阳明大肠经相交接（图 5-3）。

（2）主治：胸、肺、喉部疾患及经脉循行部位的病变。

2. 手阳明大肠经

（1）循行：起于示指桡侧端（商阳），沿示指桡侧，通过第 1、2 掌骨之间，向上进入拇长伸肌腱与拇短伸肌腱之间的凹陷中，沿前臂背面桡侧缘，至肘部外侧，再沿上臂外侧上行至肩端（肩髃），沿肩峰前缘，向上会于督脉大椎穴，后进入缺盆，联络肺脏，通过横膈，属于大肠。其支脉：从锁骨上窝上行于颈部（扶突），经过面颊，进入下牙龈，出来回绕口唇，左右交叉于水沟，左脉向右，右脉向左，分布在鼻旁（迎香），与足阳明胃经相交接（图 5-4）。

（2）主治：头面、五官疾患和经脉循行部位的病变。

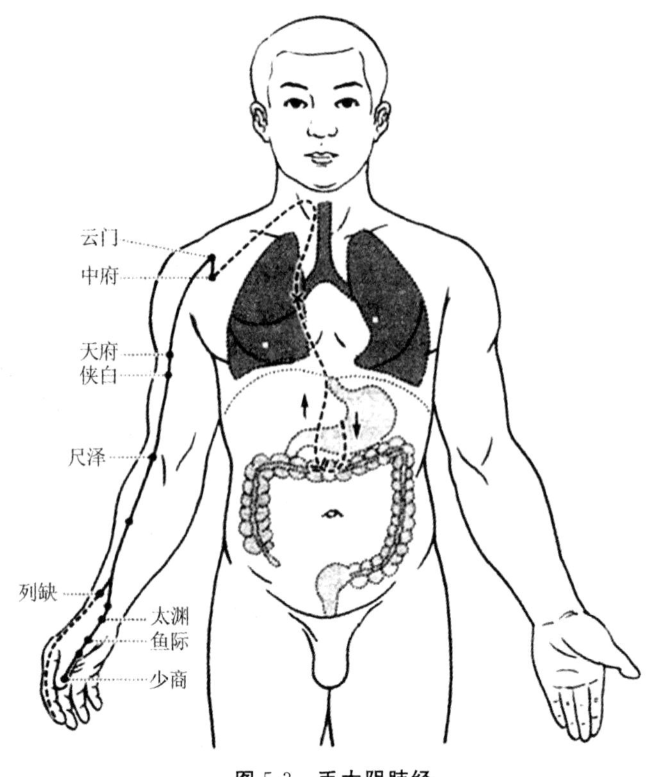

图 5-3　手太阴肺经

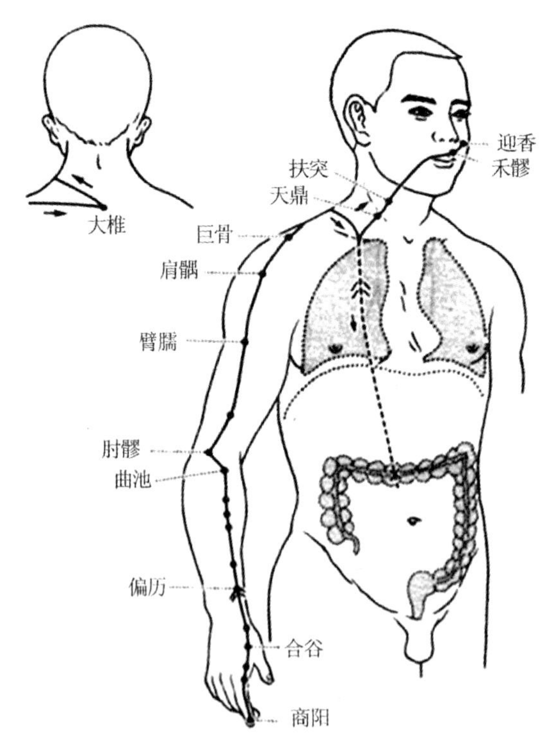

图 5-4　手阳明大肠经

3. 足阳明胃经

(1)循行：起于鼻翼两侧(迎香)，上行到鼻根部，与足太阳膀胱经相交会，向下沿着鼻柱的外侧(承泣)，入上齿龈，回出环绕口唇，向下交会与颏唇沟内(承浆)，再向后沿下颌骨后缘到大迎穴处，沿着下颌角颊车，上行耳前，经过上关，沿发际至额前。其支脉：从大迎前下走人迎，沿着喉咙向下后行至大椎穴，折向前行入缺盆，向下通过横膈，属胃，络于脾脏。其直行之脉：从缺盆出体表，沿乳中线下行，挟脐两旁（旁开2寸），入小腹两侧腹股沟处。其支脉：从胃下口幽门处分出，沿腹里向下到气冲处与前脉会合，再由此向下至髀关，直抵伏兔部，下至膝膑，沿着胫骨前嵴外侧，下经足背，进入足第2趾外侧端（厉兑）。其支脉：从膝下3寸（足三里）处分出，下行足中趾外侧。其支脉：从足背上（冲阳）分出，进入足大趾内侧端（隐白），与足太阴脾经相交接（图5-5）。

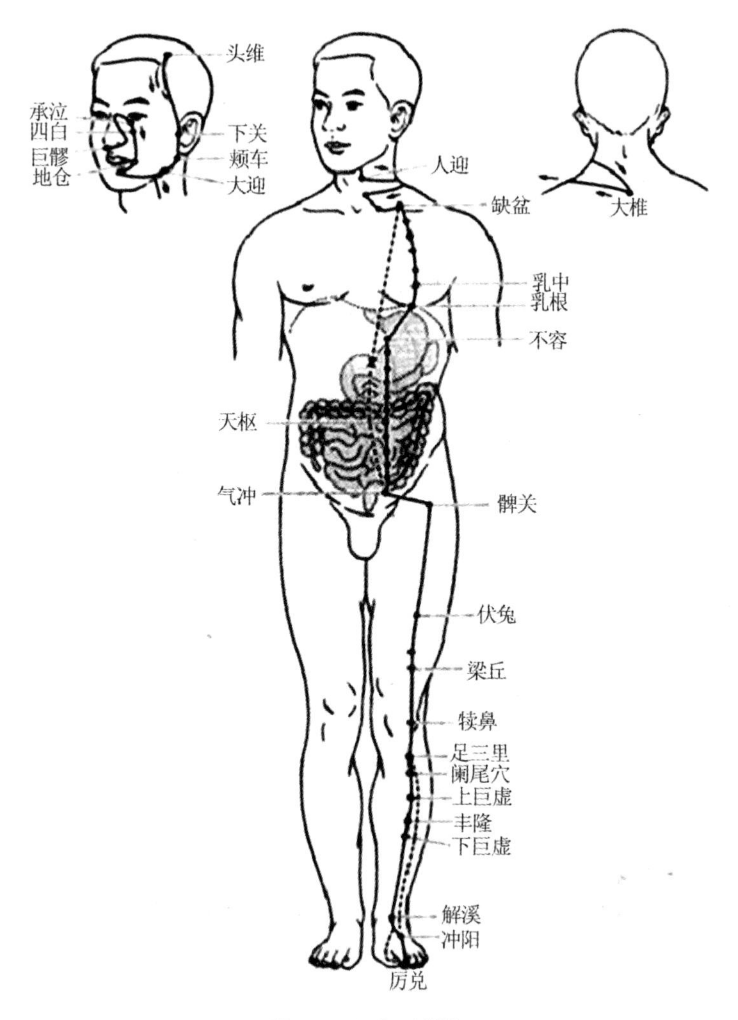

图5-5 足阳明胃经

（2）主治：胃肠病、神志病和头、面、眼、鼻、口、齿疾患，以及经脉循行部位的病变。

4.足太阴脾经

（1）循行：起于足大趾末端（隐白），沿着大趾内侧赤白肉际，过大趾本节后半圆骨，上行至内踝前缘，再上腿肚，沿小腿内侧正中线上行，于内踝上八寸处，交出足厥阴经之前，经膝、股部内侧前缘进入腹中，属脾，络胃，过横膈上行，挟食管两旁，连系舌根，分散于舌下。其支脉：从胃别出，向上通过膈肌，注入心中，与手少阴心经相交接（图5-6）。

（2）主治：主治胃脘痛、腹胀、呕吐嗳气、便溏、黄疸。身体沉重无力、舌根强痛、膝股部内侧肿胀、厥冷等病证。

5.手少阴心经

（1）循行：起于心中，出属于“心系”（心与其他脏器相连系的部位），向下穿过横膈，下络小肠。其支脉：从“心系”分出向上，挟着食管上行，系于目系（指眼球与脑相联系的脉络）。其直行之脉：从心系出来，退回上行于肺部，横出于腋窝（极泉），沿上臂内侧后缘、肱二头肌内侧沟，至肘窝内侧，沿前臂内侧后缘、尺侧腕屈肌腱之侧，到掌后豌豆骨部，入掌，经小指桡侧至末端（少冲），与手太阳小肠经相交接（图5-7）。

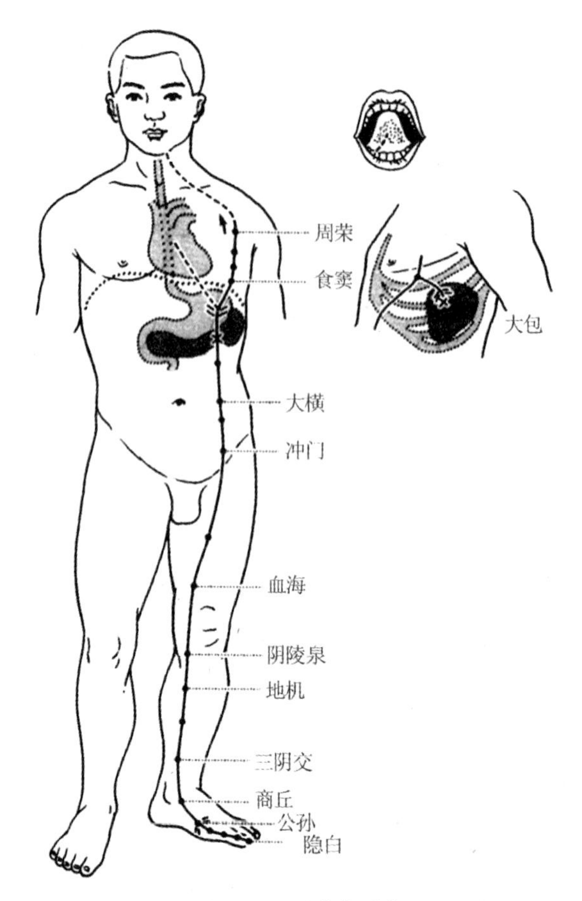

图 5-6　足太阳脾经

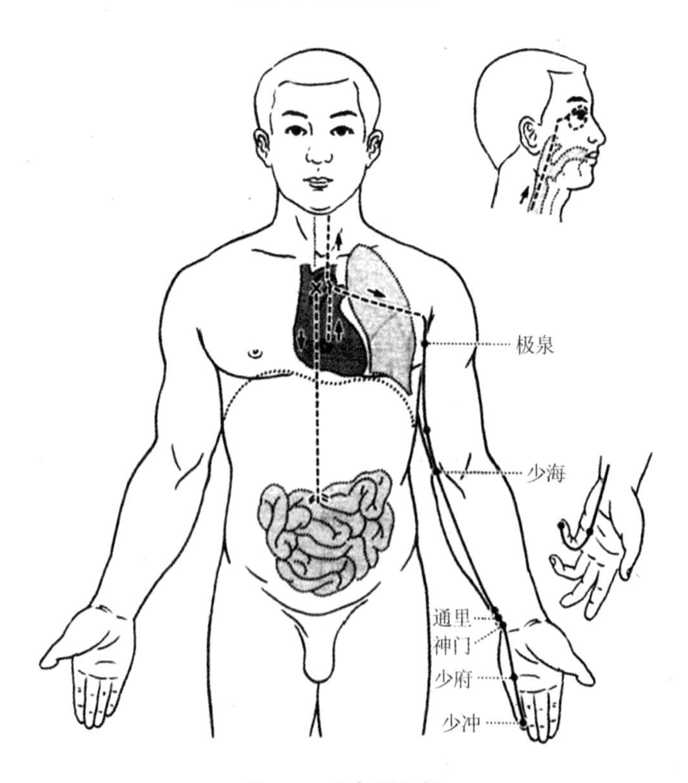

图 5-7　手少阴心经

(2)主治:心、胸、神志病证及本经循行部位的病变。

6. 手太阳小肠经

(1)循行:起于手小指外侧端(少泽),沿手背尺侧至腕部,出于尺骨茎突,直上前臂外侧尺骨后缘,经尺骨鹰嘴与肱骨内上髁之间,循上臂外侧后缘出肩关节,绕行肩胛部,交肩上(大椎),入缺盆络于心脏,沿食管过横膈,过胃属小肠。其支脉:从缺盆出来,沿颈部上行至面颊,至目外眦,转入耳中(听宫)。其支脉:从面颊部分出,上行目眶下,至目内眦(睛明),与足太阳膀胱经相交接(图 5-8)。

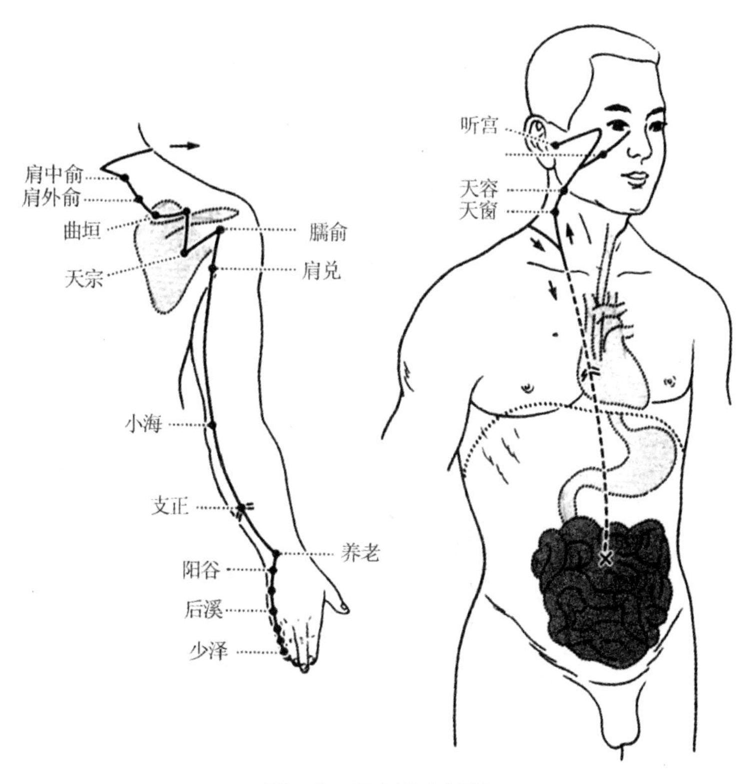

图 5-8　手太阳小肠经

(2)主治:头项、五官病证、热病、神志疾患及本经部位的病变。

7. 手厥阴心包经

(1)循行:起于胸中,出属心包络,向下通过膈肌,从胸至腹,依次络于上、中、下三焦。其支脉:从胸中分出,沿胸出于胁部,至腋下 3 寸处(天池),上行抵腋窝中,沿上臂内侧中线,行于手太阴和手少阴之间,进入肘中,向下行于前臂掌长肌腱与桡侧腕屈肌腱之间,进入掌中,沿着中指桡侧,出中指桡侧端(中冲)。其支脉:从掌中(劳宫)分出,沿着环指,尺侧到指端,与手少阳三焦经相交接(图 5-9)。

(2)主治:心、胸、胃、神志病证。如心痛、心悸、胃痛、呕吐、胸痛、癫狂、昏迷及经脉循行部位的病变。

8. 足太阳膀胱经

(1)循行:起于目内眦,上额左右交会于巅顶(百会)。其支脉:从头顶部分小,到颞颥部。其直行之脉:从头顶入里联络于脑,回行分别下行到项后,沿肩胛部内侧,挟脊柱。到达腰部,从脊旁肌肉进入体腔联络肾脏,属于膀胱。其支脉:从腰部分出,向下通过臀部,进入腘窝内。其支脉:从项部分出下行,通过肩胛骨内缘直下,经过臀部下行,沿大腿后外侧与腰部下来的支脉会合于腘窝中。然后下行穿过腓肠肌,出于外踝后,沿足背外侧缘至小趾外侧端(至阴),与足少阴经肾经相交接(图 5-10)。

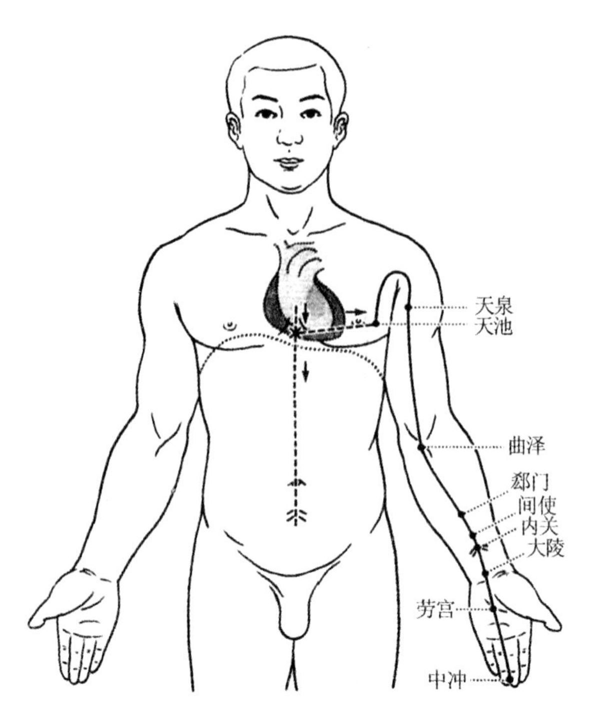

图 5-9 手厥阴心包经

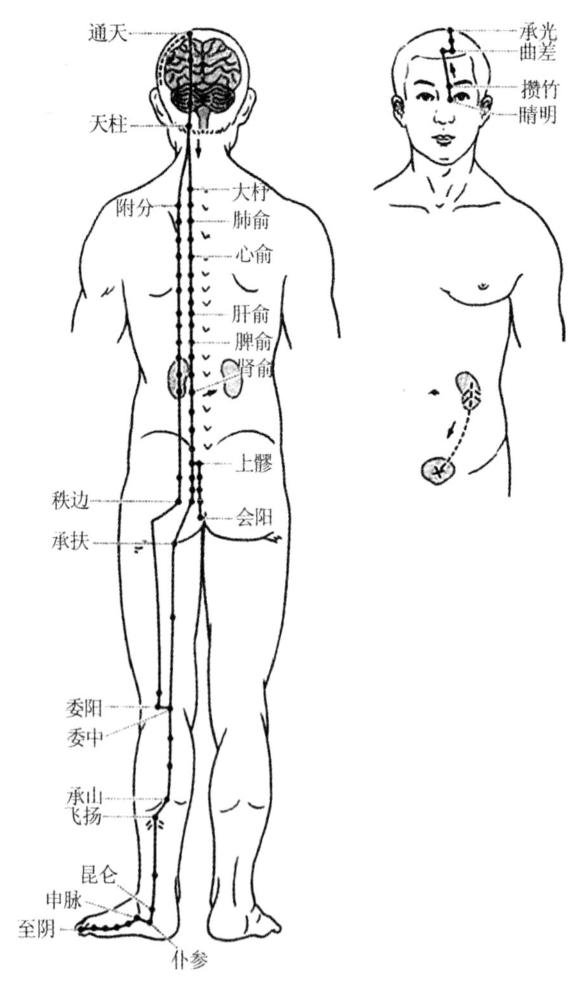

图 5-10 足太阳膀胱经

(2)主治:头、项、目、背、腰、下肢部病证及神志病,背部第一侧线的背俞穴及第二侧线相平的腧穴,主治与其相关的脏腑病证和有关的组织器官病证。

9.足少阴肾经

(1)循行:起于足小趾下,斜走足心(涌泉),出于舟骨粗隆下,沿内踝后,进入足跟,再向上行于腿肚内侧后缘,至腘内侧,上经大腿内侧后缘,穿过脊柱,属于肾脏,联络膀胱。其直行之脉:从肾向上通过肝和横膈,进入肺中,沿着喉咙,挟于舌根两侧。其支脉:从肺中出来,联络心脏,流注胸中,与手厥阴心包经相交接(图 5-11)。

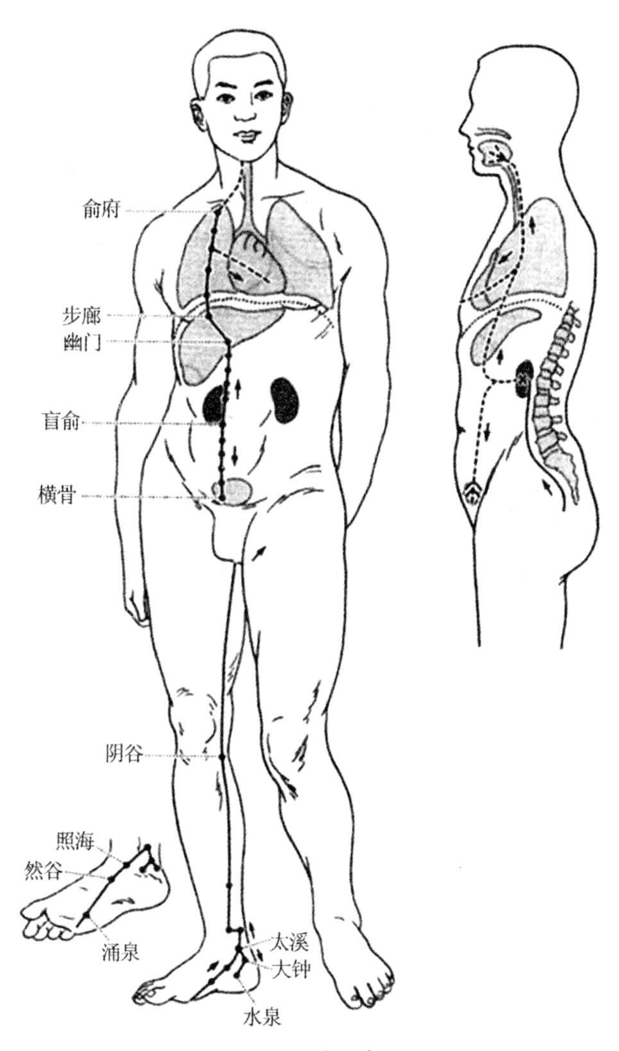

图 5-11　足少阴肾经

(2)主治:妇科、前阴、肾、肺、咽喉病证。如月经不调、阴挺、遗精、小便不利、水肿、便秘、泄泻,以及经脉循行部位的病变。

10.手少阳三焦经

(1)循行:起于环指(无名指)尺侧端(关冲),向上出于手背第 4、第 5 掌骨之间,沿着腕背,出于前臂伸侧尺、桡骨之间,向上通过肘尖,上臂外侧三角肌后缘,上达肩部,交出于足少阳经的后面,向前进入缺盆,分布于胸中,联络心包,向下通过横膈,从胸至腹,属于上、中、下三焦。其支脉:从胸中分出,上行出缺盆,至肩部,左右交会于大椎,上行到项,沿耳后直上。出于耳上到额角,再屈而下行至面颊,到达目眶下。其支脉:从耳后入耳中,出走耳前,与前脉交叉于面颊部,到达瞳子髎,与足少阳胆经相交接(图 5-12)。

(2)主治:侧头、耳、目、咽喉、胸胁部病证和热病。如偏头痛、胁肋痛、耳鸣、耳聋、目痛、咽喉痛及经脉循行部位的病变。

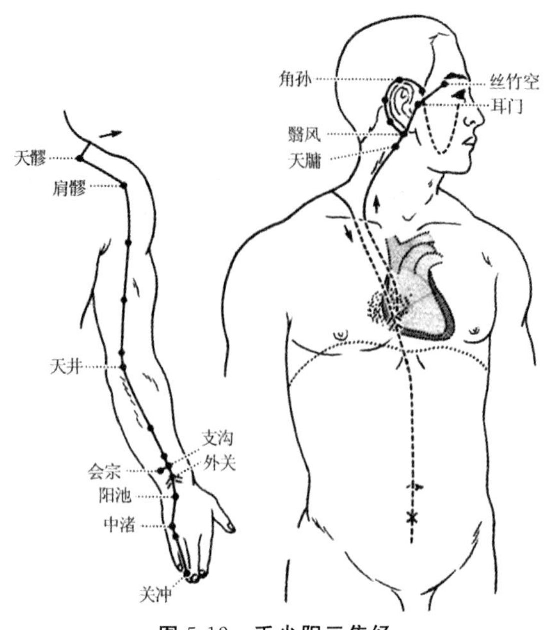

图 5-12　手少阳三焦经

11. 足少阳胆经

(1)循行:起于瞳子髎(目外眦),向上到额角返回下行至耳后,沿颈部向后交会大椎穴再向前入缺盆部入胸过膈,联络肝脏,属胆,沿胁肋部,出于腹股沟,经外阴毛际,横行入髋关节(环跳)。其支脉:从耳后入耳中,出走耳前,到瞳子髎处后向下经颊部会合前脉于缺盆部。下行腋部侧胸部,经季肋和前脉会于髋关节后,再向下沿大腿外侧,行于足阳明和足太阴经之间,经腓骨前直下到外踝前,进入足第 4 趾外侧端(足窍阴);其支脉:从足临泣处分出,沿第 1、2 跖骨之间,至大趾端(大敦),与足厥阴肝经相交接(图 5-13)。

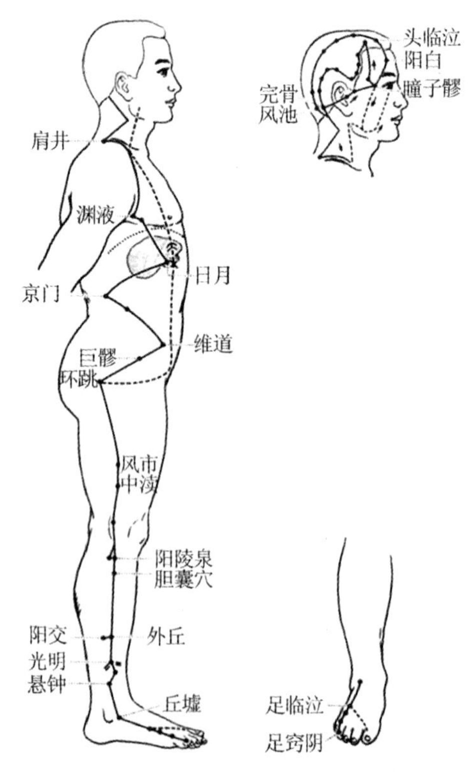

图 5-13　足少阳胆经

(2)主治:侧头、目、耳、咽喉病、神志病、热病及经脉循行部位的其他病证。

12. 足厥阴肝经

(1)循行:起于足大趾上丛毛部(大敦),经内踝前向上至内踝上八寸外处交出于足太阴经之后,上行沿股内侧,进入阴毛中,绕阴器,上达小腹,挟胃旁,属肝络胆,过膈,分布于胁肋,沿喉咙后面,向上入鼻咽部,连接于"目系"(眼球连系于脑的部位),上出于前额,与督脉会合于巅顶。其支脉,从目系分出,下行颊里、环绕唇内。其支脉:从肝分出,穿过膈,向上流注于肺,与手太阴肺经相交接(图 5-14)。

(2)主治:肝病、妇科、前阴病及经脉循行部位的其他病证。

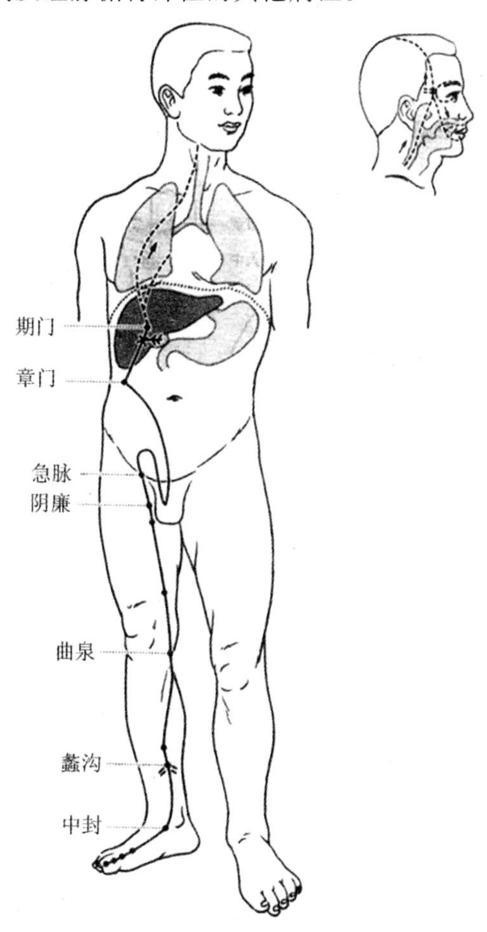

图 5-14 足厥阴肝经

三、奇经八脉

(一)督脉

1. 循行

起于胞中(小腹内),下出于会阴部,向后行于脊柱的内部,上达项后(风府),进入颅内,络脑,上行巅顶,沿前额下行至鼻柱,止于上唇系带处(龈交)(图 5-15)。

2. 主治

脊柱强痛,角弓反张等病证。

(二)任脉

1. 循行

起于胞中,下出会阴部,上行前行至阴毛部,沿腹部和胸部正中线直上,向上经过关元经咽喉部,至下颌,环绕口唇,沿面颊,分行至目眶下(图 5-16)。

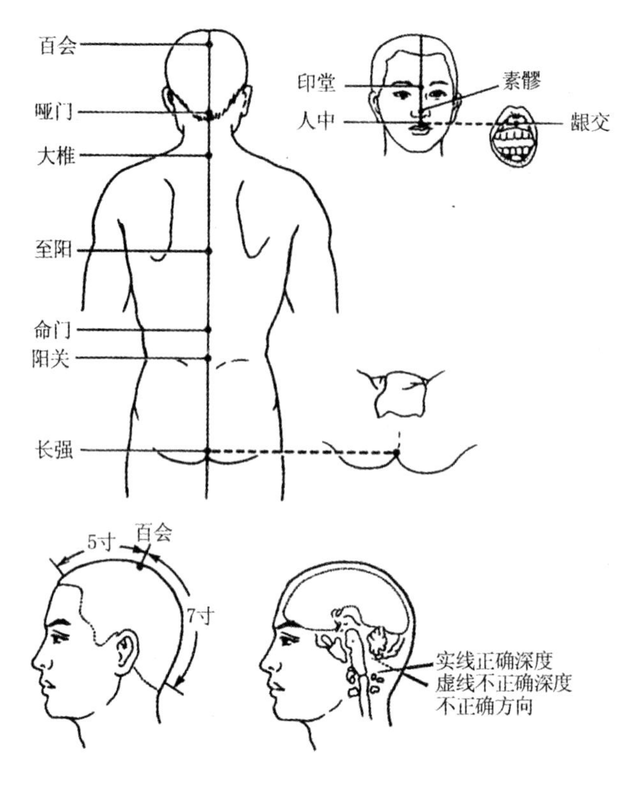

图 5-15　督脉

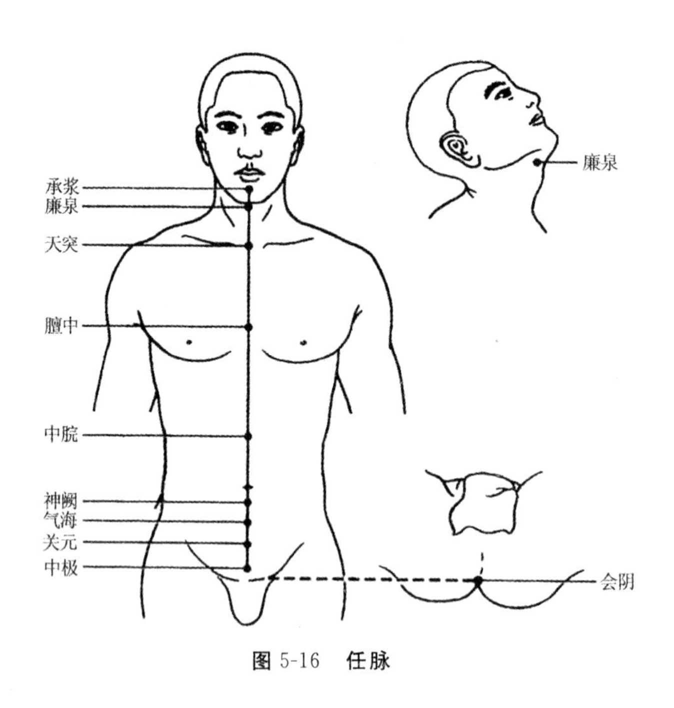

图 5-16　任脉

2. 主治

疝气，带下，腹中结块等病证。

(三)冲脉

1. 循行

起于胞中，下出于会阴部，从气街部起与足少阴经相并，夹脐上行，散入胸中，上达咽喉，环绕口唇(图 5-17)。

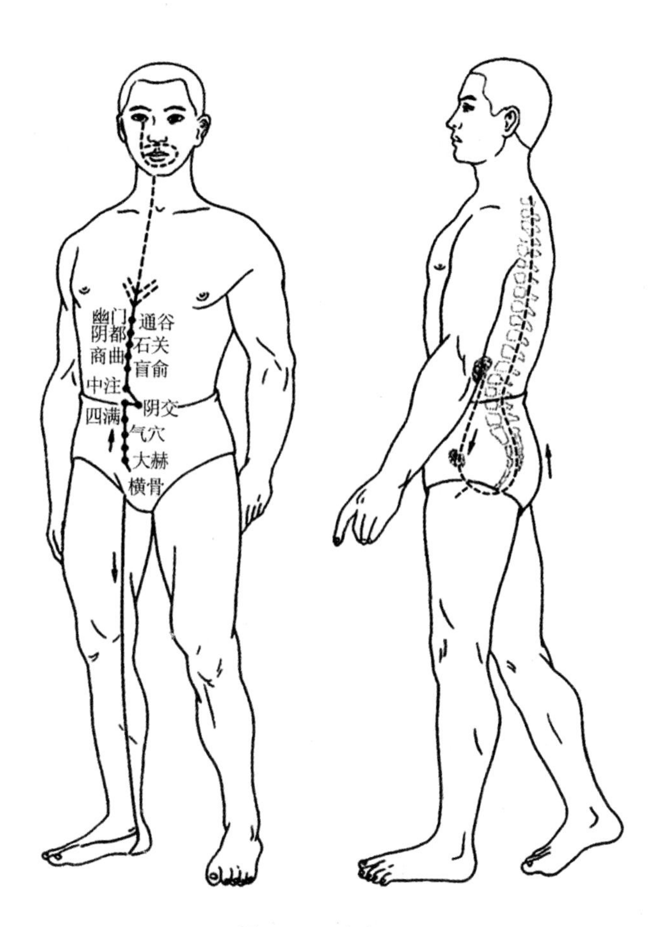

图 5-17 冲脉

2. 主治

腹部气逆而拘急等病证。

（四）带脉

1. 循行

起于季胁，斜向下行至带脉穴，五枢穴，维道穴，横行腰腹，绕身一周（图 5-18）。

2. 主治

腹满，腰部觉冷如坐水中等病证。

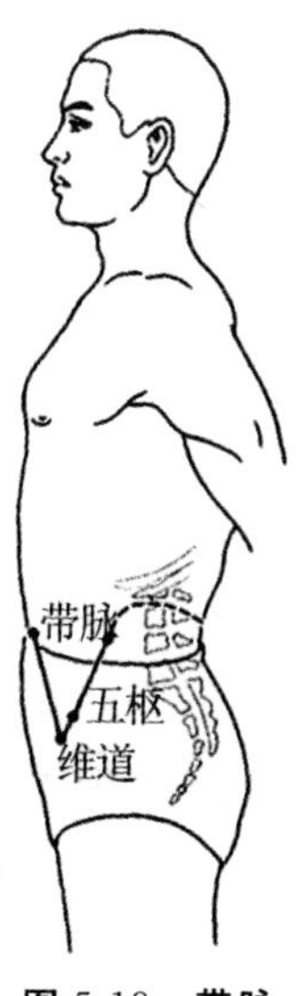

图 5-18 带脉

(五)阴维脉

1. 循行

起于小腿内侧，足三阴经交会之处，沿大肢内侧上行，至腹部，与足太阴脾经同行，到胁部，与足厥阴经相结合，然后上行至咽喉，合于任脉(图 5-19)。

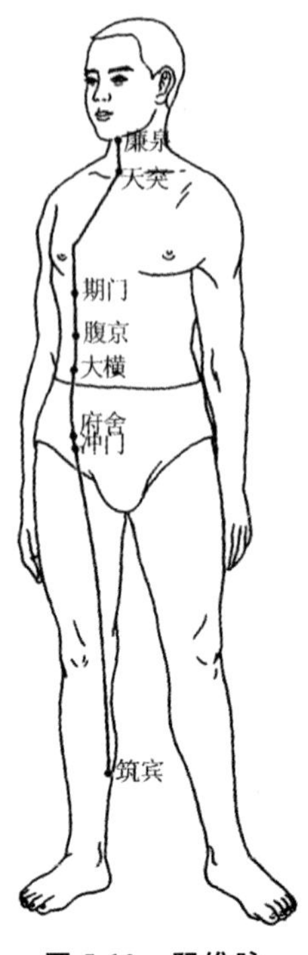

图 5-19 阴维脉

2. 主治

心痛，忧郁等病证。

(六)阳维脉

1. 循行

起于足跟外侧，向上经过外踝，沿足少阳胆经并行，沿下肢外侧上行至髋部，经胁肋后侧，从腋后上肩，至前额，再到项后，合于督脉(图 5-20)。

2. 主治

恶寒发热，腰疼等症。

(七)阴跷脉

1. 循行

起于内踝下(照海)，经过内踝后，沿下肢内侧上行，经阴部，沿腹、胸进入缺盆，再上行，出人迎穴之前，经鼻旁，到目内眦，与手足太阳经、阳跷脉会合(图 5-21)。

2. 主治

多眠、癃闭，足内翻等病证。

(八)阳跷脉

1. 循行

起于外踝下(申脉)，经外踝后上行腓骨后缘，经股部外侧，再沿髋、胁、肩、颈的外侧，上夹口角，到达目内眦，与手足太阳经、阴跷脉会合，再上行经额，与足少阳胆经会于风池(图 5-22)。

2. 主治

目痛(从内眦始)，不眠，足外翻等病证。

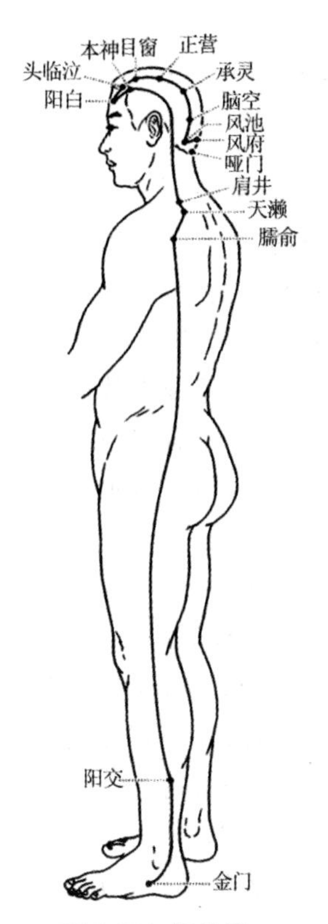

图 5-20　**阳维脉**

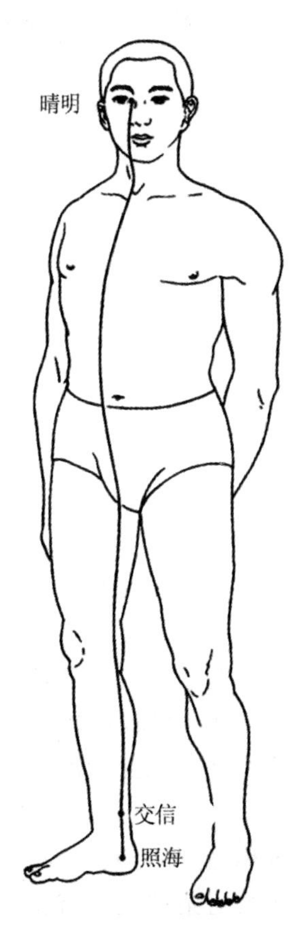

图 5-21　**阴跷脉**

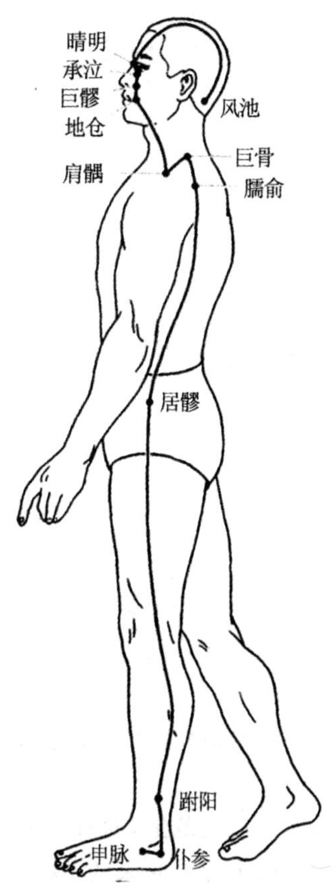

图 5-22　**阳跷脉**

四、十二经别、十二经筋、十二皮部

(一)十二经别

十二经别是十二正经离、入、出、合的别行部分,是正经别行深入体腔的支脉。

十二经别的分布规律:十二经别多从四肢肘膝关节以上的正经别出(离),经过躯干深入体腔与相关的脏腑联系(入),再浅出体表上行头项部(出),在头项部阳经合于本经经脉,阴经的经别合于其表里的阳经经脉(合),由此将十二经别汇合成六组,称为"六合"。

十二经别的作用:加强了十二经脉的内外联系及在体内的脏腑之间表里关系,补充了十二经脉在体内外循行的不足。由于十二经别通过表里相合的"六合"作用,使得十二经脉中的阴经与头部发生了联系,从而扩大了手足三阴经穴位的主治范围。此外,又由于其加强了十二经脉对头面的联系,故而也突出了头面部经脉和穴位的重要性及其主治作用。

(二)十二经筋

十二经筋是十二经脉之气濡养筋肉骨节的体系,是十二经脉的外周连属部分。

十二经筋的分布规律:十二经筋均起于四肢末端,上行于头面胸腹部。每遇骨节部位则结于或聚于此,遇胸腹壁或入胸腹腔则散于或布于该部而成片,但与脏腑无属络关系。

十二经筋的作用:约束骨骼,完成运动关节和保护关节的功能。

(三)十二皮部

十二皮部是十二经脉功能活动反映于体表的部位,也是络脉之气散布之所在。

十二皮部的分布规律:以十二经脉体表的分布范围为依据,将皮肤病划分为十二个区域。

十二皮部的作用:由于十二皮部居于人体最外层,又与经络气血相通,故是机体的外屏障,起着保卫机体、抵御外邪和反映病证的作用。

(郗洪滨)

第二节 腧 穴

一、腧穴的分类和命名

(一)腧穴的分类

腧穴一般分为经穴、奇穴和阿是穴三类。

1.经穴

凡归属于十二经脉和任、督脉的腧穴,亦即归属于十四经的穴位,总称"十四经穴",简称"经穴"。经穴都有具体的穴名和固定的位置,分布在十四经循行路线上,有明确的针灸主治证。《内经》多处提到"三百六十五穴"之数,但实际其载有穴名者约160穴;《针灸甲乙经》载古代《明堂孔穴针灸治要》共349穴(《千金翼方》所载相同);宋代《铜人腧穴针灸图经》(《十四经发挥》同)穴数有所增加,穴名数达354;明代《针灸大成》载有359穴;至清代《针灸逢源》,经穴总数才达361。目前经穴总数即以此为准。

2.奇穴

凡未归入十四经穴范围,而有具体的位置和名称的经验效穴,统称"经外奇穴",简称"奇穴"。奇穴是在"阿是穴"的基础上发展起来的,这类腧穴的主治范围比较单一,多数对某些病证有特殊疗效,如百劳穴治瘰疬、四缝穴治小儿疳积等。

历代文献有关奇穴的记载很多,如《备急千金要方》载有奇穴187个之多,均散见于各类病证的治疗篇中。但这时没有"奇穴"这一称法,只因其取穴法不同于经穴,近人都把它算成奇穴。明代《奇效良方》才专列“奇穴”，收集了26穴。《针灸大成》始列“经外奇穴”一门，载有35穴。《类经图翼》也专列“奇俞类集”一篇，载有84穴。《针灸集成》汇集了144穴。可见，历代医家对奇穴颇为重视。奇穴的分布较为分散，有的在十四经循行路线上；有的虽不在十四经循行路线上，但却与经络系统有着密切联系；有的奇穴并不是指一个穴位，而是多个穴位的组合，如十宣、八邪、八风、华佗夹脊等；有些虽名为奇穴，但实际上就是经穴，如胞门、子户实际就是水道穴，四花就是胆俞、膈俞四穴，灸痨穴就是心俞二穴。

3.阿是穴

阿是穴又称天应穴、不定穴等，通常是指该处既不是经穴，又不是奇穴，只是按压痛点取穴。这类穴既无具体名称，又无固定位置，而是以压痛或其他反应点作为刺灸的部位。阿是穴多位于病变附近，也可在与其距离较远处。

“阿是”之名见于唐代《备急千金要方·灸例》，曰：“有阿是之法，言人有病痛，即令捏(掐)其上，若里(果)当其处，不问孔穴，即得便快成(或)痛处，即云阿是，灸刺皆验，故曰阿是穴也。”因其没有固定的部位，故《扁鹊神应针灸玉龙经》称“不定穴”，《医学纲目》称“天应穴”。其名虽异，意义则同。这种取穴法，实即出自《内经》所说之“以痛为输”。《灵枢·五邪》说：“以手疾按之，快然，乃刺之。”《素问·缪刺论篇》也说：“疾按之应手如痛，刺之……”，《素问·骨空论篇》还说：“切之坚痛如筋者灸之”，说明或痛或快或特殊反应处，都有阿是之意。

二、腧穴的命名

腧穴各有一定的部位和命名，《素问·阴阳应象大论篇》说：“气穴所发，各有处名”。腧穴的名称都有一定的意义，故孙思邈《千金翼方·针灸下》说：“凡诸孔穴，名不徒设，皆有深意”，有关腧穴命名含义的解释在古代文献中早有记载。

古人对腧穴的命名，取义十分广泛，可谓上察天文，下观地理，中通人事，远取诸物，近取诸身。结合腧穴的分布特点、作用、主治等内容赋予一定的名称。清代程知(扶生)著《医经理解·穴名解》对腧穴命名意义曾作以下概括：“经曰：肉之大会为谷，小会为溪，谓经气会于孔穴，如水流之行而会于溪谷也。海，言其所归也。渊、泉，言其深也。狭者为沟、渎。浅者为池、渚也。市、府，言其所聚也。道、里，言其所由也。室、舍，言其所居也。门、户，言其所出入也。尊者为阙、堂。要会者为关、梁也。丘、陵，言其骨肉之高起者也。髎，言其骨之空阔者也。俞，言其气之传输也。天以言乎其上，地以言乎其下也……”，现将腧穴命名归纳介绍如下。

1.天象地理类

(1)以日月星辰命名：如日月、上星、璇玑、华盖、太乙、太白、天枢等。

(2)以山、谷、丘、陵命名：如承山、合谷、大陵、梁丘、丘墟等。

(3)以大小水流命名：如后溪、支沟、四渎、少海、尺泽、曲池、曲泉、经渠、太渊等。

(4)以交通要冲命名：如气冲、水道、关冲、内关、风市等。

2.人事物象类

(1)以动植物名称命名：如鱼际、鸠尾、伏兔、犊鼻、攒竹、禾髎等。

(2)以建筑居处命名：如天井、玉堂、巨阙、曲垣、库房、府舍、天窗、地仓、梁门、紫宫、内庭、气户等。

(3)以生活用具命名：如大杼、地机、阳辅、缺盆、天鼎、悬钟等。

(4)以人事活动命名：如人迎、百会、归来、三里等。

3.形态功能类

(1)以解剖部位命名：如腕骨、完骨、大椎、曲骨、京骨、巨骨等。

(2)以脏腑功能命名：如脏腑背俞和神堂、魄户、魂门、意舍、志室等。

(3)以经络阴阳命名：如三阴交、三阳络、阴都(腹)、阳纲(背)、阴陵泉、阳陵泉等。

(4)以穴位作用命名：如承浆、承泣、听会、迎香、廉泉、劳宫、气海、血海、光明、水分等。

二、腧穴的主治特点和规律

(一)腧穴的主治特点

《素问·五藏生成篇》说:“人有大谷十二分,小谿三百五十四名,少十二俞,此皆卫气之所留止,邪气之所客也,针石缘而去之”,这表明腧穴不仅是气血输注的部位,也是邪气所客之处所,又是针灸防治疾病的刺激点。通过针刺、艾灸等对腧穴的刺激以通其经脉,调其气血,使阴阳归于平衡,脏腑趋于和调,从而达到扶正祛邪的目的。腧穴的主治作用有以下三个方面的特点。

1.近治作用

这是经穴、奇穴和阿是穴所共有的主治作用特点,即腧穴都能治疗其所在部位及邻近部位的病证,如眼区的睛明、承泣、四白、球后各穴,均能治眼病;耳区的听宫、听会、翳风、耳门诸穴,均能治疗耳病;胃部的中脘、建里、梁门等穴,均能治疗胃病。邻近作用还可包括较宽的范围,头和躯干部及分段选穴,都出于腧穴的邻近作用,如脏腑俞募穴的应用等。

2.远治作用

这是经穴,尤其是十二经脉在四肢肘膝关节以下的腧穴的主治特点。这些穴位不仅能治局部病证,而且能治本经循行所到达的远隔部位的病证。这就是常说的“经络所过,主治所及”。如合谷穴,不仅能治上肢病证,而且能治颈部和头面部病证;足三里穴不但能治下肢病证,而且能治胃肠以及更高部位的病证等。

3.特殊作用

除了上述近治和远治作用外,腧穴还具有双向调整、整体调整和相对的特异治疗作用。很多腧穴都有双向调整作用,如泄泻时针刺天枢能止泻,便秘时针刺则能通便;心动过速时针刺内关能减慢心率,心动过缓时针刺则可加快心率。有些穴位还能调治全身性的病证,这在手足阳明经穴和任督脉经穴中更为多见,如合谷、曲池、大椎可治外感发热,足三里、关元、膏肓具有增强人体防卫和免疫功能的作用。有些穴位的治疗作用还具有相对的特异性,如至阴穴可矫正胎位、阑尾穴可治阑尾炎等。

(二)腧穴的主治规律

每个腧穴都有较广泛的主治范围,这与其所属经络和所在部位的不同有直接关系。无论腧穴的局部治疗作用,还是远隔部位的治疗作用,都是以经络学说为依据的,就是“经络所过,主治所及”。如要掌握腧穴的主治规律,一般可以从腧穴的分经、分部两方面来归纳。

1.分经主治规律

十二经脉在四肢部的五输穴、原穴、络穴、郄穴对于头身部及脏腑病证有特殊治疗作用,这是腧穴分经主治的基础,也是古人所总结的“四根三结”主治规律的由来。四肢是经脉的“根”和“本”部,对于头身的“结”和“标”部有远道主治作用。各经有其主要治症(主病),邻近的经又有类似作用,或两经相同,或三经相同,这是“三阴”“三阳”在治疗作用上的共性。现归纳成手足三阴三阳经穴主治表,并配合四肢经穴图以便于理解。表5-2至表5-5中只列远道主治病证而不列四肢部病证,因为腧穴的局部治疗作用不言而喻,故不多罗列。

表5-2 手三阴经穴主治

经名	本经主治	二经相同	三经相同
手太阴经	肺、喉病		胸部病
手厥阴经	心胃病	神志病	
手少阴经	心病		

表5-3 手三阳经主治

经名	本经主病	二经相同	三经相同
手阳明经	前头、鼻、口、齿病		眼病、咽喉病、热病
手少阳经	侧头、胁肋病	耳病	
手太阳经	后头、肩胛、神志病		

表 5-4 足三阳经主治

经名	本经主治	二经相同	三经相同
足阳明经	前头、口、齿、咽喉、胃肠病		神志病、热病
足少阳经	侧头、耳、项、胁肋、胆病	眼病	
足太阳经	后头、项、背腰、肛肠病		

表 5-5 足三阴经主治

经名	本经主病	二经相同	三经相同
足太阴经	脾胃病		腹部病
足厥阴经	肝病	前阴病	
足少阴经	肾、肺、咽喉病		

2.分部主治规律

头身部从上而下分为头、胸、上下腹，各与背腰部前后对应，这是四海、气街及十二经脉“结”和“标”的所在部位。“脏腑腹背，气相通应”，这是分部主治的规律，体现了经脉在纵行分经的基础上又有横行分部的关系。各部经穴主治，分别列表及图解如后(表 5-6、表 5-7;图 5-23 至图 5-28)。

如颈项和肩胛区，主局部病证，而颈项当头与背之间，还主咽喉、热病和上肢病证;侧胁部主肝胆，侧腹主脾胃，与中焦范围相类;腰髋部除主下焦脏腑之外，主要还用于下肢病证，可参考经穴图所示，不另列表。

三、特定穴的内容与应用

特定穴是指十四经穴中具有特殊治疗作用，并按特定称号归类的腧穴，是临床常用穴、重点穴。不同类别的特定穴其分布、特性和作用不同，故在临床上具有特殊的应用方法。

(一)五输穴的内容和应用

五输穴是十二经分布于肘膝关节以下的井、荥、输、经、合五类腧穴。每经 5 穴，十二经共有 60 个。五输穴不仅有经脉归属，而且具有自身的五行属性，按照“阴井木”“阳井金”的规律归类。

十二经脉的五输穴及其五行属性见表 5-8、表 5-9。

表 5-6 头面颈项部经穴主治

分部	主治
前头、侧头区	眼、鼻病
后头区	神志、头部病
项区	神志、咽喉、眼、头项病
眼区	眼病
鼻区	鼻病
颈区	舌、咽喉、气管、颈部病

表 5-7 胸腹背腰部经穴主治

前	后	主治
胸肩部	上背部	肺、心病(上焦病)
胁腹部	下背部	肝、胆、脾、胃病(中焦病)
少腹部	腰尻部	前后阴、肾、肠、膀胱病(下焦病)

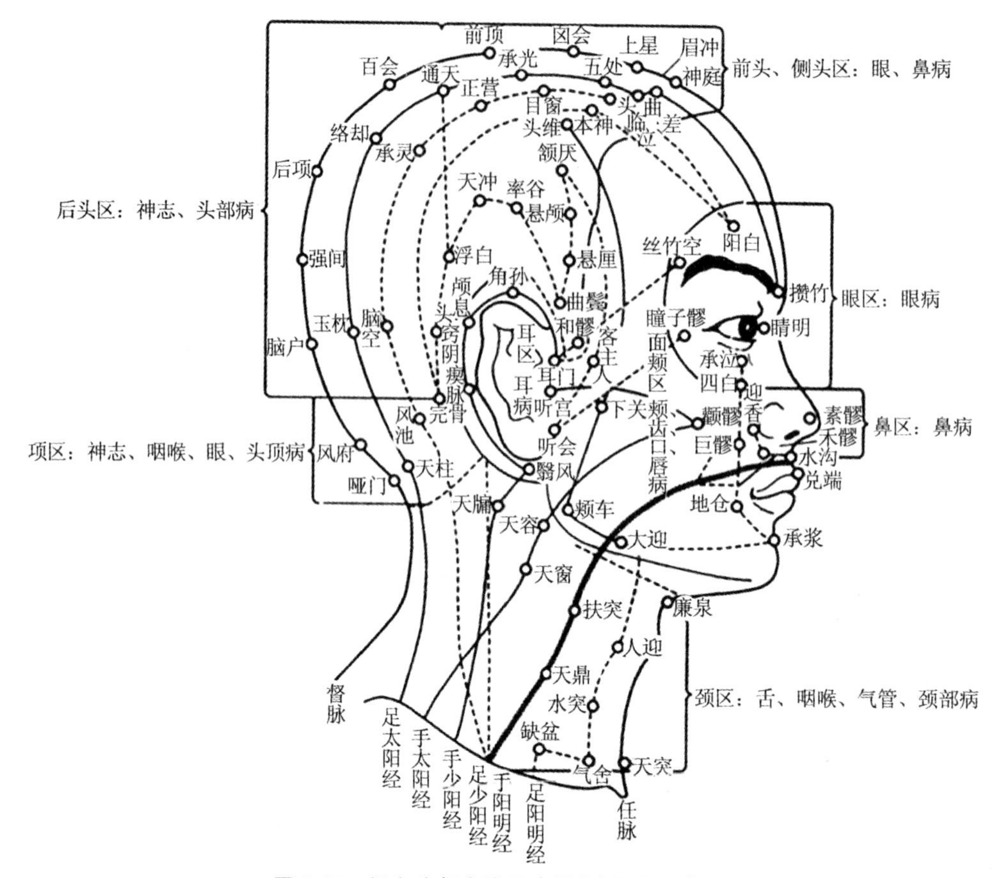

图 5-23　经穴分部主治示意图(头面颈项部)

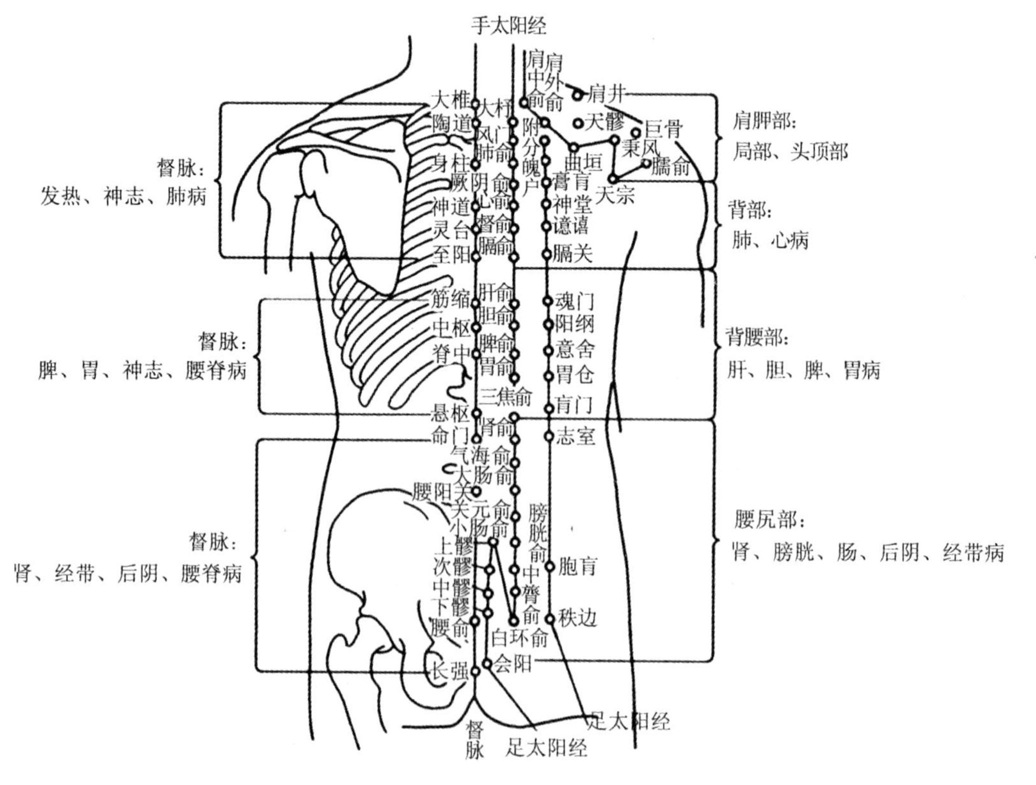

图 5-24　经穴分部主治示意图(肩背腰尻部)

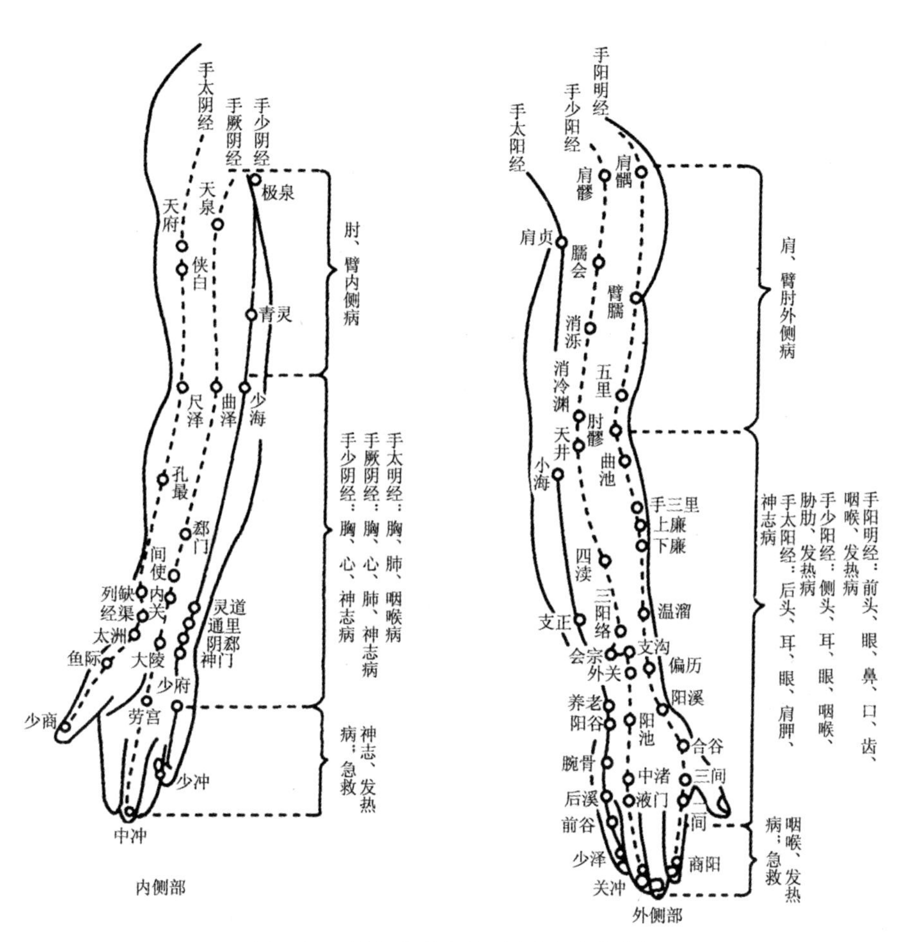

图 5-25　经穴分经主治示意图(上肢部)

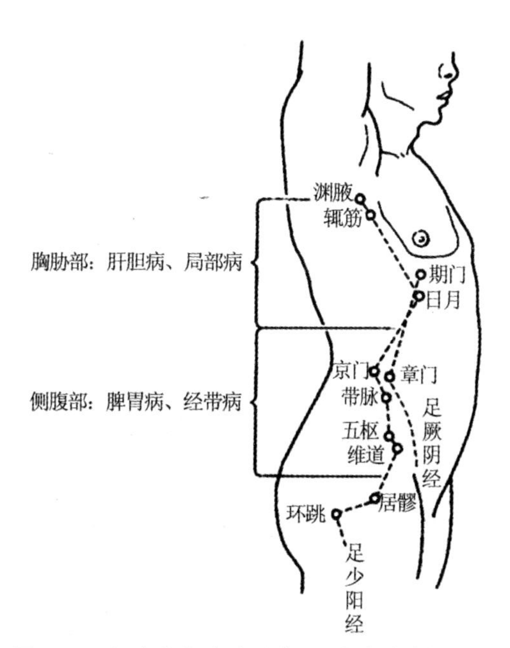

图 5-26　经穴分部主治示意图(胸膺胁腹部)

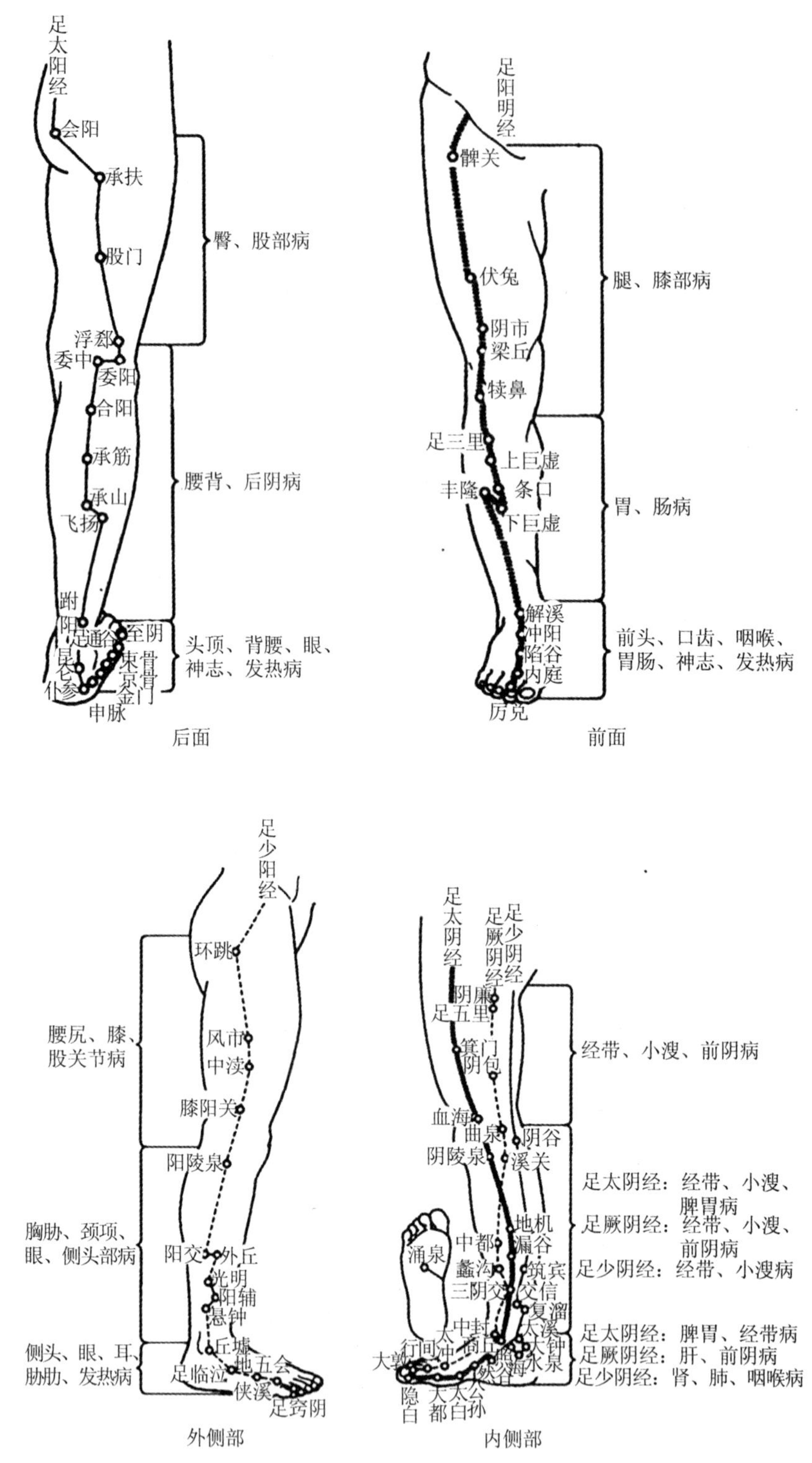

图 5-27　经穴分经主治示意图(下肢部)

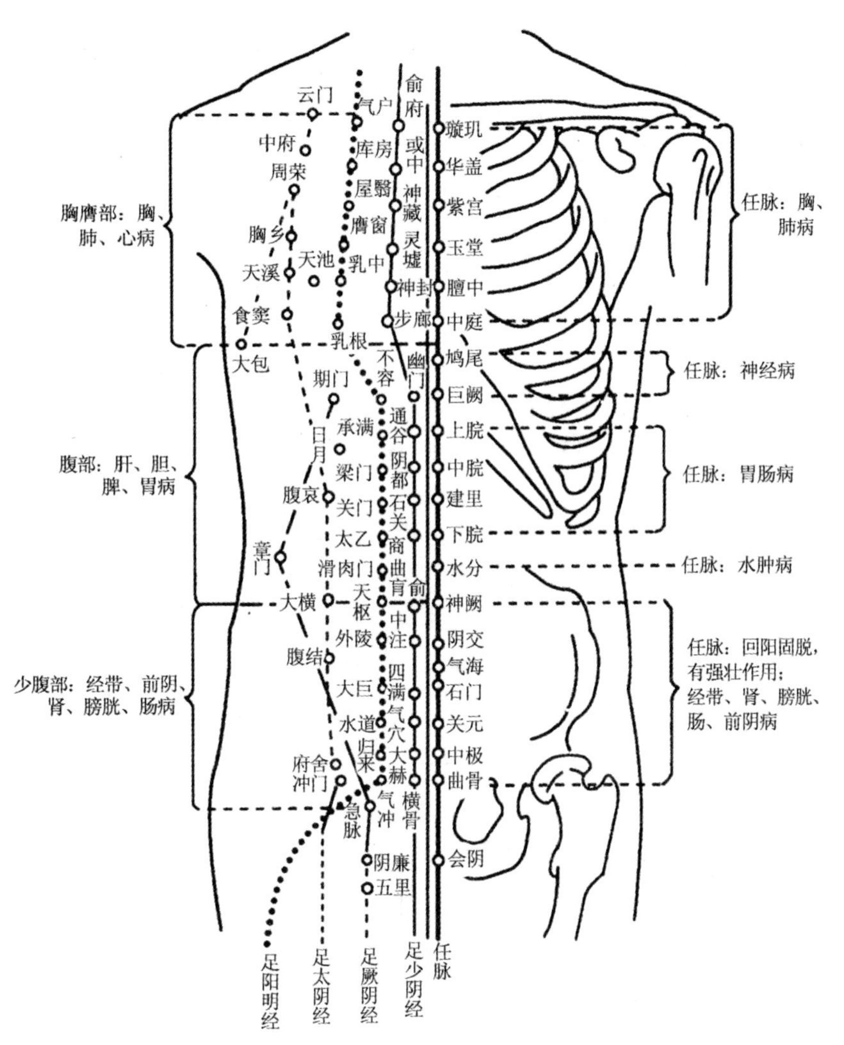

图 5-28　**经穴分部主治示意图(腋胁侧腹部)**

表 5-8　**阴经五输穴表**

经脉名称	井(木)	荥(火)	输(土)	经(金)	合(水)
手太阴肺经	少商	鱼际	太渊	经渠	尺泽
手厥阴心包经	中冲	劳宫	大陵	间使	曲泽
手少阴心经	少冲	少府	神门	灵道	少海
足太阴脾经	隐白	大都	太白	商丘	阴陵泉
足厥阴肝经	大敦	行间	太冲	中封	曲泉
足少阴肾经	涌泉	然谷	太溪	复溜	阴谷

表 5-9　**阳经五输穴表**

经脉名称	井(金)	荥(水)	输(木)	经(火)	合(土)
手阳明大肠经	商阳	二间	三间	阳溪	曲池
手少阳三焦经	关冲	液门	中渚	支沟	天井
手太阳小肠经	少泽	前谷	后溪	阳谷	小海
足阳明胃经	厉兑	内庭	陷谷	解溪	足三里
足少阳胆经	足窍阴	侠溪	足临泣	阳辅	阳陵泉
足太阳膀胱经	至阴	足通谷	束骨	昆仑	委中

根据古代文献和临床实际，五输穴的应用可归纳为以下三方面。

1.按五输穴主病特点选用

《灵枢·顺气一日分为四时》云："病在藏者，取之井；病变于色者，取之荥；病时间时甚者，取之输；病变于音者，取之经；经满而血者，病在胃及以饮食不节得病者，取之合。"其后《难经·六十八难》又做了补充："井主心下满，荥主身热，输主体重节痛，经主喘咳寒热，合主逆气而泄。"

综合临床的应用情况，井穴多用于急救，如十二井穴点刺出血，可抢救中风、中暑等昏迷；荥穴主要用于治疗热证，如胃火上炎取内庭，心肝火旺取少府、行间，肺热咳嗽取鱼际，均能清泻本经及所属脏腑的热邪。

2.按五行生克关系选用

这是根据五输穴的五行属性，按"生我者为母，我生者为子"，定出各经五输穴中的母穴和子穴，遵循《难经·六十九难》"虚者补其母，实者泻其子"的原则，虚证用母穴，实证用子穴。这一取穴法亦称为子母补泻法。

具体运用时，分本经子母补泻法和他经子母补泻法。如肝属木，用本经子母补泻法，肝经实证应泻本经子穴，因"木生火"，"火"为"木"之子，故选本经属"火"的荥穴行间；肝经的虚证应补本经母穴，"水生木"，"水"为"木"之母，故选本经五输穴中属"水"的合穴曲泉。若用他经子母补泻法，肝经实证应泻子经子穴，即泻心经（火）荥穴少府（火）；肝经虚证应补母经母穴，即补肾经（水）合穴阴谷（水）。

各经五输穴子母补泻取穴详见表5-10。

表5-10 子母补泻取穴表

		脏						腑					
		金	水	木	火	相火	土	金	水	木	火	相火	土
本经子母穴	经脉	肺经	肾经	肝经	心经	心包经	脾经	大肠经	膀胱经	胆经	小肠经	三焦经	胃经
	母穴	太渊	复溜	曲泉	少冲	中冲	大都	曲池	至阴	侠溪	后溪	中渚	解溪
	子穴	尺泽	涌泉	行间	神门	大陵	商丘	二间	束骨	阳辅	小海	天井	厉兑
他经子母穴	母经	脾经	肺经	肾经	肝经	肝经	心经	胃经	大肠经	膀胱经	胆经	胆经	小肠经
	母穴	太白	经渠	阴谷	大敦	大敦	少府	足三里	商阳	足通谷	足临泣	足临泣	阳谷
	子经	肾经	肝经	心经	脾经	脾经	肺经	膀胱经	胆经	小肠经	胃经	胃经	大肠经
	子穴	阴谷	大敦	少府	太白	太白	经渠	足通谷	足临泣	阳谷	足三里	足三里	商阳

3.按时选用

天人相应是中医整体观念的重要内容，经脉的气血运行和流注与季节及时辰有密切关系。《难经·七十四难》云："春刺井，夏刺荥，季夏刺输，秋刺经，冬刺合"。春夏之季，阳气在上，人体气血浮行于表，故应浅刺井、荥；秋冬之季，阳气在下，人体气血沉伏于里，故宜深刺经、合。另外，子午流注针法则是根据一日之中十二经脉气血盛衰开合的时辰选用不同的五输穴。

（二）原穴、络穴的内容和应用

原穴是脏腑之原气输注、经过和留止部位的腧穴。十二经各有一个原穴，称为"十二原"。络穴是十五络脉从经脉别出部位的腧穴，也是表里两经联络之处，共计15穴。

十二经脉原穴与络穴见表5-11。

原穴和络穴既可单独应用，也可相互配合使用。

1.单独应用

原穴与所属脏腑关系密切，主要用于诊断和治疗相关脏腑疾病。《灵枢·九针十二原》说："五脏有疾也，应出十二原。十二原各有所出，明知其原，睹其应，而知五脏之害矣"。五脏发生病变时，常在相应的原穴上出现异常反应(压痛、敏感、电阻改变、温度改变等),诊察原穴的反应变化,结合其他临床体征,可协助诊断相关脏腑疾病。《难经·六十六难》说:"三焦者,原气之别使也,主通行原气,历经于五脏六腑"。原气通过三焦布散于原穴,针灸推拿原穴能通达三焦原气,调整五脏六腑的功能,主治所属脏腑疾病。所以当脏腑发生病变时,常选其相应的原穴。正如《灵枢·九针十二原》所云:"五脏六腑之有疾者,皆取其原也"。

表 5-11 十二经脉原穴与络穴表

经脉	原穴	络穴	经脉	原穴	络穴
手太阴肺经	太渊	列缺	手阳明大肠经	合谷	偏历
手厥阴心包经	大陵	内关	手少阳三焦经	阳池	外关
手少阴心经	神门	通里	手太阳小肠经	腕骨	支正
足太阴脾经	太白	公孙	足阳明胃经	冲阳	丰隆
足厥阴肝经	太冲	蠡沟	足少阳胆经	丘墟	光明
足少阴肾经	太溪	大钟	足太阳膀胱经	京骨	飞扬

注:十五络穴,除十二经脉的络穴外,还有任脉络穴鸠尾,督脉络穴长强,脾之大络大包穴。

络穴既可治疗其络脉病证,又能治疗表里两经的病证。如手太阴肺经之络穴列缺,一方面能治其络脉病,即实则手部腕侧锐骨和掌中发热,虚则呵欠频作、小便失禁或频数;另一方面又能疏调表里两经的经气,既可治咳嗽、哮喘、咽喉肿痛等肺经病证,又能疗头痛项强、齿痛等大肠经病证。

2.配合应用

临床上常把先病经脉的原穴和后病的相表里的经脉络穴相配合,称为"原络配穴法"或"主客原络配穴法",属表里经配穴法。如肺经先病,大肠经后病,则先取肺经原穴太渊为主,再取大肠经络穴偏历为客。反之,大肠经先病,肺经后病,则先取大肠经原穴合谷为主,后取肺经络穴列缺为客。

(三)俞穴、募穴的内容和应用

俞穴是脏腑之气输注于背腰部的腧穴,又称背俞穴。募穴是脏腑之气汇聚于胸腹部的腧穴,又称腹募穴。每一脏腑均有各自的俞穴和募穴。

六脏六腑背俞穴与募穴见表 5-12。

表 5-12 六脏六腑背俞穴与募穴表

六脏	背俞穴	募穴	六腑	背俞穴	募穴
肺	肺俞	中府	大肠	大肠俞	天枢
心包	厥阴俞	膻中	三焦	三焦俞	石门
心	心俞	巨阙	小肠	小肠俞	关元
脾	脾俞	章门	胃	胃俞	中脘
肝	肝俞	期门	胆	胆俞	日月
肾	肾俞	京门	膀胱	膀胱俞	中极

由于背俞穴和募穴都是脏腑之气输注和汇聚的部位,其分布部位接近于所属脏腑,因此在临床上主要用于诊断和治疗相关脏腑及组织器官疾病。

1.辅助诊断

脏腑发生病变时,常在背俞穴、募穴上出现阳性反应,如压痛、敏感等。因此诊察按压背俞穴、募穴,结合其他症状可判断脏腑疾患。《灵枢·背俞》说:"欲得而验之,按其处,应在中而痛解,乃其俞也",《难经本义·六十七难》曰:"阴阳经络,气相交贯,脏腑腹背,气相通应",说明俞募二穴可相互诊察疾病,即审募而察俞,察俞而诊募。

2.治疗脏腑及相关组织器官疾病

(1)主治脏腑疾病:根据《难经·六十七难》"阴病行阳,阳病行阴,故令募在阴,俞在阳"及《素问·阴阳应象大论》"从阴引阳,从阳引阴"等论述,脏病(阴病)多与背俞穴(阳部)相关,腑病(阳病)多与募穴(阴部)联系。故临床上一般脏病多选其背俞穴,腑病多选其募穴。如肺病咳喘常选肺俞,大肠病泄泻或便秘多选天枢等。俞募穴可单独使用,也可相互配合应用,即俞募配穴法,属前后配穴法的范畴。如心病怔忡用心俞配巨阙,胃病疼痛选胃俞配中脘等。由于俞、募穴均与脏腑之气密切联系,因此二者配用能发挥其协同作用。

(2)背俞穴治疗相关组织器官疾病:背俞穴不仅可治疗相应的脏腑病证,还能治疗与脏腑相关的五官九窍、皮肉筋骨等病证。如肝开窍于目,主筋,故目疾、筋脉挛急等病可选肝俞;肾开窍于耳,主骨,故耳疾、骨病可选肾俞。

(四)郄穴的内容和应用

郄穴是各经经气深聚的部位,十二经脉、阴维脉、阳维脉、阴跷脉、阳跷脉各有一个郄穴,共计16穴,其穴名详见表5-13。

表5-13 十六经脉郄穴表

经脉	郄穴	经脉	郄穴
手太阴肺经	孔最	手阳明大肠经	温溜
手厥阴心包经	郄门	手少阳三焦经	会宗
手少阴心经	阴郄	手太阳小肠经	养老
足太阴脾经	地机	足阳明胃经	梁丘
足厥阴肝经	中都	足少阳胆经	外丘
足少阴肾经	水泉	足太阳膀胱经	金门
阴维脉	筑宾	阳维脉	阳交
阴跷脉	交信	阳跷脉	跗阳

郄穴是治疗本经和相应脏腑病证的重要穴位,尤其在治疗急症方面有独特的疗效。一般来说,阴经郄穴多治疗血证,阳经郄穴多治疗痛证。如急性胃脘痛,常取胃经郄穴梁丘;肺病咳血,多用肺经郄穴孔最等。郄穴除单独使用外,常与八会穴配合使用,故有"郄会配穴"之称,如孔最配血会膈俞治疗肺病咳血效果更佳。脏腑疾患也可在相应的郄穴上出现疼痛或压痛,有助于诊断。

(五)下合穴的内容和应用

下合穴是指六腑之气下合于下肢足三阳经的6个腧穴,又称"六腑下合穴",其具体内容见表5-14。

表5-14 六腑下合穴

	小肠	三焦	大肠	膀胱	胆	胃
下合穴	下巨虚	委阳	上巨虚	委中	阳陵泉	足三里

下合穴主治六腑病,《灵枢·邪气脏腑病形》指出:"合治内腑",概括了下合穴的主治特点。临床上六腑相关的疾病常选其相应的下合穴治疗,如胃病取足三里,胆病取阳陵泉,肠病泻痢选上巨虚、下巨虚。另外,下合穴也可协助诊断。

(六)八会穴的内容和应用

八会穴是指人体脏、腑、气、血、筋、脉、骨、髓等精气聚会处的8个腧穴。八会穴与有关脏腑组织的对应关系详见表5-15。

表 5-15 八会穴表

脏会	腑会	气会	血会	筋会	脉会	骨会	髓会
章门	中脘	膻中	膈腧	阳陵泉	太渊	大杼	绝骨

八会穴主治相关组织、脏腑的病证。如膻中主治气病，能调气理气；膈俞主治血病，可止血活血；阳陵泉主治挛急痿瘫等筋病，能舒筋强筋；太渊主治脉病，以调畅血脉等。

（七）八脉交会穴的内容和应用

八脉交会穴是十二经脉与奇经八脉相通的8个腧穴，是古人根据腧穴的主治特点总结而成的。其单独应用，具有治疗各自所通的奇经八脉病证的作用。如后溪通督脉，可治腰脊强痛等督脉病；公孙通冲脉，可治胸腹气逆等冲脉病。同时，临床上常根据两两相合的关系配合应用，治疗两脉相合部位的疾病，如公孙配内关，主治心、胸、胃疾病；列缺配照海，主治肺、咽喉、胸膈疾病。这属于上下配穴法的范畴。

八脉交会穴配伍及主治病证见表5-16。

表 5-16 八脉交会穴配伍及主治表

穴名	主治	相配合主治
公孙	冲脉病证	心、胸、胃疾病
内关	阴维脉病证	
后溪	督脉疾病	目内眦、颈项、耳、肩部疾病
申脉	阳跷脉病证	
足临泣	带脉病证	目锐眦、耳后、颊、颈、肩部疾病
外关	阳维脉病证	
列缺	任脉病证	肺系、咽喉、胸膈疾病
照海	阴跷脉病证	

[附]八脉交会八穴歌

公孙冲脉胃心胸，内关阴维下总同。临泣胆经连带脉，阳维目锐外关逢。

后溪督脉内眦颈，申脉阳跷络亦通。列缺任脉行肺系，阴跷照海膈喉咙。

（八）交会穴的内容和应用

交会穴是两经或数经相交会合的腧穴，其主治特点是既可治本经病，又可治所交会经脉的疾病。如三阴交为脾经腧穴，又是足三阴经的交会穴，因此，它不仅治疗脾经病证，也可治疗足少阴肾经和足厥阴肝经的病证。又如关元、中极是任脉与足三阴经的交会穴，故不仅能治疗任脉病证，也可治疗足三阴经病证。

四、腧穴的定位方法

腧穴定位法又称取穴法，是指确定腧穴位置的基本方法。确定腧穴位置，要以体表标志为主要依据，在距离标志较远的部位，则于两标志之间折合一定的比例寸，即"骨度分寸"，用此"寸"表示上下、左右的距离；取穴时，用手指比量这种距离，则有手指"同身寸"的应用。以下就分体表标志、骨度分寸、手指同身寸和简便取穴四法进行介绍。

（一）体表标志定位法

体表标志定位法是以人体的各种体表标志为依据来确定穴位位置的方法，又称自然标志定位法。体表标志主要指分布于全身体表的骨性标志和肌性标志，可分为固定标志和活动标志两类，分述如下。

1. 固定标志

固定标志定位是指利用五官、毛发、爪甲、乳头、脐窝和骨节凸起、凹陷及肌肉隆起等固定标志来取穴的方法。比较明显的标志，如鼻尖取素髎；两眉中间取印堂；两乳中间取膻中；脐旁2寸取天枢；腓骨头前下缘取阳陵泉；俯首显示最高的第7颈椎棘突下取大椎等。在两骨分歧处，如锁骨肩峰端与肩胛冈分歧处取巨骨；胸骨下端与肋软骨分歧处取中庭等。此外，肩胛冈平第3胸椎棘突，肩胛骨下角平第7胸椎棘突，髂嵴平第4腰椎棘突，这些可作为背腰部穴的取穴标志。

2.活动标志

活动标志定位是指利用关节、肌肉、皮肤随活动而出现的孔隙、凹陷、皱纹等活动标志来取穴的方法。如耳门、听宫、听会等应张口取，下关应闭口取。又如，曲池宜屈肘于横纹头处取之；外展上臂时肩峰前下方的凹陷中取肩髃；取阳溪穴时应将拇指翘起，当拇长、短伸肌腱之间的凹陷中取之；取养老穴时，应正坐屈肘，掌心向胸，当尺骨茎突桡侧骨缝中取之。

人体体表标志，尤其是固定标志的位置恒定不变，用这些标志定穴是准确性最高的取穴法，故此法是确定腧穴位置的主要依据。但由于全身腧穴中分布于体表标志处的仅限于部分穴位，故此法也有一定的局限性。

（二）骨度分寸定位法

骨度分寸法古称“骨度法”，即以骨节为主要标志测量周身各部的长短，并依其尺寸按比例折算作为定穴的标准。《太素·骨度》说：“以此为定分，立经脉，并取空穴”。分部折寸以患者本人的身材为依据。此法的记载，最早见于《灵枢·骨度》篇，其所测量的人体高度为七尺五寸，其横度（两臂外展，两手平伸，以中指端为准）也是七尺五寸。取用时，将设定的骨节两端之间的长度折成为一定的等分，每一等分为一寸。不论男女老幼、肥瘦高矮，一概以此标准折量作为量取腧穴的依据。现将全身各部骨度折量寸列表、图示如表5-17、图5-29。

骨度分寸法通常是以体表标志为基准，测量全身各部的长度或宽度，实际上是体表标志定位法应用的扩大，可补充体表标志定位法的局限性，是临床常用、适用穴位多、准确性较高的腧穴定位法。

（三）手指同身寸定位法

手指同身寸定位法是指以患者本人的手指为尺寸折量标准来量取穴位的定位方法，又称手指比量法和指寸法。此法常用的有中指同身寸、拇指同身寸和横指同身寸三种。

表5-17 常用骨度分寸表

部位	起止点	折量寸	度量法	说明
头部	前发际至后发际	12寸	直寸	如前发际不明，从眉心至大椎穴作18寸，眉心至前发际3寸，大椎穴至后发际3寸
	前额两发角之间	9寸	横寸	用于量头前部的横寸
	前后两完骨(乳突)之间	9寸	横寸	用于量头后部的横寸
胸腹部	天突至歧骨(胸剑联合)	9寸	直寸	胸部与胁肋部取穴直寸，一般根据肋骨计算，每一肋骨折作1.6寸(天突穴至璇玑穴可作1寸，璇玑穴至中庭穴，各穴间可作1.6寸计算)胸腹部取穴横寸，可根据两乳头间的距离折量，女性可用锁骨中线代表
	歧骨至脐中	8寸	直寸	
	脐中至横骨上廉(耻骨联合上缘)	5寸	直寸	
	两乳头之间	8寸	横寸	
背腰部	大椎以下至尾骶	21椎	直寸	背腰部腧穴以脊椎棘突作为定为标志。两肩胛骨下角连线平第7胸椎棘突；两髂嵴连线平第4腰椎棘突
	两肩胛骨脊柱缘之间	6寸	横寸	
身侧部	腋以下至季胁	12寸	直寸	季胁此指第11肋端下方
	季胁以下至髀枢	9寸	直寸	髀枢指股骨大转子高点
上肢部	腋前纹头(腋前皱襞)至肘横纹	9寸	直寸	用于手三阴、手三阳经的骨度分寸
	肘横纹至腕横纹	12寸	直寸	
下肢部	横骨上廉至内辅骨上廉	18寸	直寸	内辅骨上廉指股骨内侧髁上缘
	内辅骨下廉至内踝尖	13寸	直寸	内辅骨下廉指胫骨内侧髁下缘
	髀枢至膝中	19寸	直寸	内踝尖之内踝向内的凸起处
	膝中至外踝尖	16寸	直寸	臀横纹至膝中，可作14寸折量
	外踝尖至足底	3寸	直寸	膝中的水平线，前平膝盖下缘，后平腘横纹，屈膝时可平犊鼻穴

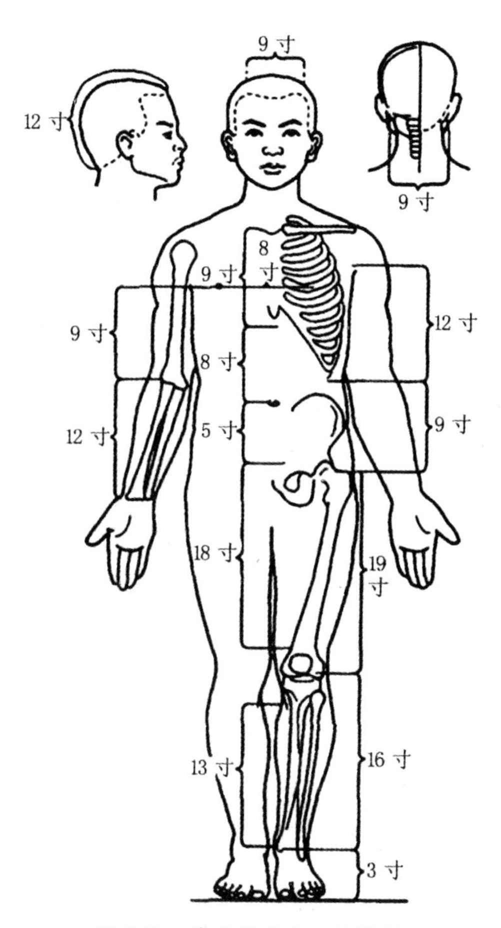

图 5-29 常用骨度分寸示意图

1. 中指同身寸

中指同身寸是以患者中指屈曲时中节桡侧两端纹头之间的距离为 1 寸(图 5-30)。这种“同身寸”法与骨度分寸相比略为偏长,临床应用时应予注意。

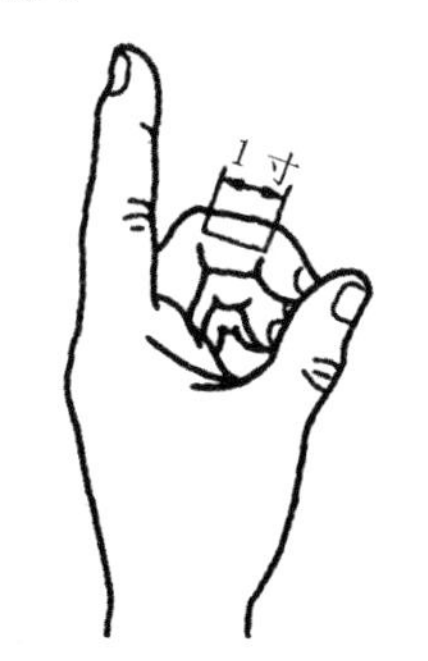

图 5-30 中指同身寸

2. 拇指同身寸

拇指同身寸是以患者拇指指骨间关节之宽度为 1 寸(图 5-31)。与中指同身寸比较,拇指同身寸标志清晰,应用方便,故是指寸法中较为常用的一种。

3. 横指同身寸

横指同身寸是当患者第 2～5 指并拢时中指近侧指骨间关节横纹水平的四指宽度为 3 寸(图 5-32)。四横指为一夫,合 3 寸,故此法又称“一夫法”。横指同身寸也是指寸法中较为常用的一种。

手指同身寸定位法是在体表标志和骨度法的基础上应用,不能以指寸悉量全身各部,否则长短失度。

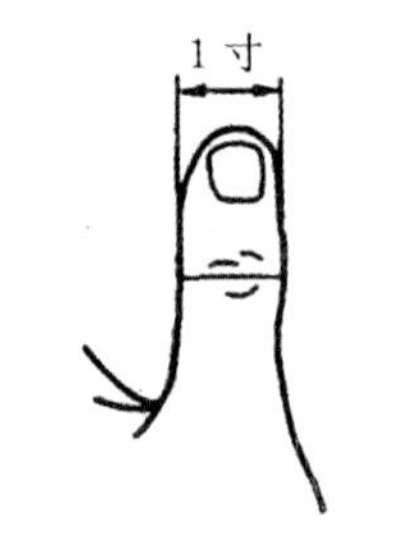

图5-31 拇指同身寸

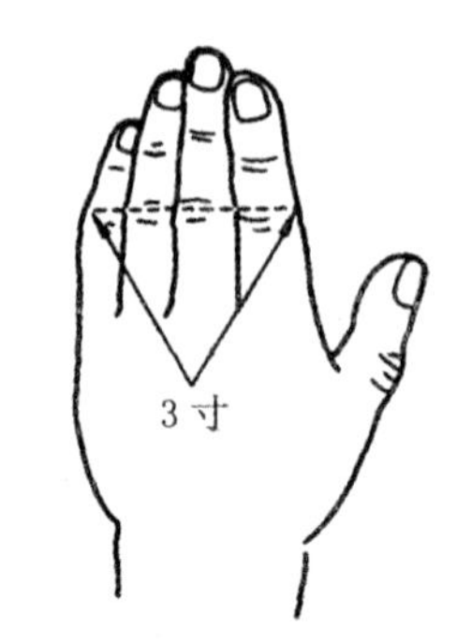

图5-32 横指同身寸(一夫法)

(四)简便取穴法

简便取穴法是一种简便易行的腧穴定位方法。常用的简便取穴方法有:两手伸开,于虎口交叉,当示指端处取列缺;半握拳,当中指端所指处取劳宫;两手自然下垂,于中指端处取风市;垂肩屈肘于平肘尖处取章门;两耳角直上连线中点取百会等。

简便取穴法通常仅作为取穴法的参考和补充。

(边福军)

第六章　针灸推拿检查法

第一节　头颈部检查

一、头面部检查

1.望诊

头面部望诊主要观察神色和头面部的形态变化。头为诸阳之会，精明之府，内藏脑髓，与脏腑气血关系密切。因此通过头面部望诊可了解机体内部的变化。

(1)望神色：神是人体生命活动的总称，是对人体生命现象的高度概括。神具体表现于人的目光、色泽(以面部为主)、神情、体态诸方面。通过望神，可知精气盛衰，病情轻重，预后善恶。望色，主要是望面部的颜色和光泽。面部的色泽，是脏腑气血的外荣。察面部的色泽，对诊断疾病的轻重和推断病势的进退有重要的意义。如创伤患者，通过观察患者面部表情，可初步推知病情之轻重：轻伤者神志清楚，言语如常；重伤者面色苍白，表情淡漠或神志昏迷。

(2)望形态：主要观察头面部的形状、对称性、大小和有无异常活动。如额骨及颞骨双侧凸出，顶部扁平，呈方形，多见于佝偻病患儿(图 6-1)。一侧面部表情肌瘫痪，患侧额纹消失，眼不能闭合，鼻唇沟变浅，口角下垂，多为面神经麻痹；中枢性面瘫主要表现为颜面下半部瘫痪(图6-2)。头部不自主震颤，可见于震颤麻痹。

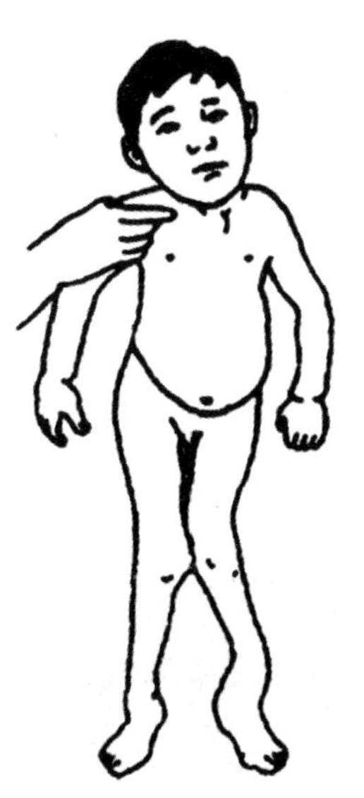

图 6-1　佝偻病患儿

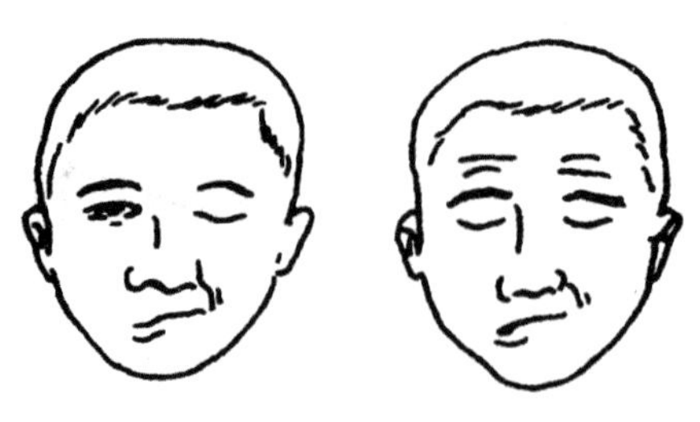

图 6-2　面瘫(右侧瘫痪)

外伤患者应注意鼻部有无血肿及瘀斑，鼻骨是否㖞斜或塌陷，呼吸道是否堵塞(鼻骨骨折时，局部压痛明显，可触到下陷鼻骨)，两眼有无充血，眶周有无瘀斑及肿胀，视物是否清楚，瞳孔有无扩大、缩小或变形，两侧是否对称，对光反射是否存在。耳漏、鼻漏或咽喉血肿常提示有颅底骨骨折发生。下颌关节脱位的患者，口呈半开状，咬合困难(图 6-3)。

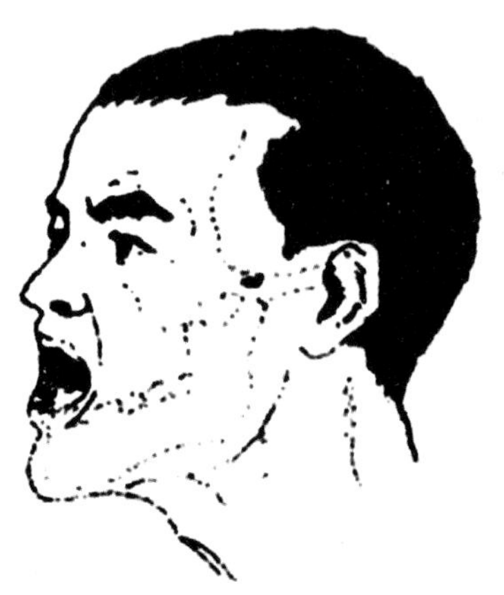

图 6-3　双侧下颌关节前脱位畸形

2.触诊

检查者用手触摸患者体表的一定部位，分辨其寒、温、润、燥、肿胀、疼痛，并观察患者对按压的反应。

(1)婴儿囟门检查：两手掌分别放在左右颞部，拇指按在额部，用中指和示指检查囟门。正常前囟门可触及与脉搏一致的跳动，囟门与颅骨平齐，稍有紧张感。如前囟隆起，除在小儿哭叫时出现，多见于高热、颅内出血等颅内压增高的疾病。前囟门应在出生后 12～18 个月闭合，如迟闭，见于佝偻病等。如前囟凹陷，多见于吐泻后津液大伤的患儿。

(2)张口度测定：张口时，上下颌牙齿之间的距离，相当于自己中、示、无名指三指并拢时末节的宽度。如下颌关节强直，则宽度减小或牙关紧闭。

(3)外伤患者检查：对头部外伤患者，重点要摸清颅骨有无塌陷，特别要注意有皮下血肿者深层是否有骨折存在，有无头皮开放创口或头皮撕脱伤，有无头皮出血或皮下血肿，其颅骨有无凹陷畸形等。下颌关节脱位时，关节窝空虚，其前方可触到隆起的髁状突(图 6-4)。

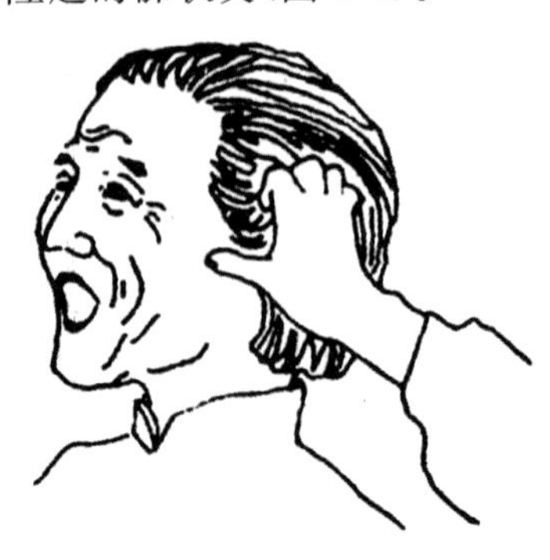

图 6-4　下颌关节脱位检查

二、颈部检查

1.望诊

患者取坐位,解开内衣,露出颈部、肩部及上肢,两肩放平,两臂下垂,双目前视。

(1)颈部皮肤、软组织有无瘢痕、窦道、寒性脓肿(寒性脓肿多为颈椎结核);高位者应注意观察咽后壁有无脓肿,低位病变则脓肿多在颈部出现;颈部两侧软组织有无局限性肿胀或隆起。

(2)颈椎的生理前凸是否正常,有无平直或局限性后凸、侧弯、扭转等畸形,如颈椎结核、骨折患者常出现角状后凸畸形;颈部肌肉有无痉挛或短缩。

(3)颈部有无畸形,颜面是否对称,患者头部向一侧偏斜称为斜颈,见于颈肌外伤、瘢痕收缩、先天性肌性斜颈(图 6-5);颈部运动受限并伴有疼痛,可见于软组织炎症、颈肌扭伤、肥大性脊柱炎、颈椎结核或肿瘤等。

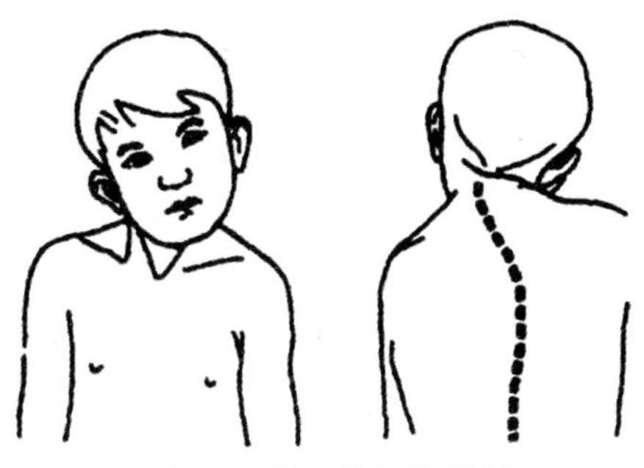

图 6-5 先天性肌性斜颈

2.触诊

(1)触诊方法:患者颈部前屈约 30°,检查者用左手扶住其前额固定头部,自枕外粗隆开始向下逐个棘突依次进行触摸,触摸棘突、棘突间隙及两侧肌肉。其中第 2、第 6、第 7 颈椎棘突较大,易触摸到。

(2)主要检查内容:棘突是否偏歪,压痛是在棘突的中央区还是在两侧,并由轻而重地测定压痛点是位于浅层还是深部,一般浅层压痛多系棘间韧带、棘上韧带或皮下筋膜之疾患。若压痛点在颈椎的横突部位,则表示关节突关节可能有炎症或损伤,如关节突关节紊乱。若在下颈椎棘突旁以及肩胛骨内上角处有压痛,同时向一侧上肢有放射性疼痛,多为颈椎病。在棘间韧带或项肌有压痛,可能为扭伤或“落枕”(图 6-6)。

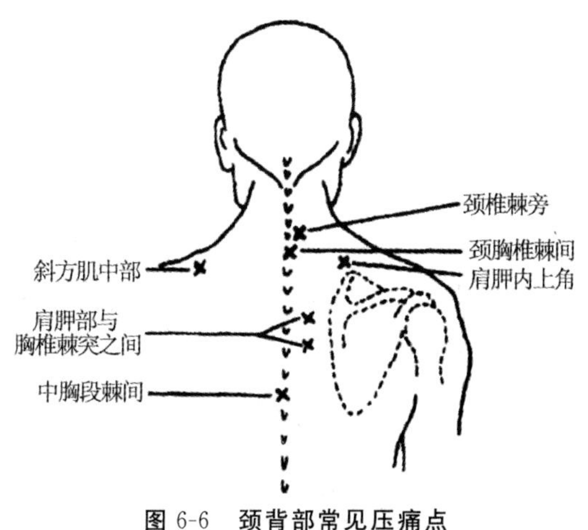

图 6-6 颈背部常见压痛点

若在锁骨上方,颈外侧三角区有压痛,则说明可能有颈肌筋膜炎。落枕、颈椎病患者,常可在颈项部触摸到肌肉强硬痉挛。对于颈椎后凸畸形的病例,触摸时不宜用力过重,如怀疑为颈椎结核时,应检查咽后壁,以观察有无咽后壁脓肿形成。颈椎棘突连线上若触摸到硬结或条索状物,可能为项韧带钙化。

3.动诊

颈部运动检查时,嘱患者取坐位,头正直,固定双肩,使躯干不参与中胸段棘间颈椎的运动,然后再做各方向活动。颈部正常运动范围(图 6-7)。

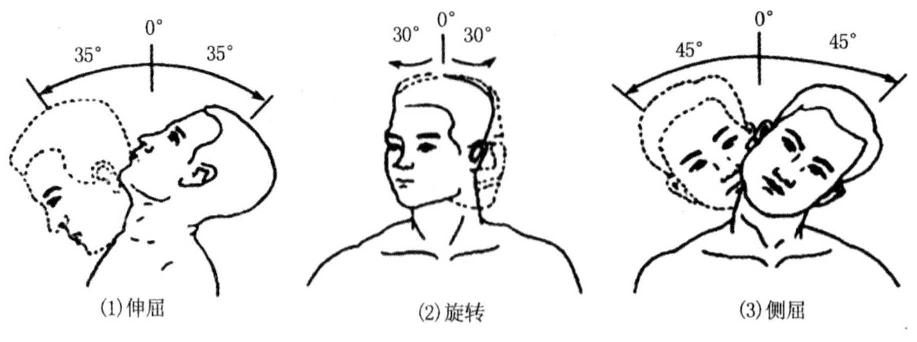

图 6-7 颈部正常运动范围

重点观察运动是否自如,有无运动障碍,要排除代偿动作。对颈椎骨折脱位者,不做运动检查,以防造成脊髓损伤。

4.特殊检查

(1)挤压试验:患者取坐位,检查者双手交叠置于其头顶,并控制颈椎处于不同的角度(如使头部后伸并向患侧倾斜),然后进行按压(图 6-8)。如出现颈部疼痛或上肢放射痛,即为阳性反应,可见于颈椎病及颈椎间盘突出症。

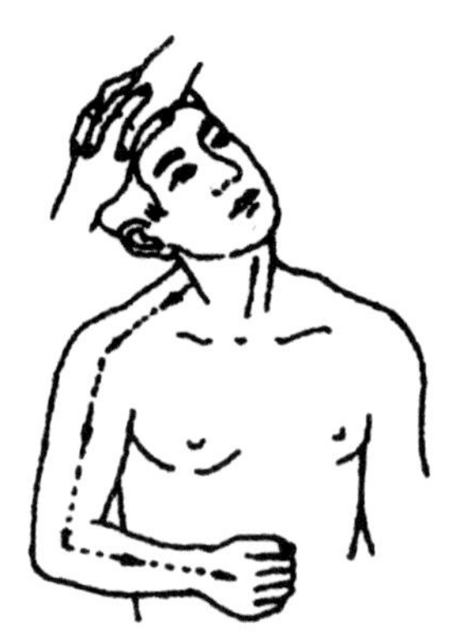

图 6-8 挤压试验

(2)分离试验:患者取正坐位,检查者两手分别托住患者下颌和枕部,向上牵拉。如患者能感到颈部和上肢疼痛减轻,即为阳性,可见于颈椎病及颈椎间盘突出症。

(3)臂丛神经牵拉试验:患者取坐位,头微屈,检查者立于患侧,一手置患侧头部,另一手握患腕做反向牵引(图 6-9)。若患肢出现疼痛或麻木,则为阳性,提示臂丛神经受压,多见于神经根型颈椎病。

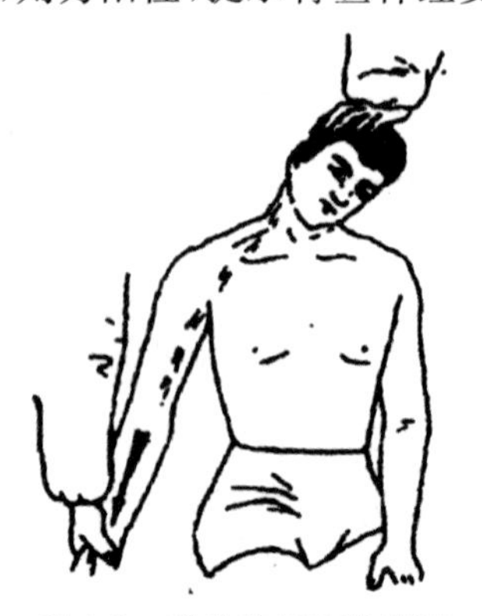

图 6-9 臂丛神经牵拉试验

(4)超外展试验:患者取站立或坐位,检查者将患肢从侧方外展高举过肩过头,若桡动脉脉搏减弱或消失,即为阳性,用于检查锁骨下动脉是否被喙突及胸小肌压迫,如有压迫,即为超外展综合征(图 6-10)。

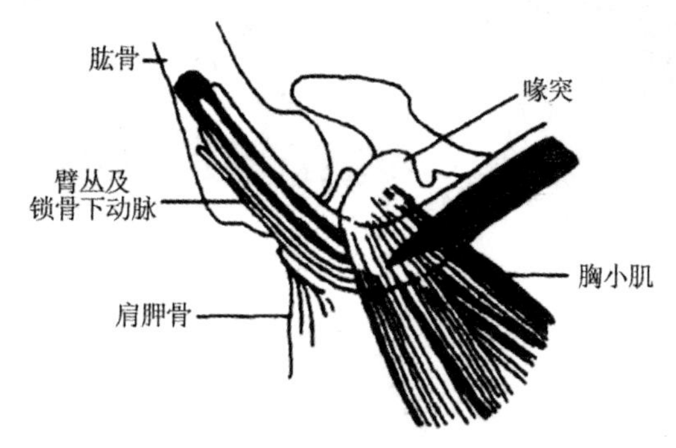

图 6-10 超外展综合征

(5)深呼吸试验:患者取端坐,两手置于膝部,先比较两侧桡动脉搏动力量,然后让患者尽力后伸颈部做深吸气,并将头转向患侧,同时下压肩部,再比较两侧脉搏或血压,往往患侧脉搏减弱或消失、疼痛加重;相反,抬高肩部,头面转向前方,则脉搏恢复,疼痛缓解。主要用于检查有无颈肋和前斜角肌综合征。

(陈昌韬)

第二节 胸腹部检查

一、胸部检查

1.望诊

(1)皮肤及软组织:胸部望诊,应注意胸部皮肤有无红肿、包块及皮下青筋暴露。如乳腺炎患者,其乳房红肿变硬,压痛明显,多伴发热。

(2)胸廓形态:桶状胸多见于肺气肿患者,表现为胸廓前后径扩大,外形像桶状(图 6-11)。鸡胸见于佝偻病,表现为胸骨(尤其是下部)显著前凸,胸廓的前后径略长于左右径(图 6-12)。脊柱畸形可引起胸廓变化,如脊柱结核等疾患造成的脊柱后凸,可使胸部变短,肋骨互相接近或重叠,胸廓向内牵拉;或由于发育畸形、脊柱的某些疾患或脊柱旁一侧肌肉麻痹,使脊柱侧凸,脊柱突起的一侧胸廓膨隆,肋间隙加宽,而另一侧胸廓变平,肋骨互相接近或重叠,两肩不等高(图 6-13)。在肋软骨部,如有局限性高凸,皮色不变,质硬无移动,多是肋软骨炎;如发生在胸壁浅层,质软有波动,则为胸壁结核或局限性脓肿。

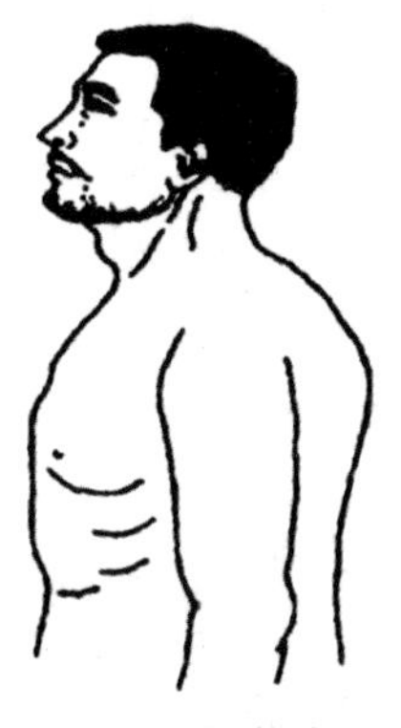

图 6-11 桶状胸

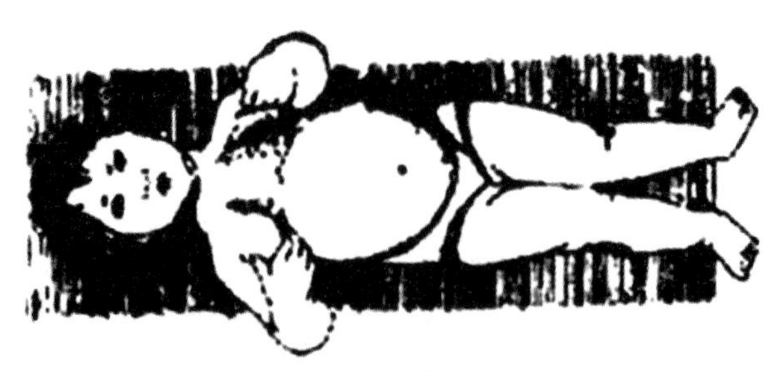

图 6-12　鸡胸

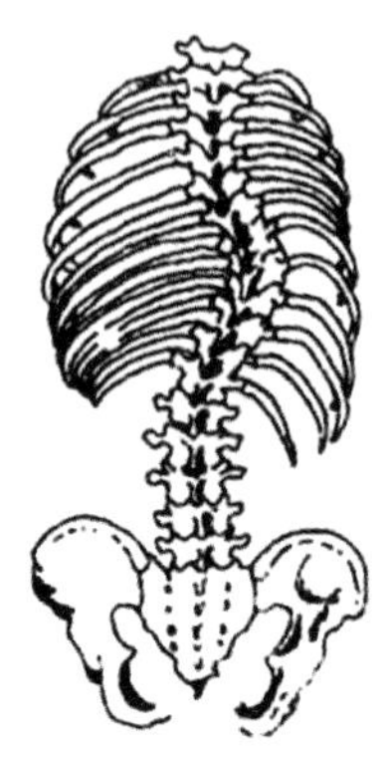

图 6-13　脊柱侧凸导致的胸廓畸形

(3)外伤患者:检查应注意观察胸式呼吸是否存在,胸部创伤的患者多采用腹式呼吸,以减轻疼痛。此外,多发性双侧肋骨骨折患者,胸部可明显塌陷,形成楗枷胸而出现反常呼吸。

2.触诊

(1)压痛点:一般情况下,内脏病变按照该脏器的解剖位置,在体表的相应部位有疼痛反应及压痛。

(2)外伤患者检查:胸壁有皮下气肿时,用手按压可有握雪感或捻发音,多由于胸部外伤后,致肺或气管破裂,气体逸至皮下所致。检查肋骨骨折时,检查者用示指和中指分别置于肋骨两侧,沿着肋骨的走行方向,从后向前下方滑移并仔细触摸,骨折如有移位,能触及骨折断端和压痛,骨折移位不明显时,则可能仅有压痛。

3.特殊检查

胸廓挤压试验先进行前后挤压,检查者一手按住患者背部正中,另一手按住胸骨,轻轻对压,如有肋骨骨折时,则骨折部位有明显疼痛,可伴骨擦音;再行侧方挤压,两手分别放置胸廓两侧,向中间用力挤压,如有骨折或胸肋关节脱位,则在损伤处出现疼痛反应(图 6-14)。

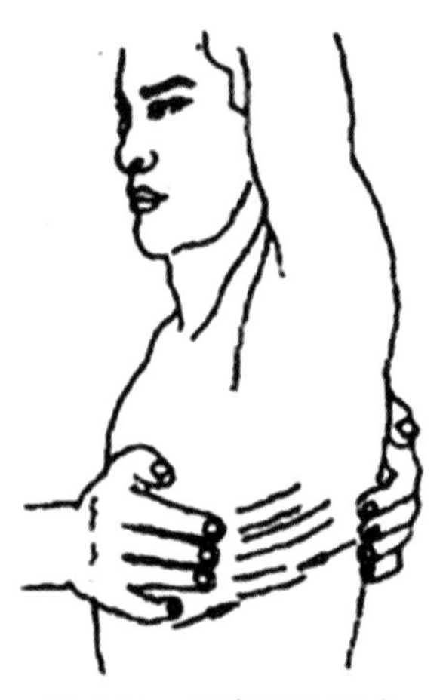

图 6-14　胸廓挤压试验

二、腹部检查

1.望诊

(1)腹部疾病:站立时如见上腹部凹陷,而脐部及下腹部隆起,多为胃下垂患者。正常人腹部一般不能看到蠕动波,除非腹壁较薄的老年人、经产妇或极度消瘦者。胃肠道发生梗阻时,则出现明显的胃或肠蠕动波,且常伴有胃型或肠型。腹部青筋暴露(静脉曲张),伴有腹水、脾肿大者,多为肝病所致的门脉高压症;小儿骨瘦如柴,腹大如鼓,并见青筋暴露,多为疳积。

(2)外伤患者检查:对有外伤史的患者,应重点观察腹部有无膨隆,有无局限性包块,腹式呼吸是否存在,局部有无瘀血。此外还要区分损伤在上腹部还是下腹部,骨盆骨折时常出现下腹部血肿和瘀斑。

2.触诊

(1)压痛点:阑尾炎压痛点,即麦氏(McBurney)点,在右髂前上棘与脐连线的中、外1/3交界处;阑尾炎发作时,阑尾穴(足三里直下2寸)常有压痛或酸胀感,以右侧较明显。胆囊炎压痛点(胆囊点),在右季肋缘与腹直肌右缘的交角处。检查时用四指或拇指压住胆囊点,嘱患者深吸气,当胆囊下移碰到手指时感到剧痛而突然屏气,即为胆囊压痛试验阳性。胆管蛔虫患者,在剑突下二指,再向右旁开二指处有明显压痛,此为胆总管压痛点。胃溃疡压痛区在上腹部正中或偏左,范围较广;十二指肠溃疡压痛区在上腹部偏右,常有明显的局限压痛。腹膜炎患者常有腹肌紧张、全腹压痛及反跳痛,称腹膜刺激征。触诊时,腹肌紧张程度往往呈“木板样”,称为板状腹。

(2)外伤患者检查:腹部触诊重点应注意脏器损伤,无论是肝脾损伤或是空腔脏器损伤,均有明显的腹肌紧张。先触摸肝区、脾区有无压痛;肝浊音界是否消失;有无移动性浊音;肠鸣音是否存在以及有无亢进或减弱。其他部位触痛应注意有无膀胱损伤、尿道损伤、肾实质损伤等。结合全身情况尽早判断有无活动性出血。如触及腹腔肿物,除创伤血肿外,临床与骨伤科有关的以腰椎结核寒性脓肿和椎体肿瘤最为常见。触诊时还要摸清肿物大小、边界软硬程度、表面光滑度、有无波动、移动度、触痛反应敏感程度等,以便判断损伤性质。

3.特殊检查

腹壁反射患者仰卧,下肢屈曲,放松腹肌,检查者用钝尖物沿肋缘下、平脐和腹股沟上的平行方向,由外向内轻划腹壁皮肤,正常时该侧腹肌收缩。上腹壁反射中心在第7～8胸髓;中腹壁反射中心在第9～10胸髓;下腹壁反射中心在第11～12胸髓。一侧腹壁反射消失见于锥体束损伤,某一水平的腹壁反射消失提示相应的周围神经和脊髓损伤。

(陈昌韬)

第三节　腰背、骨盆部检查

一、腰背部检查

1.望诊

(1)骨性标志及生理弯曲(图6-15)。患者裸露上身,下部显露出两侧髂嵴,直立,头胸部挺直,目向前视,两手下垂,双足并拢。全面观察患者体形、生理力线和生理曲线。检查者首先从后面观察腰背部骨性标志:正常时两肩平行对称,两肩胛骨内角与第3胸椎棘突同一水平;两肩胛骨下角与第7胸椎棘突同一水平;所有胸、腰椎棘突都在背部正中线上,即自枕骨结节至第1骶椎棘突连线上;两髂嵴连线与第4腰椎棘突同一水平。然后从侧面观察腰背部生理弯曲,胸椎正常向后生理弯曲度和腰椎向前弯曲度是否存在,一般青年人胸椎生理后曲较小,而腰椎生理前曲较大;老年人则胸椎生理后曲较大,而腰椎生理前曲较小。

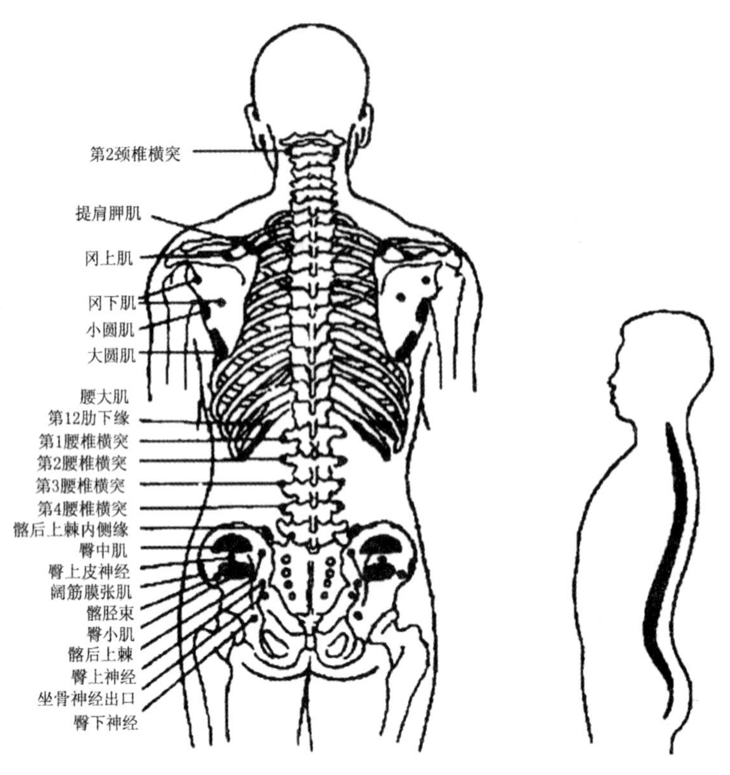

图 6-15 骨性标志及脊柱生理弯曲

(2)异常弯曲。①脊柱后凸:也称为驼背,多发生于胸段脊柱。可见于佝偻病、结核病、强直性脊柱炎、脊椎退行性变、脊椎压缩性骨折、青年性椎软骨病。②脊柱前凸:多发生于腰椎部位,表现为腹部明显向前突出,臀部明显向后突出,可见于水平骶椎、下腰椎向前滑脱、髋关节结核、先天性髋关节后脱位(图 6-16)、晚期妊娠、大量腹水、腹腔巨大肿瘤等。③脊柱侧凸(图 6-17):根据发生部位分为胸段侧凸、腰段侧凸、胸腰段联合侧凸;也可根据侧凸的性状分为姿势性和器质性两种。姿势性侧凸无脊柱结构的异常,改变体位,如卧位或向前弯腰时侧凸可消失,见于姿势不良、下肢不等长、腰椎间盘突出症、小儿麻痹后遗症等。器质性侧凸的特点是改变体位不能纠正侧凸,见于先天性脊柱发育不全、肌肉麻痹、营养不良、慢性胸腔病变、肩部畸形、胸廓畸形等。

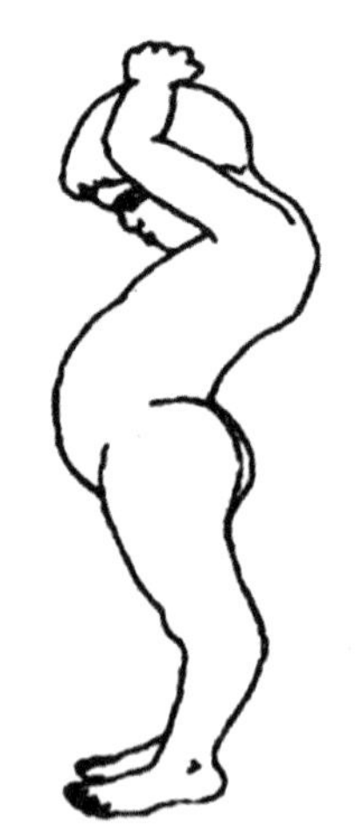

图 6-16 关节后脱位

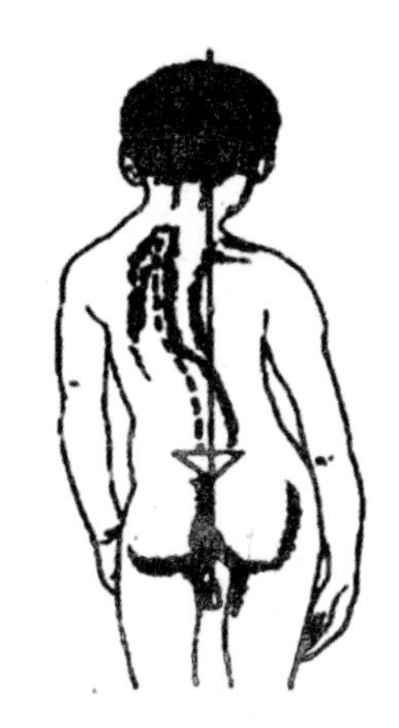

图 6-17 脊柱侧弯畸形

(3)皮肤色泽。腰背部望诊还要注意皮肤颜色、汗毛和局部软组织肿胀情况。如腰背部不同形状的咖啡色斑点,反映了神经纤维瘤或纤维异样增殖症的存在;腰骶部汗毛过长、皮肤色浓,多有先天性骶椎裂;腰部中线软组织肿胀,多为硬脊膜膨出;一侧腰三角区肿胀,多为流注脓肿。

2.动诊

脊柱运动的个体性差异很大,一般来说,运动范围随着年龄增长而减小。不同职业的人,运动范围也不相同,如体操运动员、杂技演员等脊椎活动范围较普通人大,故此类患者在活动轻度受限时,往往在正常活动范围,须注意鉴别。在脊柱不同节段,活动度也有差异,主要与小关节的排列方向有关,胸椎小关节突过长,且为冠状位关节面,同时又受肋骨的影响,故活动度最小,而腰椎近似矢状位关节面,故活动度较大。胸腰段脊椎运动有前屈、后伸、侧弯和旋转 4 种类型,在直立、固定骨盆的情况下,正常人活动范围参考值不同。

胸腰椎活动范围见表 6-1。

表 6-1 胸腰椎活动范围

	前屈	后伸	侧弯	旋转
胸椎	30°	20°	20°	35°
腰椎	80°～90°	30°	35°	30°

腰椎病变活动受限时,可使行走步态失去正常姿势,同时双上肢前后摆动也不自然,通过对各种不正常步态的观察,可判断腰椎病变及性质。

3.触诊

腰背部触诊主要是触摸、叩击腰背部,通过寻找、分析压痛点来判断病变。

(1)触摸棘突:检查者将中指置于棘突尖上,示指、无名指放于棘突两侧,自上而下滑行触摸,注意棘突有无异常隆起或凹陷,棘突间隙是否相等,棘突、棘上韧带及棘间韧带有无增厚、肿胀及压痛,棘突的排列是否在一条直线上,有无侧弯或棘突偏歪。

(2)寻找压痛点:自上而下依序按压棘突、棘间韧带、腰骶关节、关节突关节、横突、椎旁肌、骶髂关节等寻找压痛点(图 6-18)。浅表压痛说明是浅部病变,多为棘上韧带、棘间韧带、筋膜、肌肉的损伤;深压痛表明为深部病变,可能系椎体或附件有病变或损伤,如横突骨折或横突间韧带撕裂伤的患者,多在骶棘肌外缘局部有深压痛。第 3 腰椎横突综合征,在横突尖部有明显的深压痛,并有时沿臀上皮神经向臀部放散。$L_{4,5}$椎间盘突出的患者,$L_{4,5}$椎板间线部位有明显的深在压痛并向患侧下肢放射可至足。中线部位有深在压痛,可能为椎体结核或椎体骨折。

(3)肌肉痉挛:患者取俯卧位,放松全身肌肉。检查者触摸其椎旁肌肉有无痉挛。肌肉痉挛者往往提示局部软组织损伤或有骨折、脱位等,但亦可继发于他处病损而出现保护性肌痉挛。

(4)叩击检查:用手指或叩诊锤,从第 7 颈椎至骶椎依次垂直叩击各棘突。叩击痛阳性见于脊柱结核、脊椎骨折及椎间盘突出症等。叩痛部位多为病变部位。

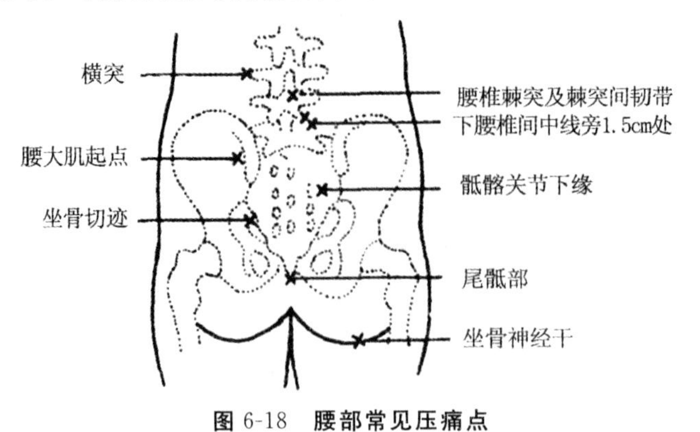

图 6-18 腰部常见压痛点

4.特殊检查

(1)拾物试验:置一物于地面,嘱患者拾起。腰椎正常时,应直立弯腰伸手拾起。如患者一手扶膝、下蹲、腰部板直,用另一手拾起该物,此为拾物试验阳性(图 6-19)。多见于腰椎病变如腰椎间盘突出症、腰肌外伤及炎症。

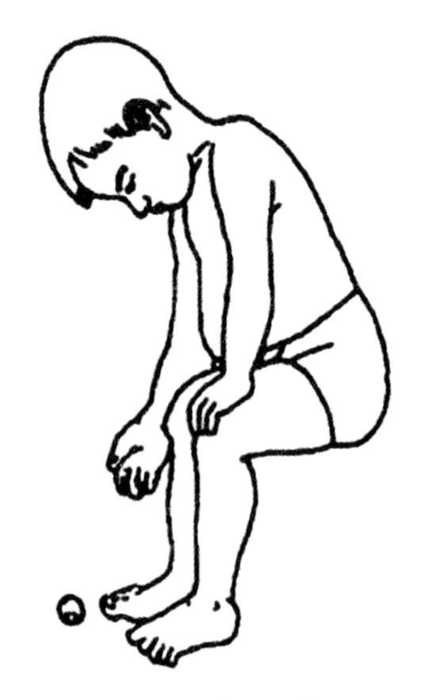

图 6-19 拾物试验阳性

(2)俯卧背伸试验:用于检查婴幼儿脊柱是否有保护性僵硬或脊柱病变。患儿俯卧,两下肢伸直并拢,检查者提起其双足,使腰部过伸。正常脊柱呈弧形后伸状态,有病变者则大腿和骨盆与腹壁同时离开床面,脊柱呈强直状态(图 6-20)。

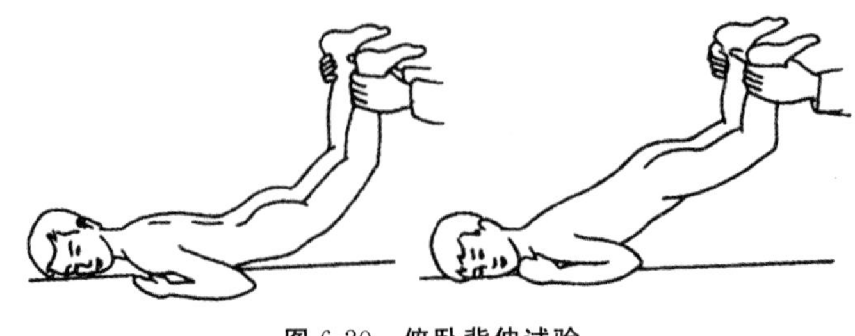

图 6-20 俯卧背伸试验

(1)正常;(2)僵直

(3)腰骶关节试验(骨盆回旋试验):患者仰卧,双腿并拢,令其尽量屈膝、屈髋,检查者双手扶住膝部用力按压,使大腿贴近腹壁,这时腰骶部呈被动屈曲状态(图 6-21)。腰骶部出现疼痛反应即为阳性,多见于腰骶部病变。

(4)直腿抬高试验及加强试验:患者仰卧,检查者一手握患者足部,另一手保持膝关节在伸直位,将两下肢分别做直腿抬高动作(图 6-22)。正常时,两下肢同样能抬高 80°以上,除腘窝部有紧张感外,并无疼痛或其他不适。若抬高不足 70°,同时伴有下肢后侧的放射性疼痛,则为直腿抬高试验阳性,见于腰椎间盘突出症、单纯性坐骨神经痛。直腿抬高到最大限度的角度时将足踝背伸,如引起患肢放射性疼痛加剧,即为加强试验阳性。借此可以区别由于髂胫束、腘绳肌或膝关节后关节囊紧张所造成的直腿抬高受限,因为背伸踝关节只加剧坐骨神经及小腿腓肠肌的紧张,对小腿以上的肌膜无影响。

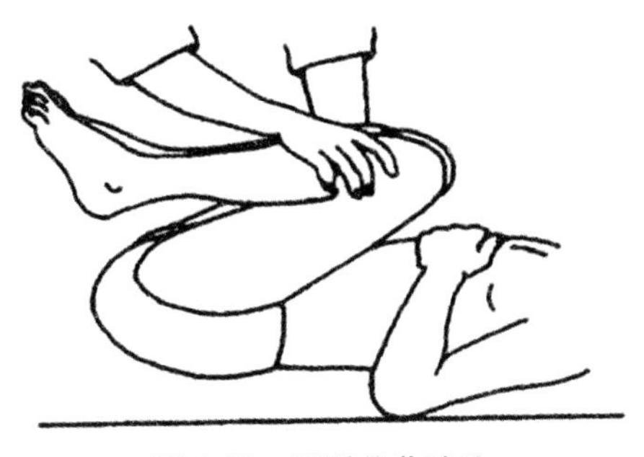
图 6-21　腰骶关节试验

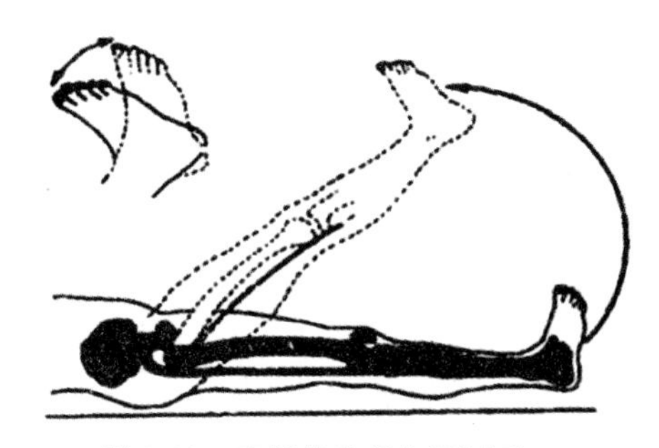
图 6-22　直腿抬高及加强试验

(5)坐位屈颈试验:患者取坐位,两腿伸直,使坐骨神经处于紧张状态,然后被动或自动向前屈颈(图 6-23)。如出现下肢放射痛即为阳性。

股神经由 $L_{2、3、4}$ 神经根汇集而成,因此腰部疾患也常导致该神经受损,临床常用下列几项特殊检查。①股神经牵拉试验:患者俯卧,检查者一手固定患者骨盆,另一手握患肢小腿下端,将大腿强力后伸(图 6-24)。如大腿前方出现放射痛为阳性,可见于高位腰椎间盘突出症患者。②屈膝试验:患者俯卧,两下肢伸直,检查者一手按住其骶髂部,另一手握患侧踝部,并将小腿抬起使膝关节逐渐屈曲,足跟接近臀部(图 6-25)。若出现腰部和大腿前侧放射性痛即为阳性,提示股神经损害,可根据疼痛的起始位置判断其受损的部位。

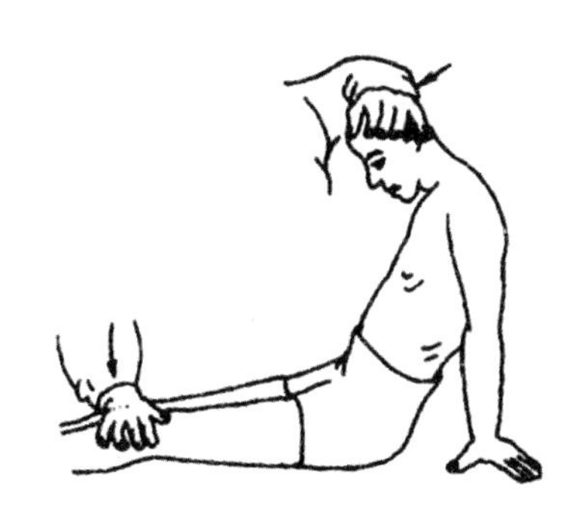
图 6-23　坐位屈颈试验

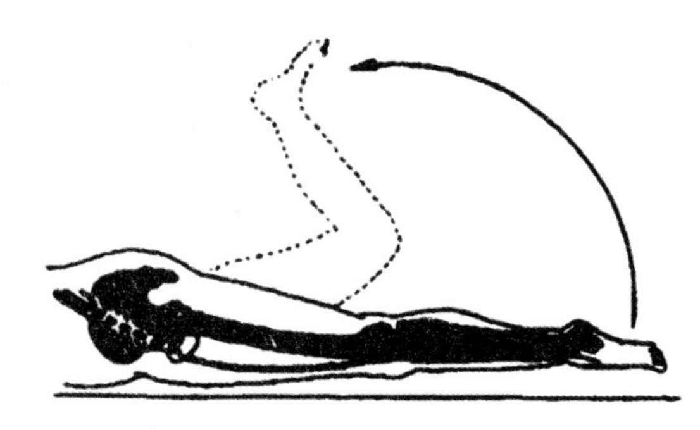
图 6-24　股神经牵拉试验

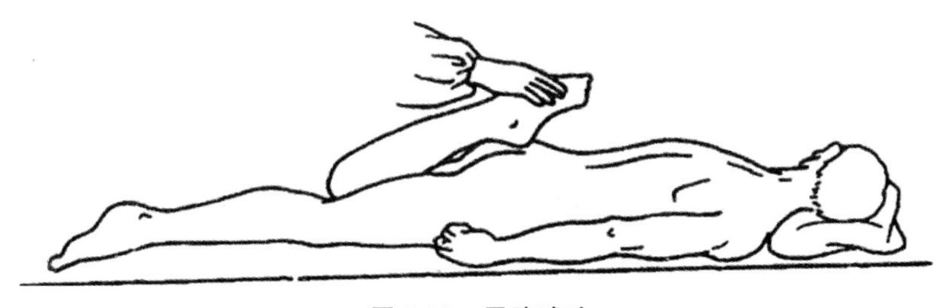
图 6-25　屈膝试验

二、骨盆部检查

1.望诊

患者取立位，先从前面观察两侧髂前上棘是否在同一水平线上(图 6-26)，有无骨盆倾斜，腰椎侧弯、骨盆骨折移位(陈旧性)、髋关节疼痛以及双下肢不等长等均可造成骨盆倾斜。此外，骨盆环骨折还可出现严重血肿和瘀斑。望后面时，应注意两髂后上棘是否在同一高度，如果向上移位或向后突出，则多是骶髂关节错位。

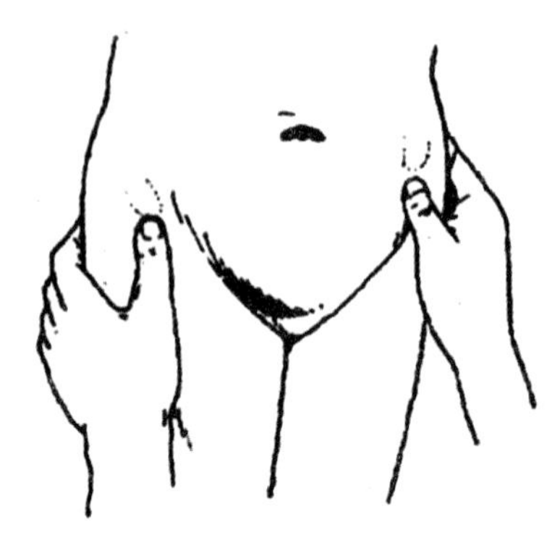

图 6-26　站立位检查两髂前上棘的高低

2.触诊

(1)骨性标志：临床多采取卧位检查，先触及两侧髂前上棘，用来作为触摸其他部位的骨性标志。

(2)压痛及意义：耻骨部位有压痛，如是外伤患者则多有骨折存在，否则应注意骨肿瘤等骨病的存在；耻骨联合部压痛，且间隙增宽，如是外伤后则可能为耻骨联合分离；若无外伤史，见于耻骨联合软骨炎、后耻骨联合结核；髂嵴外缘压痛，多数是臀筋膜炎或臀上皮神经痛；如骶骨背面有广泛压痛，多为骶棘肌起始部筋膜损伤；骶髂关节部压痛，临床多见于骶髂关节炎，骶髂关节扭伤、结核、松动症或早期类风湿；在臀大肌触到纤维条索，则是臀大肌纤维挛缩，或是臀筋膜炎；坐骨结节部压痛常是坐骨结节滑囊炎或坐骨结节结核；骶尾关节部压痛，则是骶尾部挫伤，骶骨下端骨折或尾骨骨折、脱位。上述各压痛点须结合临床病史分析判断。

3.特殊检查

(1)骨盆挤压试验：用于诊断骨盆骨折和骶髂关节病变。患者仰卧位，检查者两手分别放于髂骨翼两侧，两手同时向中线挤压，如有骨折则会发生疼痛，称骨盆挤压试验阳性。或嘱患者采取侧卧位，检查者将手放于上侧髂骨部，向下按压，后法多用于检查骶髂关节病变(图 6-27)。

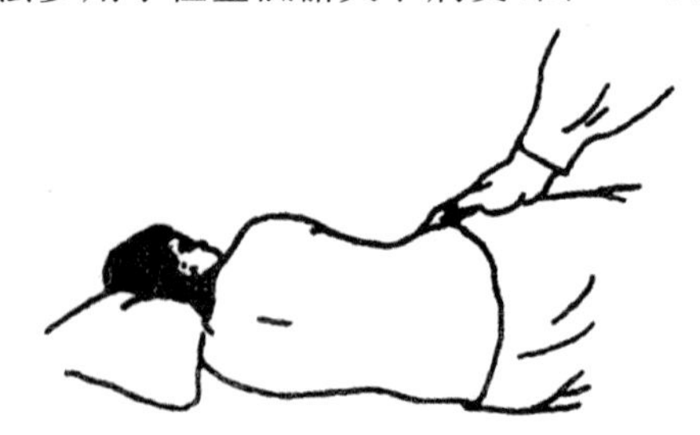

图 6-27　骨盆挤压试验(侧卧位)

(2)骨盆分离试验：多用于检查骨盆骨折及骶髂关节病变。患者仰卧，检查者两手分别置于两侧髂前上棘部，两手同时向外推按髂骨翼，使之向两侧分开，发生疼痛反应为阳性(图 6-28)，提示骨盆骨折或骶髂关节病变。

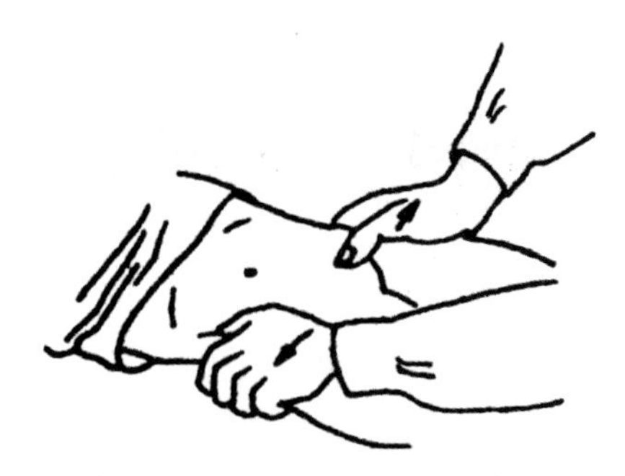

图 6-28 骨盆分离试验(仰卧位)

(3)斜扳试验:患者仰卧,健侧腿伸直,患侧腿屈髋、屈膝各 90°,检查者一手扶住膝部,一手按住同侧肩部,然后用力使大腿内收,向下按在膝部,如骶髂关节发生疼痛为阳性(图 6-29),提示骶髂关节病变。

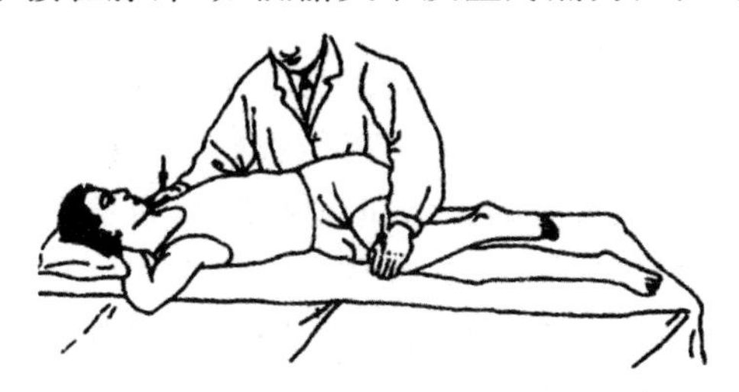

图 6-29 斜扳试验

(4)床边试验:患者平卧,患侧臀部置于床边,健侧腿尽量屈膝、屈髋,检查者用手按住膝部,使大腿靠近腹壁,另一手将患腿移至床边外,用力向下按压使之过度后伸,使骨盆沿着横轴旋转,如骶髂关节发生疼痛则为阳性(图 6-30),提示骶髂关节病变。

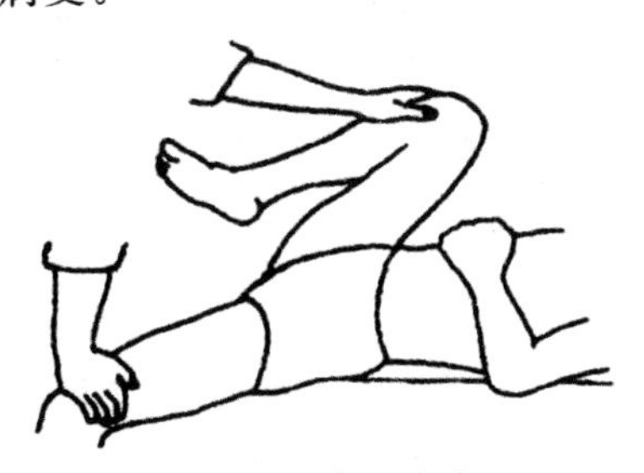

图 6-30 床边试验

(5)单髋后伸试验:患者取俯卧位,两下肢并拢伸直,检查者一手按住骶骨中央部,另一手肘部托住患侧大腿下部,用力向上抬起患肢,使之过度后伸,如骶髂关节疼痛则为阳性(图 6-31),提示骶髂关节病变。

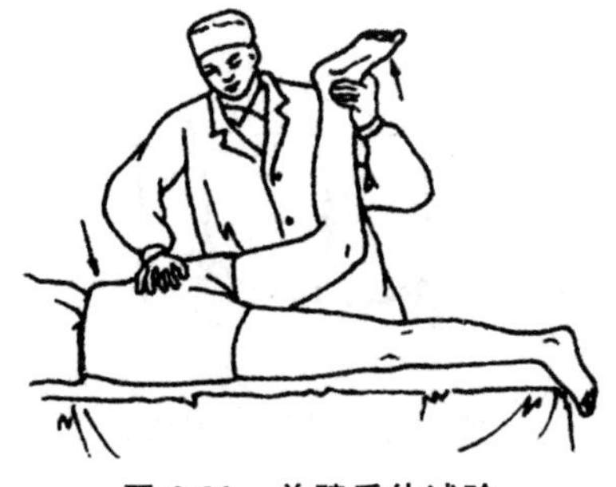

图 6-31 单髋后伸试验

(阮士国)

第四节　上肢部检查

一、肩部检查

由于神经反射的原因，临床上某些内脏出现病变时，体表相应区域可发生牵涉痛，因此遇到肩部疼痛的患者，首先要排除内脏疾病。如左肩疼痛要排除心脏疾病，右肩疼痛要排除肝、胆疾病。另外有些肩痛是由于颈椎病而引起的，称之为“颈肩综合征”。所以对肩部疼痛应进行整体检查。

1. 望诊

肩部望诊时，应双肩裸露，对比双肩部是否对称、是否在同一水平，要注意其皮肤颜色情况，肩部有无窦道、肿块及静脉怒张，对比两侧三角肌的形态及锁骨上、下窝是否对称，肌肉有无萎缩；然后检查背面，对比两侧肩胛骨高低是否一致，肩胛骨内缘与中线的距离是否相等，肩胛冈的上下肌肉有无萎缩。还要借助肩关节主动或被动运动来观察其肌肉及关节的形态和功能状况，如发现两侧不对称，则应进一步检查。三角肌膨隆消失成“方肩”多为肩关节脱位（图 6-32）。“先天性高位肩胛症”可出现肩胛高耸（图 6-33），如为双侧则出现颈部短缩畸形。前锯肌麻痹可致肩胛胸壁关节松动，肩胛骨向后凸起，如累及双侧则称为“翼状肩胛”，但要注意与脊柱侧弯而引起的肩胛骨后凸畸形相鉴别。任何一种较严重的肩部外伤，均可能引起不同程度的肩部肿胀，如挫伤、牵拉伤，肩袖破裂等筋腱损伤；肩部骨折脱位时，肿胀更为严重。

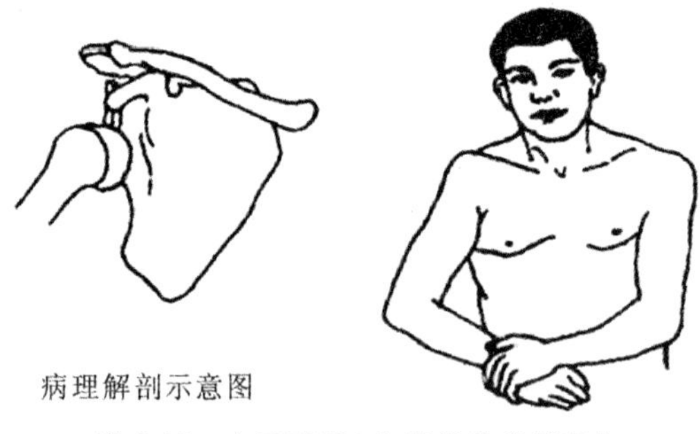

图 6-32　方肩畸形（右肩关节前脱位）

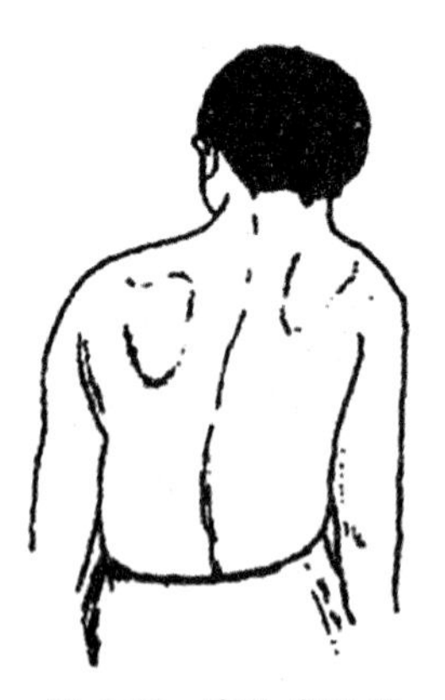

图 6-33　高位肩胛症

2. 动诊

肩部动诊检查时应固定肩胛骨下角，避免肩胛骨一起参与活动而造成假象。肩关节的正常运动范围见图 6-34。

（1）骨性标志：肩部触诊要重点触摸其骨性标志，肩峰、大结节、喙突三点组成三角形，称肩三角。肩峰在肩外侧最高点骨性突出处，其下方的骨性高突处为肱骨大结节，肩峰前方为锁骨外侧端，锁骨外、中 1/3

交界处的下方一横指、肱骨头内上方为喙突。

(2)压痛点:肩关节周围不同部位的压痛点,对于鉴别诊断很有意义。如肩关节周围炎,其压痛点多在肱骨大、小结节间沟,喙突和冈上窝部,后期形成广泛性粘连而发生功能障碍。肱骨结节间的压痛见于肱二头肌长头肌腱炎;肱二头肌短头肌腱炎,压痛点多局限于喙突(图6-35);三角肌下滑囊炎,则压痛广泛,但主要位于三角肌区;冈上肌腱炎或冈上肌腱断裂,压痛位于肱骨大结节尖顶部;肩背部肌膜炎,可在背部肩胛骨周围触及多个压痛点和结节。

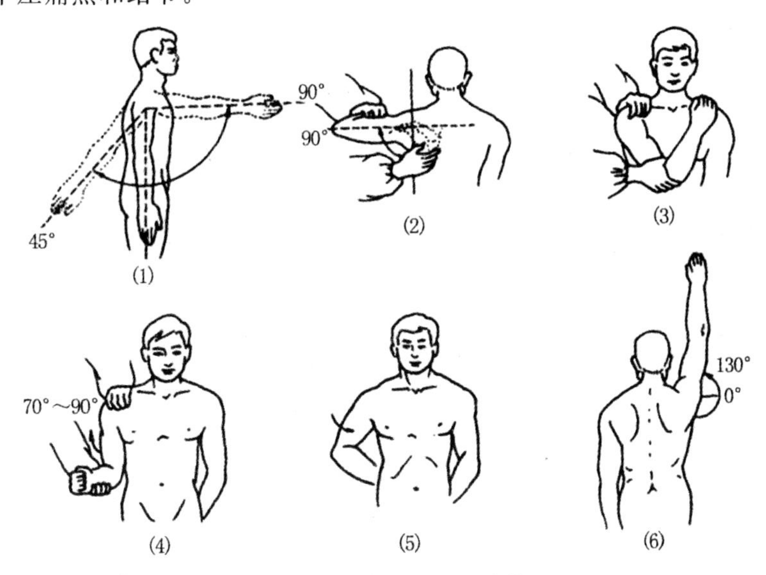

图6-34 肩关节的正常运动范围

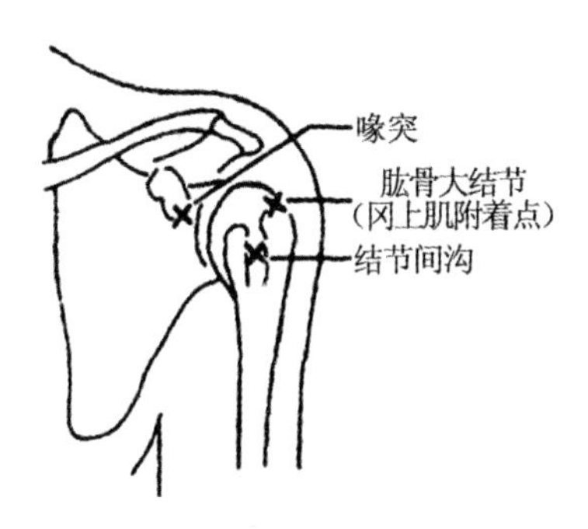

图6-35 肩部常见压痛点

(3)外伤患者检查:触诊尚可用于骨折或脱位的诊断。如锁骨位于皮下,骨折后容易触知,骨折有移位时尚能触及骨擦音和异常活动。肩关节脱位时,肩三角关系改变,并可在肩峰下方触到明显凹陷和空虚感,在腋窝部或肩前方能触到肱骨头。肩锁关节脱位时,在锁骨外端可触到突起的骨端,向下按压时,有琴键样弹跳感,并有明显压痛。

3.特殊检查

(1)搭肩试验(杜加征,Dugas征):患者屈肘,如手在搭到对侧肩部的同时,肘部能贴近胸壁为正常,若患者不能完成上述动作,或仅能完成两动作之一者为阳性,提示有肩肱关节或肩锁骨关节脱位的可能(图6-36)。

(2)落臂试验:患者站立,先将患肢被动外展90°,然后令其缓慢地向下放,如果不能慢慢放下,出现突然直落到体侧则为阳性,说明有肩袖破裂存在。

(3)肱二头肌抗阻力试验:亦称叶加森(Yergason)试验。患者屈肘90°,检查者一手扶其肘部,一手扶其腕部,嘱患者用力做屈肘及前臂旋后动作,检查者给予阻力,如出现肱二头肌腱滑出,或结节间沟处产生疼痛则为阳性,前者为肱二头肌长头腱滑脱,后者为肱二头肌长头肌腱炎。

(4)直尺试验:正常人肩峰位于肱骨外上髁与肱骨大结节连线之内侧。检查者用直尺边缘贴于患者上臂外侧,一端贴肱骨外上髁,另一端能与肩峰接触则为阳性,说明肩关节脱位。

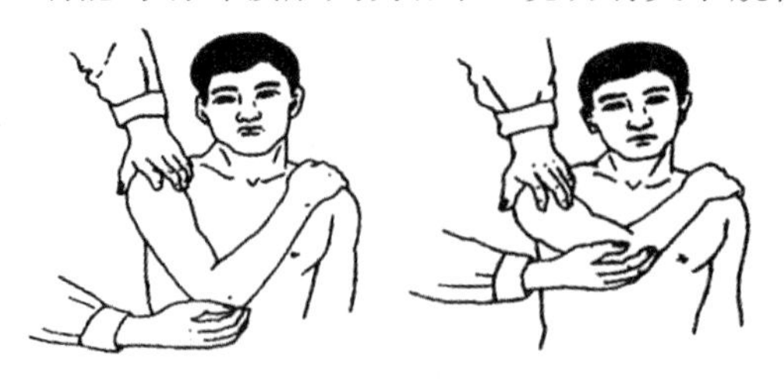

图 6-36 搭肩试验

(1)杜加征阴性;(2)杜加征阳性,右肘不能贴住胸壁

(5)疼痛弧试验:患者肩外展到 60°～120°范围时,冈上肌腱在肩峰下摩擦,肩部出现疼痛则为阳性,这一区域的外展痛称疼痛弧(图 6-37)。

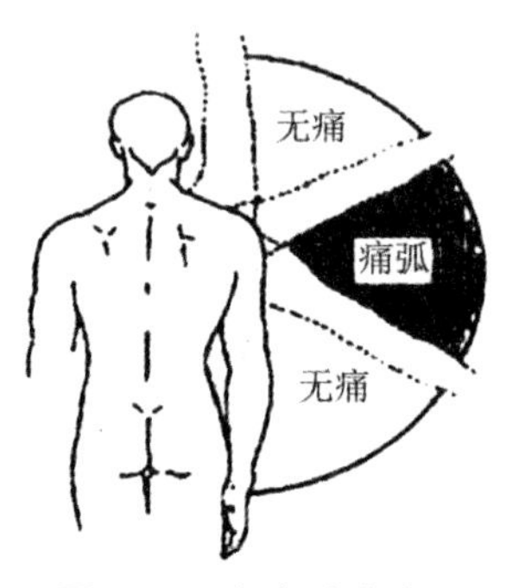

图 6-37 疼痛弧试验

(6)冈上肌腱断裂试验:患者肩外展,当外展到 30°～60°时可以看到患侧三角肌用力收缩,但不能外展上举上肢,越用力越耸肩。若患肢被动外展超过 60°,则患者又能主动上举上肢。这一特定区外展障碍为阳性体征,说明有冈上肌腱的断裂或撕裂(图 6-38)。

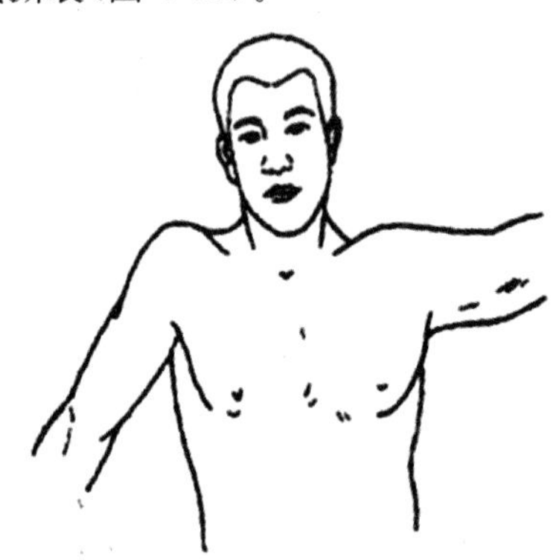

图 6-38 冈上肌腱断裂试验

二、肘部检查

1.望诊

肘部望诊需将两肘暴露,对比检查两侧,观察肘关节的轮廓有无肿胀和变形。

(1)肘部肿胀:对肘关节有明显肿胀外观的患者,检查时必须认真区分是关节内肿胀还是关节外肿胀,是全关节肿胀还是局限性肿胀。对肿胀性质也必须仔细分析,是外伤性肿胀抑或是病理性(化脓感染、结核等)肿胀。关节内有积液时,关节肿胀明显,且呈半屈曲状态(因此姿势关节内容积最大)。对关节内积液者,应进一步检查,明确其性质。

外伤患者如出现局限性肿胀,常提示某一局部的损伤。如以肘内侧肿胀为著,可能为肱骨内上髁骨折；以肘外侧肿胀为著，则有肱骨外上髁或桡骨小头骨折的可能；如以肘后方肿胀为著，则有尺骨鹰嘴突骨折的可能。此外局部软组织挫伤、肿胀也较局限。

(2)肘部畸形：①肘外翻：正常的肘关节伸直时，上臂与前臂之间形成一生理性外偏角(即携带角)，男性 5°～10°，女性 10°～15°。携带角大于 15°即为肘外翻畸形(图 6-39)，常见于先天性发育异常、肱骨下端骨折对位欠佳，或肱骨下端骨骺损伤，而在生长发育中逐渐形成畸形。肘外翻的患者，由于尺神经经常受到牵拉或磨损，晚期常发生尺神经炎，甚至出现神经麻痹。②肘内翻：携带角小于 5°者称为肘内翻(图 6-39)。临床最常见的原因是尺偏型肱骨上髁骨折，因复位不良或骨骺损伤造成生长发育障碍所致。③肘反张：肘关节过伸超过 10°以上称为肘反张，多由于肱骨下端骨折复位不良，髁干角过小所致。④靴形肘：临床见于肘关节脱位或伸直型肱骨髁上骨折，于侧面观察肘部时，状如靴形，故称"靴形畸形"(图 6-40)。⑤矿工肘：尺骨鹰嘴突滑囊炎患者，其肘后形成像乒乓球样的囊性肿物，因多发于矿工，故而得名。

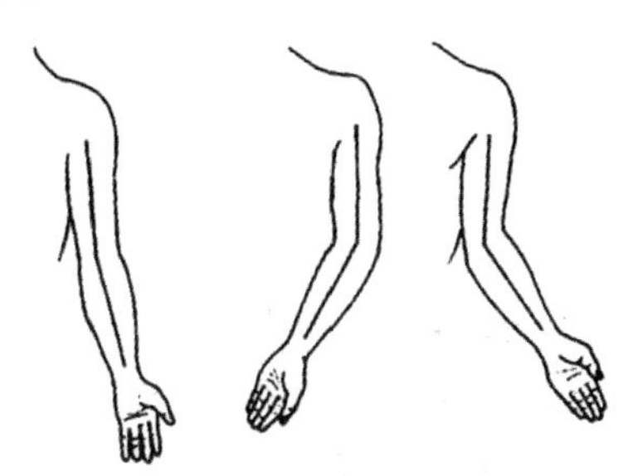

图 6-39 携带角及肘内、外翻

(1)携带角(正常，5°～15°)；(2)肘内翻(3 肘外翻)

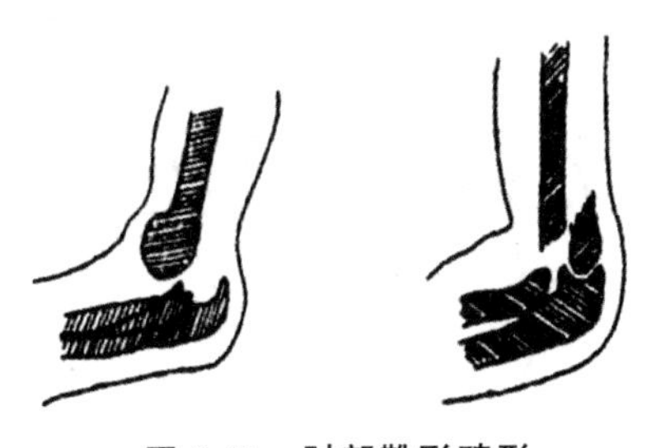

图 6-40 肘部靴形畸形

(1)肘后脱位；(2)伸直型肱骨髁上骨折

2. 动诊(图 6-41)

(1)屈肘运动：肘关节正常屈曲可达到 140°，主要屈肘肌肉是肱二头肌，嘱患者做屈肘动作，手能摸到同侧肩部为正常，先做主动运动检查，然后进行被动检查。引起屈肘运动障碍的常见疾病有化脓性关节炎、风湿性关节炎、关节滑膜结核、靠近关节的骨折和脱位、骨化性肌炎等。

(2)伸肘运动：肘关节正常伸直为 0°～5°，主要伸肘肌肉是肱三头肌，检查时嘱患者做最大限度的屈肘，然后再伸直，观察能否达到正常范围。影响肘关节伸直的疾病最常见于肱骨髁间骨折、尺骨鹰嘴骨折或肘关节长期屈肘固定，致鹰嘴窝被纤维组织充填而阻碍肘关节伸直；或肘前有肌腱挛缩、瘢痕形成、骨性阻挡等，也影响肘关节伸直。

(3)旋转运动：前臂的旋转运动主要是由上下尺桡关节来完成，肱桡关节次之。当前臂发生旋转时，主要是桡骨围绕尺骨转。正常时前臂旋后可达 80°～90°，主要旋后肌肉是旋后肌和肱二头肌。检查时，患者端坐或站立，屈肘 90°，两上臂紧靠胸壁侧面，拇指向上，然后嘱患者做旋后动作，对比检查两侧，判断前臂是否有旋后功能障碍。应当防止患者以肘部内收动作代替前臂旋后运动。旋前运动主要由旋前圆肌和旋前方肌完成，正常时前臂旋前可达 90°。检查时体位同前。在前臂中立位做旋前运动，掌心向下为正常。检查时务必防止患者用上臂外展来代替旋前运动。发生旋转功能障碍的原因多为前臂骨折畸形愈合、下尺桡关节脱位或桡骨小头骨折脱位等。

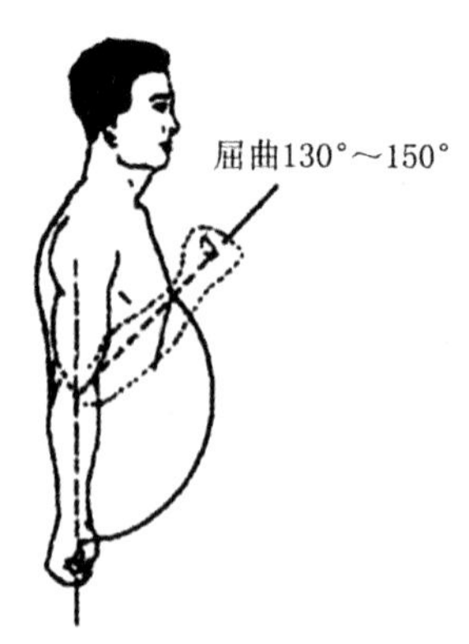

图 6-41　肘关节运动检查

(1)肘后脱位;(2)伸直型肱骨髁上骨折

3. 触诊

(1)肘后三角触诊及临床意义:肘关节屈曲90°时,肱骨外上髁、内上髁和尺骨鹰嘴突三点连线构成的等腰三角形,称肘后三角。当肘关节伸直时,则三点在一条直线上(图 6-42)。临床通过检查三点关系的变化来判断肘部骨折或脱位,肱骨髁上骨折时,三点关系保持正常;而肘关节脱位时,则此三角关系破坏,可以此鉴别肱骨髁上骨折和肘关节脱位。此外尺骨鹰嘴骨折,近端被肱三头肌拉向上方,肱骨内、外踝骨折移位,肘后三角亦会发生改变。故触摸肘后三角时,先触到尺骨鹰嘴突,然后再摸肱骨内、外踝,对此三点进行仔细观察,可判断肘部的骨折和脱位。

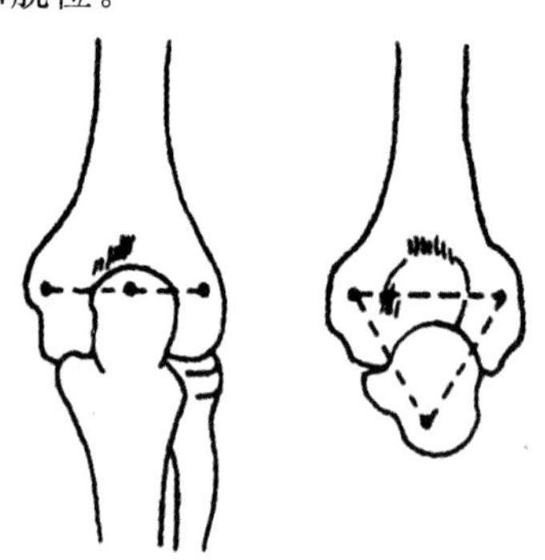

图 6-42　肘后三角

(2)肘部常见压痛及临床意义:肱骨外上髁为前臂伸肌群的起点,容易造成牵拉性损伤(或劳损)而形成肱骨外上髁炎,网球运动员多发本病,故有"网球肘"之称。而肱骨内上髁压痛则为肱骨内上髁炎,但临床较少见(图 6-43)。小儿桡骨头半脱位时,压痛点在桡骨小头前方;成人桡骨小头骨折,压痛点在肘前外侧。此外,肱骨内外髁撕脱骨折、尺骨喙突和鹰嘴突骨折,压痛点多在骨折的局部。在肘后部触摸到囊性包块,常见于尺骨鹰嘴突滑囊炎;若在鹰嘴突两侧触到黄豆大小的硬性包块,可在关节内移动,多是关节内游离体(或称关节鼠)。损伤后期,如在肘前方触及边界不清、硬度较大肿块,多为骨化性肌炎。

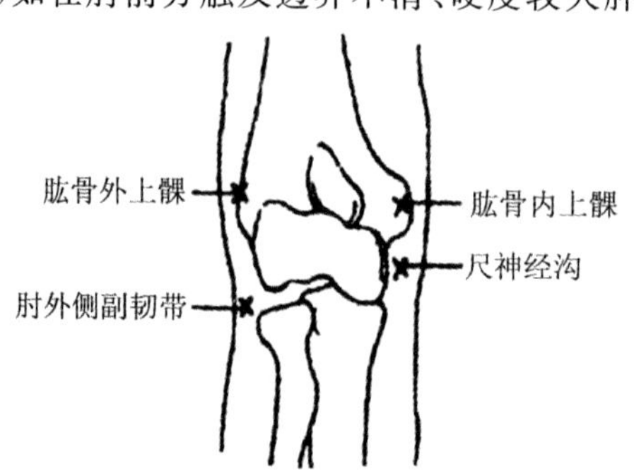

图 6-43　肘部常见压痛点

4.特殊检查

(1)网球肘试验(Mill征):患者前臂稍弯曲,手呈半握拳,腕关节尽量屈曲,然后将前臂完全旋前,再将肘伸直。如在肘伸直时,肱桡关节的外侧发生疼痛,即为阳性。

(2)腕伸、屈肌紧张(抗阻力)试验:患者握拳、屈腕,检查者按压患肢手背,患者抗阻力伸腕,如肘外侧疼痛则为阳性,提示肱骨外上髁有炎性病灶;反之如令患者伸手指和背伸腕关节,检查者以手按压患者手掌,患者抗阻力屈腕,肘内侧疼痛为阳性,提示肱骨内上髁炎或病变。

(3)前臂(收展)试验:本试验用于判断是否有肘关节侧副韧带损伤。患者坐在检查者对面,上肢向前伸直,检查者一手握住其肘部,一手握住其腕部并使其前臂内收,握肘部的手推肘关节向外,如有外侧副韧带断裂,则前臂可出现内收运动。若握腕部的手使前臂外展,而拉肘关节向内,前臂出现外展运动,则为内侧副韧带损伤。

三、腕和手部检查

1.望诊

手的自然休息姿势是:腕轻度背伸(约15°),拇指靠近示指旁边,其余四指屈曲,从第2～5指各指的屈曲度逐渐增大,而诸指尖端指向舟状骨(图6-44)。手的功能位是准备握物的位置:腕背伸(约30°),并向尺侧倾斜10°,拇指在外展对掌屈曲位,其余各指屈曲,犹如握茶杯姿势(图6-44)。在这个位置上能快速地握拳和完全伸开手指,表明手的功能正常。

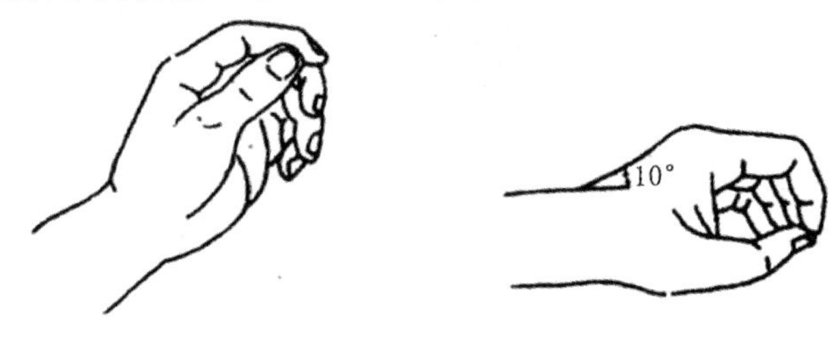

图6-44 手的休息位和功能位
(1)手的休息位;(2)手的功能位

(1)腕和手部肿胀:全腕关节出现肿胀,多表明有关节内损伤或关节内病变,如腕部骨折、脱位或韧带、关节囊撕裂。急性化脓性腕关节炎较少发生,一旦发生则全腕肿胀显著。腕关节结核肿胀发展缓慢,关节梭形变,不红不热。而风湿性关节炎肿胀发展迅速,时肿时消,且往往是对称性肿胀。腕舟骨骨折时鼻咽窝部肿胀明显,正常生理凹陷消失。第2～5指指间关节梭形肿胀,多为类风湿性关节炎。沿肌腱的肿胀多为腱鞘炎或肌腱周围炎。整个手指呈杵状指,多为肺源性心脏病、支气管扩张或发绀型先天性心脏病等疾患。腱鞘囊肿多为孤立、局限的包块,有明显的界线。

(2)手指震颤:多见于震颤麻痹、甲状腺功能亢进、慢性乙醇中毒等。震颤性麻痹患者,运动时震颤减轻或消失,静止时出现。如震颤轻微,可令患者紧闭双目,双手向前平举,在其双手背上放一张纸,可见到纸的抖动。

(3)腕和手部畸形:①餐叉样畸形:见于伸直型桡骨远端典型移位骨折(图6-45)。②爪形手:畸形若由前臂缺血性肌挛缩形成,表现为手的掌指关节过伸,而近位指间关节屈曲,形似鸟爪(图6-46)。若由尺神经损伤或臂丛神经损伤形成,则表现为指间关节半屈,掌指关节过伸,第4、5指不能向中间靠拢,且小鱼际肌萎缩(图6-47)。因烧伤所致爪形手,则有明显瘢痕和并指畸形。③猿手(扁平手、铲形手):由正中神经和尺神经同时损伤所致,表现为大、小鱼际肌萎缩,掌部的两个横弓消失,使掌心变为扁平,形如猿手(图6-48)。大鱼际肌萎缩,临床多由正中神经损伤的肌麻痹形成,或腕管综合征正中神经长期受压引起;小鱼际肌萎缩,由尺神经损伤、肘管综合征或尺神经炎所引起;骨间肌萎缩,常由尺神经麻痹、损伤或受压引起,掌侧骨间肌萎缩由于解剖位置深在,临床表现不明显,而背侧骨间肌因位于手背的掌骨间,萎缩时能够清楚地看到,其中第1、2背侧骨间肌最容易显露。④腕垂症:由桡神经损伤所引起。此外,前臂伸腕肌腱外伤性断裂，亦可形成“垂腕”畸形(图 6-49)。⑤锤状指：因手指末节伸肌腱断裂引起末节指间关节屈曲，不能主动背伸，形似小锤状。⑥尺骨小头变位：尺骨小头向背侧移位，临床常见于下尺桡关节分离移位、三角软骨损伤等。上述变位往往在前臂旋前位更明显。

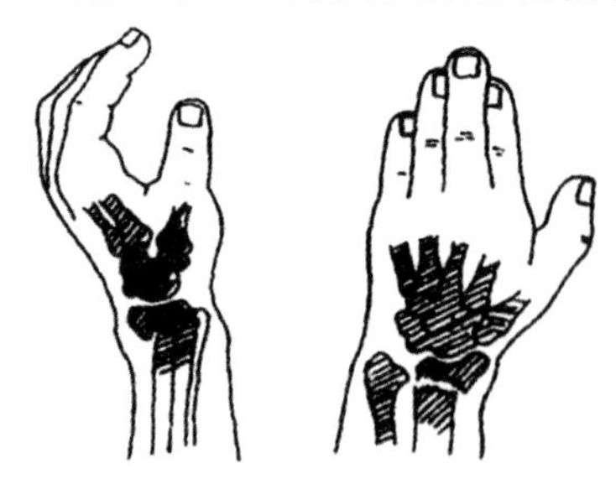

图 6-45　餐叉样畸形(侧面观、背面观)

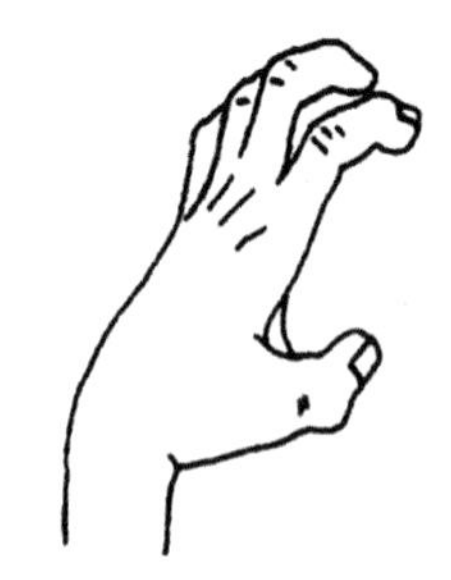

图 6-46　前臂缺血性肌挛缩手部畸形

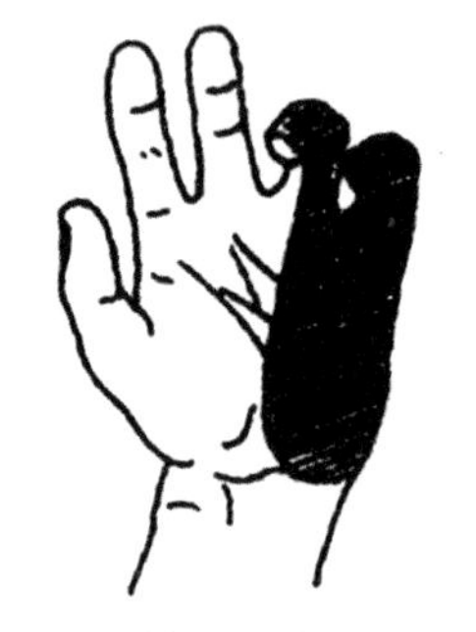

图 6-47　尺神经损伤后手部畸形

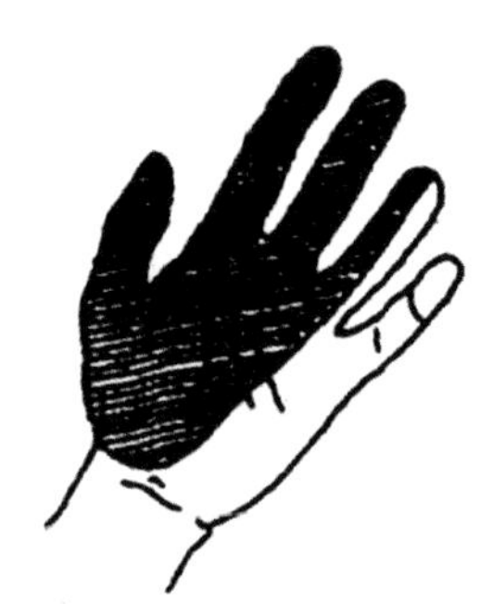

图 6-48　猿手

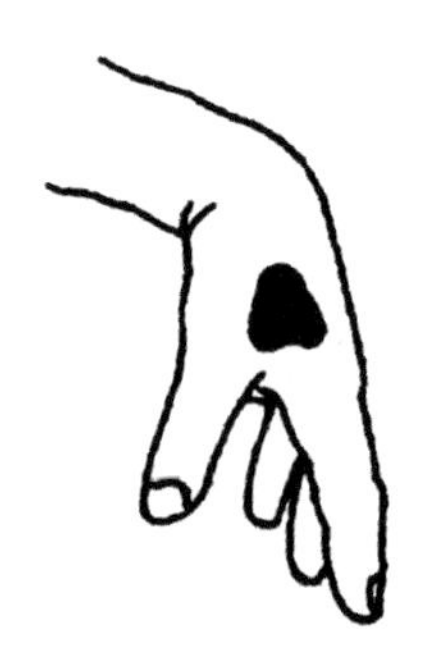

图 6-49　垂腕畸形

2. 动诊

(1)腕关节的正常运动范围(图 6-50)。

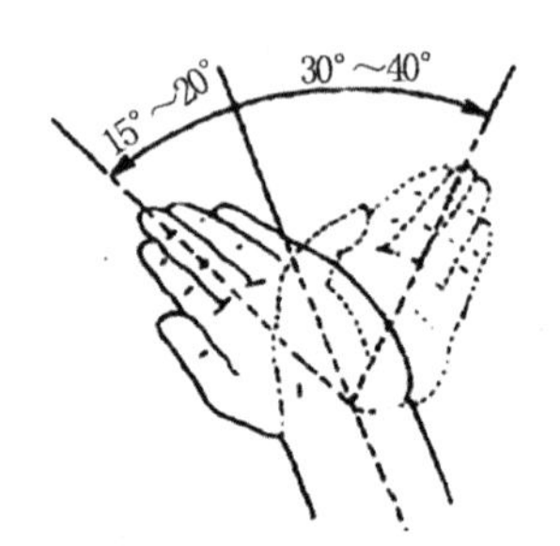

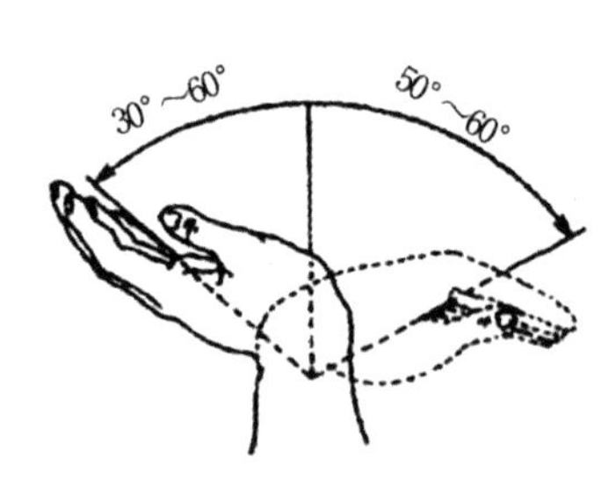

图 6-50　腕关节的正常运动范围

(1)外展、内收；(2)屈伸

(2)指关节的正常运动范围见于表 6-2。

表 6-2　指关节的正常运动范围

关节	背伸	掌屈	内收(桡侧)	外展(尺侧)
掌指	0°	60°～90°		
近端关节	0°	90°		
远端关节	0°	60°～90°		
掌拇关节		20°～50°	可并拢桡侧示指	40°
拇指指间关节		90°	可横越手掌	

3. 触诊

(1)腕和手部肿：块月骨脱位时，在腕掌侧中央部能触到向前移位的骨块。腕背侧触及形状大小不一、边界清楚的孤立性囊性肿物多为腱鞘囊肿。桡骨茎突狭窄性腱鞘炎急性炎症期，可触及局部明显高凸。内生软骨瘤发生在指骨者最多，骨体向外肿大变粗，呈梭形，触之质硬，无移动，边界不清。

(2)腕和手部压痛：桡骨茎突部压痛多系拇长伸肌腱、拇短伸肌腱腱鞘炎；腕部损伤，若鼻咽窝部压痛，多为腕舟骨骨折；腕掌侧正中压痛，可能是月骨脱位或骨折；腕背侧正中压痛，多是伸指肌腱腱鞘炎；下尺桡关节间和尺骨小头下方压痛，多是腕三角软骨损伤、下尺桡关节脱位；腕管综合征的压痛点，多在腕掌侧横纹正中部大、小鱼际之间，且多伴有手指放射痛和麻木感；若掌指关节掌侧面有压痛(即掌骨头部)，多是屈指肌腱腱鞘炎。

4. 特殊检查

(1)腕三角软骨挤压试验：患者屈肘 90°，掌心向下，检查者一手握住前下端，另一手握住手掌部，使患手向尺侧被动偏斜，然后伸屈腕关节，使尺腕关节部发生挤压和研磨，如有明显疼痛加重即为阳性(图 6-51)，提示三角软骨损伤。

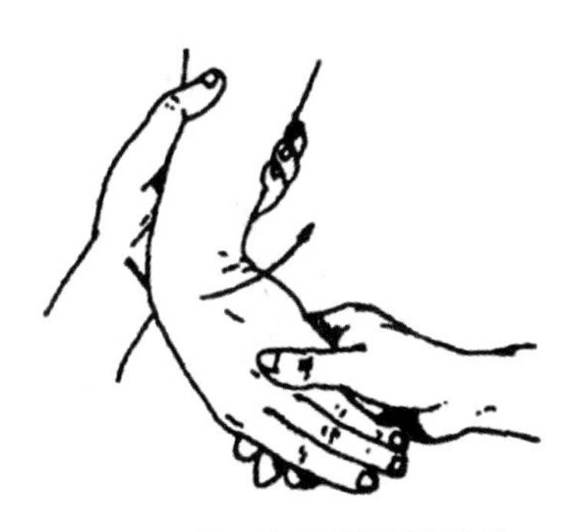

图 6-51　腕三角软骨挤压试验

(2)握拳试验(Finkel-Stein 试验)：患者屈肘 90°，前臂中立位握拳，并将拇指握在掌心中，检查者一手握住前臂下端，另一手握住患者手部，同时使腕关节向尺侧屈腕，如在桡骨茎突部出现剧烈疼痛，则为阳性(图 6-52)，提示桡骨茎突狭窄性腱鞘炎。

(3)弹手指征：亦称霍夫曼(Hoffmann)征。快速弹压被夹住的患者中指指甲，引起诸手指的掌屈反应为阳性，提示中枢神经损害。

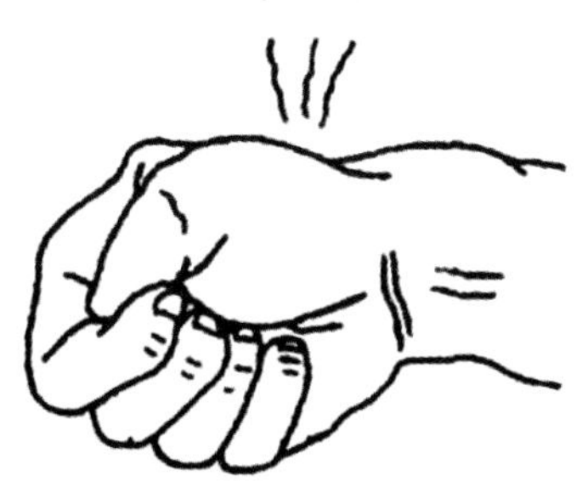

图 6-52　握拳试验

(栾瑞芝)

第五节　下肢部检查

一、髋部检查

1. 望诊

(1)前面观察:两侧髂前上棘是否在同一水平线上,即骨盆是否倾斜。腹股沟区是否对称,有无高凸饱满或空虚,前者多系髋关节肿胀,后者往往提示股骨头有严重破坏。

(2)侧面观察:如有腰椎生理前凸加大,臀部明显后凸,髋部呈现屈曲位,则是髋关节后脱位(陈旧性);或系小儿先天性髋脱位和髋关节屈曲性强直(图 6-53)。

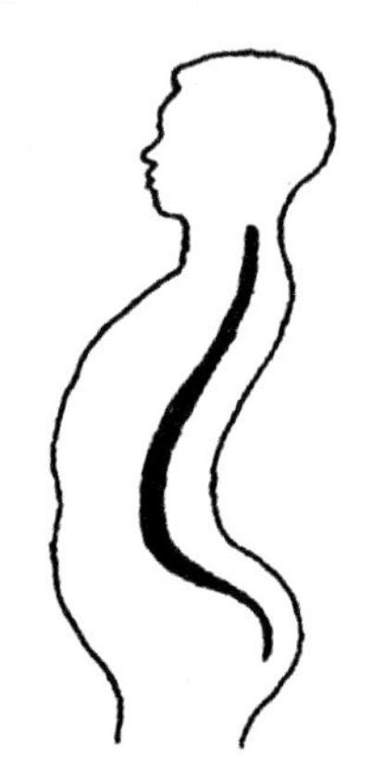

图 6-53　双髋先天性脱位
(臀部后凸,腰椎代偿性前凸)

(3)后面观察:应注意有无臀大肌萎缩,慢性髋关节疾病由于长期负重量减少和运动障碍,可出现废用性肌萎缩;小儿麻痹后遗症,则有神经性肌萎缩。对比观察两侧臀横纹是否对称,如有单侧横纹皱褶增多,而且加深,并有升高,为单侧先天性髋关节脱位;若有两侧股骨大转子向外突出,会阴部增宽,为双侧先天性髋关节脱位。单侧髋内翻畸形,临床多有患肢短缩。髋外翻外旋畸形表现为患肢外展,不能内收,比健肢稍长。

2. 动诊

髋关节有屈曲、后伸、外展、内收、外旋、内旋等运动功能。其正常运动范围见图 6-54。

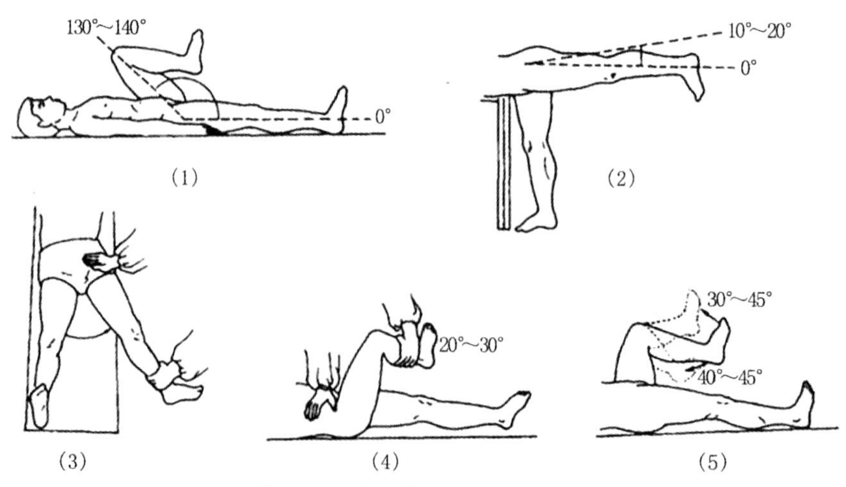

图 6-54　髋关节正常运动范围

3. 触诊

先从前面检查，以两侧髂前上棘为骨性标位志。触摸腹股沟部时，注意淋巴结是否有肿大，局部有无饱满肿胀压痛等。急性化脓性关节炎、髋关节结核、髋部骨折等，腹股沟部均有肿胀和压痛。髋关节侧面触诊主要是触摸大转子，注意两侧大转子顶部，观察是否有大转子向上移位。大转子向上移位多见于股骨颈骨折、粗隆间骨折、髋关节后上方脱位等(图 6-55)。大转子部滑囊炎，在局部可触到较大的囊性肿物，质软可移动。“弹响髋”的表现是当髋关节屈伸活动时，可触到在大转子上来回滑动的髂胫束。在髋关节后方触诊时，注意臀大肌肌张力和臀部压痛点，梨状肌下缘是坐骨神经出口处，此体表投影部位如有压痛则多涉及坐骨神经的病变。

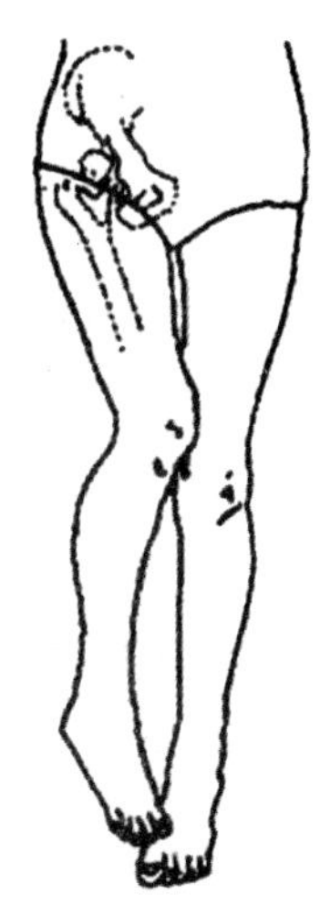

图 6-55　髋关节后脱位，大转子向上移位

4. 特殊检查

(1)髋关节承重机能试验(川德伦伯征，Trendelenburg 征)：用于检查有无臀中肌麻痹和髋关节的稳定程度。检查时患者取直立位，背向医者，先将患腿屈膝抬起，用健侧单腿站立，然后再用患侧单腿站立，注意观察站立时骨盆的升降变化。正常时单腿站立后对侧骨盆上升，患侧单腿站立时，则对侧骨盆下降低落。常用于诊断小儿麻痹后遗症、小儿先天性髋关节脱位、成人陈旧性髋脱位、股骨颈骨折后遗症髋内翻畸形、股骨头坏死等(图 6-56)。

(2)髋关节屈曲挛缩试验(托马斯征，Thomas 征)：用于检查髋关节有无屈曲挛缩畸形。患者仰卧，腰部放平，先将健侧腿伸直，然后再将患腿伸直，达到一定角度时，腰部离开床面，向上挺起，则为阳性；当患肢完全伸直后，再将健肢屈髋、屈膝，使大腿贴近腹壁，腰部也下降贴近床面，此时患腿自动离开床面，向上抬起，亦为阳性(图 6-57)。阳性者说明髋关节有屈曲挛缩，常用于检查髋关节结核、髋关节炎或强直、类风湿性关节炎、髂腰肌炎等。

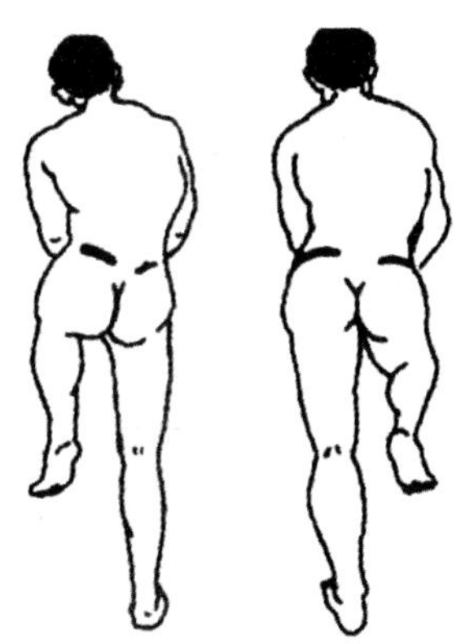

图 6-56　髋关节承重机能试验

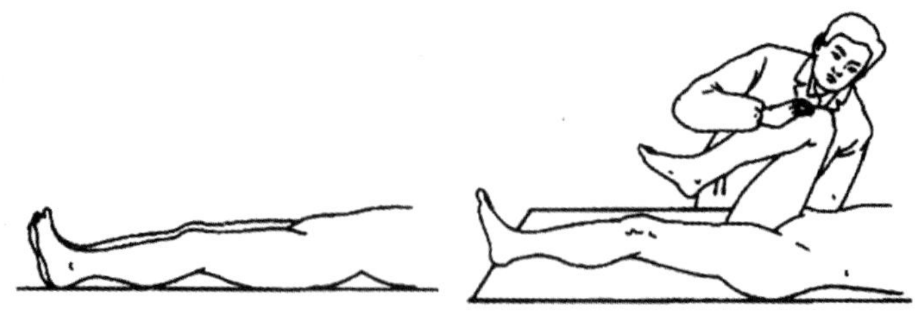

图 6-57 髋关节屈曲挛缩试验

(1)下肢伸直时,腰椎有代偿性过分前凸;(2)矫正腰椎前凸,患髋呈屈曲位

(3)下肢短缩试验(艾利斯征,Allis 征):患者取仰卧位,两腿并拢屈髋、屈膝,两足并齐,如患腿低落为阳性,说明有肢体短缩。骨、胫骨缩短(图 6-58)。

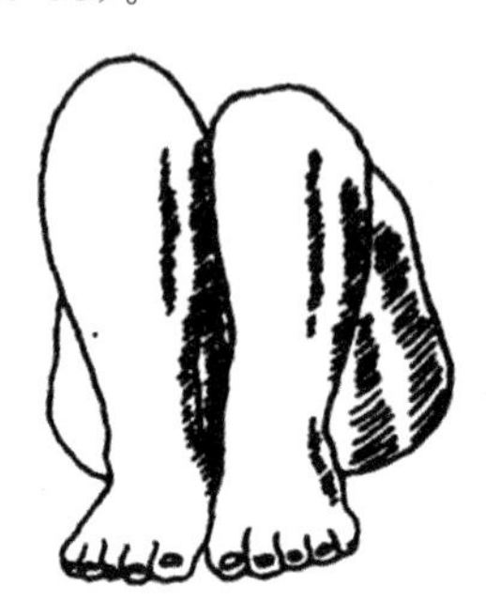

图 6-58 下肢短缩试验

(4)望远镜试验(套叠征):用于检查婴幼儿先天性髋关节脱位。患儿取仰卧位,两下肢放平伸直,医者一手固定骨盆,另一手握住膝部将大腿抬高 30°,并上下推拉股骨干,如出现松动感或抽动感,即为阳性。可双侧对照检查。

(5)髋关节过伸试验(腰大肌挛缩试验):患者取俯卧位,患膝屈曲 90°,医者一手握踝部将下肢提起,使患髋过伸,若骨盆亦随之抬起,即为阳性,说明髋关节不能过伸(图 6-59)。可见于腰大肌脓肿、髋关节早期结核、髋关节强直等。

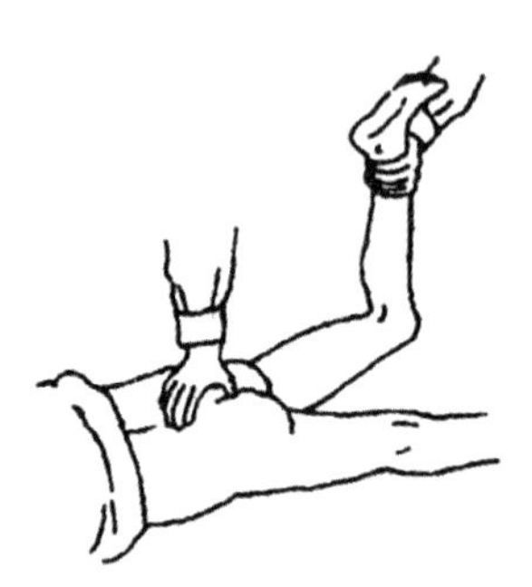

图 6-59 髋关节过伸试验

(6)髂胫束挛缩试验:患者取侧卧位,健肢在下,医者立于患者背后,一手固定骨盆,另一手握住患肢踝部,使患膝屈曲 90°,患髋先屈曲、外展,再后伸。最后放松握踝的手,让患肢自然落下,正常时落在健肢的后方,若落在健肢的前方或保持上举外展的姿势,则为阳性。说明髂胫束挛缩或阔筋膜张肌挛缩(图 6-60)。

(7)蛙式试验:多用于幼儿,患儿仰卧,使双膝双髋屈曲 90°,医者使患儿双髋做外展外旋至蛙式位,双侧肢体平落在床面为正常,若一侧或双侧肢体不能平落于床面,即为阳性。说明髋关节外展外旋受限,临床可考虑为先天性髋关节脱位(图 6-61)。

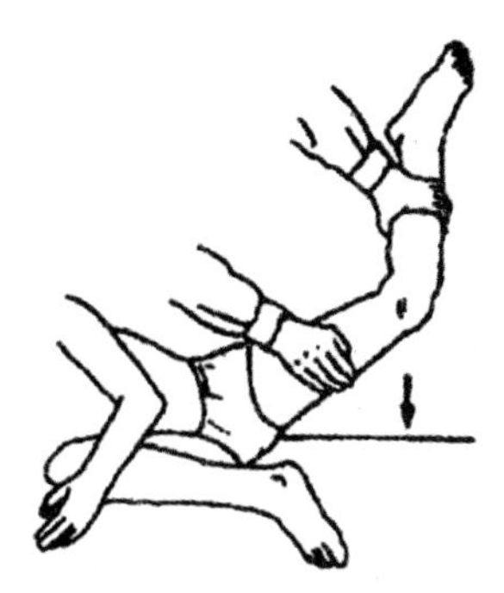

图 6-60　髂胫束挛缩试验

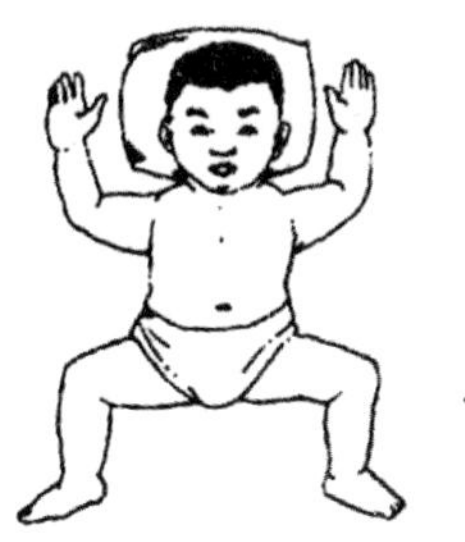

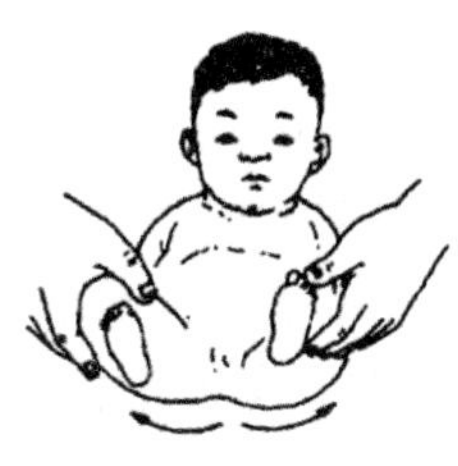

图 6-61　蛙式试验

(1)阴性;(2)阳性

(8)股骨大转子位置的测量:①髂坐连线(Nelaton 线):患者取仰卧位,髋部稍屈曲(45°～60°),由髂前上棘至坐骨结节画一连线,正常时股骨大转子顶点恰在该连线上,若大转子超过此线以上,说明有大转子上移(图 6-62)。②布瑞安(Bryant)三角:患者仰卧,自髂前上棘至床面作一垂线,自大转子顶点与身体平行画一线与上线垂直,即构成一直角三角形,称为布瑞安三角(图 6-62)。医者对比两侧三角形的底边,如一侧底边变短,说明该侧大转子向上移位。③休梅克(Shoemaker)线:患者仰卧,两下肢伸直取中立位,两侧髂前上棘在同一平面,检查者从两侧髂前上棘与股骨大转子顶点分别连一直线,正常时两连线之延长线相交于脐或脐上中线;若一侧大转子上移,则延长线交于健侧脐下,且偏离中线(图 6-63)。

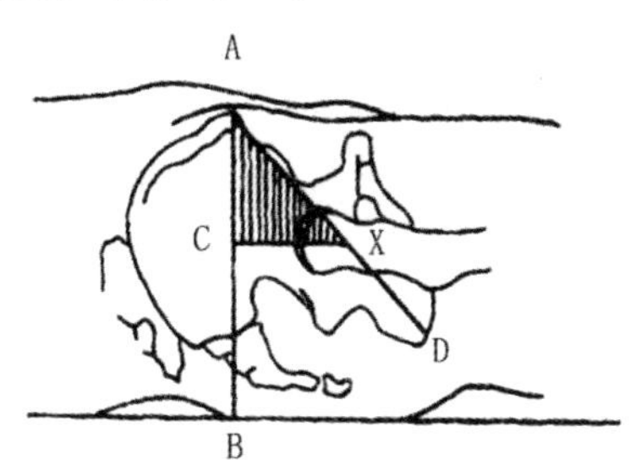

图 6-62　髂坐连线及布瑞安三角

A 为髂前上棘;AB 线垂直于床面;CX 线垂直与 AB 线

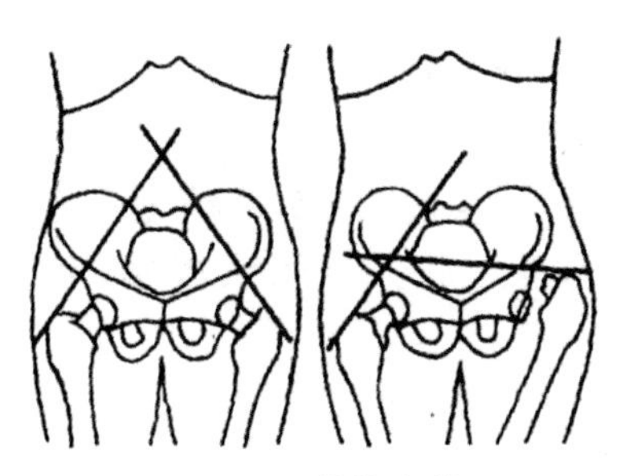

图 6-63　休梅克线

左:正常;右:不正常(左侧股骨颈骨折,大转子升高,两线在右侧交叉)

二、膝部检查

1. 望诊

(1)膝关节肿胀:膝关节轻度肿胀时,表现为两侧膝眼消失,肿胀严重则波及髌上囊甚至整个膝周肿大。肿胀最常见原因是外伤,如膝部扭挫伤、髌骨骨折、胫骨内外髁骨折、髁间棘骨折等。如为急性化脓感染者,则关节肿胀伴有局部皮肤焮红、灼热而剧痛。此外,膝关节滑膜炎,风湿性关节炎,膝关节结核、肿瘤等均可出现肿胀。

(2)膝部周围局限性肿块:髌上滑囊炎、膝关节结核和肿瘤等均可出现局限性肿胀。胫骨结节骨骺炎,在胫骨结节处有明显的高凸畸形。膝关节后侧有圆形肿块者,一般为腘窝囊肿。囊性肿物、骨软骨瘤,在股骨下端或胫骨上端的内、外侧均可发生,局部可见隆突。

(3)股四头肌萎缩:多见于膝关节半月板损伤、腰椎间盘突出症及下肢骨折长期固定后等。检查时根据肌肉萎缩程度结合病史进行分析。

(4)膝关节畸形:正常的膝关节有 5°～10°的生理外翻角,超过 15°,为膝外翻畸形;反之若正常生理外翻角消失,则形成小腿内翻畸形;正常的膝关节伸直有 0～5°的过伸,如过伸超过 15°则称为膝反张畸形(图 6-64)。上述畸形常见于佝偻病、骨折畸形愈合、骨骺发育异常、小儿麻痹后遗症等。

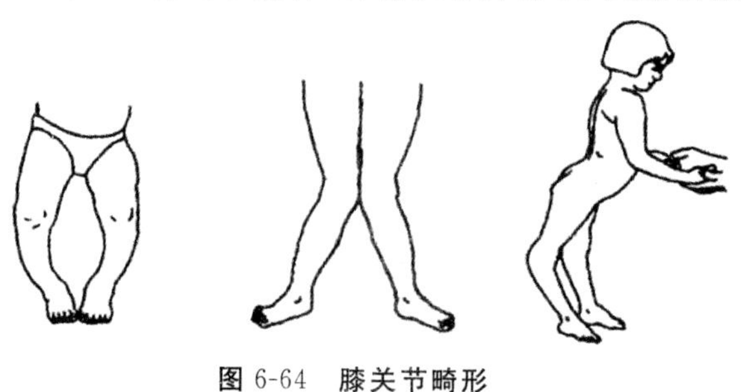

图 6-64 膝关节畸形

(1)膝内翻("O"型腿);(2)膝外翻("X"型腿);(3)膝反张

2. 动诊

膝关节有伸展、屈曲功能,膝关节的正常运动范围见图 6-65。

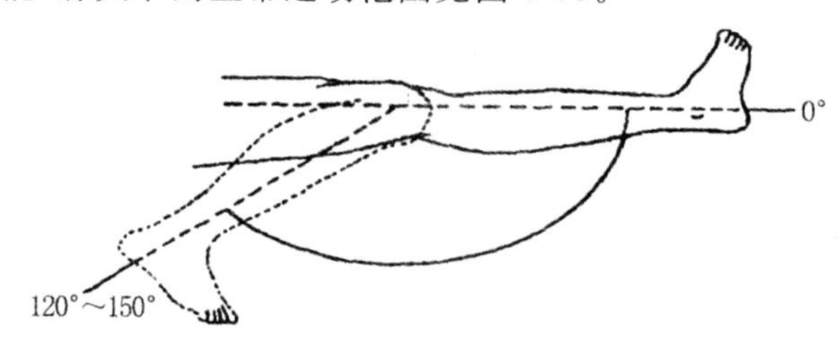

图 6-65 膝关节正常运动范围

3. 触诊

患者仰卧,两腿伸直,髌上滑囊炎时,在髌骨上方能触到囊性肿块,有波动和轻度压痛。髌骨横形骨折时,在髌骨前面能触到裂隙和明显沟状凹陷,压痛敏感。髌骨软化症时,向下按压髌骨,使髌骨轻轻移动,可出现明显的疼痛反应。胫骨结节骨骺炎,局部能触到高凸坚硬的包块,压痛明显。髌下脂肪垫肥厚,在髌韧带两侧可触到饱满柔韧的硬性包块。膝关节间隙压痛,可能为半月板损伤。膝部常见压痛点见图 6-66。

4. 特殊检查

(1)浮髌试验:患者患腿伸直,检查者一手将髌上囊内液体向下挤入关节腔内,然后用另一手拇、中指固定髌骨内外缘,示指按压髌骨,这时可感到髌骨有漂浮感,重压时下沉,松指时浮起称浮髌试验阳性(图 6-67)。提示关节腔内积液。

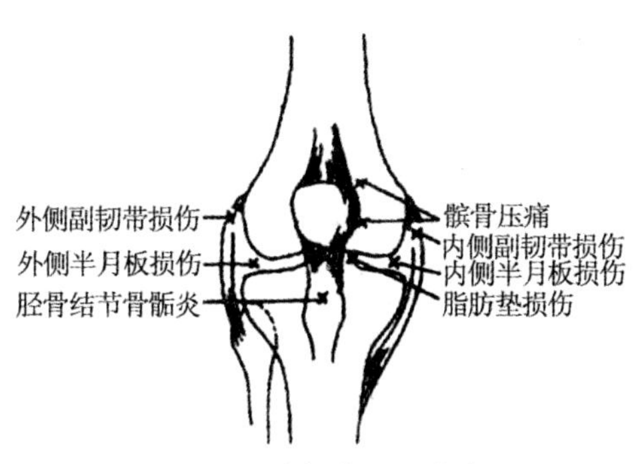

图 6-66　膝部常见压痛点

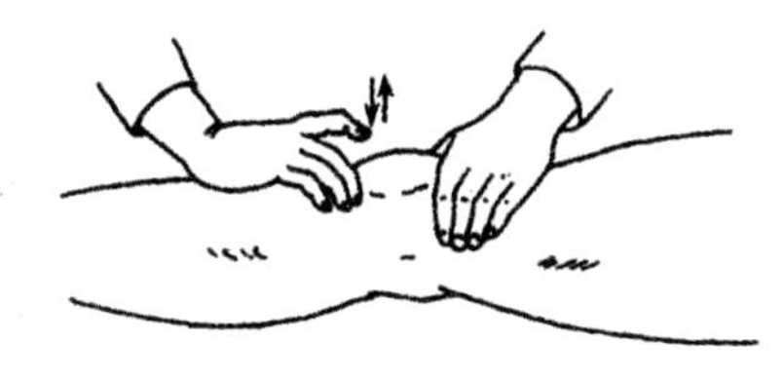

图 6-67　浮髌试验

(2)侧副韧带损伤试验:用于检查膝关节侧副韧带是否有断裂。患者取仰卧位,患腿伸直,检查者一手扶膝侧面,另一手握住踝部,然后使小腿做被动的内收或外展动作。如检查内侧副韧带,则一手置膝外侧推膝部向内,另一手拉小腿外展,这时产生松动感和内侧疼痛为阳性;若检查外侧副韧带,则一手置膝内侧推膝部向外,另一手拉小腿内收,此时发生膝外侧疼痛和产生松动感亦为阳性(图 6-68)。提示有膝关节侧副韧带断裂或损伤。

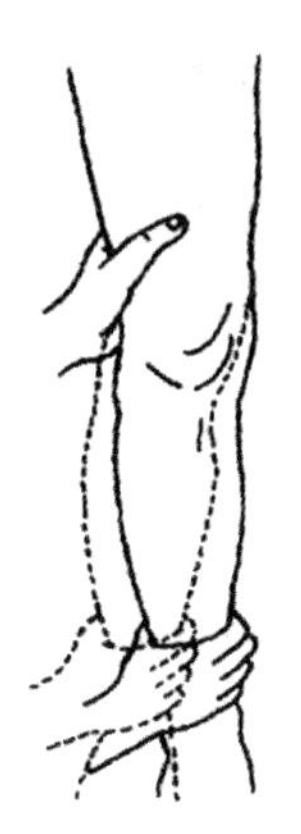

图 6-68　侧副韧带损伤试验

(3)回旋挤压试验(麦氏征试验):是临床诊断半月板损伤最常用的试验方法。患者取仰卧位,双下肢伸直,如检查内侧半月板损伤,检查者一手扶患膝,另一手握住足踝部,先将膝关节屈曲到最大限度,然后使膝外旋、小腿内收,并逐渐伸直膝关节,这样使膝关节内侧间隙产生挤压力和研磨力(图 6-69)。如发生弹响和明显疼痛,即为阳性。如使小腿外展、膝内旋,可以检查外侧半月板损伤。

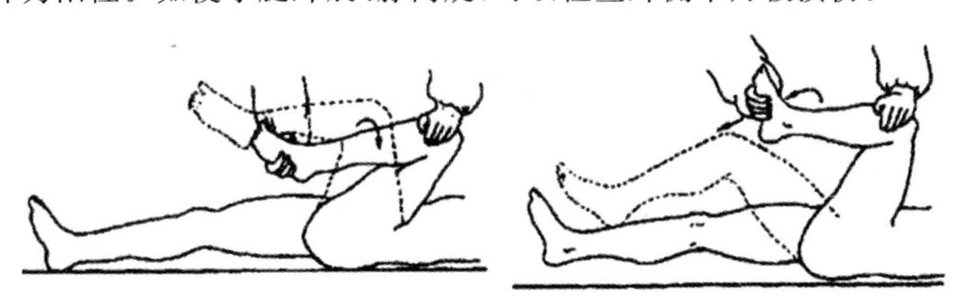

图 6-69　回旋挤压实验

(4)研磨提拉试验：患者俯卧，患膝屈曲90°，检查者将其大腿固定，用双手握住患肢踝部提起小腿，使膝离开床面，做外展、外旋或内收、内旋活动，若出现膝外或内侧疼痛，则为研磨提拉试验阳性。说明有内侧或外侧副韧带损伤。若检查者双手握足踝部，使膝关节在不同角度被动研磨加压，同时做外展外旋或内收内旋活动，如出现膝关节疼痛和弹响为阳性。说明有内侧或外侧半月板损伤。由于该试验有两种临床意义，故研磨和提拉检查又用于鉴别膝关节半月板和侧副韧带损伤(图6-70)。

(5)抽屉试验：患者取坐位或仰卧位，双膝屈曲90°，用双手按住大腿下段，检查者双手握住小腿上段，用大腿夹患肢的足部以防止移动，同时做小腿前后推拉动作，如过度向前移动，则说明是膝关节前十字韧带断裂，若过度向后移动，则说明后十字韧带有断裂。注意在检查移动时必须以解剖位置为活动起点，否则容易发生判断错误。如后十字韧带断裂时，小腿上端自然向后移位，检查时可以拉向前移动，这是恢复解剖位置的移动，不要误认为是胫骨向前移动，再向后推出现的移动才是异常活动(图6-71)。

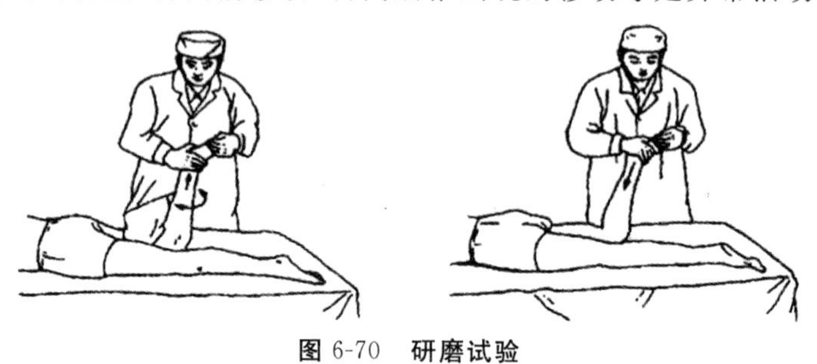

图6-70 研磨试验

(1)研磨提拉试验；(2)研磨加压试验

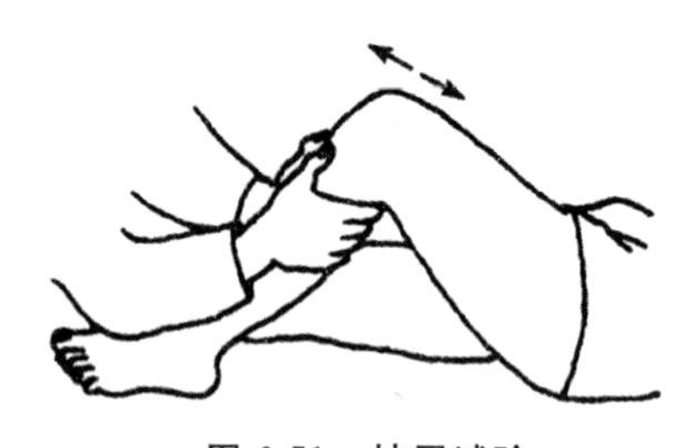

图6-71 抽屉试验

(6)交锁征：患者取坐位或仰卧位，嘱患者做患肢膝关节屈伸活动数次，若关节突然出现疼痛，不能屈伸为阳性。说明膝关节被破裂的半月板交锁，但慢慢旋膝以后，可解开交锁，又能恢复主动屈伸。凡此试验阳性者，平日上、下楼或上、下坡时有膝关节交锁史。

(7)挺髌试验：患膝伸直，用拇、食二指将髌骨向远端推压，嘱患者用力收缩股四头肌，若引发髌骨部疼痛者为阳性。多提示髌骨劳损(髌骨软化症)。

三、踝与足部检查

1.望诊

(1)足踝部畸形：如垂足(马蹄足)、跟足(仰趾足)、内翻足、外翻足、扁平足和高弓足等(图6-72)。

(2)踝关节肿胀：常见于踝部外伤，其中以踝部筋伤多见，如有内外踝骨折或胫骨下端骨折，则肿胀更为显著。若为踝关节结核或关节炎等，则肿胀形成缓慢。踝下凹陷消失，跟骨增宽，跟腱止点处疼痛，可能为跟骨骨折；内、外踝下方及跟腱两侧的正常凹陷消失，兼有波动感，可能为关节内积液或者血肿；肿胀局限于一侧，多见于侧副韧带损伤；足后部肿胀多属跟腱炎、滑囊炎、骨质增生等。

2.运动检查

踝关节与足的正常活动范围见图6-73。

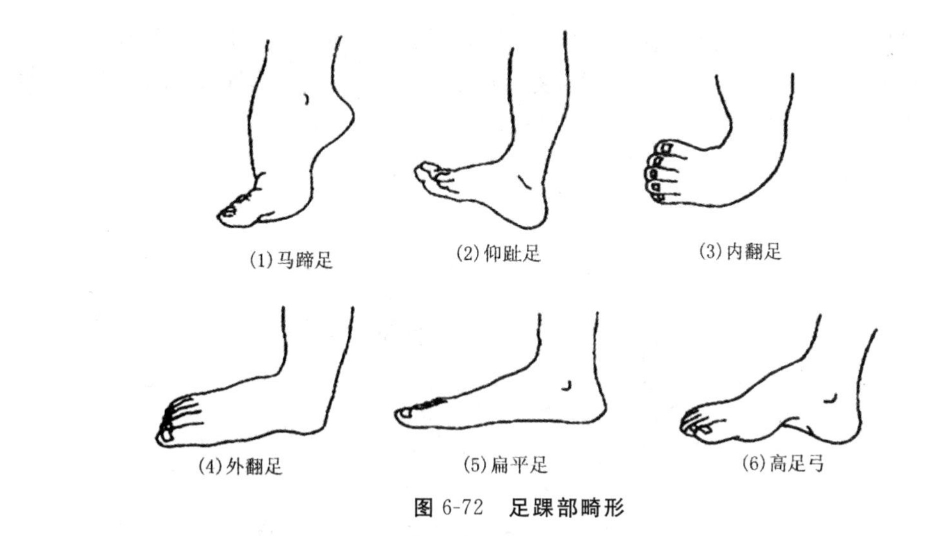

图 6-72 足踝部畸形

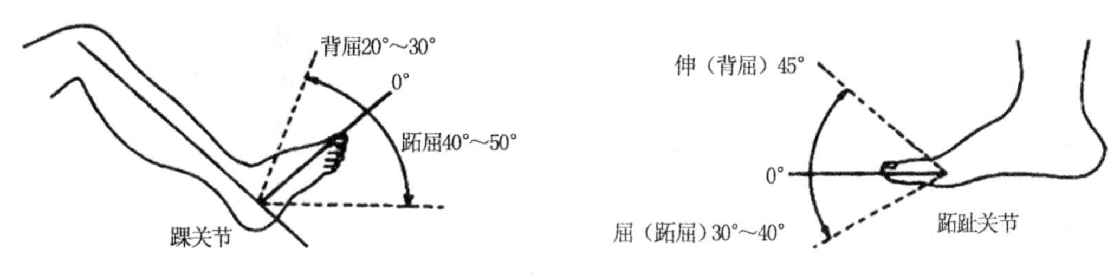

图 6-73 踝关节与足的正常活动范围

3.触诊

踝关节全关节肿胀多为关节内严重骨折、脱位、结核、肿瘤。当有积液时,可触之有波动感,关节周围压痛。足踝部局限性肿胀,多见于筋伤、关节外骨折;如拇长伸肌腱腱鞘炎时,在足背部呈长条状肿胀,并有明显触痛;跖骨骨折时,可顺跖骨轴线肿胀,并能触到骨折端及压痛;第 2 跖骨头无菌性坏死,压痛在第 2 跖趾关节近端。当内踝发生骨折时则压痛点在内踝前下方,内踝尖端部;舟骨内侧向内凸出,可能是副舟骨畸形或胫后肌止点骨质无菌性坏死;上述二者均有压痛。跟距关节间隙压痛可能为跟距关节炎;第 1 跖骨头内侧皮下囊性肿块,压痛明显,常为滑囊炎;外踝骨折时,局部肿胀明显,压痛在外踝部;外侧副韧带损伤,肿胀和压痛都在外踝前下方;第 5 跖骨基底部骨折,压痛和肿胀在足外侧第 5 跖骨近端;足跟触痛伴肿胀多见于跟骨骨折、跟骨结核、跟骨骨髓炎等;无肿胀的跟骨周围痛,若在跟骨结节部,则为跟腱炎;跟骨底部痛,不能行走负重,往往是跟骨脂肪垫肥厚、跟骨刺或跟底滑囊炎;青少年如有跟后部痛,多见于跟骨骨骺炎。

4.特殊检查

(1)跟轴线测量:患者站立位时,跟骨纵轴线与跟腱纵轴线垂叠为正常,当足出现内翻或外翻畸形时,则跟腱轴线向内、外侧偏斜,应记录其偏斜角度(图 6-74)。

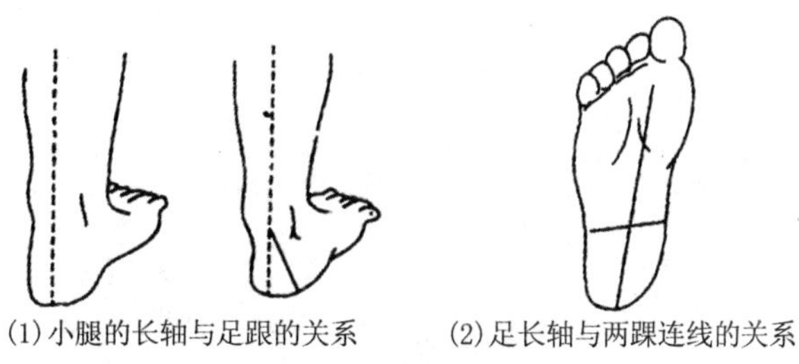

(1)小腿的长轴与足跟的关系　(2)足长轴与两踝连线的关系

图 6-74 跟轴线测量

(2)跟腱挛缩试验:跟腱挛缩,常由比目鱼肌和腓肠肌挛缩引起,该试验可进行两者鉴别。患者取坐位,使小腿自然下垂,若膝关节屈曲,踝关节下垂,腱屈畸形为比目鱼肌挛缩。如膝关节伸直位,踝关节屈而不能背伸，则为腓肠肌挛缩。如膝伸直或屈曲位均出现跖屈，则为双肌挛缩。

（3）踝阵挛：检查者一手托住腘窝，一手握足，突然使足背屈并维持之，可以产生踝关节连续交替的伸屈运动，则视为阳性。见于锥体束损害。

（4）划跖试验（巴宾斯基征，Babinski 征）：阳性反应为轻划足底外侧，引起拇趾背屈，余趾呈扇形分开。提示锥体束受损（图 6-75）。

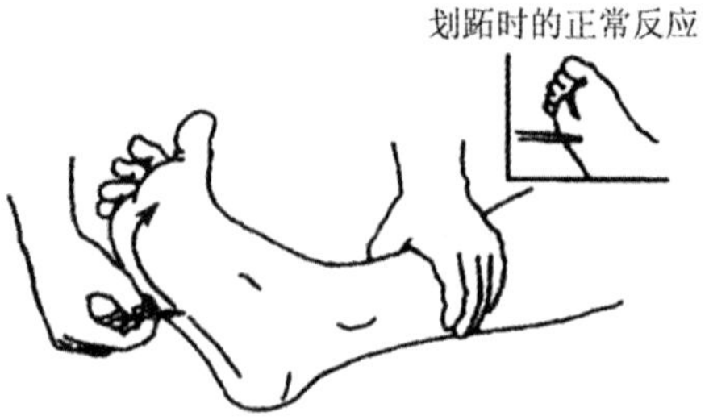

划跖时的正常反应

图 6-75 巴宾斯基征

（李焕民）

针灸篇

第七章　针灸治疗原则

针灸治疗原则是针灸治疗疾病所遵循的基本准则，对确立针灸治疗方案具有直接的指导意义。针灸治疗原则主要有补虚泻实、清热散寒、标本缓急、三因治宜、同病异治与异病同治等。

一、补虚泻实

补虚指扶助正气，泻实指祛除邪气。《素问·通评虚实论》说："邪气盛则实，精气夺则虚。"此指出正气不足为"虚"，邪气盛为"实"。《灵枢·经脉》说："盛则泻之，虚则补之，……陷下则灸之，不盛不虚以经取之。"此提出了虚则补，实则泻的正治法则，这是针灸补泻的基本原则。

（一）补虚

"虚则补之"是指虚证采用补法治疗。针刺补法主要通过针刺手法的补法结合腧穴特性和配伍来实现的。如某脏虚，可在其背俞穴、原穴施行针刺补法达到补益本脏的目的；此外，正气不足时可选用具有强壮作用的腧穴，如关元、足三里、气海等。还可根据五输穴的五行属性，结合五行之间生克制化的关系，采用"虚则补其母"的方法，如某脏腑的虚证可选用本经母穴、表里经母穴或母经母穴进行治疗。虚证中的陷下证，多由于气虚尤其是阳气不足引起，用灸法可温补阳气，升提举陷，如脱肛灸百会等。

（二）泻实

"实则泻之"是指实证采用泻法治疗。针刺泻法主要通过针刺手法的泻法结合腧穴特性和配伍应用来实现。如胃实热证，可取胃经荥穴内庭，运用针刺泻法达到祛邪的目的。还可根据五输穴特性，结合五行生克制化的关系。"实则泻其子"，如某脏腑实证可选用本经子穴、表里经子穴或子经子穴以泻实。如果络脉瘀阻，可选取膈俞、曲泽、委中等穴用三棱针点刺出血，或加拔火罐，直接祛除瘀血，达到活血化瘀的目的。

临床中关于补和泻的内容是很丰富的，如配穴内容有全补、全泻，或补多泻少、补少泻多；对施术部位的选择有上补下泻，上泻下补，左补右泻，左泻右补；在施术过程中有纯补纯泻，也有先补后泻和先泻后补。另外，还可结合气血营卫运行与天时相应，天气时运盛则泻，反之则补。由于疾病的临床证候复杂多变，除补虚、泻实外，还应根据虚实程度、轻重缓急决定补泻的多少先后。

二、清热散寒

清热指热性病证治疗用"清"法；散寒指用温通或回阳法治疗寒性病证。《灵枢·经脉》说："热则疾之，寒则留之。"这是针对热证和寒证的治疗原则。

（一）清热

清热是针灸发挥疏风、清热、解毒、开窍作用的一种治疗方法，适用于热证。《素问·至真要大论》说："温者清之。"《灵枢·经脉》说："热则疾之。"即指浅刺疾出或点刺出血，快速进针，快速出针而不留针。如邪热在表，或热闭清窍导致昏厥等，应浅刺而疾出，可用三棱针在大椎或十二井穴点刺出血，有清泄热毒、醒脑开窍的功效。临床上常用方法有以下几种。

1. 疏风散热

取大椎或风府、风池、身柱、肺俞，用三棱针刺出血，合谷、列缺针用泻法，主治风热感冒、咳嗽、脉浮数有力的表热证。

2.清热开窍

取百会、水沟、承浆、十宣，点刺法出血、用泻法，以治疗中风窍闭、中暑昏迷、小儿惊厥、热极神昏、痰迷心窍、精神失常等热盛窍闭证。

3.清热解毒

取大椎、颊车、翳风、合谷，针用泻法，取少商、商阳点刺出血，以治疗痄腮、咽喉肿痛、口舌生疮等温毒热证。

4.清泄里热

根据热邪所客脏腑，取本经之井穴或荥穴，用毫针点刺出血，调理五脏六腑之热。

（二）散寒

散寒是指发挥针灸温养阳气，温经通络，回阳固脱的作用，以治疗寒证的方法，《素问·至真要大论》说“寒者热之”“清者温之”，《灵枢·经脉》说“寒则留之”，指寒性病证应深刺而久留针。如寒邪内生之疾，针刺应深且多留针，并可加用艾灸以温散寒邪。治疗寒证可用“烧山火”法。临床上常用方法有以下几种。

1.温经通络

根据寒邪所在部位，循经取穴，针用补法，留针。或用温针，针后加灸，使其产生热感，主治瘫痪、痿软，风湿痹痛等。

2.温中散寒

取上脘、中脘、下脘、梁门、建里、足三里，针用补法，留针，或针后加灸，使其产生热感，以治疗胃脘隐痛，得温则减，消化不良，脉沉迟等胃寒证。

3.回阳固脱

取关元、神阙用灸法，时间宜长，用以治疗目合口张、手撒遗尿、四肢厥冷、脉微弱的元阳欲脱之证。

三、标本缓急

标与本是一个相对的概念，指在疾病的发展变化中各种矛盾的主次关系。标本含义颇广，可以说明疾病过程中各矛盾的本末、主次、先后关系。从病变部位来说，内为本，外为标；从邪正双方来说，正气为本，邪气为标；从病因与症状来说，病因为本，症状为标；从疾病来说原发病为本，继发病为标。在针灸治疗中，要根据具体情况，处理好治标与治捉的关系，确立相应的治疗原则。

（一）治病求本

治病求本，指针对病因进行治疗，临床症状只是疾病反映于外的现象，治疗要通过辨证，确立证型，最终找到疾病的本质，给以相应的治疗。《素问·阴阳应象大论》曰“治病必求于本”，这是在大多数情况下治疗疾病所要坚持的基本原则。运用这一治则的关键在于抓住疾病的根本原因，如外感风寒引起发热，风寒是病之本，发热是病之标。此时用祛风散寒的治法以解其表，则热可自退。内伤病阴虚发热，阴虚是其本，发热是病之标，此时用补阴的治法，则虚热亦可自退。还可根据症状出现的先后区分标本。例如，梅尼埃综合征所表现的眩晕引起呕吐，眩晕是本，呕吐是标，应先治眩晕，可刺风池、印堂或神庭等穴，眩晕控制则呕吐也随之而止。而神经性呕吐，病先呕吐，难进饮食引起眩晕，就应先治呕吐，可刺内关、中脘、足三里等穴，待吐止则眩晕也可随之而愈。

（二）急则治标

在某些特殊情况下，标病甚急，如不及时处理就可危及生命或影响疾病的治疗，此时治本不能救其急，应急治其标。例如，中风闭证，其病多因年老肾阴亏耗、肝阳上扰而致，但此时病势危急，应当用醒脑开窍法，刺十宣、水沟、百会等穴，先治其标，待神志清醒，再调补肝肾、疏通经络以治其本。又如支气管哮喘发作时，痰涎上涌气道，呼吸困难，此时也应先治其标，豁痰平喘，刺列缺、丰隆、天突、膻中等穴，待哮喘平息后，再调补肺肾、脾胃，以治其本。

（三）缓则治本

在标病并不急迫的情况下，则应遵循“治病求本”的原则，以治其本，如外感风寒引起的咳嗽，病因风寒为本，症状咳嗽为标，可针刺大椎、风池、列缺以疏风散寒治其本，风寒去则咳嗽自愈。再如妇女更年期综合征，多数是肝。肾阴亏，肾水亏不能涵养肝木，就容易导致肝阳上亢，当用缓则治其本的治则补益肝。肾以潜其阳，可针刺补复溜、三阴交、关元、肾俞、太冲等穴。

（四）标本同治

病有标本缓急，所以治有先后。疾病在发展过程中出现标病与本病俱缓或俱急的状态时，则可采用标本同治法。例如高血压病，如属于肾阴虚、肝阳亢，症见眩晕、头痛重，并有漂浮感、耳鸣健忘、心悸失眠、舌红、苔薄白或薄黄，脉弦细而数，可针太溪、照海、肾俞等穴补肾以治其本，同时针太冲、行间、风池等穴泻肝以治其标。另外，外感病中病邪由表入里，出现表里同病，感受寒邪引起发热、腹泻兼见时，在针泻合谷、曲池清热解表的同时，针泻天枢、上巨虚以清其里。

四、三因治宜

中医学认为人与自然界是统一的整体，季节、地理环境等的变化会直接影响到人，所以在疾病的治疗过程中也要充分考虑这些因素的作用；同时，人的个体差异也需要在治疗方法上有所区别。三因制宜是指因时、因地、因人制宜，即根据季节变化（包括时辰）、地理环境和治疗对象的不同，制定适宜的治疗方法。三因制宜的核心是指针灸治疗中不能孤立地看待疾病，既要看到人的整体，又要注意个体差异，人与自然有密不可分的关系，将其作为一个整体进行分析，才能收到较好治疗效果。

（一）因时制宜

因时制宜是指在针灸治疗时，根据患者所处的季节与时辰制订相应的治疗方案，四时气候的变化对人体的生理功能和病理变化有一定的影响。春夏之季，阳气升发，人体气血趋向体表，病邪伤人多在肌表；秋冬之季，阴气渐盛，人体气血潜藏于内，病邪伤人多在深部。在治疗上，春夏浅刺，秋冬深刺。历代医家根据人体气血流注盛衰与一天之内不同时辰的变化，提出子午流注、灵龟八法、飞腾八法等按时取穴的治疗方法。因时制宜还包括要根据病情选择有效的治疗时机。如疟疾多在发作前2～3小时针刺；失眠症一般在下午针刺；痛经一般在月经来潮前1～2天开始针刺，均是提高疗效的有效手段。

（二）因地制宜

因地制宜是指根据不同的地理环境制订治疗方案。由于地理环境、气候条件和生活习惯的不同，人的生理活动和病理特点也不相同，治疗方法也有差异。《素问·异法方宜论》指出：“北方者……其地高陵居，风寒冰冽，其民乐野处而乳食，藏寒生满病，其治宜灸焫。南方者……其地下，水土弱，雾露之所聚也，其民嗜酸而食，故其民皆致理而赤色，其病挛痹，其治宜微针。”即地高气寒之所，多用灸法；温暖潮湿之地，多用毫针。

（张静玺）

第八章　针灸治疗方法

第一节　毫针疗法

一、毫针的构造、规格、检查

（一）毫针的构造

毫针分为针尖、针身、针根、针柄、针尾五个部分（图 8-1）。

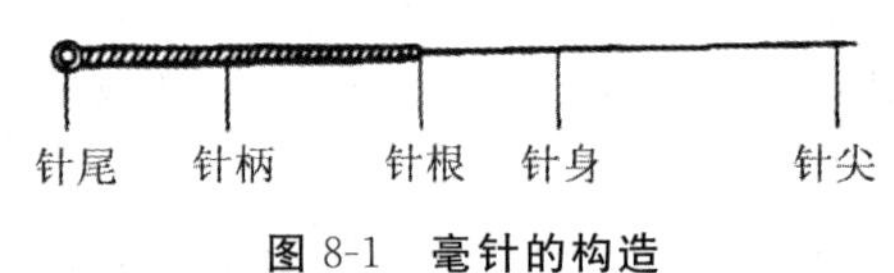

图 8-1　毫针的构造

针尖亦称针芒，是针身的尖端锋锐部分；针身亦称针体，是针尖至针柄间的主体部分；针根是针身与针柄连接的部分；针柄是针根至针尾的部分；针尾亦称针顶，是针柄的末端部分。

（二）毫针的规格

毫针的规格，是以针身的直径和长度区分的。

毫针的长度规格见表 8-1。

表 8-1　毫针的长度规格表

	规格（寸）	0.3	1	1.5	2	2.5	3	4	4.5	5	6
	针身长度（mm）	15	25	40	50	65	75	100	115	125	150
针柄长	长柄（mm）	25	35	40	40	40	40	55	55	55	56
	中柄（mm）	—	30	35	35	—	—	—	—	—	—
	短柄（mm）	20	25	25	30	30	30	40	40	40	40

毫针的粗细规格见表 8-2。

表 8-2　毫针的粗细规格表

号数	26	27	28	29	30	31	32	33	34	35
直径（mm）	0.45	0.42	0.38	0.34	0.32	0.30	0.28	0.26	0.24	0.22

一般临床以粗细为 28～32 号（0.38～0.28 mm），长短为 1～3 寸（25～75 mm）的毫针最为常用。

（三）毫针的检查

1. 检查针尖

主要检查针尖有无卷毛或钩曲现象。

2. 检查针身

主要检查针身有无弯曲或斑剥现象。

二、针刺法的练习

针刺法的练习，主要包括指力练习、手法练习和实体练习。

(一)指力练习

用松软的纸张,折叠成长约 8 cm、宽约 5 cm、厚 2～3 cm 的纸块,用线如“井”字形扎紧,做成纸垫。练针时,左手平执纸垫,右手拇、示、中三指持针柄,如持笔状地持 1～1.5 寸毫针,使针尖垂直地抵在纸块上,然后右手拇指与示、中指交替捻动针柄,并渐加一定的压力,待针穿透纸垫后另换一处,反复练习。纸垫练习主要是锻炼指力和捻转的基本手法(图 8-2)。

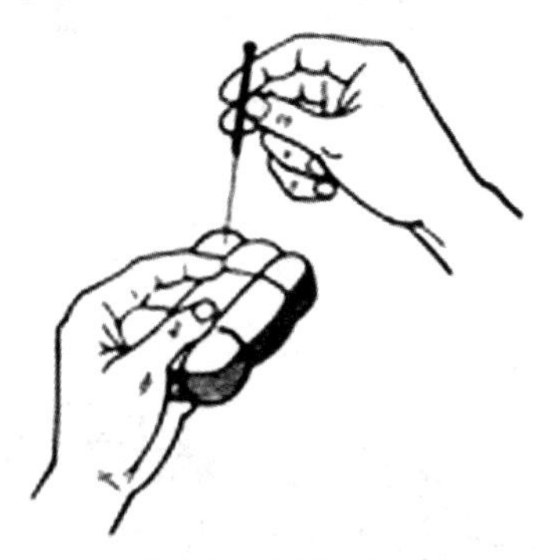

图 8-2 纸垫练习法

(二)手法练习

手法的练习主要在棉团上进行。

取棉团,用棉线缠绕,外紧内松,做成直径为 6～7 cm 的圆球,外包白布一层缝制即可练针。可练习提插、捻转、进针、出针等各种毫针操作手法。做提插练针时,以执笔式持针,将针刺入棉球,在原处做上提下插的动作,要求深浅适宜,幅度均匀,针身垂直。在此基础上,可将提插与捻转动作配合练习,要求提插幅度上下一致,捻转角度来回一致,操作频率快慢一致,达到动作协调、得心应手、运用自如、手法熟练的程度(图 8-3)。

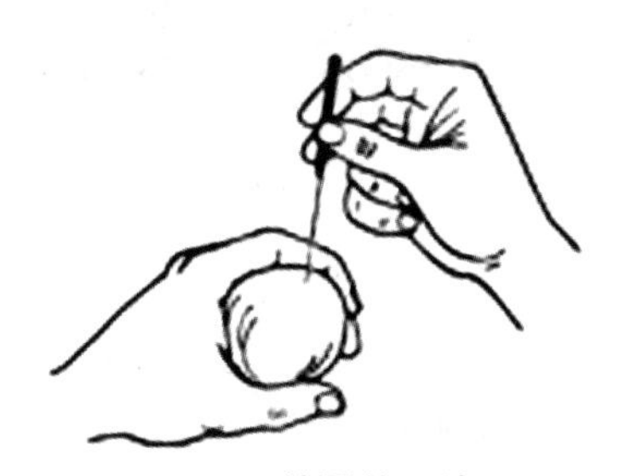

图 8-3 棉团练习法

(三)实体练习

通过纸垫、棉团练针掌握了一定的指力和手法后,可以在自己身上进行试针练习,亲身体会指力的强弱、针刺的感觉、行针的手法等。自身练针时,要求能逐渐做到进针无痛或微痛,针身挺直不弯,刺入顺利,提插、捻转自如,指力均匀,手法熟练。同时仔细体会指力与进针、手法与得气的关系以及持针手指的感觉和受刺部位的感觉。

三、针刺前的准备

(一)针具选择

选择针具时,应根据患者的性别、年龄、形体的肥瘦、体质的强弱、病情的虚实、病变部位的表里深浅和腧穴所在的部位,选择长短、粗细适宜的针具。《灵枢·官针》曰:“九针之宜,各有所为,长短大小,各有所施也”。

(二)体位选择

针刺时,患者体位的选择原则是要有利于腧穴的正确定位,便于针灸的施术操作和较长时间的留针而不致疲劳。临床常用体位主要有以下几种。

1. 仰卧位

指患者身体平卧于床，头面、胸腹朝上的体位。适宜于取头、面、胸、腹部腧穴和上、下肢部腧穴(图 8-4)。

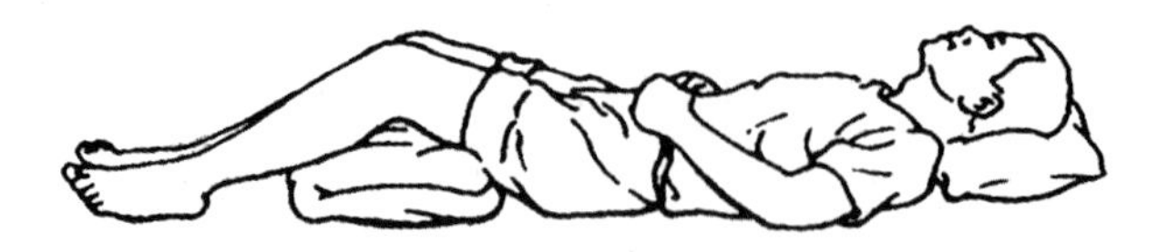

图 8-4 仰卧位

2. 侧卧位

指患者身体一侧着床，头面、胸腹朝向一侧的体位。适宜于取身体侧面少阳经腧穴和上、下肢部分腧穴(图 8-5)。

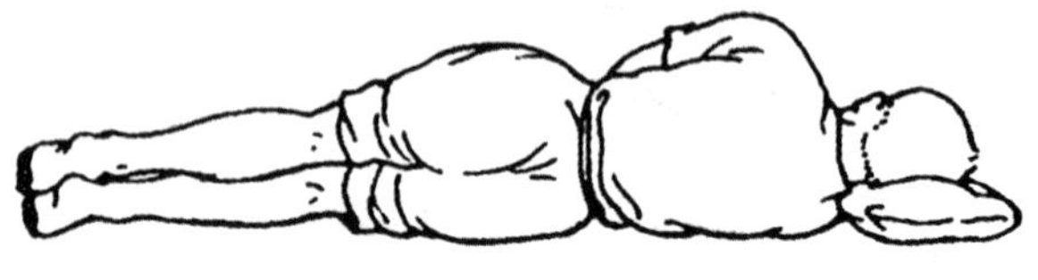

图 8-5 侧卧位

3. 俯卧位

指患者身体俯伏于床，头面、胸腹朝下的体位。适宜于取头、项、脊背、腰骶部腧穴和下肢背侧及上肢部分腧穴(图 8-6)。

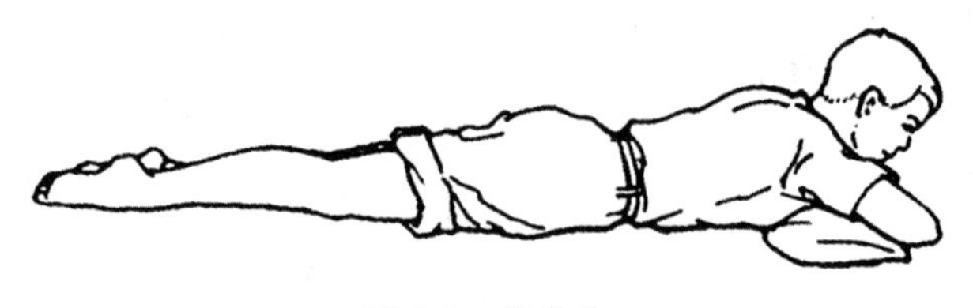

图 8-6 俯卧位

4. 仰靠坐位

指患者身体正坐，背靠于椅，头后仰，面朝上的体位。适宜于取前头、颜面和颈前等部位的腧穴(图 8-7)。

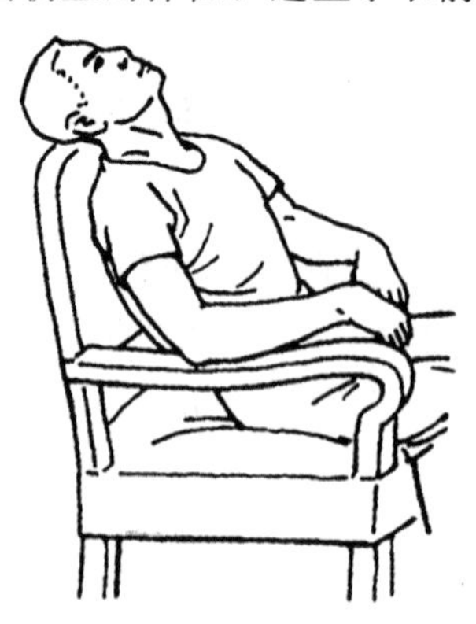

图 8-7 仰靠坐位

5. 俯伏坐位

指患者身体正坐，两臂屈伏于案上，头前倾或伏于臂上，面部朝下的体位。适宜于取后头和项、背部的腧穴(图 8-8)。

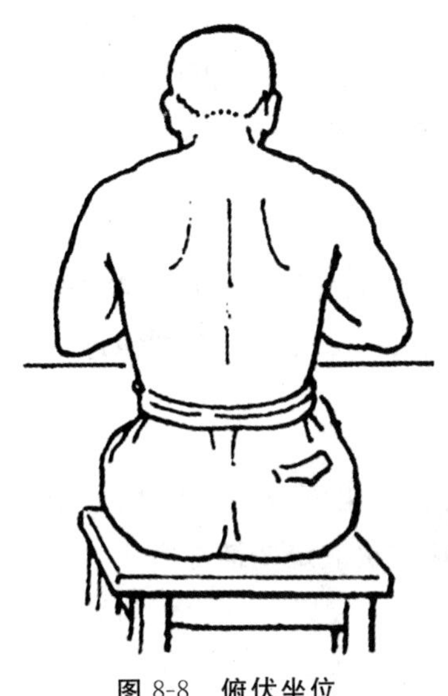

图 8-8 俯伏坐位

6.侧伏坐位

指患者身体正坐，两臂侧屈伏于案上，头侧伏于臂，面部朝向一侧的体位。适宜于取头部的一侧、面颊及耳前后部位的腧穴(图 8-9)。

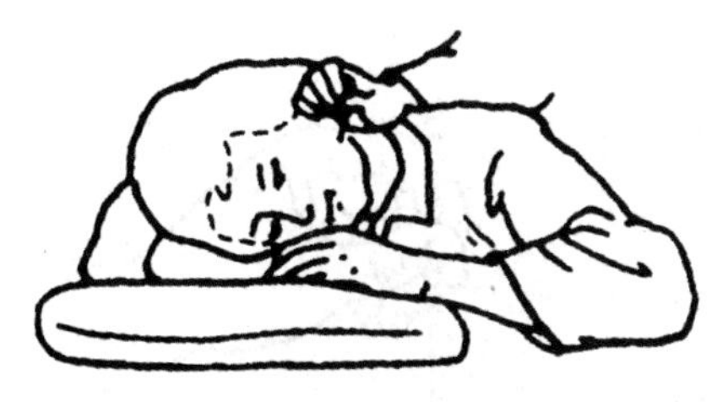

图 8-9 侧伏坐位

在临床上除上述常用体位外，对某些腧穴则应根据腧穴的具体不同要求采取不同的体位。同时也应注意根据处方所取腧穴的位置，尽可能用同一种体位针刺取穴。如因治疗要求和某些腧穴定位的特点而必须采用两种不同体位时，应根据患者的体质、病情等具体情况灵活掌握。对初诊、精神紧张或年老、体弱、病重的患者，有条件时应尽量采取卧位，以防患者感到疲劳或晕针等。

(三)消毒

针刺治病要有严格的无菌观念，切实做好消毒工作。针刺前的消毒范围包括：针具器械、医者的双手、患者的施术部位、治疗室用具等。

1.针具器械消毒

目前国内外在有条件的地区提倡使用一次性针具，对于普通针具、器械的消毒以高压蒸汽灭菌法较常用。

(1)高压蒸汽灭菌法：将毫针等针具用布包好，放在密闭的高压蒸汽锅内灭菌。一般在 1～1.4 kg/cm^2的压力，115 ℃～123 ℃的高温下，保持 30 min 以上，可达到消毒灭菌的要求。

(2)药液浸泡消毒法：将针具放入 75%乙醇内浸泡 30～60 min，取出用消毒巾或消毒棉球擦干后使用。也可置于器械消毒液内浸泡，如“84”消毒液，可按规定浓度和时间进行浸泡消毒。直接和毫针接触的针盘、针管、针盒、镊子等，可用 2%戊二醛溶液浸泡 15～20 min 后，达到消毒目的时才能使用。经过消毒的毫针，必须放在消毒过的针盘内，并用消毒巾或消毒纱布遮盖好。

(3)环氧乙烷气体消毒法：根据国际 ISO 标准，提倡使用环氧乙烷气体消毒。一般多采用小型环氧乙烷灭菌器。灭菌条件为：温度 55 ℃～60 ℃，相对湿度 60%～80%，浓度800 mg/L，时间 6 h。

已消毒的毫针，应用时只能一针一穴，不能重复使用。

2.医者手指消毒

针刺前,医者应先用肥皂水将手洗刷干净,待干,再用75%乙醇棉球擦拭后,方可持针操作。持针施术时,医者应尽量避免手指直接接触针身,如某些刺法需要触及针身时,必须用消毒干棉球作隔物,以确保针身无菌。

3.针刺部位消毒

在患者需要针刺的穴位皮肤上用75%乙醇棉球擦拭消毒,或先用2%碘酊涂擦,稍干后,再用75%乙醇棉球擦拭脱碘。擦拭时应从腧穴部位的中心点向外绕圈消毒。当穴位皮肤消毒后,切忌接触污物,保持洁净,防止重新污染。

4.治疗室内的消毒

针灸治疗室内的消毒,包括治疗台上的床垫、枕巾、毛毯、垫席等物品,要按时换洗晾晒,如采用一人一用的消毒垫布、垫纸、枕巾则更好。治疗室也应定期消毒净化,保持空气流通,环境卫生洁净。

四、进针法

针刺操作时,一般应双手协同操作,紧密配合。《难经·七十八难》说:"知为针者信其左,不知为针信其右"。《标幽赋》更进一步阐述其义:"左手重而多按,欲令气散;右手轻而徐入,不痛之因"。临床上一般用右手持针操作,主要是拇、示、中指夹持针柄,其状如持笔(图8-10),故右手称为"刺手"。左手爪切按压所刺部位或辅助针身,故称左手为"押手"。

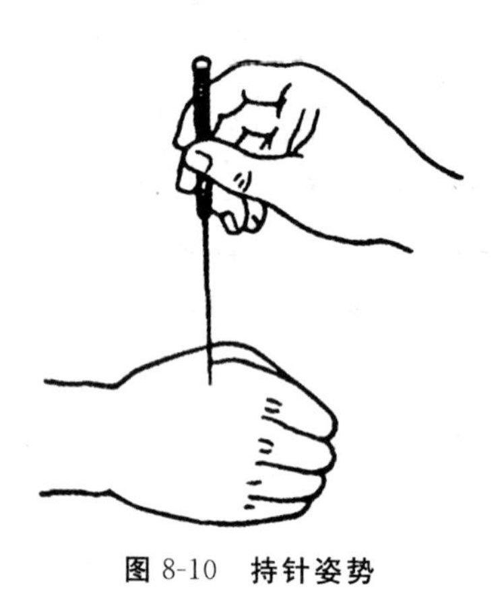

图8-10 持针姿势

刺手的作用:刺手的作用主要是掌握针具,施行手法操作;进针时,运指力于针尖,而使针刺入皮肤,行针时便于左右捻转、上下提插和弹震刮搓以及出针时的手法操作等。

押手的作用:押手的作用主要是固定腧穴的位置,夹持针身协助刺手进针,使针身有所依附,保持针垂直,力达针尖,以利于进针、减少疼痛和协助调节、控制针感。

临床常用进针方法有以下几种:

(一)单手进针法

单手进针法多用于较短的毫针。右手拇、示指持针,中指端紧靠穴位,指腹抵住针体中部,当拇、示指向下用力时,中指也随之屈曲,将针刺入,直至所需的深度(图8-11)。此法三指并用,尤适宜于双穴同时进针。此外,还有用拇、示指夹持针体,中指尖抵触穴位,拇、示指所夹持的针沿中指尖端迅速刺入,不施捻转。针入穴位后,中指即离开应针之穴,此时拇、示、中指可随意配合,施行补泻。

(二)双手进针法

1.指切进针法

指切进针法又称爪切进针法,用左手拇指或示指端切按在腧穴位置的旁边,右手持针,紧靠左手指甲面将针刺入腧穴(图8-12)。此法适用于短针的进针。

2.夹持进针法

夹持进针法或称骈指进针法，即用左手拇、示二指持捏消毒干棉球，夹住针身下端，将针尖固定在所刺腧穴的皮肤表面，右手捻动针柄，将针刺入腧穴(图 8-13)。此法适用于长针的进针。

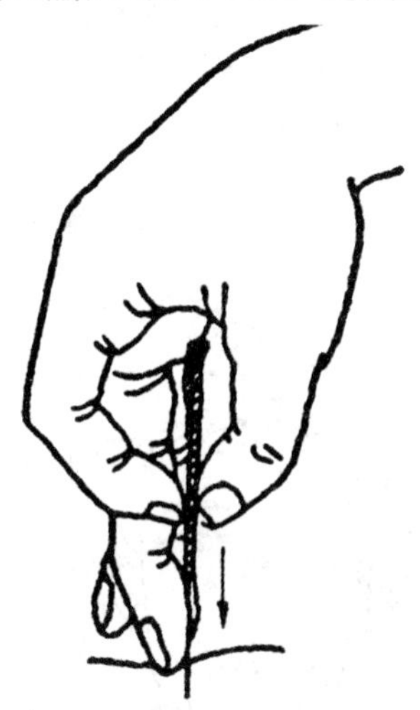

图 8-11　基本单手进针法

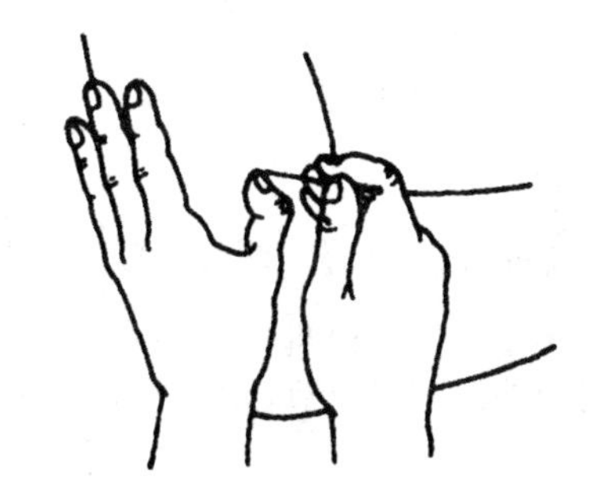

图 8-12　指切进针法

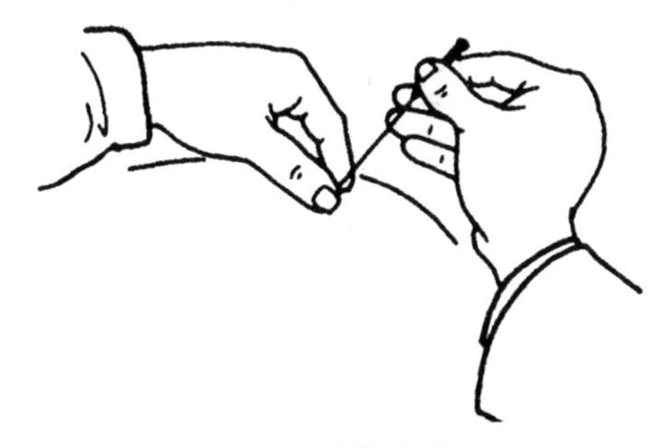

图 8-13　夹持进针法

临床上也有采用插刺进针的，即单用右手拇、示二指夹持消毒干棉球，夹住针身下端，使针尖露出2～3 分，对准腧穴的位置，将针迅速刺入腧穴，然后将针捻转刺入一定深度，并根据需要适当配合押手行针。

3.舒张进针法

用左手拇、示二指将针刺入腧穴部位的皮肤向两侧撑开，使皮肤绷紧，右手持针，使针从左手拇、示二指的中间刺入。此法主要用于皮肤松弛部位的腧穴(图 8-14)。

4.提捏进针法

用左手拇、示二指将针刺入腧穴部位的皮肤提起，右手持针，从捏起的上端将针刺入。此法主要用于皮肉浅薄部位的腧穴，如印堂穴等(图 8-15)。

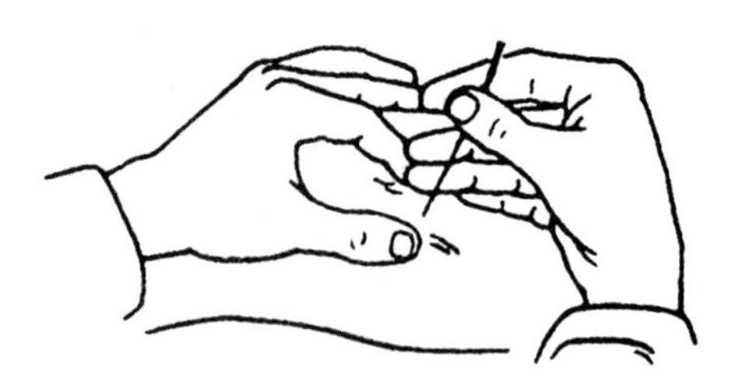

图 8-14 舒张进针法

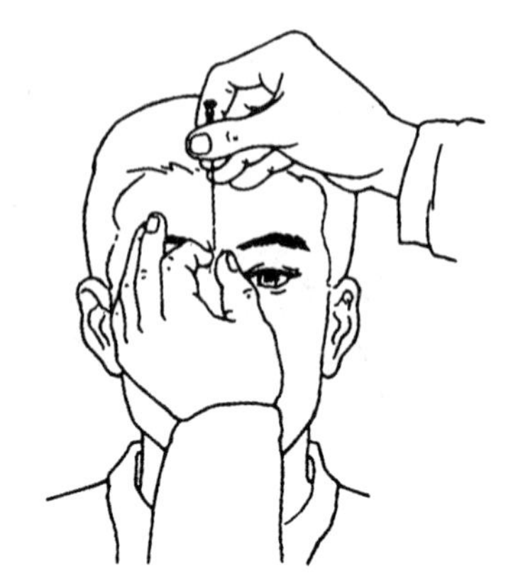

图 8-15 提捏进针法

(三)针管进针法

针管进针法即备好塑料、玻璃或金属制成的针管,针管长度比毫针短 2~3 分,以便露出针柄。针管的直径,以能顺利通过针尾为宜。进针时左手持针管,将针装入管内,针尖与针管下端平齐,置于应刺的腧穴上,针管上端露出针柄 2~3 分,用右手示指叩打针尾或用中指弹击针尾,即可使针刺入,然后退出针管,再运用行针手法(图 8-16)。

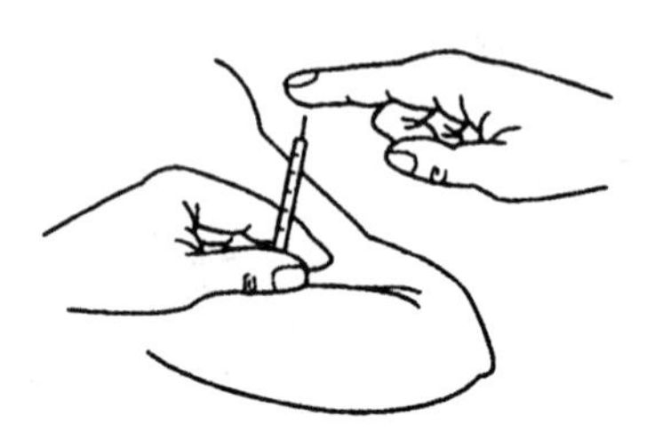

图 8-16 针管进针法

五、针刺的方向、角度和深度

(一)针刺的方向

针刺的方向是指进针时针尖对准的某一方向或部位,一般依经脉循行的方向、腧穴的部位特点和治疗的需要而定。

1. 依循行定方向

依循行定方向即根据针刺补泻的需要,为达到"迎随补泻"的目的,在针刺时结合经脉循行的方向,或顺经而刺,或逆经而刺。一般认为,当行补法时,针尖与经脉循行的方向一致;行泻法时,针尖与经脉循行的方向相反。

2. 依腧穴定方向

为保证针刺安全,根据腧穴所在部位的特点,某些部位必须朝向某一特定方向或部位。如针刺哑门穴时,针尖应朝向下颌方向缓慢刺入;针刺廉泉穴时,针尖应朝向舌根方向缓慢刺入;针刺背部的某些腧穴,针尖要朝向脊柱等。

3.依病情方向

依病情方向即根据病情的治疗需要，为使针刺的感应到达病变所在的部位，针刺时针尖应朝向病所，以使“气至病所”。

（二）针刺的角度

针刺的角度是指进针时针身与皮肤表面所形成的夹角（图8-17），一般分为以下3种。

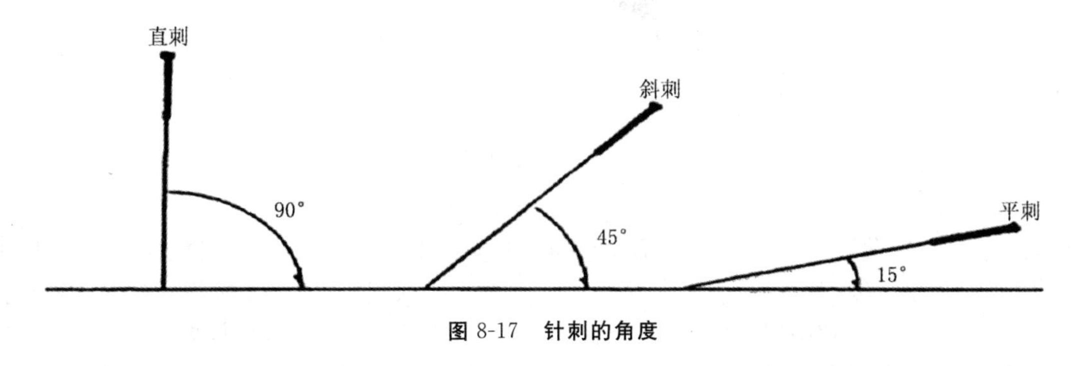

图8-17 针刺的角度

1.直刺

针身与皮肤表面成90°左右垂直刺入。此法适用于人体大部分腧穴。

2.斜刺

针身与皮肤表面成45°左右倾斜刺。此法适用于肌肉浅薄处或内有重要脏器，或不宜直刺、深刺的腧穴。

3.平刺

针身与皮肤表面成15°左右沿皮刺入，又称横刺、沿皮刺。此法适用于皮薄肉少部位的腧穴，如头部腧穴等。

（三）针刺的深度

临床常根据患者的体质、年龄、病情、部位等方面确定进针的深度。

（1）年龄：年老体弱，气血衰退；小儿娇嫩，稚阴稚阳，均不宜深刺。中青年身强体壮者，可适当深刺。

（2）体质：形瘦体弱者宜浅刺；形盛体强者宜深刺。

（3）病情：阳证、新病宜浅刺；阴证、久病宜深刺。

（4）部位：头面、胸腹及皮薄肉少处的腧穴宜浅刺；四肢、臀、腹及肌肉丰满处的腧穴宜深刺。

六、行针与得气

毫针进针后，为使患者产生针刺感应，或进一步调整针感的强弱以及使针感向某一方向扩散、传导而采取的操作方法，称为“行针”，亦称“运针”。行针手法包括基本手法和辅助手法两类。

（一）基本手法

行针的基本手法是毫针刺法的基本动作，古今临床常用的主要有提插法和捻转法两种。两种基本手法临床施术时既可单独应用，又可配合应用。

1.提插法

将针刺入腧穴一定深度后，施以上提下插的操作手法。针由浅层向下刺入深层的操作谓之插，从深层向上引退至浅层的操作谓之提，如此反复地上下纵向运动的行针手法，称为提插法（图8-18）。提插幅度的大小、层次的变化、频率的快慢和操作时间的长短，应根据患者的体质、病情、腧穴部位和针刺目的等不同灵活掌握。使用提插法时，指力一定要均匀一致，幅度不宜过大，一般以3～5分为宜；频率不宜过快，每分钟60次左右，保持针身垂直，不改变针刺角度、方向和深度。一般认为行针时提插的幅度大，频率快，刺激量就大；反之，提插的幅度小，频率慢，刺激量就小。

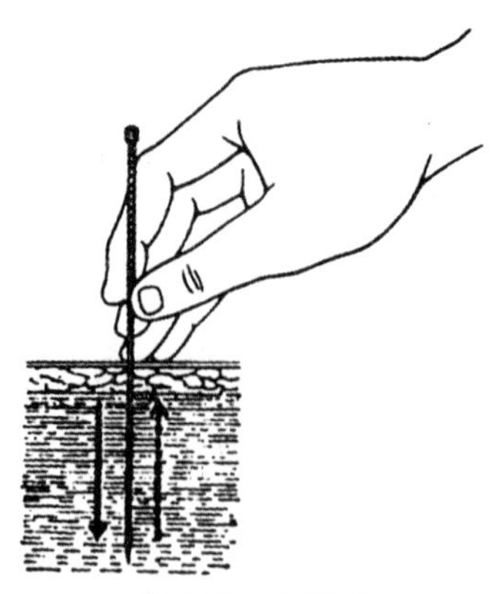

图 8-18　提插法

2. 捻转法

将针刺入腧穴一定深度后，施以向前向后捻转动作的操作手法。这种使针在腧穴内反复前后来回旋转的行针手法，称为捻转法(图 8-19)。捻转角度的大小、频率的快慢、时间的长短等，需根据患者的体质、病情、腧穴的部位、针刺目的等具体情况而定。使用捻转法时，指力要均匀，角度要适当，一般应掌握在180°左右，不能单向捻针，否则针身易被肌纤维等缠绕，引起局部疼痛和导致滞针而出针困难。一般认为捻转角度大，频率快，刺激量大；捻转角度小，频率慢，刺激量小。

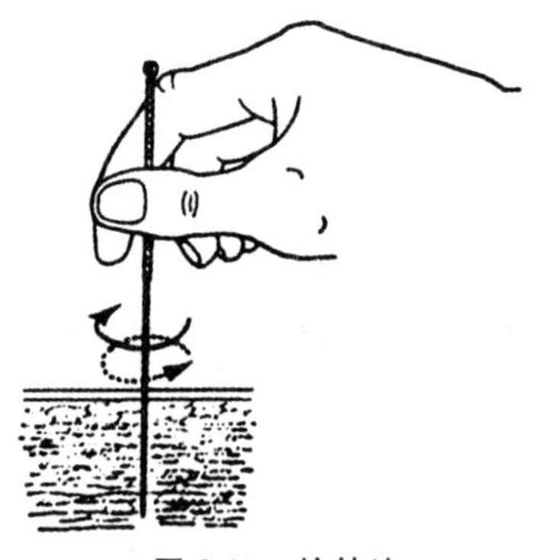

图 8-19　捻转法

(二)辅助手法

行针的辅助手法，是行针基本手法的补充，是为了促使得气和加强针刺感应的操作手法。临床常用的行针辅助手法有以下几种。

1. 循法

针刺不得气时，可以用循法催气。其法是医者用顺着经脉的循行径路，在腧穴的上下部轻柔地按揉或叩打(图 8-20)。《针灸大成·三衢杨氏补泻》指出："凡下针，若气不至，用指于所属部分经络之路，上下左右循之，使气血往来，上下均匀，针下自然气至沉紧。"说明此法能推动气血，激发经气，促使针后易于得气。

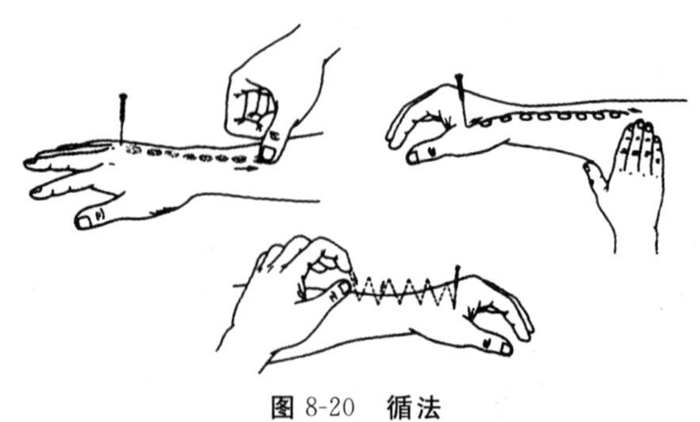

图 8-20　循法

2.弹法

弹法是指在留针过程中，以手指轻弹针尾或针柄，使针体微微振动，以加强针感，助气运行的方法（图 8-21）。《针灸问对》曰："如气不行，将针轻弹之，使气速行。"本法有催气、行气的作用。

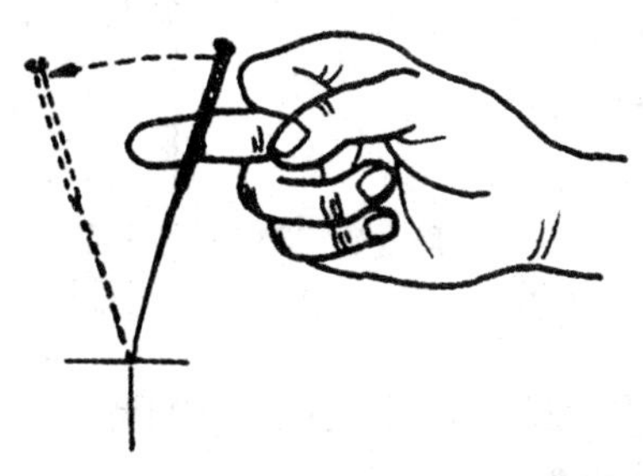

图 8-21 弹法

3.刮法

刮法是指毫针刺入一定深度后，经气未至，以拇指或示指的指腹抵住针尾，用拇指或示指或中指指甲，由下而上或由上而下频频刮动针柄，促使得气的方法。本法在针刺不得气时用之可激发经气，如已得气者可以加强针刺感应的传导和扩散（图 8-22）。

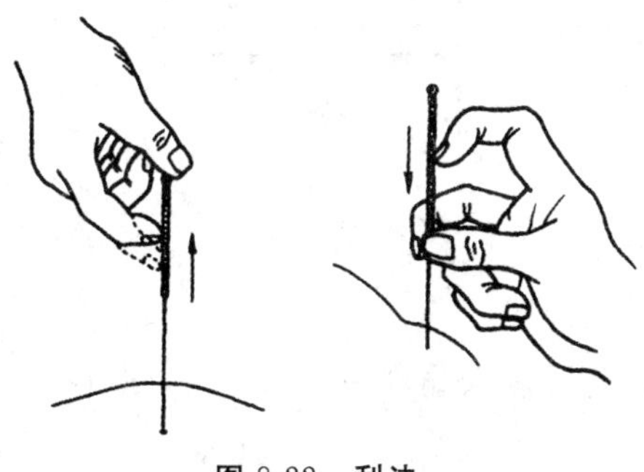

图 8-22 刮法

4.摇法

摇法是指毫针刺入一定深度后，手持针柄，将针轻轻摇动，以行经气的方法。《针灸问对》有"摇以行气"的记载。其法有二：一是直立针身而摇，以加强得气的感应；二是卧倒针身而摇，使经气向一定方向传导（图 8-23）。

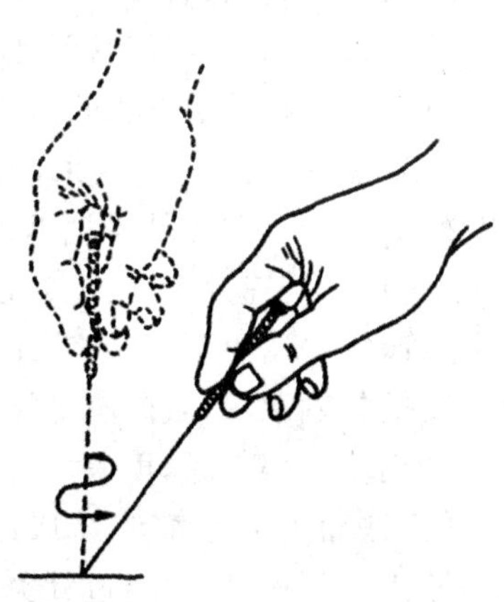

图 8-23 摇法

5.飞法

针后不得气者，用右手拇、示指执持针柄，细细捻搓数次，然后张开两指，一搓一放，反复数次，状如飞鸟展翅，故称飞法（图 8-24）。《医学入门・杂病穴法》载："以大指次指捻针，连搓三下，如手颤之状，谓之飞。"本法的作用在于催气、行气，并使针刺感应增强。

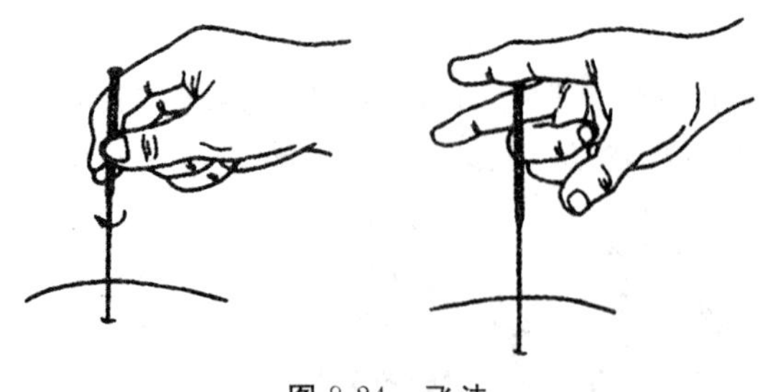

图 8-24 飞法

6.震颤法

震颤法是指针刺入一定深度后，右手持针柄，用小幅度、快频率的提插手法，使针身轻微震颤的方法。本法可促使针下得气，增强针刺感应（图 8-25）。

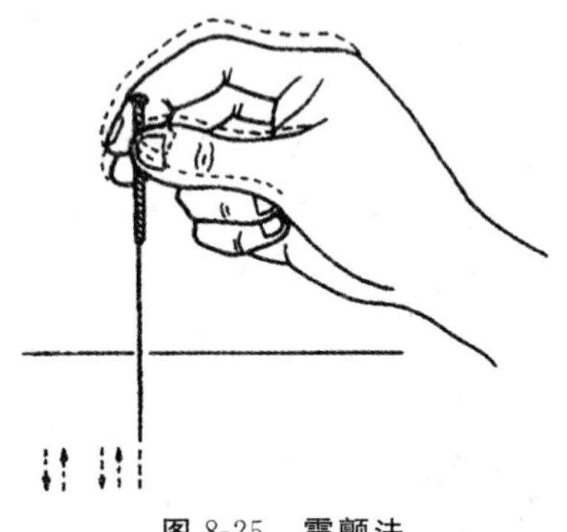

图 8-25 震颤法

（三）得气

古称“气至”，近称“针感”，是指毫针刺入腧穴一定深度后，施以提插或捻转等行针手法，使针刺部位获得“经气”感应，谓之得气。

针下是否得气，可以从两个方面分析判断。一是患者对针刺的感觉和反应，另一是医者对刺手指下的感觉。针刺腧穴得气时，患者的针刺部位有酸胀、麻重等自觉反应，有时出现热、凉、痒、痛、抽搐、蚁行等感觉，或呈现沿着一定的方向和部位传导、扩散现象。少数患者还会出现循经性肌肤震颤等反应，有的还可见到针刺腧穴部位的循经性皮疹带或红、白线等现象。当患者有自觉反应的同时，医者的刺手亦能体会到针下沉紧、涩滞或针体颤动等反应。若针刺后未得气，患者无任何特殊感觉或反应，医者刺手亦感觉针下空松、虚滑。正如窦汉卿《标幽赋》所说：“轻滑慢而未来，沉涩紧而已至……气之至也，如鱼吞钩饵之浮沉；气未至也，如闲处幽堂之深邃。”这是对得气与否所作的最形象的描述。

得气与否以及气至的迟速，不仅直接关系针刺的治疗效果，而且可以借此推测疾病的预后。《灵枢・九针十二原》说：“刺之要，气至而有效”。临床上一般是得气迅速时疗效较好，得气较慢时效果就差，若不得气时就可能无治疗效果。《金针赋》也说：“气速效速，气迟效迟”。在临床上若刺之而不得气时，要分析经气不至的原因。或因取穴定位不准确，手法运用不当，或为针刺角度有误，深浅失度，对此就应重新调整腧穴的针刺部位、角度、深度，运用必要的针刺手法，以促使得气。如患者病久体虚，正气虚惫，以致经气不足；或因其他病理因素，感觉迟钝、丧失而不易得气时，可采用行针催气，或留针候气，或用温针，或加艾灸，以助经气的来复，而促使得气。若用上法而仍不得气者，多属正气衰竭，当考虑配合或改用其他治疗方法。临床上常可见到，初诊时针刺得气较迟或不得气者，经过针灸等方法治疗后，逐渐出现得气较速或有气至现象，说明机体正气渐复，疾病向愈。

七、针刺补泻

《灵枢・九针十二原》说：“虚实之要，九针最妙，补泻之时，以针为之。”《备急千金要方・用针略例》指出：“凡用针之法，以补泻为先”。可见针刺补泻是针刺治病的一个重要环节，也是毫针刺法的核心内容。

补法，泛指能鼓舞正气，使低下的功能恢复正常的针刺方法；泻法，泛指能疏泄邪气，使亢进的功能恢复正常的针刺方法。针刺补泻是通过针刺腧穴，采用适当的手法激发经气以补益正气、疏泄邪气，调节人体的脏腑经络功能，促使阴阳平衡而恢复健康的方法。古代医家在长期的医疗实践中，创造和总结出不少针刺补泻手法，现择要简述如下。

(一)单式补泻手法

1. 捻转补泻

针下得气后，捻转角度小，用力轻，频率慢，操作时间短者为补法；捻转角度大，用力重，频率快，操作时间长者为泻法。也有以左转时角度大，用力重者为补；右转时角度大，用力重者为泻。

2. 提插补泻

针下得气后，先浅后深，重插轻提，提插幅度小，频率慢，操作时间短者为补法；先深后浅，轻插重提，提插幅度大，频率快，操作时间长者为泻祛。

3. 疾徐补泻

进针时徐徐刺入，少捻转，疾速出针者为补法；进针时疾速刺入，多捻转，徐徐出针者为泻法。

4. 迎随补泻

进针时针尖随着经脉循行去的方向刺入为补法；针尖迎着经脉循行来的方向刺入为泻法。

5. 呼吸补泻

患者呼气时进针，吸气时出针为补法；吸气时进针，呼气时出针为泻法。

6. 开阖补泻

出针后迅速揉按针孔为补法；出针时摇大针孔而不揉按为泻法。

7. 平补平泻

进针得气后，施以均匀的提插、捻转手法，适用于虚实不明显或虚实夹杂的病证。

(二)复式补泻手法

1. 烧山火法

将针刺入腧穴应刺深度的上 1/3(天部)，得气后行捻转补法或紧按慢提九数；再将针刺入中 1/3(人部)，如上施术；然后将针刺入下 1/3(地部)，如上施术；继之退至浅层，称为一度。如此反复操作数度，使针下产生热感。在操作过程中，可配合呼吸补法(图 8-26)。多用于治疗冷痹顽麻、虚寒性疾病等。

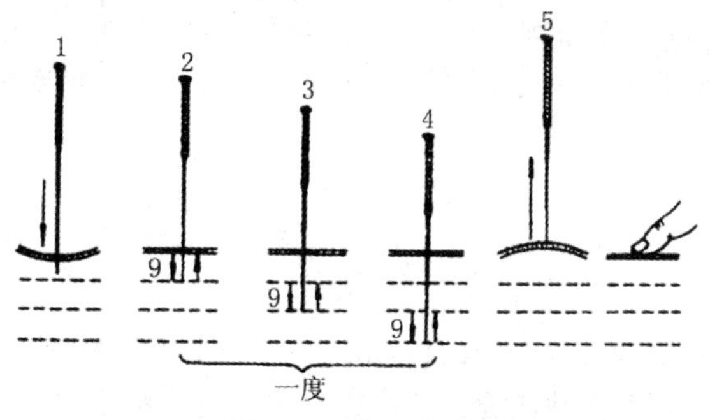

图 8-26. 烧山火法

2. 透天凉法

先将针刺入腧穴应刺深度的下 1/3(地部)，得气后行捻转泻法或紧提慢按六数；再将针紧提至中 1/3(人部)，如上施术；然后将针紧提至上 1/3(天部)，如上施术，称为一度。如此反复操作数度，使针下产生凉感。在操作过程中，可配合呼吸泻法(图 8-27)。多用于治疗热痹、急性痈肿等实热性疾病。

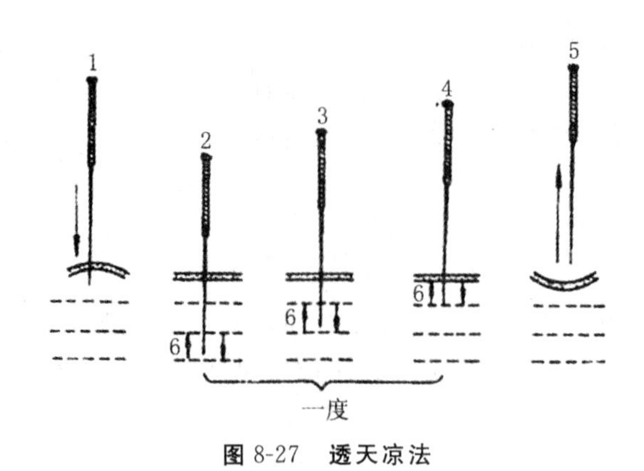

图 8-27 透天凉法

（三）影响针刺补泻效应的因素

1. 机体所处的功能状态

在不同的病理状态下，针刺可以产生不同的调整作用（即补泻效果）。当机体处于虚惫状态而呈虚证时，针刺可以起到扶正补虚的作用。若机体处于虚脱状态时，针刺还可以起到回阳固脱的作用；当机体处于邪盛状态而呈实热、邪闭的实证时，针刺可以起到清热启闭、祛邪泻实的作用。例如，胃肠功能亢进而痉挛疼痛时，针刺可解痉止痛；胃肠功能抑制而蠕动缓慢、腹胀纳呆时，针刺可加强胃肠蠕动，提高消化功能，消除腹胀、增进食欲。大量的临床实践和实验研究表明，针刺当时的机体功能状态，是产生针刺补泻效果的主要因素。

2. 腧穴作用的相对特异性

腧穴的主治功用不仅具有普遍性，而且具有相对特异性。人体不少腧穴，如关元、气海、命门、膏肓、背俞穴等，都能鼓舞人体正气，促使功能旺盛，具有强壮作用，适宜于补虚益损。此外，很多腧穴，如水沟、委中、十二井、十宣等穴，都能疏泄病邪，抑制人体功能亢进，具有祛邪作用，适宜于祛邪泻实。当施行针刺补泻时，必须结合腧穴作用的相对特异性，才能产生针刺补泻的效果。

3. 针具及手法轻重因素

影响针刺补泻因素与使用的针具粗细、长短，刺入的角度、深度，行针时的幅度、频率等有直接关系。一般来说，粗毫针的指力要重，刺激量大；细毫针用的指力较轻，刺激量就小。毫针刺入腧穴的角度、深度不同，其刺激的轻重程度也不同，一般直刺、深刺的刺激量要大些，平刺、浅刺的刺激量要小些。行针时的幅度、频率不同，与针刺手法轻重密切相关。提插幅度大、捻转角度大、频率快者，其刺激量就大。反之，其刺激量就小。

八、留针与出针

（一）留针法

留针指将针刺入腧穴施术后，使针留置穴内。留针的目的是为了加强针刺的作用和便于继续行针施术。留针的方法有静留针和动留针两种。静留针法指在留针过程中不再行针；动留针法指在留针过程中作间歇性行针。一般病证只要针下得气而施以适当的补泻手法后，即可出针或留针10～20 分钟。但对一些特殊病证，如急性腹痛，破伤风、角弓反张，寒性、顽固性疼痛或痉挛性病证，需适当延长留针时间，有时留针可达数小时，以便在留针过程中作间歇性行针，以增强、巩固疗效。在临床上留针与否或留针时间的长短，不可一概而论，应根据患者具体病情而定。

（二）出针法

出针又称起针、退针，指将针拔出的方法。在施行针刺手法或留针达到预定针刺目的和治疗要求后，即可出针。

出针的方法，一般以左手拇、示二指持消毒干棉球轻轻按压于针刺部位，右手持针做轻微地小幅度捻转，并将针缓慢提至皮下（不可单手用力过猛），静留片刻，然后出针。出针时，依补泻的不同要求，分别采取“疾出”或“徐出”以及“疾按针孔”或“摇大针孔”的方法出针。出针后，除特殊需要外，都要用消毒棉球轻压针孔片刻，以防出血或针孔疼痛。

当针退出后，要仔细查看针孔是否出血，询问针刺部位有无不适感，检查核对针数有否遗漏，还应注意有无晕针延迟反应现象。

（刘凤强）

第二节　头针疗法

头针又称头皮针，是指在头皮部特定的穴线进行针刺以防治疾病的方法。

头针的理论依据主要有二：一是根据传统的脏腑经络理论。手、足六阳经皆上循于头面，六阴经中手少阴与足厥阴经直接循行于头面部，其他阴经则通过各自的经别与阳经相合后上达于头面。因此，头面部是脏腑经络之气汇集的重要部位，《素问・脉要精微论篇》曰：“头者精明之府”。二是根据大脑皮质功能定位在头皮的投影，确立相应的头穴线。

头针因其疗效独特、适应证广泛而成为临床医生常用的针灸治疗方法之一。为了适应国际上头针疗法的推广与交流，中国针灸学会根据分区定经、经上选穴、穴点连线及古代透刺方法等拟定了《头皮针穴名标准化国际方案》，并于 1984 年在日本召开的世界卫生组织西太区会议上正式通过。本节标准头针线的名称、定位等均依据该方案。

一、标准头针线的定位和主治

标准头穴线共 25 条，分别位于额区、顶区、颞区、枕区 4 个区域的头皮部。标准化头针线见图 8-28～32，各区定位及主治如下。

（一）额区

1. 额中线

（1）部位：在头前部，从督脉神庭穴向下引一直线，长 1 寸（3 cm）（图 8-28）。

（2）主治：癫痫、精神失常、鼻病等。

2. 额旁 1 线

（1）部位：在头前部，从膀胱经眉冲穴向前引一直线，长 1 寸（3 cm）（图 8-28）。

（2）主治：冠心病、心绞痛、支气管哮喘、支气管炎、失眠。

3. 额旁 2 线

（1）部位：在头前部，从胆经头临泣穴向前引一直线，长 1 寸（3 cm）（图 8-28）。

（2）主治：急慢性胃炎、胃和十二指肠溃疡、肝胆疾病等。

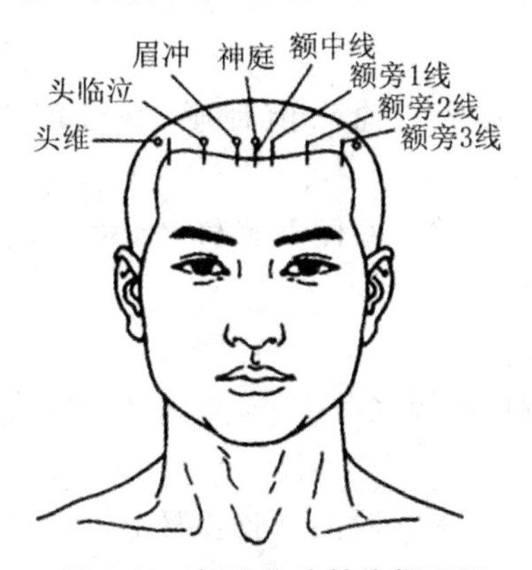

图 8-28　标准化头针线额区图

4.额旁3线

(1)部位:在头前部,从胃经头维穴内侧0.75寸起向下引一直线,长1寸(3 cm)(图8-28)。

(2)主治:功能性子宫出血、子宫脱垂、阳痿、遗精、尿频、尿急等。

(二)顶区

1.顶中线

(1)部位:在头顶部,即从督脉百会穴至前顶穴连线(图8-29)。

(2)主治:腰腿足等病证,如瘫痪、麻木、疼痛以及皮质性多尿、脱肛、小儿夜尿、高血压病、头顶痛等。

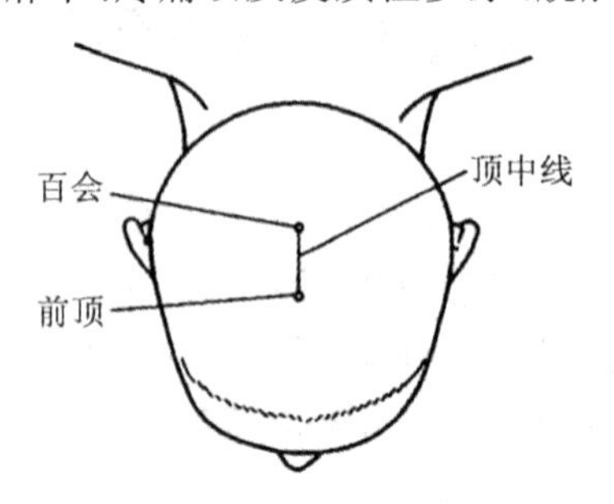

图8-29 标准化头针线顶区图

2.顶旁1线

(1)部位:在头顶部,督脉旁1.5寸,从膀胱经通天穴向后引一直线,长1.5寸(图8-30)。

(2)主治:腰腿足等病证,如瘫痪、麻木、疼痛等。

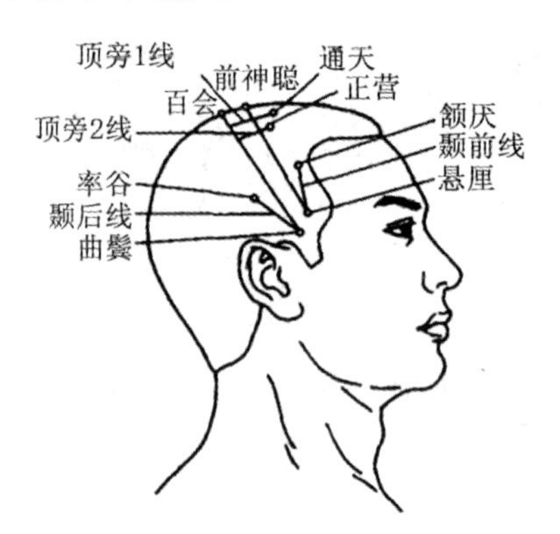

图8-30 标准化头针线顶颞区图

3.顶旁2线

(1)部位:在头顶部,督脉旁开2.25寸,从胆经正营穴向后引一直线,长1.5寸到承灵穴(图8-30)。

(2)主治:头痛,偏头痛,肩臂手等病证如瘫痪、麻木、疼痛等。

(三)颞区(包括顶颞区)

1.顶颞前斜线

(1)部位:在头顶部、头侧部,头部经外奇穴前神聪(百会前1寸)与颞部胆经悬厘穴引一斜线(图8-31)。

(2)主治:将该线分为5等份,上1/5治疗对侧下肢和躯干瘫痪,中2/5治疗上肢瘫痪,下2/5治疗中枢性面瘫、运动性失语、流涎、脑动脉粥样硬化等。

2.顶颞后斜线

(1)部位:在头顶部、头侧部,顶颞前斜线之后1寸,与其平行的线。即从督脉百会穴至颞部胆经曲鬓穴引一斜线(图8-31)。

(2)主治:将该线分为5等份,上1/5治疗对侧下肢和躯干感觉异常,中2/5治疗上肢感觉异常,下2/5治疗头面部感觉异常等。

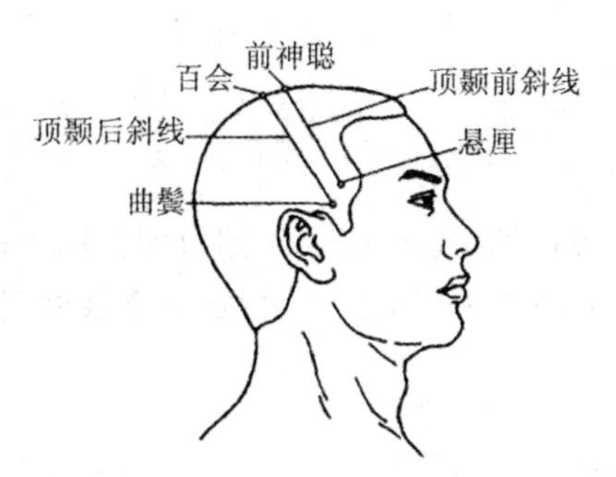

图 8-31 标准化头针线颞区图

3. 颞前线

(1)部位:在头的颞部,从胆经颔厌穴至悬厘穴连一直线。

(2)主治:偏头痛、运动性失语、周围性面瘫和口腔疾病。

4. 颞后线

(1)部位:在头的颞部,从胆经率谷穴向下至曲鬓穴连一直线。

(2)主治:偏头痛、耳鸣、耳聋、眩晕等。

(四)枕区

1. 枕上正中线

(1)部位:在后头部,即从督脉强间穴至脑户穴的连线(图 8-32)。

(2)主治:眼病、颈项强痛、癫狂、痫证。

2. 枕上旁线

(1)部位:在后头部,由枕外粗隆督脉脑户穴旁开 0.5 寸(1.5 cm)起,向上引一直线,长1.5寸(4.5 cm)(图 8-32)。

(2)主治:皮质性视力障碍、白内障、近视等。

3. 枕下旁线

(1)部位:在后头部,从膀胱经玉枕穴向下引一直线,长 2 寸(图 8-32)。

(2)主治:小脑疾病引起的平衡障碍、后头痛等。

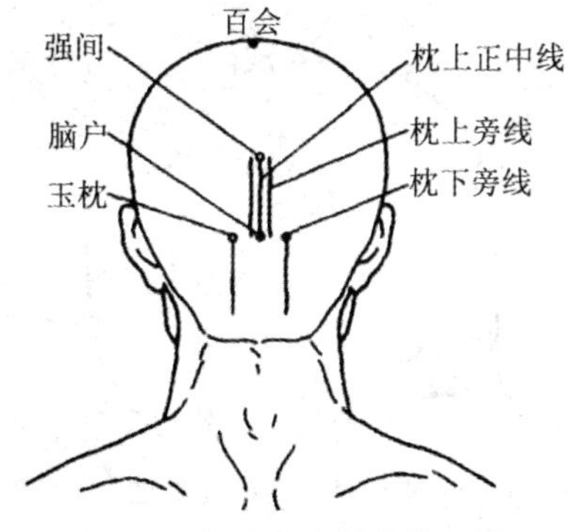

图 8-32 标准化头针线枕区图

二、适应范围

1. 脑源性疾患

如脑血管意外后遗症、皮质性视力障碍、小脑性平衡障碍、皮质性多尿、遗尿、震颤麻痹、舞蹈病等。

2. 非脑源性疾患

如腰腿痛、神经痛、哮喘、呃逆、耳源性眩晕、耳鸣、听力障碍、胃脘痛、子宫脱垂等。

3. 其他

外科手术的针刺麻醉。

三、操作方法

（一）穴位选择

单侧肢体疾病，选用对侧头针线；双侧肢体疾病，选用双侧头针线；内脏全身疾病或不易区别左右的疾病，可双侧取穴。一般根据具体的病情选用相应的头针线，如下肢瘫痪，可选顶旁1线配顶颞前斜线、顶颞后斜线的上1/5。

（二）进针方法

患者多取坐位或卧位，局部常规消毒。一般选用28～30号长1.5～3寸的毫针，针尖与头皮成30°左右夹角，快速将针刺入头皮下，当针尖抵达帽状腱膜下层时，指下感到阻力减小，然后使针与头皮平行，继续捻转进针，刺入相应深度（线段的长度）。若进针角度不当，患者痛甚且医者手下有抵抗感，应调整进针角度（图8-33）。

（三）针刺手法

头针的运针多捻转不提插。一般以拇指掌面和示指桡侧面夹持针柄，以示指的掌指关节快速连续屈伸，使针身左右旋转，捻转速度每分钟200次左右（图8-34）。进针后持续捻转2～3 min，留针20～30 min，留针期间间歇操作2～3次即可。一般经3～5 min刺激后，部分患者在病变部位会出现热、麻、胀、抽动等感应。按病情需要可适当延长留针时间，偏瘫患者留针期间嘱其活动肢体（重症患者可作被动活动），有助于提高疗效。亦可用电针仪在主要穴线通电，以代替手法捻针，频率多选用200～300次/分。

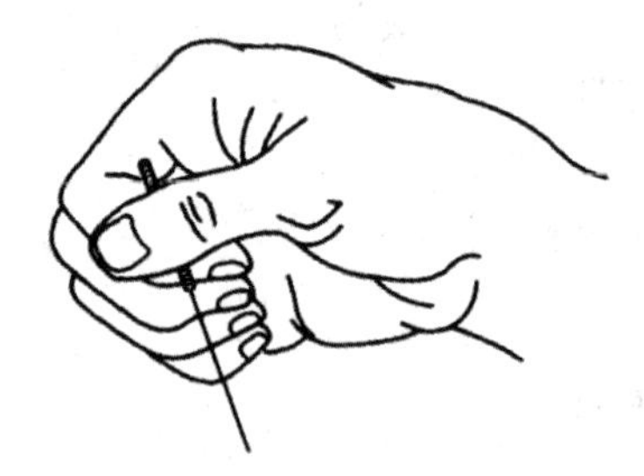

图8-33 头针进针法

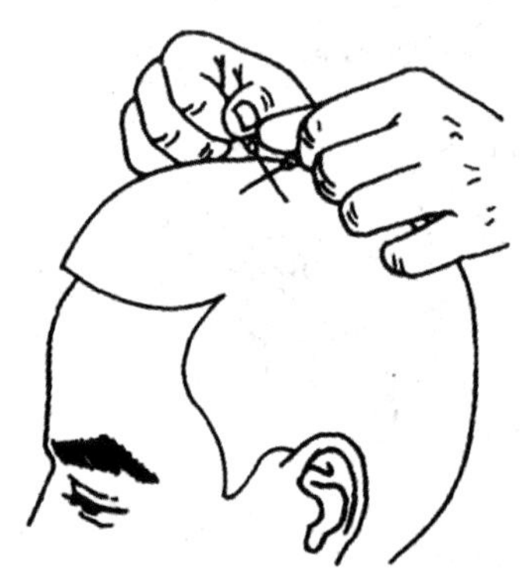

图8-34 头针运针法

（四）起针

刺手夹持针柄轻轻捻转松动针身，押手固定穴区周围头皮，如针下无紧涩感，可快速出针。出针后需用消毒干棉球按压针孔片刻，以防出血。

（五）疗程

每日或隔日针1次，一般10次为1个疗程，休息5～7日后再进行第2个疗程。

四、注意事项

（1）因为头部有毛发，故必须严格消毒，以防感染。

(2)由于头针的刺激较强,刺激时间较长,医者必须注意观察患者表情,以防晕针。

(3)婴儿由于颅骨缝的骨化不完全,不宜采用头针治疗。

(4)中风患者,急性期如因脑溢血引起昏迷、血压过高或不稳定时,不宜用头针治疗,需待血压和病情稳定后应用;如因脑血栓形成引起偏瘫的患者,宜及早采用头针治疗。凡有高热、急性炎症和心力衰竭时,一般慎用头针治疗。

(5)由于头皮血管丰富,容易出血,故出针时必须用干棉球按压针孔 1～2 min。如有出血或皮下血肿出现,可轻轻揉按,促使其消散。

(刘凤强)

第三节　艾灸疗法

灸法是指以艾绒为主要燃烧材料,烧灼、熏熨体表的一定部位或腧穴,通过经络腧穴的作用,以达到防治疾病的一种方法。

一、灸法的材料

(一)艾

施灸的材料很多,但以艾叶制成的艾绒最为常用。因其气味芳香,辛温味苦,容易燃烧,火力温和,故为施灸佳料。《本草纲目·火部》载艾火"灸百病"。新制的艾绒含挥发油较多,灸时火力过强,故以陈久的艾绒为佳。

1.艾炷

将纯净的艾绒放在平板之上,用拇、示、中三指边捏边旋转,把艾绒捏紧成规格大小不同的圆锥状物称为艾炷(图 8-35)。有大、中、小之分,小者如麦粒大,中等如半截枣核大,大者如半截橄榄大。

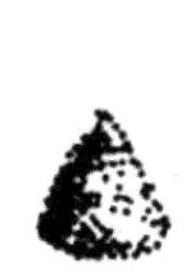
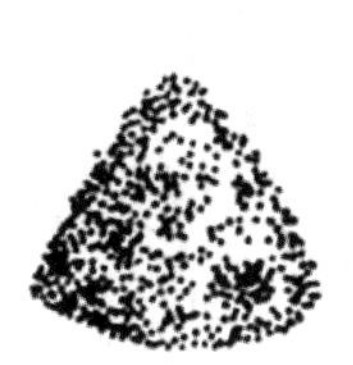
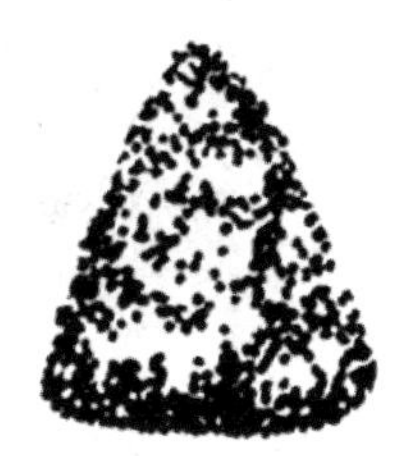
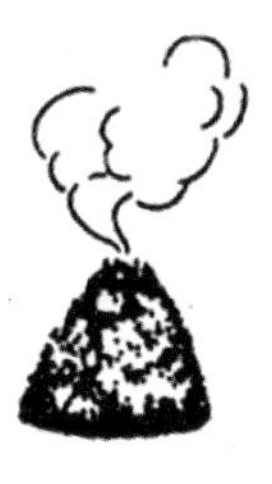

图 8-35　艾炷

2.艾条

艾条又称艾卷,是用艾绒卷成的圆柱形长条。根据内含药物之有无,又分为纯艾条和药艾条两种。一般长 20 cm,直径 1.5 cm。具有使用简便,不起泡,不发疮,无痛苦,患者可以自灸等特点,临床应用十分广泛。

(二)其他灸材

1.火热类灸材

主要有灯心草、黄蜡、桑枝、硫黄、桃枝、药锭、药捻等。

2.非火热类(药物贴敷法)

主要有毛茛、斑蝥、旱莲草、白芥子、甘遂、天南星、细辛等。

二、灸法的作用

1.防病保健

灸法可以激发人体正气,增强抗病能力,无病时施灸有防病保健的作用。《备急千金要方·灸例第六》

记载:“凡入吴蜀地游宦,体上常须三两处灸之,勿令疮暂瘥,则瘴疠瘟疟毒气不能着人也。”《扁鹊心书·须识扶阳》也指出:“人于无病时,常灸关元、气海、命门、中脘,虽未得长生,亦可保百余年寿矣”。以增强人体抗病能力而达到强身保健目的的灸法称为保健灸,《诸病源候论·小儿杂病诸候》又称之为“逆灸”。

2.温经散寒

灸火的温和热力具有直接的温通经络、驱散寒邪的功用,《素问·调经论篇》说:“血气者,喜温而恶寒,寒则泣而不能流,温则消而去之。”灸法更适合治疗寒性病证,《素问·异法方宜论篇》说:“藏寒生满病,其治宜灸焫”。临床上多用于治疗风寒湿痹和寒邪为患的胃脘痛、腹痛、泄泻、痢疾等病证。

3.扶阳固脱

灸火的热力具有扶助阳气、举陷固脱的功能。《素问·生气通天论篇》说:“阳气者,若天与日,失其所,则折寿而不彰。”说明了阳气的重要性。阳衰则阴盛,阴盛则为寒、为厥,甚则阳气欲脱,此时就可用艾灸来温补,以扶助虚脱之阳气。《扁鹊心书·须识扶阳》说:“真气虚则人病,真气脱则人死,保命之法,灼艾第一。”《伤寒论·辨厥阴病脉证并治》也说:“下利,手足逆冷,无脉者,灸之”。可见阳气下陷或欲脱的危证,可用灸法。临床上,各种虚寒证、寒厥证、虚脱证和中气不足、阳气下陷而引起的遗尿、脱肛、阴挺、崩漏、带下等病证皆可用灸法治疗。

4.消瘀散结

艾灸具有行气活血、消瘀散结的作用。《灵枢·刺节真邪》说:“脉中之血,凝而留止,弗之火调,弗能取之”。气为血之帅,血随气行,气得温则行,气行则血亦行。灸能使气机通调,营卫和畅,故瘀结自散。因此,临床也常用灸法治疗气血凝滞的疾患,如乳痈初起、瘰疬、瘿瘤等病证。

5.引热外行

艾火的温热能使皮肤腠理开放,毛窍通畅,热有去路,从而引热外行。《医学入门·针灸》说:“热者灸之,引郁热之气外发”。故灸法同样可用于某些热性病,如疖肿、带状疱疹、丹毒、甲沟炎等。对阴虚发热,也可使用灸法,可选用膏肓、四花穴等治疗骨蒸潮热、虚痨咳喘。

三、灸法的种类及其运用

灸法种类很多,常用灸法如表8-3。

表8-3 灸法的种类

- 常用灸法
  - 艾灸
    - 艾炷灸
      - 直接灸
        - 无瘢痕灸
        - 瘢痕灸
      - 间接灸
        - 隔姜灸
        - 隔蒜灸
        - 隔盐灸
        - 隔附子饼灸
        - ……
    - 艾卷灸
      - 悬灸
        - 温和灸
        - 雀啄灸
        - 回旋灸
      - 实按灸
        - 太乙神针
        - 雷火神针
    - 温针灸
    - 温灸器灸
  - 其他灸法
    - 灯火灸
    - 天灸
      - 白芥子灸
      - 细辛灸
      - 天南星灸
      - 蒜泥灸
      - ……

(一)艾炷灸

将艾炷放在穴位上施灸称艾炷灸,艾炷灸可分为直接灸和间接灸两类。

1.直接灸

又称明灸、着肤灸,即将艾炷直接置放在皮肤上施灸的一种方法(图 8-36)。根据灸后对皮肤刺激的程度不同,又分为无瘢痕灸和瘢痕灸两种。

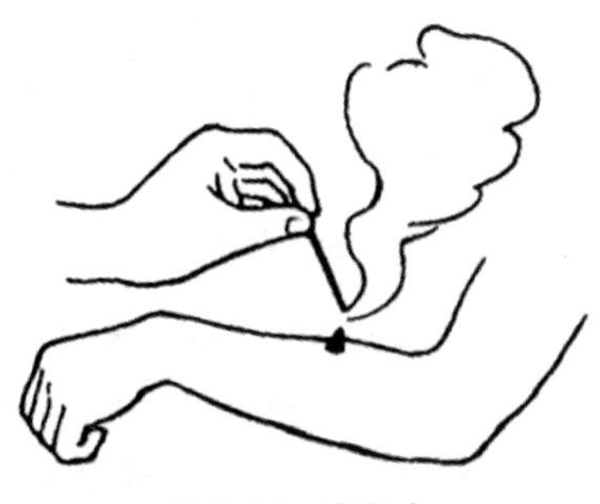

图 8-36　直接灸

(1)无瘢痕灸:又称非化脓灸,施灸以温熨为度,灸后皮肤不致起泡,不留瘢痕,故名。临床上选用大小适宜的艾炷,施灸前先在施术部位涂以少量的凡士林,以增加黏附性。然后将艾炷放上,从上端点燃,当燃剩 2/5 左右,患者感到烫时,用镊子将艾炷挟去,换炷再灸,一般灸 3～6 壮,以局部皮肤充血、红晕为度。此法适用于慢性虚寒性疾病,如哮喘、慢性腹泻、风寒湿痹、风湿顽痹等。

(2)瘢痕灸:又称化脓灸,因施灸后局部组织烫伤化脓,结痂后留有瘢痕,故名。临床上选用大小适宜的艾炷,施灸前先在施术部位上涂以少量大蒜汁,以增加黏附性和刺激作用,然后放置艾炷,从上端点燃,烧近皮肤时患者有灼痛感,可用手在穴位四周拍打以减轻疼痛(图 8-37)。应用此法一般每壮艾炷需燃尽后,除去灰烬,方可换炷,按前法再灸,可灸 3～9 壮。灸毕,在施灸穴位上贴敷消炎药膏,大约 1 星期可化脓(脓液色白清稀)形成灸疮。灸疮 5～6 周愈合,留有瘢痕。在灸疮化脓期间,需注意局部清洁,每日换膏药 1 次,以避免继发感染(脓液黄稠)。《针灸资生经・治灸疮》说:“凡着艾得灸疮,所患即瘥,若不发,其病不愈”。可见灸疮的发和不发与疗效有密切关系。因此,应叮嘱患者多吃羊肉、豆腐等营养丰富的食物以促进灸疮的透发。灸疮是局部组织经烫伤后引起的化脓现象,对穴位局部能产生一个持续的刺激,有保健治病作用。临床常用于治疗哮喘、慢性胃肠病、风湿顽痹、瘰疬等。由于这种方法灸后遗有瘢痕,故灸前必须征求患者的同意及合作。对身体过于虚弱,或有糖尿病、皮肤病的患者不宜使用此法。

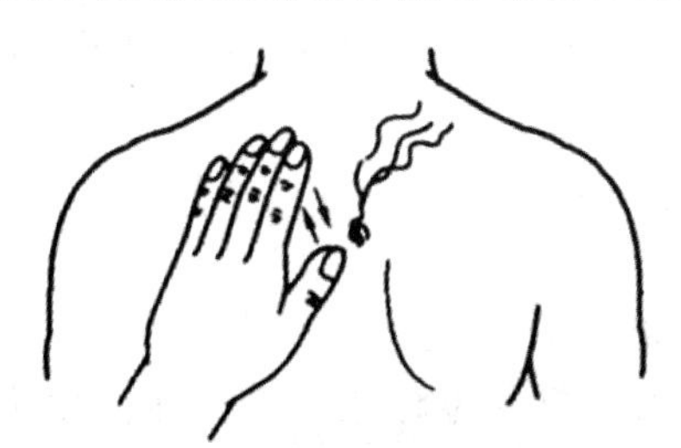

图 8-37　瘢痕灸缓痛拍打法

2.间接灸

间接灸又称隔物灸、间隔灸,即在艾炷与皮肤之间垫上某种物品而施灸的一种方法(图 8-38)。

古代的隔物灸法种类很多,广泛用于临床各种病证。所隔的物品主要为动物、植物和矿物类中药。药物因病证而异,既有单方又有复方,现将临床常用的几种介绍如下。

(1)隔姜灸:将鲜生姜切成直径为 2～3 cm,厚 0.2～0.3 cm 薄片,中间以针穿刺数孔,上置艾炷放在应灸的部位,然后点燃施灸,当艾炷燃尽后,可易炷再灸。一般灸 3～6 壮,以皮肤红晕而不起泡为度。在施灸过程中,若患者感觉灼热不可忍受时,可将姜片向上提起,或缓慢移动姜片。此法应用很广,多用于因寒而致的呕吐、腹痛、泄泻和风寒湿痹证、外感表证等。

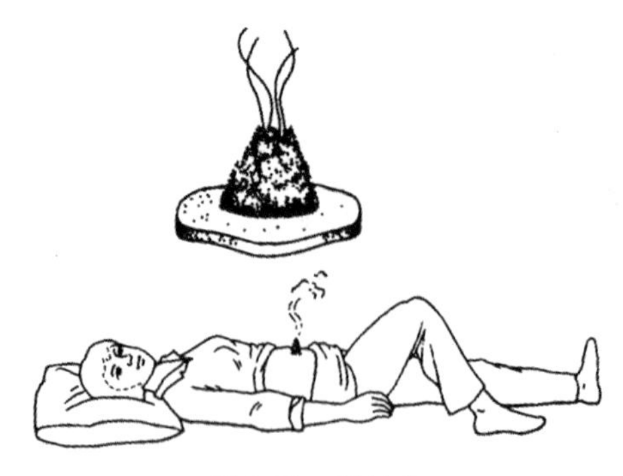

图 8-38　间接灸

(2)隔蒜灸:用鲜大蒜头切成0.2～0.3 cm的薄片,中间以针穿刺数孔,上置艾炷放在应灸的腧穴部位或患处,然后点燃施灸,待艾炷燃尽,易炷再灸,一般灸3～6壮。因大蒜液对皮肤有刺激性,灸后容易起泡,若不使起泡,可将蒜片向上提起,或缓慢移动蒜片。此法多用于治疗瘰疬、肺结核、腹中积块及未溃疮疡等。此外,尚有一种铺灸法,自大椎穴起至腰俞穴之间的脊柱上,铺敷蒜泥一层,宽约2 cm,厚约0.5 cm,周围用棉皮纸封护,然后用艾炷在大椎及腰俞点火施灸。因所铺蒜泥形似长蛇,故又名长蛇灸。民间用于治疗虚劳、顽痹等证。

(3)隔盐灸:因本法只用于脐部,又称神阙灸。用纯净干燥的精制食盐填敷于脐部,使其与脐平,上置艾炷施灸,如患者稍感灼痛,即更换艾炷。也可于盐上放置姜片后再施灸,一般灸3～9壮。此法有回阳、救逆、固脱之功,但需连续施灸,不拘壮数,以待脉起、肢温、症候改善。临床上常用于治疗急性寒性腹痛、吐泻、痢疾、小便不利、中风脱证等。

(4)隔药饼灸:以隔附子片或隔附子饼灸最为常用。药饼的制法是将附子研成细末,以黄酒调和,制成直径约3 cm、厚约0.8 cm的附子饼,中间以针穿刺数孔,上置艾炷,放在应灸腧穴或患处,点燃施灸。一般灸3～9壮。由于附子辛温大热,有温肾补阳的作用,故多用于治疗命门火衰而致的阳痿、早泄、遗精、宫寒不孕和疮疡久溃不敛的病证。

(二)艾条灸

艾条灸又称艾卷灸。即用细草纸或桑皮纸包裹艾绒,卷成圆筒形的艾卷(也称艾条),将其一端点燃,对准穴位或患处施灸的一种方法。有关艾卷灸的最早记载,见于明代朱权《寿域神方》。该书"卷三"有艾卷灸治阴证的记载:"用纸实卷艾,以纸隔之点穴,于隔纸上用力实按之,待腹内觉热,汗出即瘥"。后来发展为在艾绒内加进药物,再用纸卷成条状艾卷施灸,名为"雷火神针"和"太乙神针"。在此基础上又演变为现代的单纯艾卷灸和药物艾卷灸。

按操作方法艾卷灸可分为悬灸和实按灸两种,介绍如下。

1.悬灸

按其操作方法又可分为温和灸、雀啄灸、回旋灸等。

(1)温和灸:将艾卷的一端点燃,对准应灸的腧穴或患处,距离皮肤2～3 cm处进行熏烤(图8-39),使患者局部有温热感而无灼痛为宜。一般每穴灸10～15 min,至皮肤红晕为度。如果是局部知觉减退或小儿患者,医者可将示、中二指置于施灸部位两侧,通过医者的手指测知患者局部受热程度,以便随时调节施灸时间和距离,防止烫伤。

(2)雀啄灸:施灸时,艾卷点燃的一端与施灸部位的皮肤并不固定在一定的距离,而是像鸟啄食一样,一上一下施灸,以给施灸局部一个变量的刺激(图8-40),一般每穴灸5～10 min,至皮肤红晕为度。

(3)回旋灸:施灸时,艾卷点燃的一端与施灸部位的皮肤虽保持一定的距离,但不固定,而是反复旋转地施灸或向左右方向移动(图8-41)。

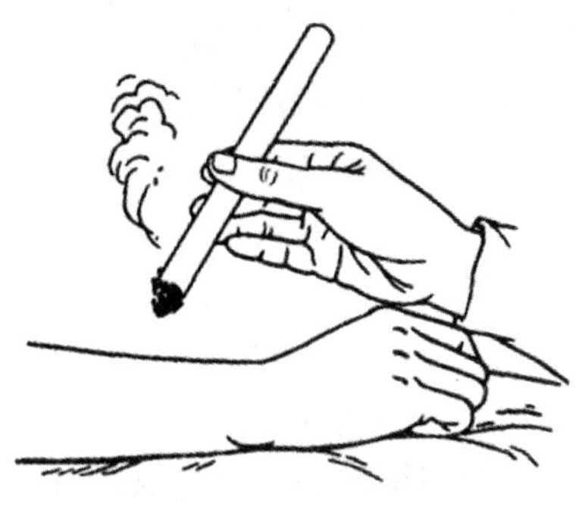

图 8-39 温和灸

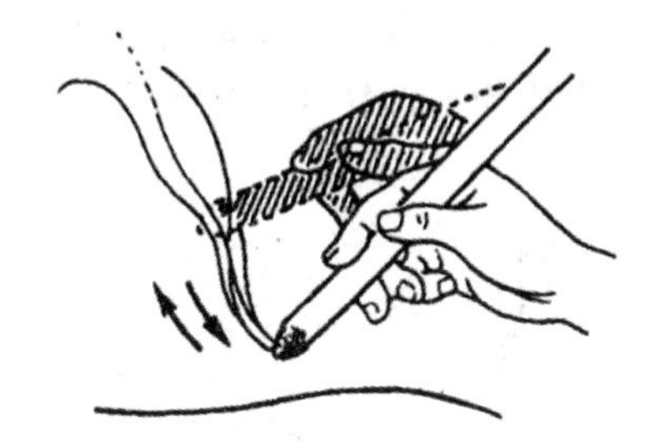

图 8-40 雀啄灸

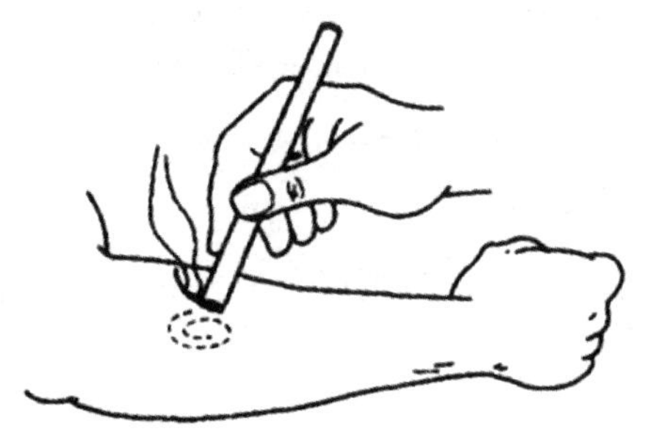

图 8-41 回旋灸

以上方法一般病证均可采用,但温和灸、回旋灸多用于治疗慢性病,雀啄灸多用于治疗急性病。

2.实按灸

施灸时,先在施灸腧穴部位或患处垫上数层布或纸,然后将药物艾卷的一端点燃,趁热按在施术部位上,使热力透达深部,若艾火熄灭,再点再按(图 8-42)。或以布 6～7 层包裹艾火熨于穴位或患处,若火熄灭,再点再熨。最常用的为太乙针灸和雷火针灸,适用于风寒湿痹、痿证和虚寒证。

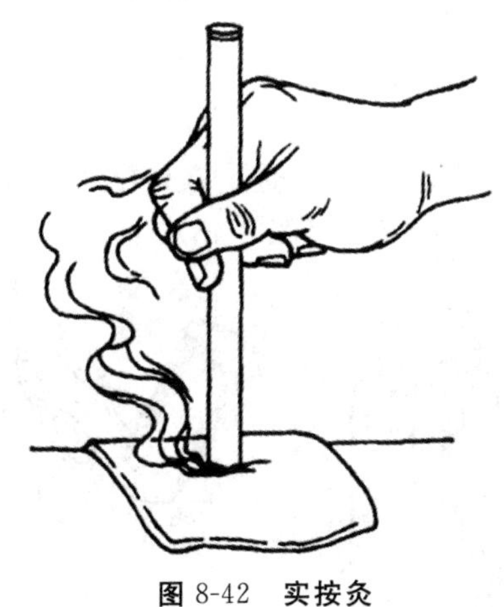

图 8-42 实按灸

太乙神针的药物处方(《太乙神针心法》):艾绒三两,硫黄二钱,麝香、乳香、没药、松香、桂枝、杜仲、枳壳、皂角、细辛、川芎、独活、穿山甲、雄黄、白芷、全蝎各一钱。上药研成细末,和匀。以桑皮纸一张,宽约一尺见方,摊平,先取艾绒八钱,均匀铺在纸上,次取药末二钱,均匀掺在艾绒里,然后卷紧如爆竹状,再用木板搓捻卷紧,外用鸡蛋清涂抹,再糊上桑皮纸一层,两头留空一寸许,捻紧即成。

雷火神针的药物处方(《针灸大成》卷九):艾绒二两,沉香、木香、乳香、茵陈、羌活、干姜、穿山甲各三钱,研为细末,加入麝香少许。其制法与太乙神针相同。

(三)温针灸

这是针刺与艾灸相结合的一种方法,适用于既需要留针又需施灸的疾病。在针刺得气后,将针留在适当的深度,在针柄上穿置一段长约 2 cm 的艾卷施灸,或在针尾上搓捏少许艾绒点燃施灸,直待燃尽,除去灰烬,每穴每次可施灸 1～3 壮,施灸完毕再将针取出。此法是一种简而易行的针灸并用的方法,其艾绒燃烧的热力可通过针身传入体内,使其发挥针和灸的作用,达到治疗目的(图 8-43)。应用此法更应注意防止艾火脱落烧伤皮肤和衣物。

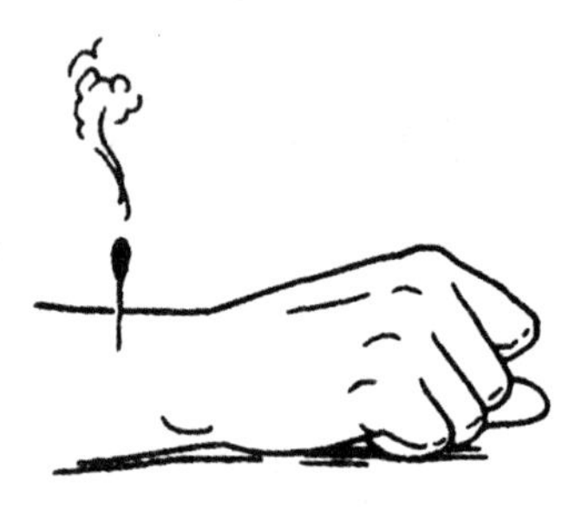

图 8 43　温针灸

(四)温灸器灸

温灸器是一种专门用于施灸的器具,用温灸器施灸的方法称温灸器灸,临床常用的有温灸盒、灸架和温灸筒等。

1.温灸盒灸

将适量的艾绒置于灸盒的金属网上,点燃后将灸盒放于施灸部位灸治即可。适用于腹、腰等面积较大部位的治疗(图 8-44)。

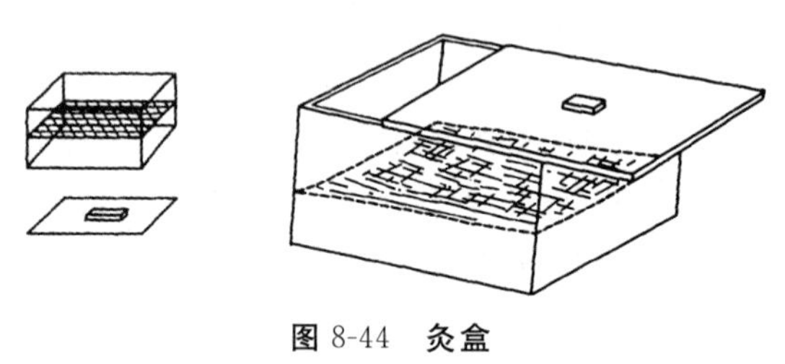

图 8-44　灸盒

2.灸架灸

将艾条点燃后,燃烧端插入灸架的顶孔中,对准选定穴位施灸,并用橡皮带给予固定,施灸完毕将剩余艾条插入灭火管中。适用于全身体表穴位的治疗(图 8-45)。

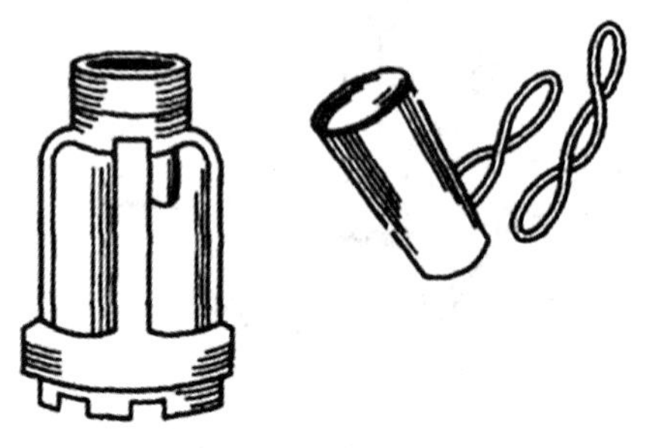

图 8-45　灸架

3. 温灸筒灸

将适量的艾绒置于温灸筒内，点燃后盖上灸筒盖，执筒柄于患处施灸即可(图 8-46)。

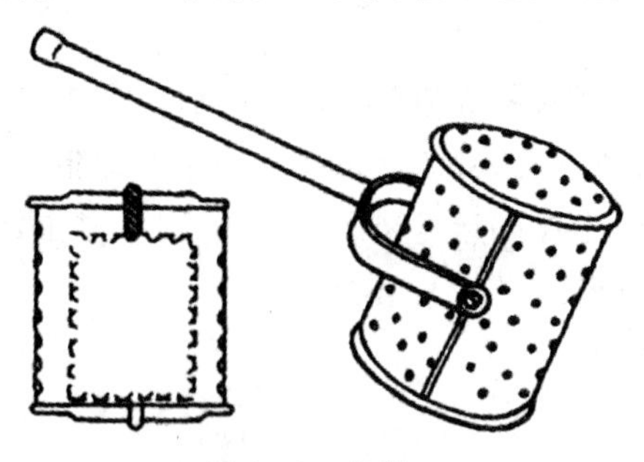

图 8-46　灸筒

(五)其他灸法

非艾灸法是指以艾绒以外的物品作为施灸材料的灸治方法，常用的有以下几种。

1. 灯火灸

灯火灸又称灯草灸、灯草焠、打灯火、油捻灸，是民间沿用已久的简便灸法。取 10～15 cm 长的灯心草或纸绳，蘸麻油或其他植物油，浸渍长 3～4 cm，燃火前用软棉纸吸去灯草上的浮油，以防止点火后油滴下烫伤皮肤，医者以拇、示二指捏住灯心草上 1/3 处，即可点火，火焰不要过大，将点火一端向穴位移动，垂直接触穴位，动作快速，一触即离，灯心草随即发出清脆的“啪”响，火亦随之熄灭(图 8-47)。如无爆焠之声可重复 1 次。灸后皮肤略有发黄，偶尔也会起小泡。此法主要用于治疗小儿痄腮、喉蛾、吐泻、麻疹、惊风等病证。

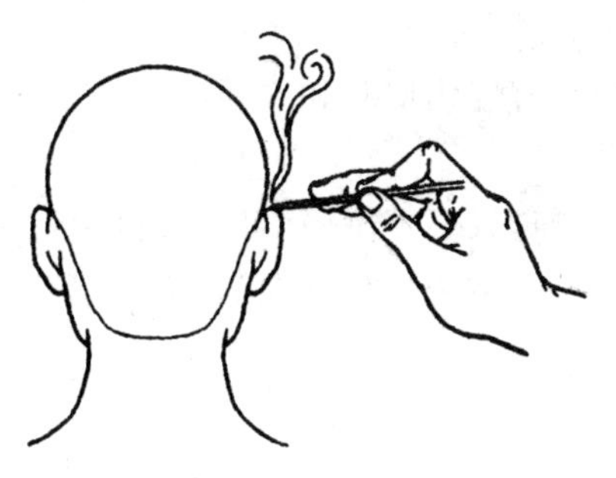

图 8-47　灯火灸

2. 天灸

天灸又称药物灸、发泡灸。它是将一些具有刺激性的药物涂敷于穴位或患处，促使局部皮肤起泡的方法。所用药物多是单味中药，也有用复方，其常用的有白芥子灸、细辛灸、天南星灸、蒜泥灸等数十种。

(1)白芥子灸：取白芥子适量，研成细末，用水调和成糊状，敷贴于腧穴或患处。敷贴 1～3 h，以局部皮肤灼热疼痛为度。一般可用于治疗咳喘、关节痹痛、口眼㖞斜等病证。

(2)细辛灸：取细辛适量，研为细末，加醋少许调和成糊状，敷于穴位上。敷贴 1～3 h，以局部皮肤灼热疼痛为度。如敷涌泉或神阙穴治小儿口腔炎等。

(3)天南星灸：取天南星适量，研为细末，用生姜汁调和成糊状，敷于穴位上。敷贴 1～3 h，以局部皮肤灼热疼痛为度。如敷颊车、颧髎穴治疗面神经麻痹等。

(4)蒜泥灸：将大蒜捣烂如泥，取 3～5 g 贴敷于穴位上。敷贴 1～3 h，以局部皮肤灼热疼痛为度。如敷涌泉穴治疗咯血、衄血，敷合谷穴治疗扁桃体炎，敷鱼际穴治疗喉痹等。

四、灸感及灸法补泻

(一)灸感

灸感是指施灸时患者的自我感觉。由于灸法主要是靠灸火直接或间接地在体表施以适当的温热刺激来达到治病和保健的作用，除瘢痕灸外，一般以患者感觉灸处局部皮肤及皮下温热或有灼热为主，温热刺激可直达深部，经久不消，或可出现循经感传现象。

（二）灸法补泻

艾灸的补泻，始载于《内经》。《灵枢·背腧》说："气盛则泻之，虚则补之。以火补者，毋吹其火，须自灭也。以火泻者，疾吹其火，传其艾，须其火灭也"。灸法的补泻亦需根据辨证施治的原则，虚证用补法，实证用泻法。艾灸补法，无须吹其艾火，让其自然缓缓燃尽为止，以补其虚；艾灸泻法，应当快速吹艾火至燃尽，使艾火的热力迅速透达穴位深层，以泻邪气。

五、施灸的注意事项

（一）施灸的先后顺序

古人对于施灸的先后顺序有明确地论述，如《备急千金要方·灸例第六》说："凡灸，当先阳后阴……先上后下"。即：先灸阳经，后灸阴经；先灸上部，后灸下部。就壮数而言，一般先灸少而后灸多。就艾炷大小而言，先灸小而后灸大。上述施灸的顺序是指一般的规律，临床上需结合病情，灵活应用，不能拘泥不变。如脱肛的灸治，则应先灸长强以收肛，后灸百会以举陷。此外，施灸应注意在通风环境中进行。

（二）施灸的禁忌

（1）面部穴位、乳头、大血管等处均不宜使用直接灸，以免烫伤形成瘢痕。关节活动部位亦不适宜用化脓灸，以免化脓溃破，不易愈合，甚至影响功能活动。

（2）一般空腹、过饱、极度疲劳和对灸法恐惧者，应慎施灸。对于体弱患者，灸治时艾炷不宜过大，刺激量不可过强，以防晕灸。一旦发生晕灸，应立即停止施灸，并做出及时处理，处理方法同"晕针"。

（3）孕妇的腹部和腰骶部不宜施灸。

（4）施灸过程要防止燃烧的艾绒脱落烧伤皮肤和衣物。

（三）灸后的处理

施灸过量，时间过长，局部出现水疱，只要不擦破，可任其自然吸收，如水疱较大，可用消毒毫针刺破水疱，放出水液，再涂以龙胆紫。瘢痕灸者，在灸疮化脓期间，疮面局部勿用手搔，以保护痂皮，并保持清洁，防止感染。

（潘　龙）

第四节　耳针疗法

耳针是指在相应的耳穴上采用针刺或其他方法进行刺激以防治疾病的方法。耳穴是指分布在耳郭上与脏腑经络、组织器官、四肢躯干相互沟通的特定区域。当人体发生疾病时，常会在耳穴出现"阳性反应"，如压痛、变形、变色、结节、丘疹、凹陷、脱屑、电阻降低等，这些反应点是耳针防治疾病的刺激点。耳针治疗范围广泛，操作方便，且对疾病诊断有一定的参考意义。

一、耳与经络脏腑的联系

耳与经络之间有着密切的联系。《阴阳十一脉灸经》记载了"耳脉"，《内经》对耳与经脉、经别、经筋的关系做了较详细的阐述。手太阳、手足少阳、手阳明等经脉、络脉、经别均入耳中，足阳明、足太阳的经脉则分别上耳前、至耳上角。六阴经虽不直接入耳，但也通过经别与阳经相合，而与耳相联系。因此，十二经脉均直接或间接上达于耳。奇经八脉中阴跷、阳跷脉并入耳后，阳维脉循头入耳。故《灵枢·口问》曰："耳者，宗脉之所聚也。"

耳与脏腑之间也有着密切的联系。《灵枢·脉度》曰："肾气通于耳，肾和则耳能闻五音矣"。《难经·

四十难》曰："肺主声，故令耳闻声"。《证治准绳·杂病》曰："肾为耳窍之主，心为耳窍之客"。《厘正按摩要术》曰："耳珠属肾，耳轮属脾，耳上轮属心，耳皮肉属肺，耳背玉楼属肝"，"耳上属心……耳下属肾……耳后耳里属肺……耳后耳外属肝……耳后中间属脾"，进一步将耳郭分为心、肝、脾、肺、肾五部，说明耳与脏腑在生理、病理上是息息相关的。

二、耳郭表面解剖

耳郭：分为凹面的耳前和凸面的耳背，其表面解剖如下（图8-48、图8-49）。

耳轮：耳郭卷曲的游离部分。

耳轮结节：耳轮后上部的膨大部分。

耳轮尾：耳轮向下移行于耳垂的部分。

轮垂切迹：耳轮和耳垂后缘之间的凹陷处。

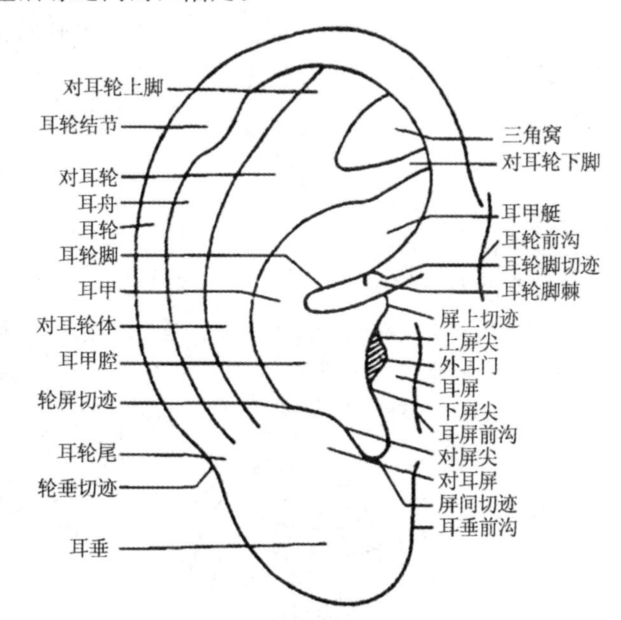

图8-48 耳郭表面的解剖（前）

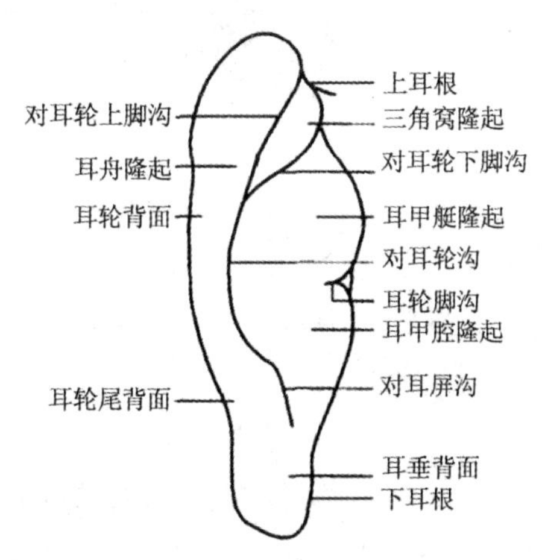

图8-49 耳郭表面的解剖（背）

耳轮脚：耳轮深入耳甲的部分。

耳轮脚棘：耳轮脚和耳轮之间的软骨隆起。

耳轮脚切迹：耳轮脚棘前方的凹陷处。

对耳轮：与耳轮相对呈"Y"字型的隆起部，由对耳轮体、对耳轮上脚和对耳轮下脚三部分组成。

对耳轮体：对耳轮下部呈上下走向的主体部分。

对耳轮上脚：对耳轮向前上分支的部分。

对耳轮下脚：对耳轮向前下分支的部分。

三角窝：对耳轮上、下脚与相应耳轮之间的三角形凹窝。

耳舟：耳轮与对耳轮之间的凹沟。

耳屏：耳郭前方呈瓣状的隆起。

屏上切迹：耳屏与耳轮之间的凹陷处。

对耳屏：耳垂上方、与耳屏相对的瓣状隆起。

屏间切迹：耳屏与对耳屏之间的凹陷处。

轮屏切迹：对耳轮与对耳屏之间的凹陷处。

耳垂：耳郭下部无软骨的部分。

耳甲：部分耳轮和对耳轮、对耳屏、耳屏及外耳门之间的凹窝。由耳甲艇、耳甲腔两部分组成。

耳甲腔：耳轮脚以下的耳甲部。

耳甲艇：耳轮脚以上的耳甲部。

外耳门：耳甲腔前方的孔窍。

三、耳穴的分布特点

耳穴是指分布在耳郭上的一些特定区域。耳穴在耳郭的分布犹如一个倒置在子宫内的胎儿，头部朝下臀部朝上。分布规律为：与头面相应的耳穴在耳垂和对耳屏；与上肢相应的耳穴在耳舟；与躯干和下肢相应的耳穴在对耳轮体部和对耳轮上、下脚；与内脏相应的耳穴集中在耳甲，其中与腹腔脏器相应的耳穴多在耳甲艇，与胸腔脏器相应的耳穴多在耳甲腔，与消化道相应的耳穴多在耳轮脚周围(图 8-50)。

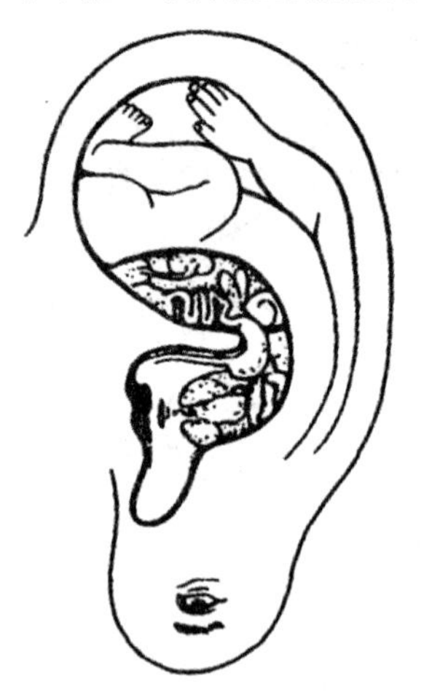

图 8-50 耳穴形象分布规律图

四、耳穴的定位和主治

为了方便准确取穴，《耳穴名称与部位的国家标准方案》按耳的解剖将每个部位划分成若干个区，并依区定穴，共计 91 个穴位(图 8-51、图 8-52)。

(一)耳轮穴位

耳轮分为 12 个区。耳轮脚为耳轮 1 区；将耳轮脚切迹到对耳轮下脚上缘之间的耳轮分为 3 等份，自下向上依次为耳轮 2 区、3 区、4 区；对耳轮下脚上缘到对耳轮上脚前缘之间的耳轮为耳轮 5 区；对耳轮上脚前缘到耳尖之间的耳轮为耳轮 6 区；耳尖到耳轮结节上缘为耳轮 7 区；耳轮结节上缘到耳轮结节下缘为耳轮 8 区；耳轮结节下缘到轮垂切迹之间的耳轮分为 4 等份，自上而下依次为耳轮 9 区、10 区、11 区和 12

区。耳轮的穴位定位及主治见表 8-4。

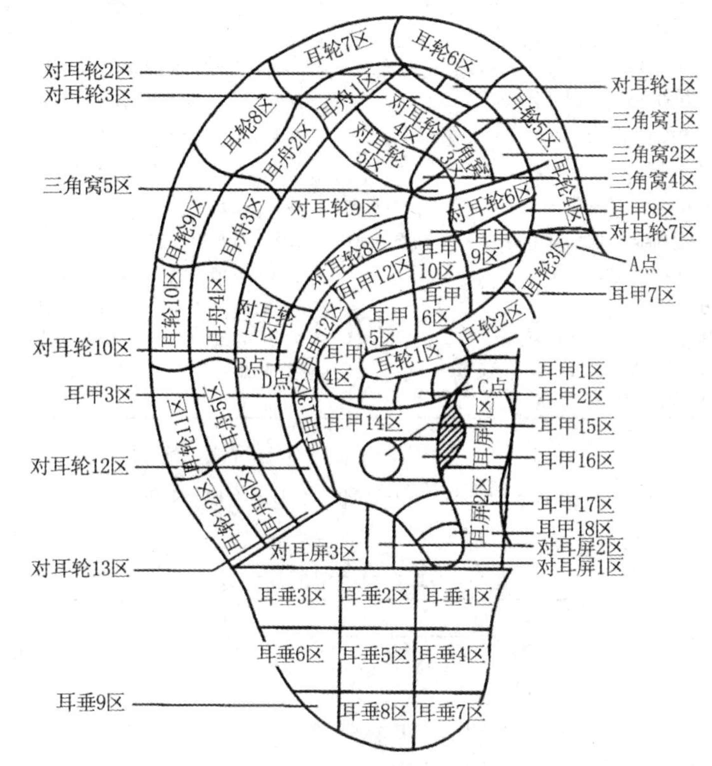

图 8-51 耳郭分区示意图

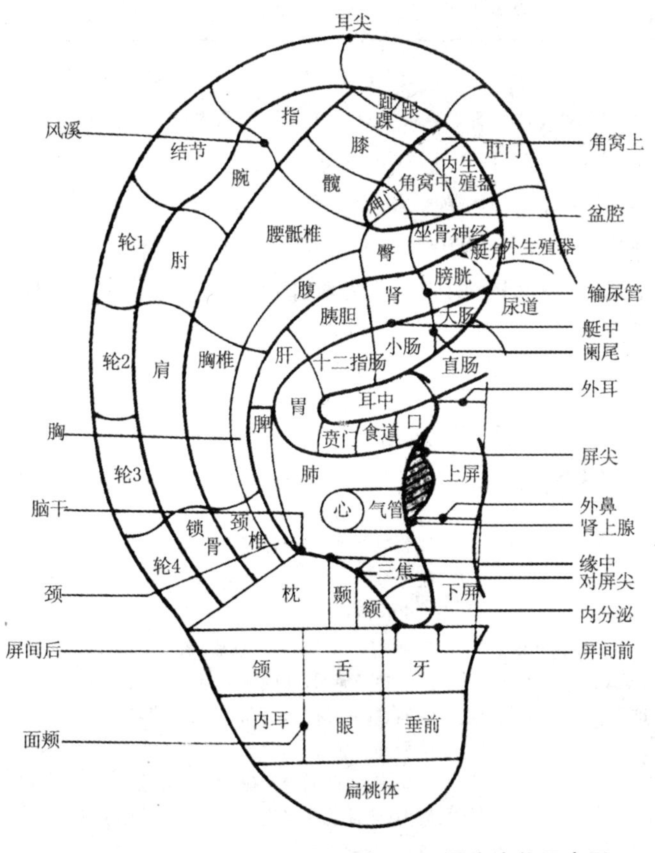

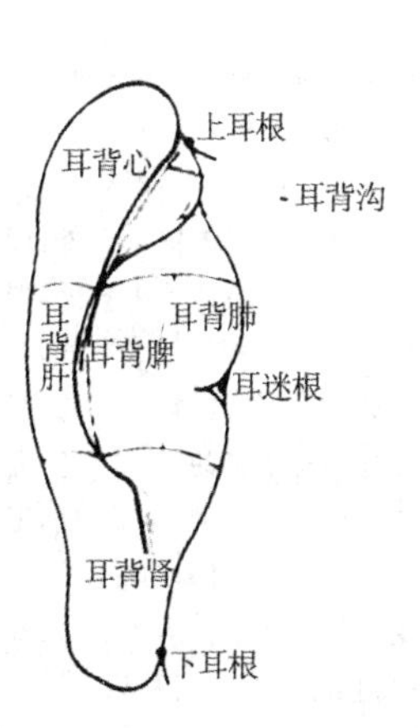

图 8-52 耳穴定位示意图

表 8-4 耳轮穴位定位及主治

穴名	部位	主治
耳中	在耳轮脚处，即耳轮 1 区	呃逆、荨麻疹、皮肤瘙痒症、小儿遗尿、咯血、出血性疾病
直肠	在耳轮脚棘前上方的耳轮处，即耳轮 2 区	便秘、腹泻、脱肛、痔疮
尿道	在直肠上方的耳轮处，即耳轮 3 区	尿频、尿急、尿痛、尿潴留
外生殖器	在对耳轮下脚前方的耳轮处，即耳轮 4 区	睾丸炎、附睾炎、阴道炎、外阴瘙痒症
肛门	在三角窝前方的耳轮处，即耳轮 5 区	痔疮、肛裂
耳尖	在耳郭向前对折的上部尖端处，即耳轮 6 区、7 区交界处	发热、高血压病、急性结膜炎、麦粒肿、牙痛、失眠
结节	在耳轮结节处，即耳轮 8 区	头晕、头痛、高血压病
轮 1	在耳轮结节下方的耳轮处，即耳轮 9 区	发热、扁桃体炎、上呼吸道感染
轮 2	在轮 1 下方的耳轮处，即耳轮 10 区	发热、扁桃体炎、上呼吸道感染
轮 3	在轮 2 下方的耳转处，即耳轮 11 区	发热、扁桃体炎、上呼吸道感染
轮 4	在轮 3 下方的耳轮处，即耳轮 12 区	发热、扁桃体炎、上呼吸道感染

（二）耳舟穴位

将耳舟分为 6 等份，自上而下依次为耳舟 1 区、2 区、3 区、4 区、5 区、6 区，耳舟的穴位定位及主治见表 8-5。

表 8-5 耳舟穴位定位及主治

穴名	部位	主治
指	在耳舟上方处，即耳舟 1 区	甲沟炎、手指麻木和疼痛
腕	在指区的下方处，即耳舟 2 区	腕部疼痛
风溪	在耳轮结节前方，指区与腕区之间，即耳舟 1 区、2 区交界处	荨麻疹、皮肤瘙痒症、过敏性鼻炎
肘	在腕区的下方处，即耳舟 3 区	肱骨外上髁炎、肘部疼痛
肩	在肘区的下方处，即耳舟 4 区、5 区	肩关节周围炎、肩部疼痛
锁骨	在肩区的下方处，即耳舟 6 区	肩关节周围炎

（三）对耳轮穴位

对耳轮分为 13 个区。将对耳轮上脚分为上、中、下 3 等份，下 1/3 为对耳轮 5 区，中 1/3 为对耳轮4 区；再将上 1/3 分为上、下 2 等份，下 1/2 为对耳轮 3 区；再将上 1/2 分为前后 2 等份，后 1/2 为对耳轮2 区，前1/2 为对耳轮 1 区。将对耳轮下脚分为前、中、后 3 等份，中、前 2/3 为对耳轮 6 区，后 1/3 为对耳轮 7 区。将对耳轮体从对耳轮上、下脚分叉处至轮屏切迹分为 5 等份，再沿对耳轮耳甲缘将对耳轮体分为前 1/4 和后 3/4 两部分，前上 2/5 为对耳轮 8 区，后上 2/5 为对耳轮 9 区，前中 2/5 为对耳轮 10 区，后中 2/5 为对耳轮 11 区，前下 1/5 为对耳轮 12 区，后下 1/5 为对耳轮 13 区。对耳轮的穴位定位及主治见表 8-6。

表 8-6 对耳轮穴位部位及主治

穴名	部位	主治
跟	在对耳轮上脚前上部，即对耳轮 1 区	足跟痛
趾	在耳尖下方的对耳轮上脚后上部，即对耳轮 2 区	甲沟炎、趾部疼痛
踝	在趾、跟区下方处，即对耳轮 3 区	踝关节扭伤
膝	在对耳轮上脚的中 1/3 处，即对耳轮 4 区	膝关节疼痛、坐骨神经痛
髋	在对耳轮上脚的下 1/3 处，即对耳轮 5 区	髋关节疼痛、坐骨神经痛、腰骶部疼痛
坐骨神经	在对耳轮下脚的前 2/3 处，即对耳轮 6 区	坐骨神经痛、下肢瘫痪
交感	在对耳轮下脚末端与耳轮内缘相交处，即对耳轮 6 区前端	胃肠痉挛、心绞痛、胆绞痛、输尿管结石、自主神经功能紊乱
臀	在对耳轮下脚的后 1/3 处，即对耳轮 7 区	坐骨神经痛、臀筋膜炎
腹	在对耳轮体前部上 2/5 处，即对耳轮 8 区	腹痛、腹胀、腹泻、急性腰扭伤、痛经、产后宫缩痛
腰骶椎	在腹区后方，即对耳轮 9 区	腰骶部疼痛
胸	在对耳轮体前部中 2/5 处，即对耳轮 10 区	胸胁疼痛、肋间神经痛、胸闷、乳腺炎
胸椎	在胸区后方，即对耳轮 11 区	胸痛、经前乳房胀痛、乳腺炎、产后泌乳不足
颈	在对耳轮体前部下 1/5 处，即对耳轮 12 区	落枕、颈项疼痛
颈椎	在颈区后方，即对耳轮 13 区	落枕、颈椎综合征

(四)三角窝穴位

将三角窝由耳轮内缘至对耳轮上、下脚分叉处分为前、中、后3等份，中1/3为三角窝3区；再将前1/3分为上、中、下3等份，上1/3为三角窝1区，中、下2/3为三角窝2区；再将后1/3分为上、下2等份，上1/2为三角窝4区，下1/2为三角窝5区。三角窝穴位定位及主治见表8-7。

表8-7 三角窝穴位定位及主治

穴名	部位	主治
角窝前	在三角窝前1/3的上部，即三角窝1区	高血压病
内生殖器	在三角窝前1/3的下部，即三角窝2区	痛经、月经不调、白带过多、功能性子宫出血、阳痿、遗精、早泄
角窝中	在三角窝中1/3处，即三角窝3区	哮喘
神门	在三角窝后1/3的上部，即三角窝4区	失眠、多梦、戒断综合征、癫痫、高血压病、神经衰弱、痛证
盆腔	在三角窝后1/3的下部，即三角窝5区	盆腔炎、附件炎

(五)耳屏穴位

耳屏分成4区。将耳屏外侧面分为上、下2等份，上部为耳屏1区，下部为耳屏2区；将耳屏内侧面分为上、下2等份，上部为耳屏3区，下部为耳屏4区。耳屏的穴位定位及主治见表8-8。

表8-8 耳屏穴位定位及主治

穴名	部位	主治
上屏	在耳屏外侧面上1/2处，即耳屏1区	咽炎、鼻炎
下屏	在耳屏外侧面下1/2处，即耳屏2区	鼻炎、鼻塞
外耳	在屏上切迹前方近耳轮部，即耳屏1区上缘处	外耳道炎、中耳炎、耳鸣
屏尖	在耳屏游离缘上部尖端，即耳屏1区后缘处	发热、牙痛、斜视
外鼻	在耳屏外侧面中部，即耳屏1、2区之间	鼻前庭炎、鼻炎
肾上腺	在耳屏游离缘下部尖端，即耳屏2区后缘处	低血压、风湿性关节炎、腮腺炎、链霉素中毒、眩晕、哮喘、休克
咽喉	在耳屏内侧面上1/2处，即耳屏3区	声音嘶哑、咽炎、扁桃体炎、失语、哮喘
内鼻	在耳屏内侧面下1/2处，即耳屏4区	鼻炎、上颌窦炎、鼻衄
屏间前	在屏间切迹前方耳屏最下部，即耳屏2区下缘处	咽炎、口腔炎

(六)对耳屏穴位

对耳屏分为4区。由对屏尖及对屏尖至轮屏切迹连线的中点，分别向耳垂上线作两条垂线，将对耳屏外侧面及其后部分成前、中、后3区，前为对耳屏1区、中为对耳屏2区、后为对耳屏3区；对耳屏内侧面为对耳屏4区。对耳屏的穴位定位及主治见表8-9。

表8-9 对耳屏穴位定位及主治

穴名	部位	主治
额	在对耳屏外侧面的前部，即对耳屏1区	偏头痛、头晕
屏间后	屏间切迹后方对耳屏前下部，即对耳屏1区下缘处	额窦炎
颞	在对耳屏外侧面的中部，即对耳屏2区	偏头痛、头晕
枕	在对耳屏外侧面的后部，即对耳屏3区	头晕、头痛、癫痫、哮喘、神经衰弱
皮质下	在对耳屏内侧面，即对耳屏4区	痛证、间日疟、神经衰弱、假性近视、失眠
对屏尖	在对耳屏游离缘的尖端，即对耳屏1、2、4区交点处	哮喘、腮腺炎、睾丸炎、附睾炎、神经性皮炎
缘中	在对耳屏游离缘上，对屏尖与轮屏切迹的中点处，即对耳屏2、3、4区交点处	遗尿、内耳性眩晕、尿崩症、功能性子宫出血
脑干	在轮屏切迹处，即对耳屏3、4区之间	眩晕、后头痛、假性近视

(七)耳甲穴位

将耳甲用标志点、线分为18个区。在耳轮的内缘上，设耳轮脚切迹至对耳轮下脚间中、上1/3交界处为A点；在耳甲内，由耳轮脚消失处向后作一水平线与对耳轮耳甲缘相交，设交点为D点；设耳轮脚消失处至D点连线的中、后1/3交界处为B点；设外耳道口后缘上1/4与下3/4交界处为C点。从A点向B

点作一条与对耳轮耳甲艇缘弧度大体相仿的曲线；从B点向C点作一条与耳轮脚下缘弧度大体相仿的曲线。

将BC线前段与耳轮脚下缘间分成三等分，前1/3为耳甲1区，中1/3为耳甲2区，后1/3为耳甲3区。ABC线前方，耳轮脚消失处为耳甲4区。将AB线前段与耳轮脚上缘及部分耳轮内缘间分成3等份，后1/3为5区，中1/3为6区，前1/3为7区。将对耳轮下脚下缘前、中1/3交界处与A点连线，该线前方的耳甲艇部为耳甲8区。将AB线前段与对耳轮下脚下缘间耳甲8区以后的部分，分为前、后2等份，前1/2为耳甲9区，后1/2为耳甲10区。在AB线后段上方的耳甲艇部，将耳甲10区后缘与BD线之间分成上、下二等分，上1/2为耳甲11区，下1/2为耳甲12区。由轮屏切迹至B点作连线，该线后方、BD线下方的耳甲腔部为耳甲13区。以耳甲腔中央为圆心，圆心与BC线间距离的1/2为半径作圆，该圆形区域为耳甲15区。过15区最高点及最低点分别向外耳门后壁作两条切线，切线间为耳甲16区。15、16区周围为耳甲14区。将外耳门的最低点与对耳屏耳甲缘中点相连，再将该线以下的耳甲腔部分为上、下二等分，上1/2为耳甲17区，下1/2为耳甲18区。耳甲的穴位定位及主治见表8-10。

表8-10 耳甲穴位定位及主治

穴名	部位	主治
口	在耳轮脚下方前1/3处，即耳甲1区	面瘫、口腔炎、胆囊炎、胆石症、戒断综合征、牙周炎、舌炎
食道	在耳轮脚下方中1/3处，即耳甲2区	食管炎、食管痉挛
贲门	在耳轮脚下方后1/3处，即耳甲3区	贲门痉挛、神经性呕吐
胃	在耳轮脚消失处，即耳甲4区	胃痉挛、胃炎、胃溃疡、消化不良、恶心呕吐、前额痛、牙痛、失眠
十二指肠	在耳轮脚及耳轮与AB线之间的后1/3处，即耳甲5区	十二指肠溃疡、胆囊炎、胆石症、幽门痉挛
小肠	在耳轮脚及部分耳轮与AB线之间的中1/3处，即耳甲6区	消化不良、腹痛、腹胀、心动过速、心律不齐
大肠	在耳轮脚及部分耳轮与AB线之间的前1/3处，即耳甲7区	腹泻、便秘、咳嗽、牙痛、痤疮
阑尾	在小肠区与大肠区之间，即耳甲6、7区交界处	单纯性阑尾炎、腹泻
艇角	在对耳轮下脚下方前部，即耳甲8区	前列腺炎、尿道炎
膀胱	在对耳轮下脚下方中部，即耳甲9区	膀胱炎、遗尿、尿潴留、腰痛、坐骨神经痛
肾	在对耳轮下脚下方后部，即耳甲10区	腰痛、耳鸣、神经衰弱、肾盂肾炎、遗尿、遗精、阳痿、早泄、哮喘、月经不调
输尿管	在肾区与膀胱区之间，即耳甲9、10区交界处	输尿管结石绞痛
胰胆	在耳甲艇的后上部，即耳甲11区	胆囊炎、胆石症、胆管蛔虫症、偏头痛、带状疱疹、中耳炎、耳鸣、急性胰腺炎
肝	在耳甲艇的后下部，即耳甲12区	胁痛、眩晕、经前期紧张症、月经不调、更年期综合征、高血压病、假性近视、单纯性青光眼
艇中	在小肠区与肾区之间，即耳甲6、10区交界处	腹痛、腹胀、胆管蛔虫症
脾	在BD线下方，耳甲腔的后上部，即耳甲13区	腹胀、腹泻、便秘、食欲不振、功能性子宫出血、白带过多、内耳眩晕症
心	在耳甲腔正中凹陷处，即耳甲15区	心动过速、心律不齐、心绞痛、无脉症、神经衰弱、癔病、口舌生疮
气管	在心区与外耳门之间，即耳甲16区	哮喘、支气管炎
肺	在心、气管区周围处，即耳甲14区	咳嗽、胸闷、声音嘶哑、皮肤瘙痒症、荨麻疹、便秘、戒断综合征
三焦	在外耳门后下，肺与内分泌区之间，即耳甲17区	便秘、腹胀、上肢外侧疼痛、水肿、耳鸣
内分泌	在屏间切迹内，耳甲腔的前下部，即耳甲18区	痛经、月经不调、更年期综合征、痤疮、间日疟、甲状腺功能减退或亢进症

（八）耳垂穴位

将耳垂分为9区。在耳垂上线至耳垂下缘最低点之间作两条等距离平行线，于上平行线上引两条垂直等分线，将耳垂分为9个区，上部由前到后依次为耳垂1区、2区、3区；中部由前到后依次为耳垂4区、5区、6区；下部由前到后依次为耳垂7区、8区、9区。耳垂的穴位定位及主治见表8-11。

表 8-11　耳垂穴位定位及主治

穴名	部位	主治
牙	在耳垂正面前上部，即耳垂 1 区	牙痛、牙周炎、低血压
舌	在耳垂正面中上部，即耳垂 2 区	舌炎、口腔炎
颌	在耳垂正面后上部，即耳垂 3 区	牙痛、颞下颌关节炎
垂前	在耳垂正面前中部，即耳垂 4 区	神经衰弱、牙痛
眼	在耳垂正面中央部，即耳垂 5 区	急性结膜炎、电光性眼炎、麦粒肿、假性近视
内耳	在耳垂后面正中部，即耳垂 6 区	内耳性眩晕症、耳鸣、听力减退、中耳炎
面颊	在耳垂正面，眼区与内耳区之间，即耳垂 5、6 区交界处	周围性面瘫、三叉神经痛、痤疮、扁平疣、面肌痉挛、腮腺炎
扁桃体	在耳垂正面中部，即耳垂 7、8、9 区	扁桃体炎、咽炎

（九）耳背穴位

将耳背分为 5 区。分别过对耳轮上、下脚分叉处耳背对应点和轮屏切迹耳背对应点作两条水平线，将耳背分为上、中、下三部，上部为耳背 1 区，下部为耳背 5 区；再将中部分为内、中、外三等分，内 1/3 为耳背 2 区，中 1/3 为耳背 3 区，外 1/3 为耳背 4 区。耳背的穴位定位及主治见表 8-12。

表 8-12　耳背穴位定位及主治

穴名	部位	主治
耳背心	在耳背上部，即耳背 1 区	心悸、失眠、多梦
耳背肺	在耳背中内部，即耳背 2 区	哮喘、皮肤瘙痒症
耳背脾	在耳背中央部，即耳背 3 区	胃痛、消化不良、食欲不振
耳背肝	在耳背中外部，即耳背 4 区	胆囊炎、胆石症、胁痛
耳背肾	在耳背下部，即耳背 5 区	头痛、头晕、神经衰弱
耳背沟	在对耳轮沟和对耳轮上、下脚沟处	高血压病、皮肤瘙痒症

（十）耳根穴位

将耳根分为上、中、下 3 区。耳根穴位定位及主治见表 8-13。

表 8-13　耳根穴位定位及主治

穴名	部位	主治
上耳根	在耳根最上处	鼻衄
耳迷根	在耳轮脚后沟的耳根处	胆囊炎、胆石症、胆管蛔虫症、腹痛、腹泻、鼻塞、心动过速
耳根下	在耳根最下处	低血压、下肢瘫痪、小儿麻痹后遗症

五、临床应用

（一）适应范围

耳针在临床上应用十分广泛，不仅用于许多功能性疾病，而且对一部分器质性疾病也有一定的疗效。

1. 疼痛性疾病

如各种扭挫伤、头痛和神经性疼痛等。

2. 炎性疾病及传染病

如急慢性牙周炎、咽喉炎、扁桃体炎、胆囊炎、肠炎、流感、百日咳、菌痢、腮腺炎等。

3. 功能紊乱及内分泌代谢紊乱性疾病

如胃肠神经症、心脏神经症、心律不齐、高血压病、眩晕症、多汗症、月经不调、遗尿、神经衰弱、癔病、甲状腺功能亢进或低下症、糖尿病、肥胖症、围绝经期综合征等。

4. 过敏及变态反应性疾病

如荨麻疹、哮喘、过敏性鼻炎、过敏性结肠炎、过敏性紫癜等。

5.其他

耳穴还有催乳、催产，防治输血、输液反应，美容、戒烟、戒毒、延缓衰老、防病保等作用。

(二)选穴原则

耳针处方选穴具有一定的原则，通常有按相应部位选穴、中医辨证选穴、西医学理论选穴和临床经验选穴等四种原则，可以单独使用，亦可配合使用。

1.按相应部位选穴

当机体患病时，在耳郭的相应部位上有一定的敏感点，它便是本病的首选穴位，如胃痛取“胃”穴，眼病取“眼”穴，腰痛取“腰”穴等。

2.按中医辨证选穴

根据脏腑学说的理论，按各脏腑的生理功能和病理反应进行辨证取穴，如耳鸣选肾穴，因“肾开窍于耳”；皮肤病选肺穴，因“肺主皮毛”等。根据十二经脉循行和其病候选取穴位，如坐骨神经痛取“膀胱”或“胰胆”穴，牙痛取“大肠”穴等。

3.按西医学理论选穴

耳穴中一些穴名是根据西医学理论命名的，如“交感”“肾上腺”“内分泌”等。这些穴位的功能基本上与西医学理论一致，故在选穴时应考虑其功能，如炎性疾病取“肾上腺”穴，月经不调取“内分泌”穴，内脏痉挛取“交感”等。

4.按临床经验选穴

如“神门”穴有较明显的止痛镇静作用，“耳尖”穴对外感发热血压偏高者有较好的退热降压效果。另外临床实践还发现有些耳穴具有治疗本部位以外疾病的作用，如“外生殖器”穴可以治疗腰腿痛等。

(三)耳穴探查方法

当人体发生疾病时，常会在耳穴出现“阳性反应”点，如压痛、变形、变色、结节、丘疹、凹陷、脱屑、电阻降低等，这些“阳性反应”点是诊断和治疗疾病的重要部位。耳郭上的这些反应点通常需要仔细探查后确定，临床常用的耳穴探查方法有以下3种。

1.直接观察法

在未刺激耳郭之前，用肉眼或借助于放大镜在自然光线下，由上而下、从内至外观察耳郭上有无变形、变色等征象，如脱屑、水泡、丘疹、充血、硬结、疣赘、软骨增生、色素沉着以及血管的形状、颜色的变异等。

2.压痛点探查法

这是目前临床最为常用的探查方法。临床上可用较圆钝的弹簧探棒、毫针柄或火柴棒等以均匀的压力，在与疾病相应的耳郭部从周围逐渐向中心探压；或自上而下、自外而内对整个耳郭进行普查，耐心寻找压痛点。当探棒压迫痛点时，患者会发现皱眉、眨眼、呼痛或躲闪等反应。探查时手法必须轻、慢、均匀。少数患者耳郭上一时测不到压痛点，可用手指按摩一下该区域，而后再测。

3.电测定法

医者根据耳郭反应点的电阻低、导电性高的原理，制成各种小型晶体管良导电测定器，测定耳穴皮肤电阻、电位、电容等变化。探测时，患者手握电极，医者手执探测头，在患者的耳郭上进行探查，当电棒触及电阻低的敏感点(良导点)时，可以通过指示信号、音响或仪表数据等反映出来。电测定法具有操作简便、准确性较高等优点。

(四)耳穴的刺激方法

耳穴的刺激方法较多，目前临床常用压丸法、毫针法、埋针法。此外，还可用艾灸、放血、穴位注射、皮肤针叩刺等方法。

1.压丸法

在耳穴表面贴敷王不留行籽、油菜籽、小米、绿豆、白芥子以及特制的磁珠等，并间歇揉按的一种简易疗法。由于本法既能持续刺激穴位，又安全方便，是目前临床上最常用的耳穴刺激方法。现应用最多的是王不留行籽压丸法，可先将王不留行籽贴附在0.6 cm×0.6 cm大小的胶布中央，用镊子夹住，贴敷在选用的耳穴上

(图 8-53)。每日自行按压 3～5 次,每次每穴按压 30～60 s,以局部微痛发热为度,3～7 日更换1 次,双耳交替。

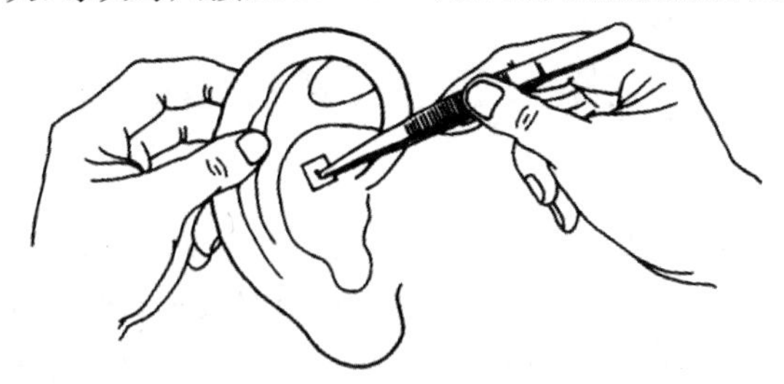

图 8-53　耳穴压丸法

2.毫针法

毫针法是利用毫针针刺耳穴,治疗疾病的一种较常用的方法。其操作程序如下:首先定准耳穴,然后先用2.5%碘酒,再用 75%的乙醇脱碘进行严格消毒,待乙醇干后施术。针具选用 26～30 号粗细的 0.3～0.5 寸长的不锈钢针。进针时,医者左手拇、示二指固定耳郭,中指托着针刺部的耳背,然后用右手拇、示二指持针,用快速插入的速刺法或慢慢捻入的慢刺法进针均可。刺入深度应视患者耳郭局部的厚薄灵活掌握,一般以刺入皮肤 2～3 分,以达软骨后毫针直立不摇晃为准。刺入耳穴后,如局部感应强烈,患者症状往往有即刻减轻感;如局部无针感,应调整针刺的方向、深度和角度。刺激强度和手法依病情、体质、证型、耐受度等综合考虑。耳毫针的留针时间一般 15～30 min,慢性病、疼痛性疾病留针时间适当延长。出针时,医者左手托住耳郭,右手迅速将毫针垂直拔出,再用消毒干棉球压迫针眼,以免出血。也可在针刺获得针感后,接上电针仪,采用电针法。通电时间一般以 10～20 min 为宜。

3.埋针法

埋针法是将皮内针埋入耳穴以治疗疾病的方法,适用于慢性和疼痛性疾病,起到持续刺激、巩固疗效和防止复发的作用。使用时左手固定常规消毒后的耳部,右手用镊子夹住皮内针针柄,轻轻刺入所选耳穴,再用胶布封盖固定(图 8-54)。一般埋患侧耳穴,必要时埋双耳,每日自行按压 3 次,每次留针 3～5 日,5 次为 1 个疗程。

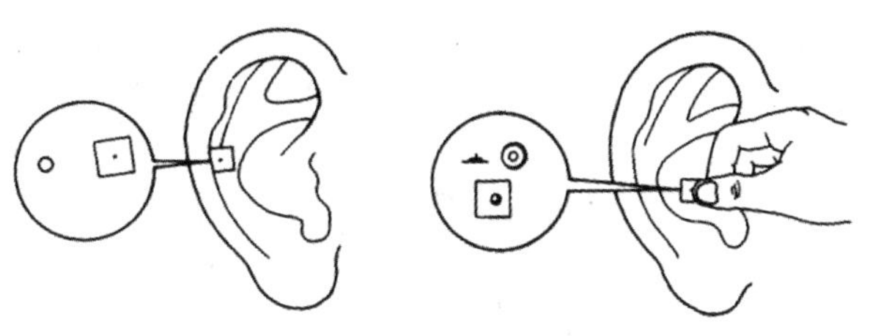

图 8-54　耳穴埋针法

(五)注意事项

(1)严格消毒,防止感染。因耳郭表面凹凸不平,血管丰富,结构特殊,针刺前必须严格消毒,有伤面或炎症部位禁针。针刺后如针孔发红、肿胀,应及时涂 2.5%碘酒,防止化脓性软骨膜炎的发生。

(2)耳针刺激比较疼痛,治疗时应注意防止发生晕针,一旦发生应及时处理。

(3)对扭伤和运动障碍的患者,进针后应嘱其适当活动患部,有助于提高疗效。

(4)有习惯性流产的孕妇应禁针。

(5)患有严重器质性病变和伴有严重贫血者不宜针刺,对严重心脏病、高血压病患者不宜行强刺激法。

(吴长岩)

第五节　三棱针法

三棱针法是用三棱针刺破血络或腧穴，放出适量血液，或挤出少量液体，或挑断皮下纤维组织，以治疗疾病的方法。《灵枢·官针》篇称之为“络刺”“赞刺”“豹纹刺”等，现代称之为“放血疗法”。

三棱针古称“锋针”，是一种“泻热出血”的常用工具。现三棱针多由不锈钢材料制成，针长约 6 cm，针柄稍粗呈圆柱体，针身呈三棱状，尖端三面有刃，针尖锋利(图 8-55)。

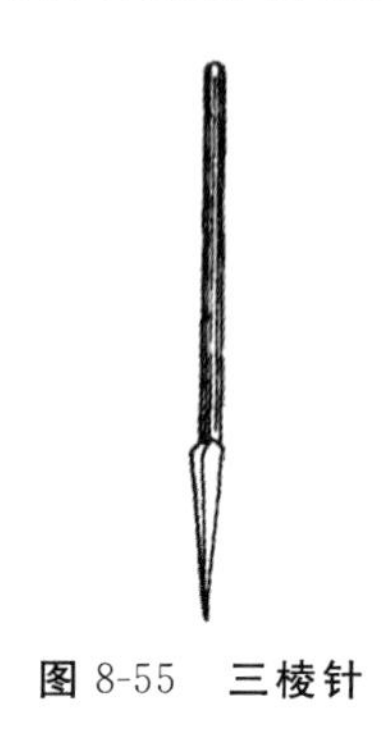

图 8-55　三棱针

一、操作方法

(一)持针方法

一般医者右手持针，用拇、示二指捏住针柄、中指指腹紧靠针身下端，针尖露出 3～5 mm(图 8-56)。

(二)刺法

三棱针的针刺方法一般分为点刺法、散刺法、刺络法、挑刺法四种。

1. 点刺法

点刺法是点刺腧穴放出少量血液或挤出少量液体的方法。此法多用于四肢末端及肌肉浅薄处的部位。如十宣、十二井穴和耳尖及头面部的攒竹、上星、太阳、印堂等穴。

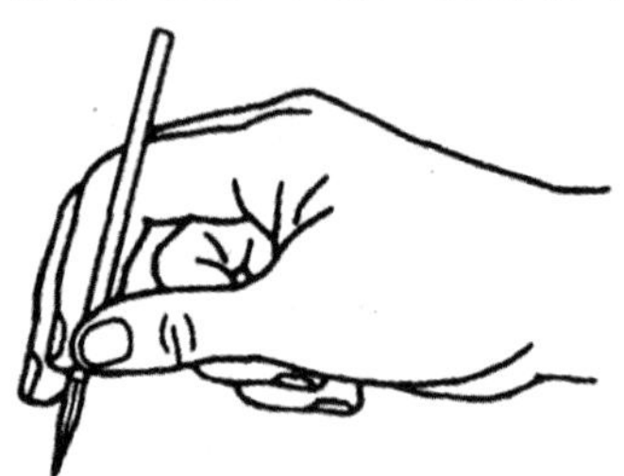

图 8-56　三棱针持针法

操作时，医者先在点刺穴位的上下用手指向点刺处推按，使血液积聚于点刺部位，继而常规消毒，再用左手固定点刺部位，右手持针对准已消毒的部位点刺，轻轻挤压针孔周围，使出血少许，然后用消毒干棉球按压针孔(图 8-57)。

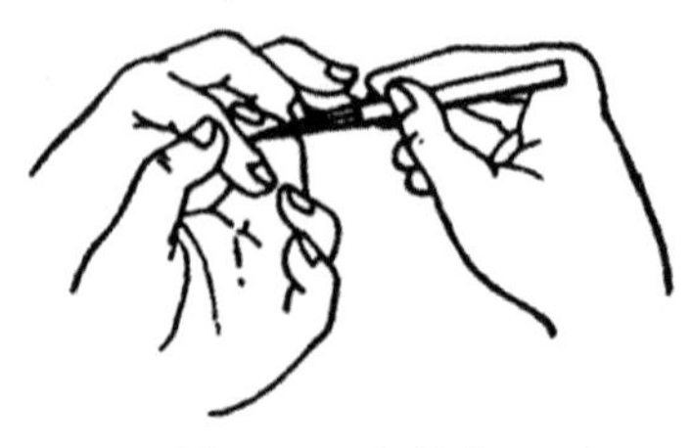

图 8-57　点刺法

2. 散刺法

散刺法又称豹纹刺，是在病变局部及其周围进行连续点刺以治疗疾病的方法。此法多用于局部瘀血、血肿或水肿、顽癣等。

操作时，根据病变部位大小的不同，可点刺 10～20 针，由病变外缘呈环形向中心点刺(图 8-58)，点刺后可配合挤压或拔罐等方法，以促使瘀血或水肿的排除，达到祛瘀生新、通经活络的目的。

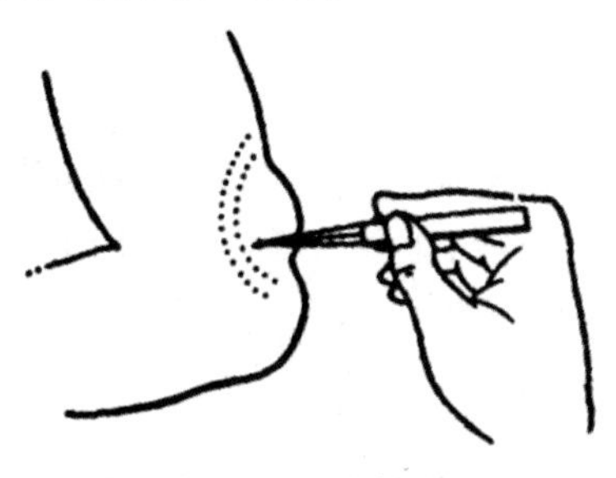

图 8-58 散刺法

3. 刺络法

此法是刺入浅表血络或静脉放出适量血液的方法。此法多用于曲泽、委中等肘膝关节附近等有较明显浅表血络或静脉的部位。治疗急性吐泻、中暑、发热等。

操作时，先用松紧带或橡皮带，结扎在针刺部位上端(近心端)，然后常规消毒，针刺时，左手拇指压在被针刺部位下端，右手持三棱针对准针刺部位的静脉，斜向上刺入脉中 2～3 mm，立即出针，使其流出一定量的血液，待出血停止后，再用消毒干棉球按压针孔。当出血时，也可轻轻按压静脉上端，以助瘀血排出、毒邪得泻(图 8-59)。

4. 挑刺法

这是用三棱针挑断穴位皮下纤维样组织以治疗疾病的方法。此法常用于比较平坦的利于挑提牵拉的部位，如背俞穴。该法多用于治疗肩周炎、胃痛、颈椎病、失眠、支气管哮喘、血管神经性头痛等较顽固的反复发作性疾病。

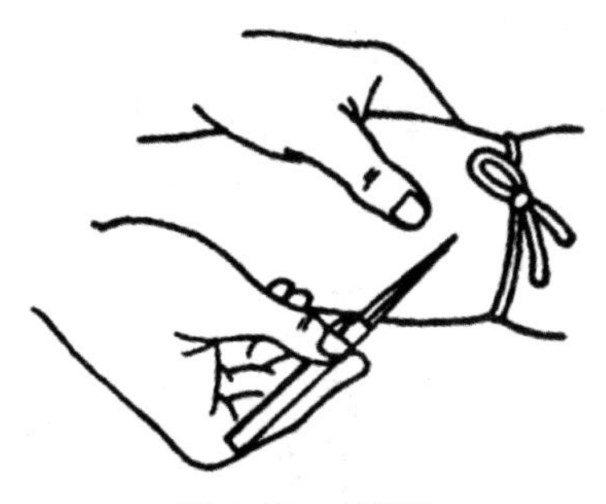

图 8-59 刺络法

操作时，医者用左手按压施术部位两侧，或捏起皮肤，使皮肤固定，右手持针迅速刺入皮肤 1～2 mm，随即将针身倾斜挑破表皮，再刺入 5 mm 左右深，将针身倾斜并使针尖轻轻挑起，挑断皮下白色纤维样组织，尽量将施术部位的纤维样组织挑尽，然后出针，覆盖消毒敷料。由于挑提牵拉伴有疼痛，可根据情况配合局部表浅麻醉。

(三)出血量及疗程

每日或隔日治疗 1 次，1～3 次为 1 个疗程，出血量多者，每周 1～2 次。一般每次出血量以数滴至 3～5 mL为宜。

二、适用范围

三棱针放血疗法具有通经活络、开窍泻热、调和气血、消肿止痛等作用。临床上适应范围广泛，多用于实证、热证、瘀血、疼痛等，如高热、中暑、中风闭证、咽喉肿痛、目赤肿痛、顽癣、痈疖初起、扭挫伤、疳证、痔疮、顽痹、头痛、丹毒、指(趾)麻木等。

三、注意事项

(1)严格消毒，防止感染。

(2)点刺时手法宜轻、稳、准、快，不可用力过猛，防止刺入过深，创伤过大，损害其他组织。一般出血不宜过多，切勿伤及动脉。

(3)三棱针刺激较强，治疗过程中需注意患者体位要舒适，防止晕针。

(4)体质虚弱者、孕妇、产后及有自发性出血倾向者，不宜使用本法。

(吴长岩)

第六节　穴位注射法

穴位注射法又称水针，是将适量中西药物的注射液注入一定穴位，通过针刺与药物对穴位的双重治疗作用，以防治疾病的方法。穴位注射法具有操作简便、用药量小、适应证广、作用迅速等特点。

针具使用消毒或一次性的注射器与针头。可根据使用的药物、剂量大小及针刺的深浅，选用不同规格的注射器和针头。一般可使用 1 mL、2 mL、5 mL 注射器，若肌肉肥厚部位可使用 10 mL、20 mL注射器。针头可选用 5～7 号普通注射针头、牙科用 5 号长针头以及肌肉封闭用的长针头等。

一、操作方法

1. 操作程序

选择适宜的消毒注射器和针头，抽取适量的药液，在穴位局部消毒后，右手持注射器对准穴位或阳性反应点，快速刺入皮下，然后将针缓慢推进，达一定深度后，进行和缓的提插，当获得得气感应时，回抽无血后，再将药液注入(图 8-60、图 8-61、图 8-62)。凡急性病、体强者可用快推药液的较强刺激，慢性病、体弱者可用缓推药液的较弱刺激，一般疾病用中等速度推药液。如推注药液较多，可采用由深至浅，边推药液边退针，或分几个方向注射药液。

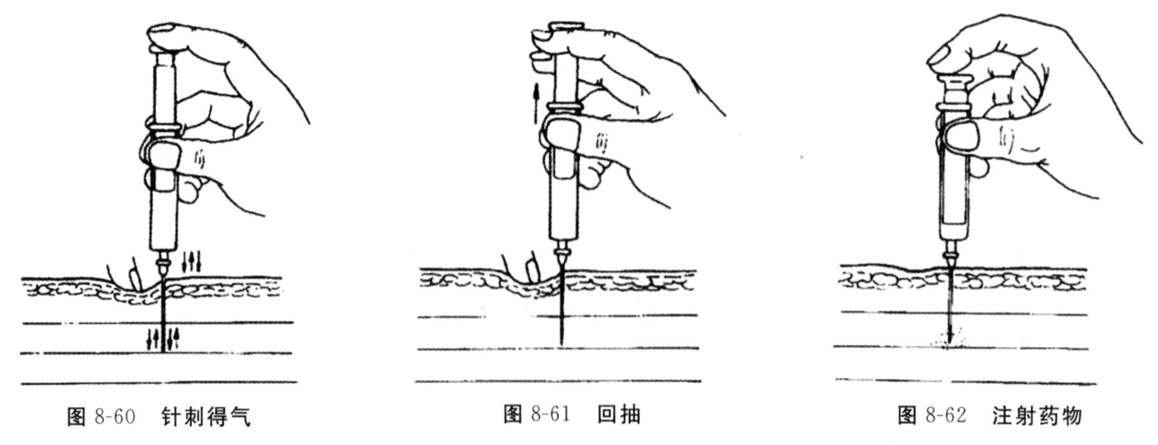

图 8-60　针刺得气　　图 8-61　回抽　　图 8-62　注射药物

2. 注射剂量

穴位注射用药的剂量取决于注射部位和药物性质及浓度。一般耳穴每穴注射 0.1 mL，面部每穴注射 0.3～0.5 mL，四肢部每穴注射 1～2 mL，胸背部每穴注射 0.5～1 mL，腰臀部每穴注射 2～5 mL 或 5%～10%葡萄糖每次注射 10～20 mL；而刺激性较大的药物(如乙醇)和特异性药物(如抗生素、激素、阿托品等)一般用量较小,每次用量为常规量的1/10～1/3。中药注射液的穴位注射常规剂量为1～4 mL。

3.选穴与疗程

选穴原则同毫针刺法。选穴宜少而精,以1～3个腧穴为宜。为获得更佳疗效,尽量选取阳性反应点进行注射。每日或隔日注射1次,治疗后反应强烈者可间隔2～3日注射1次,所选腧穴可交替使用。6～10次为1个疗程,疗程间休息3～5日。

二、常用药物

凡可用于肌内注射的药液均可供穴位注射用,常用的穴位注射药液有以下3类。

1.中草药制剂

如丹参注射液、川芎嗪注射液、银黄注射液、柴胡注射液、威灵仙注射液、徐长卿注射液、清开灵注射液等。

2.维生素类制剂

如维生素 B_1 注射液、维生素 B_6 注射液、维生素 B_{12} 注射液、维生素C注射液。

3.其他常用药物制剂

5%～10%葡萄糖、生理盐水、三磷酸腺苷、神经生长因子、胎盘组织液、硫酸阿托品、山莨菪碱、青霉素、泼尼松龙、利多卡因、氯丙嗪等。

三、适应范围

穴位注射法的适用范围广泛,凡是针灸的适应证大部分可用本法治疗。

四、注意事项

(1)严格无菌操作,防止感染。

(2)穴位注射后局部通常有较明显的酸胀感,随后局部或更大范围有轻度不适感,一般1日后消失。

(3)注意注射用药的有效期、有无沉淀变质等情况,凡能引起变态反应的药物,如青霉素、链霉素等,必须先做皮试。

(4)一般注射药液不宜注入关节腔、脊髓腔和血管内。还应注意避开神经干,以免损伤神经。

(5)孕妇的下腹部、腰骶部和三阴交、合谷穴等不宜用穴位注射法,以免引起流产。

(6)小儿、老人、体弱、敏感者,药液剂量应酌减。

(吕计宝)

第七节　穴位埋线法

穴位埋线法是指将羊肠线埋入穴位内,利用羊肠线对穴位的持续刺激以治疗疾病的方法。本法于20世纪60年代广泛应用于临床,具有操作简便、作用持久、适应证广等特点。

一、操作方法

1.埋线用品

穴位埋线法的主要用品为消毒用品、洞巾、注射器、镊子、埋线针、持针器、0号或1号铬制羊肠线、利多卡因、手术剪刀、敷料等。

埋线针是特制的坚韧不锈的金属钩针,长12～15 cm,针尖呈三角形,底部有一缺口(图8-63)。如用切开法,需备尖头手术刀片、手术刀柄、三角缝针等。

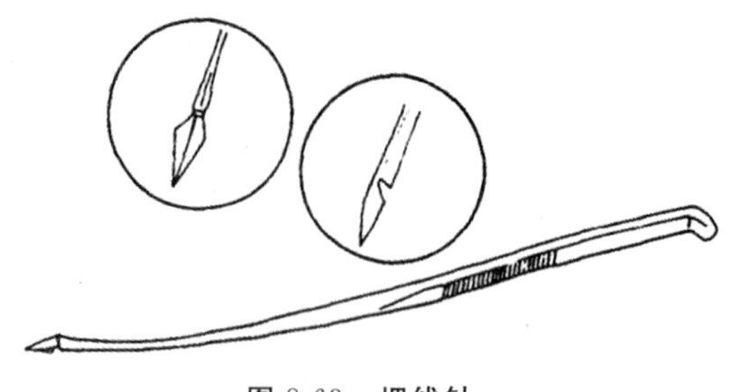
图 8-63　埋线针

2.操作

临床常用穿刺针埋线法、三角针埋线法和切开埋线法三种。

(1)穿刺针埋线法:常规消毒局部皮肤,镊取一段长 1～2 cm 已消毒的羊肠线,放置在穿刺针针管的前端,后接针芯,左手拇、示指绷紧或捏起进针部位皮肤,右手持针,刺入到所需深度后,进行和缓的提插,当获得得气感应时,边推针芯,边退针管,将羊肠线埋植在穴位皮下组织或表浅的肌层内,针孔处覆盖消毒纱布。

目前也有用特制的埋线针进行埋线的,通常局部皮肤常规消毒后,以利多卡因作浸润麻醉,镊取 1 cm 左右已消毒的羊肠线,套在埋线针尖缺口上,两端用血管钳夹住。一手持针,另一手持钳,针尖缺口向下以 15°～40°方向刺入,当针头缺口进入皮内后,即将血管钳松开,但应持续进针直至羊肠线完全被埋入皮下,再进针 0.5 cm 左右,随后把针退出,用棉球或纱布压迫针孔片刻,再用消毒纱布覆盖创口(图 8-64、图 8-65)。

(2)三角针埋线法:在距离穴位 1～2 cm 处的两侧作进出针点的标记,局部皮肤常规消毒后,在标记处用利多卡因作皮内麻醉,用持针器夹住穿好羊肠线的皮内缝合针,从一侧局麻点刺入,穿过穴位下方的皮下组织或肌层,从对侧局麻点穿出,捏起两针孔之间的皮肤,紧贴皮肤剪断两端线头,再放松皮肤,轻松揉按局部,使羊肠线完全被埋入皮下,针孔处覆盖消毒纱布(图 8-66、图 8-67、图 8-68)。

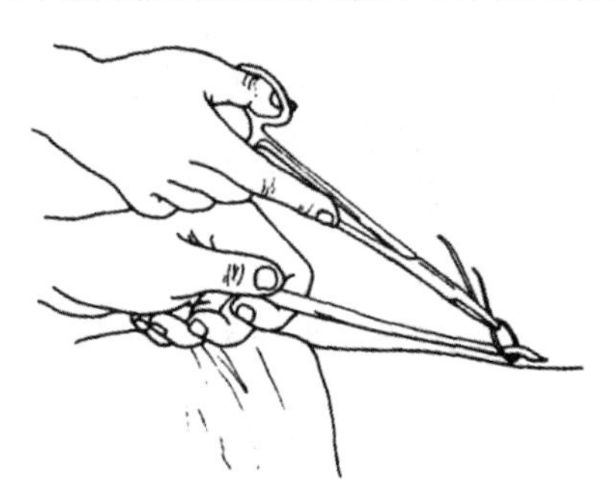
图 8-64　埋线针埋线法(1)

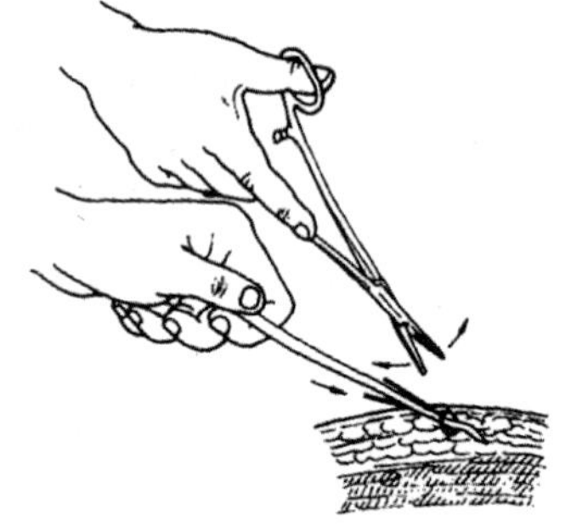
图 8-65　埋线针埋线法(2)

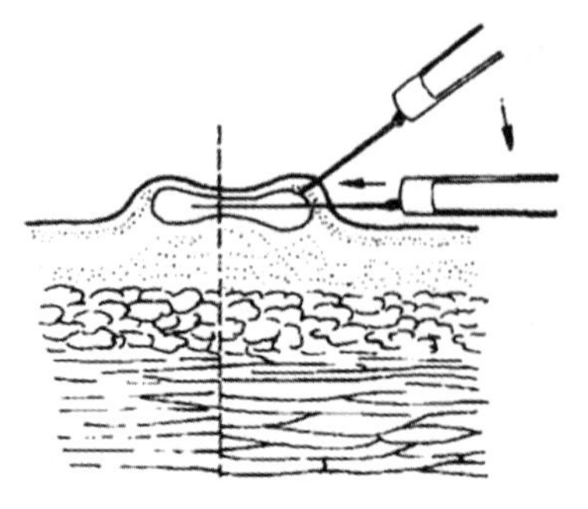
图 8-66　三角针埋线法(1)

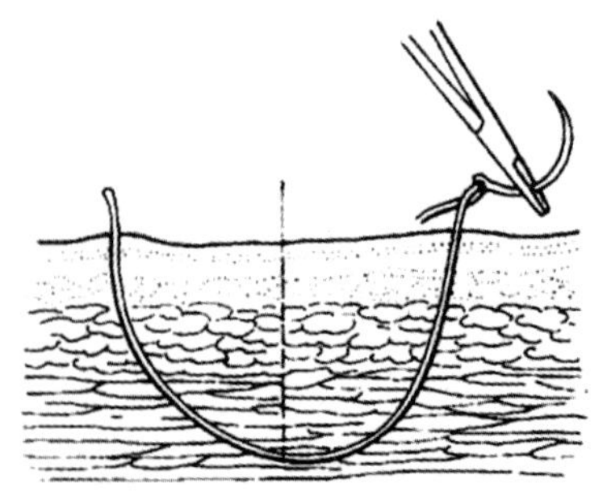
图 8-67　三角针埋线法(2)

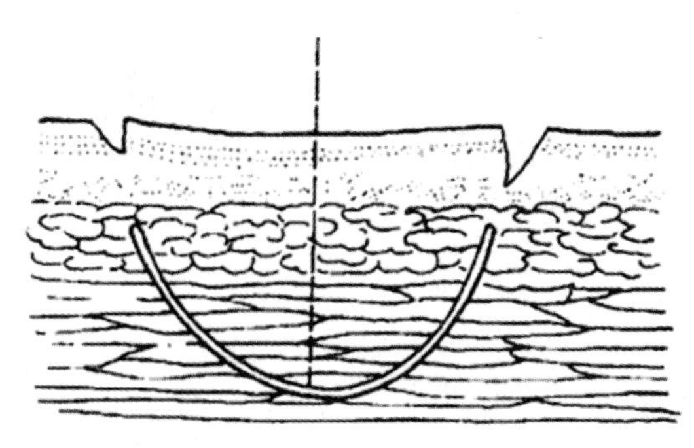

图 8-68 三角针埋线法(3)

(3)切开埋线法:在选定的穴位上用利多卡因作浸润麻醉,用外科手术用刀片划开皮肤0.5～1 cm,先将血管钳探到穴位深处,经过浅筋膜达肌层探找敏感点并按摩数秒钟,休息 1～2 min;然后将 0.5～1 cm 长的羊肠线 4～5 根埋于肌层内,切口处用缝合后覆盖消毒纱布,5～7 日后拆线。

3.选穴与疗程

取穴少而精,每次以 1～3 穴为宜,多选肌肉比较丰厚部位的穴位。在一个穴位上作多次治疗时应偏离前次治疗的部位。每 2～4 周埋线 1 次,3～5 次为 1 个疗程。

4.术后反应及处理

(1)正常反应:由于埋线过程的损伤刺激和羊肠线(异性蛋白)刺激,1～5 日内埋线局部可出现红、肿、热、痛等无菌性炎症反应,一般不需处理。少数反应较重的病例,切口处有渗出液,若渗液较多,可用 75% 乙醇棉球擦去,覆盖消毒纱布。少数患者可于埋线后 4～24 h 内体温轻度上升(38 ℃左右),但无感染征象,一般不需处理,通常体温持续 2～4 日后恢复。

(2)异常反应:少数患者因治疗中无菌操作不严或伤口保护不好,造成感染。一般在治疗后 3～4 日出现埋线局部红肿、疼痛加剧,并可伴有发热,应予局部热敷或抗感染处理。个别患者对羊肠线过敏,出现局部红肿、瘙痒、发热,甚至切口处脂肪液化、羊肠线溢出等反应,应予抗过敏处理。埋线过程中若损伤神经,可出现神经所支配的肌肉群瘫痪或感觉异常,应及时抽出羊肠线,并予适当处理。

二、适应范围

穴位埋线法主要用于慢性病证,如哮喘、胃痛、腹泻、遗尿、面神经麻痹、腰腿痛、痿证、癫痫、脊髓灰质炎后遗症、神经症等。

三、注意事项

(1)严格无菌操作,防止感染。

(2)埋线宜埋在皮下组织与肌肉之间,肌肉丰满的部位可埋入肌层,羊肠线头不可暴露在皮肤外面。羊肠线不能埋在脂肪层或过浅层,以防不易吸收、溢出或感染。

(3)根据不同部位,掌握埋线的深度,不要伤及内脏、大血管和神经干。

(4)皮肤局部有感染或溃疡时不宜埋线,肺结核活动期、骨结核、严重心脏病或妊娠期等均不宜使用本法。

(5)羊肠线用剩后,可浸泡在 75%乙醇中,或用苯扎溴铵处理,临用时再用生理盐水浸泡。

(6)注意术后反应,有异常现象时应及时处理。

(吕计宝)

第八节　其他刺法

一、皮肤针法

皮肤针法是运用皮肤针叩刺人体一定部位或穴位，激发经络之气，调整脏腑气血，以达到防病治病目的的方法。皮肤针法是由古代“半刺”“扬刺”“毛刺”等刺法发展而来，具有内病外治及治疗皮部病的作用。

皮肤针的针头呈小锤形，由多支短针组成，每支针的针尖不宜太锐，针柄一般长 15～19 cm。根据针头短针数目的不同，可分别称为梅花针(5 支针)、七星针(7 支针)、罗汉针(18 支针)等(图 8-69)。

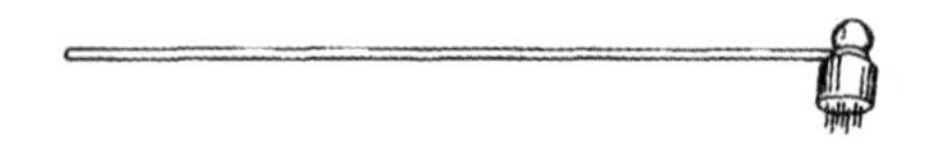

图 8-69　皮肤针

(一)操作方法

1. 持针方法

硬柄和软柄持针姿势不同(图 8-70)。

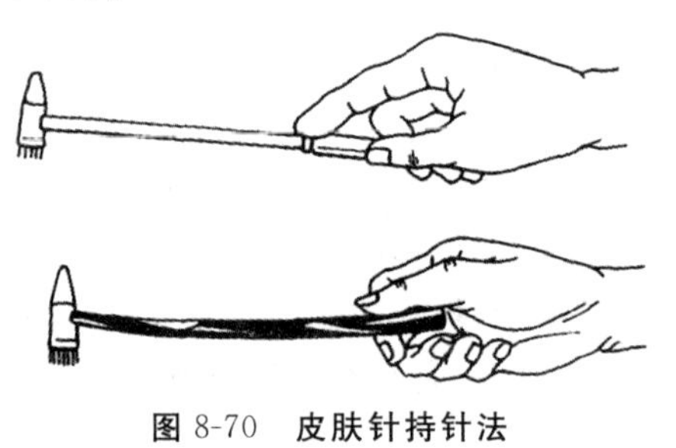

图 8-70　皮肤针持针法

(1)硬柄皮肤针：以右手拇指、中指夹持针柄两侧，示指伸直按住针柄中段，环指和小指将针柄末端固定于大、小鱼际之间。

(2)软柄皮肤针：将针柄末端置于掌心，拇指在上，示指在下，余指呈握拳状固定针柄末端。

2. 叩刺法

皮肤针主要是应用腕部的力量进行叩刺。操作时，将针具和叩刺部位常规消毒，以右手持针，运用腕力弹刺，使针尖叩刺皮肤后，立即弹起，如此反复进行叩击。注意：叩击时针尖与皮肤必须垂直，弹刺要准确，强度要均匀，可根据病情选择不同的刺激部位或刺激强度(图 8-71)。

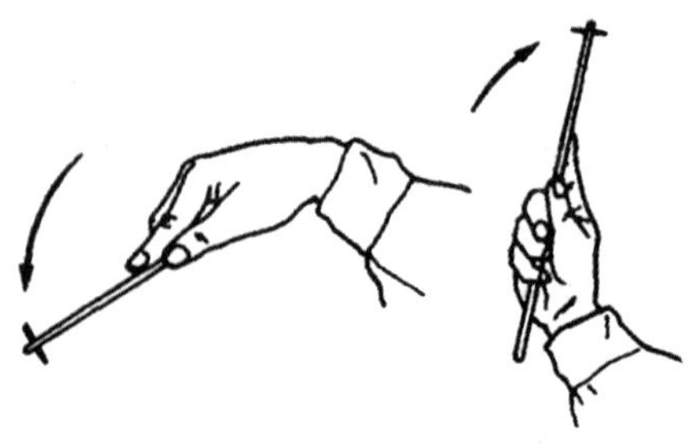

图 8-71　皮肤针叩刺法

3. 叩刺部位

皮肤针的叩刺部位，一般分为循经叩刺、穴位叩刺、局部叩刺三种。

(1)循经叩刺：是指沿着经脉循行路线进行叩刺的一种方法，常用于项背腰骶部的督脉和足太阳膀胱经。

(2)穴位叩刺:是指在穴位上进行叩刺的一种方法,主要是根据穴位的主治作用,选择适当的穴位或阳性反应点予以叩刺治疗,临床常用的是各种特定穴(如原穴、络穴、郄穴、背俞穴等)、华佗夹脊穴、阿是穴等。

(3)局部叩刺:是指在患部进行叩刺的一种方法,如扭伤后局部的瘀肿疼痛、顽癣等,可在局部进行围刺或散刺。

4.刺激强度

皮肤针的刺激强度是根据刺激的部位、患者的体质和病情的不同而决定的,一般分轻、中、重三种。

(1)轻刺:用力稍小,针尖与皮肤接触时间短暂,皮肤仅现潮红、充血,无明显疼痛感。适用于头面部疾病和老弱、妇幼患者以及病属虚证、久病者。

(2)重刺:用力较大,针尖与皮肤接触时间略长,以皮肤有明显潮红、微出血,患者可感较强疼痛为度。适用于压痛点明显和背部、臀部疾病及年轻体壮患者以及病属实证、新病者。

(3)中刺:介于轻刺与重刺之间,以局部有较明显潮红,但不出血为度。适用于多数患者。

(二)适用范围

皮肤针的适应范围很广,临床各种病证均可应用,以功能性失调疗效更佳,对器质性病变也有一定疗效,如近视、视神经萎缩、急性扁桃体炎、感冒、咳嗽、慢性肠胃病、便秘、头痛、失眠、腰痛、皮神经炎、斑秃、痛经、小儿弱智等。

(三)注意事项

(1)针具要经常检查,注意针尖有无毛钩,针面是否平齐。针具可用75%的乙醇浸泡或擦拭消毒,最好专人专用。

(2)叩刺时动作要轻捷,正直无偏斜,以免造成患者疼痛。

(3)局部如有溃疡或创伤者不宜使用本法,急性传染性疾病和急腹症也不宜使用本法。

(4)叩刺局部和穴位,若手法重而出血者,应及时清洁和消毒,注意防止感染。

二、皮内针法

皮内针法是指将特制的小型针具刺入并固定于腧穴部的皮内或皮下作较长时间留针的方法,其通过柔和而较长久的刺激,以调整经络脏腑功能,达到防治疾病目的的方法,又称“埋针法”。具有操作简便、作用持久等特点。

皮内针的针具有两种。一种呈颗粒型,或称麦粒型,一般长1 cm,针柄形似麦粒,针身与针柄呈一直线;另一种呈揿钉型,或称图钉型,长为0.2～0.3 cm,针柄呈环形,针身与针柄呈垂直状(图8-72)。

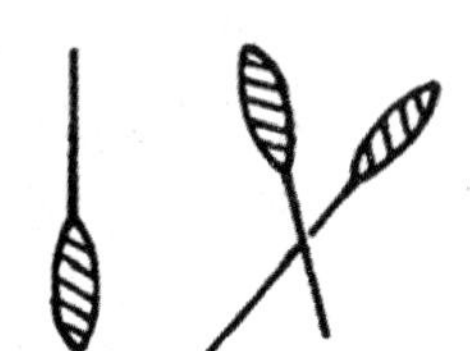
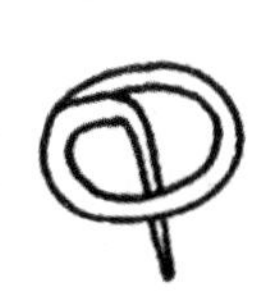
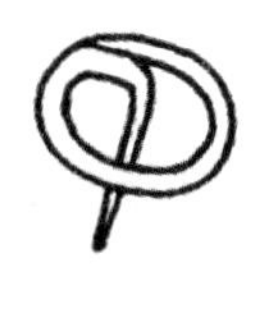

图8-72 皮内针

(一)操作方法

操作时,先将皮内针、镊子和埋针部皮肤进行严格的消毒,不同皮内针的刺法如下。

1.颗粒式皮内针

用镊子挟住针柄,对准腧穴,沿皮下横向刺入,针身可刺入0.5～0.8 cm,针柄留于皮外,然后用胶布顺着针身进入的方向粘贴固定。

2.揿钉式皮内针

用镊子挟住针圈,对准腧穴,直刺揿入,然后用胶布固定。也可将针圈贴在小块胶布上,手执胶布直压揿入所刺穴位(图8-73)。

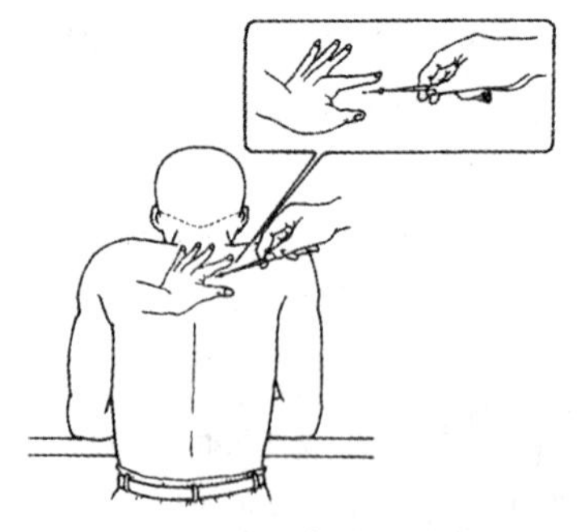

图 8-73 皮内针埋针法

皮内针可根据病情决定其留针时间的长短，一般为 3～5 日，最长 1 周。若天气炎热，留针时间以 1～2 日为宜。在留针期间，可间歇按压埋针处 1～2 min，以加强刺激，提高疗效。

（二）适应范围

皮内针法多用于某些需要久留针的疼痛性、反复发作性或久治不愈的慢性病证，如神经性头痛、面神经麻痹、胆绞痛、腰痛、痹证、神经衰弱、高血压病、哮喘、小儿遗尿、痛经、产后宫缩疼痛等。

（三）注意事项

(1)皮内针留针部位以不妨碍正常活动处腧穴为主，多选背俞穴、四肢穴和耳穴等。关节附近因活动时会疼痛，不可埋针。胸腹部因呼吸时会活动，亦不宜埋针。

(2)埋针后，如患者感觉疼痛或妨碍肢体活动时，应将针取出，改选穴位重埋。

(3)埋针期间，针处不可着水，热天出汗较多，埋针时间勿过长，避免感染。

(4)埋针针具，可用 75％乙醇浸泡消毒，应专人专用。

三、芒针疗法

芒针是一种特制的长针，由较细而富有弹性的不锈钢丝制成，因其形状细长如麦芒，故称为芒针，它由古代九针之一的“长针”发展而来。

芒针疗法具有取穴少、透穴多、得气快、针感强、传导快等特点。但由于芒针操作手法比较复杂，医者必须练好基本功，掌握人体穴位深部的解剖知识，同时必须严格注意操作手法，做到胆大心细，切勿轻率疏忽，以免发生意外。

（一）针具

芒针采用不锈钢丝制成，光滑坚韧，富于弹性，不易生锈。芒针的结构与毫针一样分为 5 个部分：①针尖，又称针芒，针的前端锋锐部分。要求圆利而不锐，形如松针。②针身，针的主体部分，即针尖与针柄之间部分，针身应圆滑，粗细均匀。③针根，针身与针柄交界处。要求牢固，如有剥蚀、损伤或弯曲，则容易折断，要严加注意。④针柄，针根与针尾之间部分。一般用金铜丝绕成，呈圆筒状，是执针用力的部位。⑤针尾，指针柄末端。

芒针的长度以 5～8 寸为多，也有在 1 尺以上者，临床上以 5 寸、6 寸、7 寸长度和 26 号、28 号、30 号粗细的芒针多用。针具使用前须经认真消毒，通常须经高压处理，或用 75％乙醇以及其他消毒液浸泡后方可使用。

（二）操作方法

芒针的针刺操作必须两手协作，灵活配合。

1. 进针

进针要轻巧，利用钢丝的弹性，缓缓按压，以最大限度地减轻进针时疼痛。施术时要分散患者注意力，消除恐惧心理，以避免肌肉紧张给进针带来困难。进针时，在所取穴位局部常规消毒后，以右手拇、示、中三指持针柄，使针尖抵触穴位，左手拇、示指夹持针尖上部，两手同时用力，压捻结合，迅速刺过表皮。然后再徐徐捻进，达到相应深度。

2. 捻转

当进针达到一定深度后，可以施行捻转手法。要求轻捻缓进，左右交替，即拇指对示、中指的前后捻转，并以拇指前后运动为主，以示、中指逆向轻微活动为辅。捻转的角度不宜过大，一般在180°～360°之间。运针不能朝单一方向捻转，否则针身容易缠绕肌肉纤维，增添患者疼痛。另外，捻转的动作按一定的规律结合轻重、快慢、方向的不同要求，可以起到一定的补泻作用。

3. 辅助手法

在针刺达到一定深度时，为达到应有的针感而采用的辅助手法。主要靠押手的动作，以及刺手的灵巧配合来完成。方法是押手示指轻轻向下循按针身，如雀啄之状，同时刺手略呈放射状变换针刺方向，以扩大针感。

4. 变向刺法

又称变换针刺方向刺法，即根据不同穴位的解剖特点相应地改变押手所掌握的针刺角度，以使针尖沿着变换的方向，顺利深入。如太阳穴直刺仅能刺入1寸，为了深刺，则在刺入0.5寸左右时变为斜刺，可透至下关穴；面部透穴均应采用变向刺法。

5. 出针

施针完毕后，应将针退出。方法是缓慢退至皮肤表层，再轻轻抽出，边退针，边揉按针刺的相应部位，以防出血，减轻疼痛。如出针后有血液从针孔溢出，应迅速以干棉球按压针孔，直至出血停止为止。

(三)适用范围

常用于血管性头痛、脑血管意外后遗症、胃和十二指肠溃疡、胃下垂、风湿性关节炎、多发性神经炎、三叉神经痛、坐骨神经痛、肩关节周围炎、运动神经元疾病、外伤性截瘫、颈椎病、精神分裂症、神经症、子宫脱垂以及哮喘、痛经、癫痫、腰肌劳损等。

(四)注意事项

(1)对初次接受芒针治疗的患者，应耐心做好解释工作，消除恐惧心理。同时，选穴宜少，手法宜轻。

(2)芒针刺入穴位后，告诫患者不可变动体位，以免造成弯针、滞针或断针。

(3)背、胸及内有重要脏器部位如心、肺、肝、脾等的体表，宜采用平刺，禁用直刺。

(4)针刺时必须缓慢，切忌快速提插，容易造成损伤血管或器官组织，如针尖遇到阻力，必须退针或改变方向再进针。

(5)过饥、过饱、过劳、醉酒、年老体弱者及孕妇儿童，以及某些不能配合治疗者忌用芒针治疗。

四、粗针疗法

粗针又称巨针，系由《内经》中“九针”之“大针”演化而来，因其针体特粗而名之。粗针治疗的针感强，针刺时间短，进针不易弯曲，很少有滞针、折针现象，适用于需要强刺激或放血的病证。

(一)针具

粗针的结构与毫针一样，分为针尖、针体、针根、针柄和针尾。但粗细规格与毫针大不相同，粗针针体的直径有0.4 mm、0.6 mm、0.7 mm、0.8 mm、1.0 mm、1.2 mm几种，长度3寸～1尺不等。粗针的针尖宜圆而不钝，利而不锐。太圆则钝，进针困难，患者痛苦；太利则锐，针尖容易卷曲。

(二)操作方法

1. 进针

(1)夹持进针法：刺手拇、示二指夹持针体下端，露出针尖0.4～0.5寸，对准穴位，快速刺入。适用于肌肉丰厚处。

(2)夹压进针法：用刺手拇指与中指夹持针体，示指压针尾，快速刺入。此法适用于背部。

(3)捻转进针法：用押手持针体，刺手持针柄，同时捻转下压刺入。此法适用于皮肤柔软的腹部。

2. 手法

粗针进针后，一般会有较强的感觉。若需强刺激可提插6～7次，针刺后有一种放电感效果最佳，但儿童不宜提插过多。如用于肌肉萎缩患者，可用卷肌提插法，即针刺入后，针体向一个方向捻转，以转不动为度。此时肌纤维已缠住针体，然后上下提插数次。提插2～3次为中度刺激，留针不提插为弱刺激。

3.出针

达到针刺目的后即可出针。出针时应以挤干的乙醇棉球按揉针孔，以免出血。对于实热证可不按压，使其放出少量血液则效果更佳。

4.针刺原则

由于粗针针体较粗，刺激性强，故应用时应视患者体质、病情、部位等灵活采用针刺方法。肌肉丰隆处如臀部宜深刺，肌肉浅薄处和深部有重要脏器的部位如头颈、背部、胸腹部宜浅刺或沿皮刺。对各类麻痹、瘫痪、急性病宜用强刺激不留针，对于慢性病宜留针而不加大刺激。对反应迟钝的人宜强刺激，对神经敏感者则宜弱刺激，快速刺入即可出针。

5.留针

背部腧穴一般留针1～2 h，有些疾病亦可留针3～4 h甚至更长时间。其他穴位均采用强刺激不留针。

6.疗程

每日针刺1次，10次为1个疗程，2个疗程之间休息3天。

(三)适用范围

粗针因针体粗，刺激强度大，对一些需要使用强刺激的病证采用本法治疗疗效明显。主要应用于下列病证。

1.神经系统疾患

偏瘫、截瘫、小儿麻痹后遗症、神经性头痛，三叉神经痛、神经症、自主神经功能失调、末梢神经炎等。

2.运动系统疾患

急慢性风湿痛、风湿及类风湿性关节炎、肌肉疼痛等。

3.呼吸系统疾患

支气管哮喘、支气管炎。

4.消化系统疾患

急慢性胃炎、肠炎、胃下垂等。

5.泌尿生殖系统疾患

泌尿道感染、外阴白斑、闭经、前列腺炎、遗精、阳痿等。

6.眼科疾患

角膜炎、结膜炎、斜视等。

7.皮肤疾患

急性皮肤感染、疔毒、疖肿、银屑病、荨麻疹、急慢性湿疹及下肢溃疡等。

8.其他

雷诺病、血栓闭塞性脉管炎、吉兰-巴雷综合征、结节性红斑、糖尿病、尿崩症、腮腺炎、痔疮等。

(四)注意事项

1.熟知解剖知识

粗针异于毫针，它对机体组织破坏性较大，因而需要掌握人体各部的形态结构，熟知解剖学知识，以免发生意外。

2.注意严格消毒

由于粗针需要扶持进针，同时损伤皮肤、组织面积较大，如消毒不严，易导致感染而引起不良后果。

3.避免刺伤大动脉与大静脉

在静脉与动脉显露处或表浅处，应注意避开而进针。深刺时若刺中血管，患者会觉针下剧痛，或针体有跳跃感应立即停针不动，再将针慢慢提起，压迫针孔片刻。

4. 避免刺伤内脏

胸背部易伤内脏的穴位禁深刺。腰部亦不宜深刺，免伤肾脏。针刺上腹部穴要检查肝脾是否肿大，针刺下腹部穴位时需排空小便。

5. 防止晕针

由于粗针刺激强烈，加之针粗又易使患者产生恐惧，因而发生晕针的可能性也较大。因此，要事先注意患者的体质、神态，了解患者对针刺反应的耐受力。特别是对初次治疗的患者，要了解以前的治疗情况。对精神紧张的体弱患者宜做好解释工作，手法适当减轻，并尽量采用卧位。对饥饿、大汗、大泻、大吐、大出血及过度疲劳者应禁针。

6. 遗留针感会自动消失

粗针刺激比较强烈，出针后易遗留较强的酸胀感和牵引感，这种现象可逐渐消失。

7. 正确对待局部红肿

若出现局部红肿、微量出血或针孔局部小块青紫，一般为刺破局部小血管所致，不需处理可自行消散。如局部青肿、疼痛较剧，可在局部按摩或热敷以助消散。

五、温针疗法

温针亦称温针灸、针柄灸或烧针尾。它是在针刺后，于针尾处点燃艾绒加温，使其热力通过针身传至体内，借艾火之热力以温通经脉、行气活血，发挥针刺与艾灸的双重作用，以治疗疾病的一种方法。

（一）操作方法

针刺得气后，将毫针留在适当的深度，将艾绒捏在针柄上呈枣核形，或在针柄上套置一段约 2 cm 长的艾卷，从下端点燃，直至燃尽为止，待针柄冷却后出针。

（二）适用范围

本法对风、寒、湿痹等经络闭塞不通的病证，如风湿性关节炎、肢体麻木、瘫痪等症最为适宜。对泄泻、慢性肠炎、胃痛、胃下垂、小儿遗尿、癃闭、遗精、阳痿、不孕症等均有较好疗效。

（三）注意事项

（1）向针尾装包艾绒时要捻紧，以防烫伤皮肤。

（2）温针时针刺的深度要有所控制，否则会由于针柄太靠近皮肤而产生灼痛感，甚至灼伤皮肤。

（3）温针时，嘱告患者不要随便改变体位，以防燃烧的艾绒烫伤皮肤，或造成弯针等现象发生。

（4）艾绒应先从下端点燃，可使热力直接向下传导和熏灸，以加强疗效。

（5）高热、抽搐、痉挛、震颤患者，不宜使用温针疗法。

六、火针疗法

火针疗法是将特制的金属粗针，用火烧红后刺入一定部位以治疗疾病的方法。火针古称“燔针”“焠刺”。《灵枢·官针》中指出：“焠刺者，刺插针则取痹也”。《伤寒论》称为烧针，并提出其适应证及禁忌。

（一）针具

火针针体较粗，质地坚韧，一般采用员利针或 24 号、26 号 2 寸长的不锈钢针。也有应用特制的针具，如弹簧式火针、三头火针，以及钨合金制成的火针。弹簧式火针进针迅速，易于掌握深度；三头火针用于体表痣、疣的治疗；钨合金物理性能好，有耐高温、不退火、变形少、不易折、高温下硬度强等特点。

火针根据粗细不同，分为细火针（针尖直径 0.5 mm）、中火针（针尖直径 0.75 mm）、粗火针（针尖直径 1.2 mm），针柄套上木柄，以防烫手。

（二）操作方法

1. 选穴与定穴

火针选穴除了与毫针选穴的基本规律相同而选择有关的经穴以外，多选阿是穴以及病灶的局部，要求选穴少而精。穴位选择好后，体位固定，在消毒针刺前，要进行穴位标记，一般都用拇指指甲掐压“十”字，以保证准确刺入。

2.消毒

定好穴位后，先用2.5%碘酒棉球再用75%乙醇棉球消毒。

3.烧针

烧针是使用火针的关键步骤，《针灸大成·火针》曰："灯上烧，令通红，用方有功。若不红，不能去病，反损于人"。因此，在使用前必须把针烧红，才能使用。火针烧灼的程度有3种，根据治疗需要，可将针烧至白亮、通红，或微红。若针刺较深者，需烧至白亮，速进疾出，否则不易刺入，也不易拔出，而且剧痛。如属较浅的点刺法，可以烧至通红，速入疾出，轻浅点刺。如属浅表皮肤的烙熨法，则将针烧至微红，在表皮部位轻而稍慢地烙熨。

烧针用的灯火以乙醇灯比较方便，一般左手端灯，右手持针，针尖向着针刺部位，将针尖与针体伸入火外焰，烧针的次序是从针身向针尖烧，待针烧红后迅速、准确刺入标定点，再快速拔出。

4.针刺的深度

应根据病情、体质、年龄，以及穴位所在部位肌肉厚薄、血管深浅而定，要求既能祛邪，又不伤皮肉为佳。《针灸大成·火针》中说："切忌太深，恐伤经络，太浅不能去病，惟消息取中耳"。一般四肢及腰腹部可稍深，刺至0.2～0.5寸深，胸背部宜浅，可刺0.1～0.2寸深。深刺时，须细心慎重，动作要敏捷，一刺即达到需要深度；浅刺时，叩刺力量不能太猛，须均匀、稀疏，以免造成表皮剥脱。

火针刺后，立即用棉球或手指按压针孔，可以减少疼痛，但不可揉搓，以免出血。针孔的处理，视针刺深浅而定，如果针刺0.1～0.3寸深，可不做特殊处理；若针刺0.4～0.5寸深，可用消毒纱布敷贴，胶布固定1～2天，以防感染。火针一般3～6天1次，疗程按病情需要而定。

（三）适用范围

火针具有散寒祛湿、温通经络、清热解毒、消肿散结、祛腐排脓、生肌敛疮、益肾壮阳、温中和胃、升阳举陷、宣肺定喘、去痒止痛、除麻定惊等多种用途。

主要适于下列病证：

(1)各种痹证的关节痛、腰腿痛。

(2)瘰核、疼痛、腱鞘囊肿、脂肪瘤、血管瘤以及子宫肌瘤。

(3)胃下垂、胃脘痛、慢性泄泻、痢疾、痔疮、哮喘、癫痫、阳痿、阴挺、月经不调。

(4)小儿惊风、小儿疳积。

(5)某些皮肤病，如疣、痈、银屑病、风疹、疮疖等。

（四）注意事项

(1)对于血管及主要神经分布部位，一般不宜用火针。

(2)颜面部除了面部痣及扁平疣外，一般不用火针。

(3)针刺后局部呈现红晕或红肿未完全消退时，应避免洗浴；局部发痒时，不能用手抓，以防感染。

(4)注意针具检查，发现针具有剥蚀或缺损时，则不宜使用，以防意外。

(5)对初次接受火针治疗患者，应做好解释工作，消除恐惧心理，积极配合治疗。

(6)火针刺激强烈，体质虚弱者及孕妇慎用或不用。

七、冷针疗法

冷针疗法，是运用现代的冷冻技术使穴位致冷，通过穴位、经络对机体产生滋阴降火、协调脏腑阴阳作用的一种治病方法，这是现代冷冻技术在针灸医学中的具体运用，因而具有冷冻疗法与针灸疗法的综合作用。

（一）特点及操作方法

冷针疗法是用制冷物质和器械产生的低温作用于穴位上，一般比冷冻疗法的温度要高，但它保留了冷冻疗法的优点，如在手术中可减少出血，减轻疼痛，防止术后感染，产生免疫作用，并可改善微循环，促进组织的代谢。本法采用半导体制冷，比液体或气体制冷既方便经济，又无不良反应，且操作方便，对医生、患者均安全适用，疗效亦佳。针刺时按一般体针原则和方法，针刺入人体穴位得气后，接上冷针仪，然后再根据不同病情，调节仪器温度，使穴位致冷，一般为－10 ℃～0 ℃，每次治疗 15 min，每日或隔日一次，10～15 次为 1 个疗程。

（二）适用范围

适用于各种炎症、变态反应性疾病、出血性疾病。如上呼吸道感染、支气管炎、哮喘、高血压、心绞痛、泌尿系感染、乳腺炎、子宫内膜炎、附件炎、痛经、月经不调、前列腺炎、睾丸炎、急性肠胃炎、急慢性胆囊炎、糖尿病、甲状腺功能亢进、麦粒肿、急性结膜炎、急性扁桃体炎、咽喉炎、急慢性鼻炎、鼻出血、中耳炎、口腔炎、齿龈炎、疖肿、痈疮、流行性腮腺炎、流行性出血热、中暑、惊厥及各种神经疼痛等症。

（三）注意事项

（1）首先要根据患者体质及所选穴位，选好针的长短，将穴位常规消毒后刺入穴位致冷，冷针仪灸柄应紧贴皮肤。

（2）严格掌握致冷温度与时间，根据滋阴与降火的作用不同，控制不同的温度，降火时要低于零度，滋阴宜 0 ℃～15 ℃，滋阴时间宜长（20～30 min），降火时间宜短（10～15 min）。

（3）凡属阴盛阳虚之阴寒证患者，均不宜用本法治疗。

八、锋钩针疗法

锋钩针疗法主要通过钩割皮下结缔组织纤维治疗某些软组织疾病和某些需要放血排脓的疾病，如关节疼痛性病变、经筋病、痈、疖肿，对于某些顽固性内脏病也有一定疗效。

（一）针具

锋钩针是一种用不锈钢材料特制而成的针具，针长 12 cm，针体中间较粗，两端渐细，针尖有回钩，钩尖锋利，长约 0.1 寸，三面有刃，两端钩尖大小略异，可根据不同部位及病情选择使用。锋钩针是山西师怀堂老先生根据古代九针中的锋针（三棱针）改制而成，临床也有用牙科“双尖探针”代为锋钩针的。

（二）操作方法

1. 选穴原则

“以痛为输”和针刺经络穴位处的反应物、反应点，如皮下结节、压痛点等，痹证患者多在疼痛局部取穴钩割。如肩周炎取肩髎、肩贞、臂臑，腰肌劳损多取肾俞、腰阳关、阿是穴等。

2. 操作步骤

患者体位要舒适，充分暴露被治疗的部位。常规无菌消毒针具和针刺穴位，必要时医生要消毒手指或戴无菌手套。针刺时，医生右手拇、示、中指握紧针身，留出所钩割的（刺入的）长度，左手示、中指紧压穴位上下，露出欲针刺的穴位，迅速将锋钩针刺入皮下组织后，再加压进针直达病所，稍停片刻，在钩割的组织内先轻轻弹拨，然后再有节律地进行牵拉纤维、上下钩割 3～4 次，此时可听到割断皮下结缔组织纤维的嚓嚓声。也可根据病情，在病所周围大幅度地进行分离性松解 3～5 次，以局部有发热、松快感为度。

施术完毕后速出针，瘀血明显或欲排出瘀血者，可在出针处拔罐，以促进邪气的外出。用干棉球擦去污血，压迫一定时间，或以无菌纱布压敷，以防深部继续出血。隔日 1 次，10 次为 1 个疗程。

（三）适用范围

各种软组织损伤性疼痛、肩周炎、类风湿性关节炎、肱骨外上髁炎、腱鞘炎、腰肌劳损、哮喘、呃逆、胃痛、头痛、面瘫、小儿麻痹后遗症、乳痈、疖、瘫痪、痤疮、荨麻疹、皮肤瘙痒等。

（四）注意事项

（1）注意无菌消毒，以防感染。

（2）操作过程中，对前胸、后背及颈项部的穴位一定不能针刺过深，以防损伤重要脏器。

（3）钩割过程中不可过猛，以防损伤有关血管和神经。还要注意按照肌腱和肌纤维的走向钩割，防止损害重要肌腱、韧带等组织。

(4)术后注意压迫局部,防止出血。

(5)一般取卧位针刺,防止晕针。

(6)凡体质虚弱及有出血性疾病者慎用,孕妇禁用。

九、小宽针疗法

小宽针是在我国古代九针中的锋针、铍针、长针、大针等形状、规格及大小的基础上,改革创新的一组6种不同型号的剑形钢针。小宽针疗法是根据中医学络刺(刺血)疗法的原理,创造的一种将针刺、拔火罐和按摩有机结合起来以治疗疾病的新方法。

(一)针具选择

根据病情和选用穴位,选不同型号的针具和进针深度。病重进针深,可选1、2号针;一般应用3、4号针,主要治腰背、头面、四肢疾病;5号针常用于成人四肢末端及小儿腰背躯干部穴位;6号针主要用于小儿头面部及四肢末梢穴位。

(二)操作方法

1.针刺步骤

医者1人针刺,助手1人传递敷料、拔火罐和按摩。医者右手持针,以拇指和中指捏住针尖,控制进针的深度,以小指根部顶住针柄,中指和无名指扶住针体,拇、示指前面露出的部分就是预定刺入的深度。针刺用腕力进针,垂直刺入。直入直出。

(1)视病情需要,调整好患者体位,先于施针部位常规消毒穴位和钢针(针具),左手拇指按压穴位,右手持针,猛刺速拔。

(2)视针刺部位选择适当型号的玻璃火罐,行闪火法扣拔,每穴位扣罐2 min左右即可起罐,出血量约为2～5 mL。

(3)起罐后,用消毒纱布块压在穴位上进行按摩,先轻后重,先慢后快,反复数分钟停止。

(4)穴位用碘酒棉球消毒,贴以1 cm×2 cm的纱布,并嘱患者于24 h后将胶布取下。

2.针刺手法

常用手法有4种,根据疾病性质和针刺部位选择应用。

(1)速刺法:是垂直刺入,不捻转,不留针,也不提插,一次刺入,猛刺速拔的一种刺法。主要适用于躯干、腰背、四肢等处的穴位,是小宽针使用最广最多的基本手法。

(2)点刺法:是轻轻点刺迅速出针的方法,与梅花针叩刺相类似,一般在进针较浅且不拔火罐部位应用。如针刺头部百会、前顶、四神聪,以及手足部的四缝、八邪、八风、十宣、十二井等穴位时,采用这种手法。

(3)划割法:是速刺进针后,针尖在一定范围内划动的手法,划动度1.5 cm左右。主要适用于治疗浅表性局限性突起物和增生性病证。常在针刺腱鞘囊肿、肱骨外上髁炎、跟骨骨刺时应用。

(4)两步进针法:主要适用于肌肉组织丰满、进针较深的穴位。第1步,持针右手速刺进针至1寸左右;第2步,按压穴位的左手迅速变换,以拇指、示指和中指轻柔地对捏住穴位两侧的肌肉皮肤,连续地一提一松,一收一放,同时缓慢进针,达预定深度后出针。本法常在针刺腑会、环跳、委中等穴位时应用。

(三)适用范围

感冒、头痛、面瘫、偏瘫、颈椎病、肩周炎、肱骨外上髁炎、腰椎骨质增生、腰痛、坐骨神经痛、腱鞘囊肿、急性软组织扭伤、增生性膝关节炎、小儿麻痹后遗症、月经不调、产后乳少、小儿疳积、局限性皮炎、皮肤瘙痒等。

(四)注意事项

(1)严格消毒针具、穴部皮肤以及医者手部。

(2)取穴要避开大血管和神经,针刺方向要与其保持一致,切不可横刺或斜刺,以免误伤神经和血管,同时还注意与经络循行方向一致。

(3)施行针刺时,禁止提插和旋转。

(4)一般间隔7～10天针刺1次,3次为1个疗程,休息观察1个月,视情况再行第2个疗程。

(5)有出血倾向、严重心脏病患者及小儿头部禁用此疗法。

十、小针刀法

小针刀是指形状上既似针又似刀的一种针具。它是在古代九针中的镵针、锋针等基础上,结合现代医学外科用手术刀发展而成。小针刀法是在切开性手术法的基础上结合针刺方法,利用特制的针具刺入深部病变处进行切割、剥离等不同形式的刺激,以达到疏通经络、止痛祛病目的的方法。该法虽然仅有20余年的发展史,但因操作独特、疗效显著,正越来越为人们所重视。

目前临床常用的针刀,是由特种医用合金不锈钢经特殊工艺制作而成,长10～15 cm,针体多为圆柱体,直径为0.4～1.2 mm,质硬略有弹性,刀口小而锋利,尾部是一个能准确掌握刀口运行位置和方向的刀柄,刀口线与刀柄平面处于同一平面内。主要分为Ⅰ型、Ⅱ型、Ⅲ型三种型号(图8-74)。

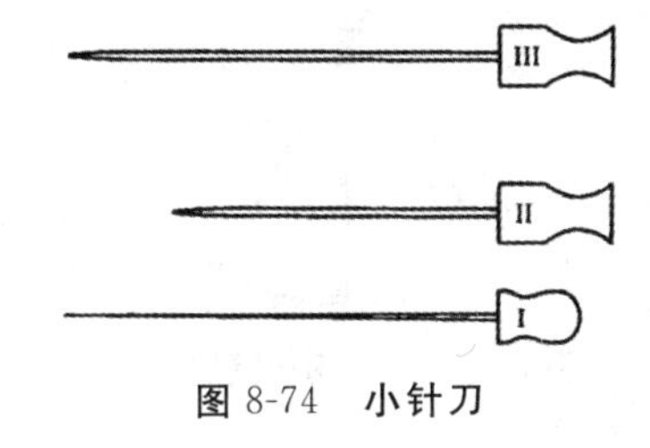

图8-74 小针刀

(一)操作方法

1.消毒

选好治疗点后,先用2%碘酒消毒,待碘酒干后用75%乙醇脱碘两次。

2.局部麻醉

每个治疗点用2%利多卡因2～6 mL,深部组织或治疗较复杂的部位,可适当增加注射剂量。

3.持针

临床一般以右手持针操作,单手进针法是以右手拇、示指捏住针柄,中指、环指扶住针体(图8-75)。双手进针法多于针体较长时使用,即右手拇、示指捏住针柄,中指、环指扶抵针体上段,左手拇、示指捏住针体下段或尖部(图8-76)。

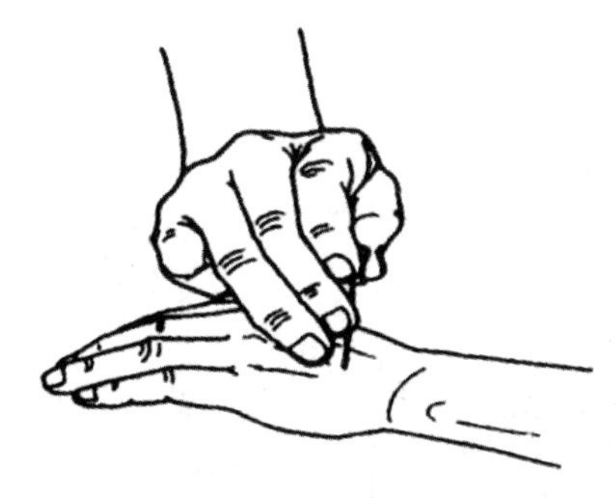

图8-75 小针刀单手进针法

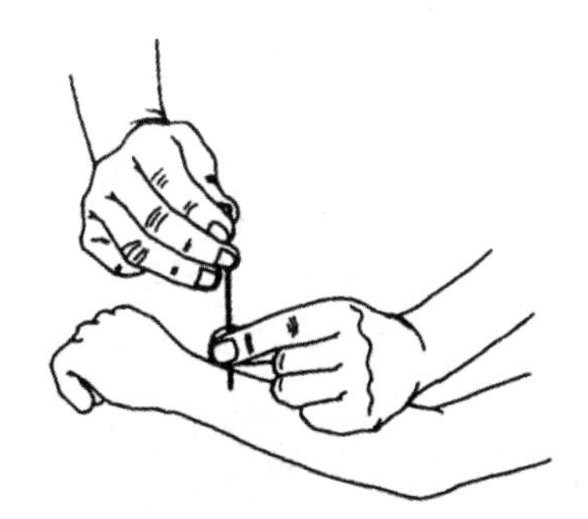

图8-76 小针刀双手进针法

4.进针

医者左手固定在进针点周围,右手持适当型号的小针刀,将针刀刃贴于左手拇指甲壁,稍用力下压可刺破皮肤,然后缓慢推进,仔细体会手下针刀穿透的解剖部位层次,以便寻找病变部位。当医者针刀下有硬韧、紧涩、粘连、沙沙的颗粒感等,或患者出现酸胀、麻木感时,应停止进针。

5.剥离

当针刀进针到一定的深度时，可根据病变部位的具体情况进行不同剥离法。一般剥离步骤是：先纵行疏通剥离，后横行疏通剥离。

(1)纵行疏通剥离法：施术时刀口线与肌腱、韧带的纤维方向一致，针体垂直骨面刺入，刀刃接触骨面后，与刀口线一致进行来回摆动，并可按照病变部位粘连、瘢痕面积的大小分几条线疏剥，但不可横行(即垂直于刀口线方向)铲剥(图 8-77)。本法适用于肌腱、韧带在骨面附着点处发生粘连，出现瘢痕而引起疼痛。

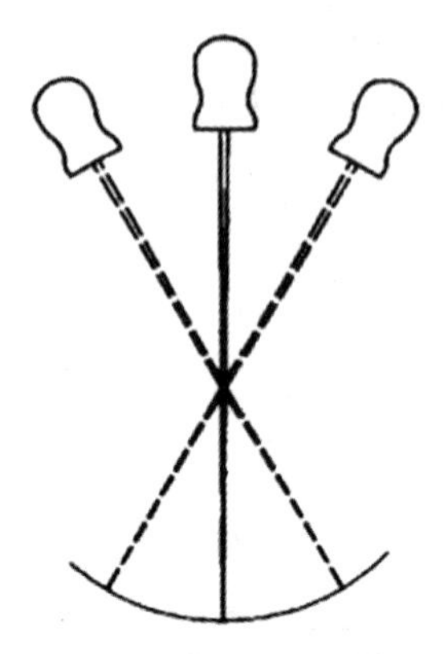

图 8-77 纵行疏通剥离法

(2)横行疏通剥离法：施术时刀口线与肌肉、韧带的纤维方向一致，针体垂直骨面刺入，当针刃接触到骨面后，针体左右摆动或撬动，尽量将粘连在骨面上的肌肉、韧带从骨面上铲起，当针下有松动感时出针(图 8-78)。本法适用于肌肉、韧带损伤后与相邻的骨面发生粘连，当肌肉、韧带舒缩时，因粘连受牵拉或刺激而引起疼痛及功能障碍者。

此外，还可根据病变局部的具体情况配合切开剥离法、铲磨削平法、瘢痕刮除法、骨痂凿开法、通透剥离法、切割肌纤维法等。

6.出针及术后处理

术后抽出针刀，同时快速以干棉球较长时间压迫，以防出血过多。由于本法术后多留一小孔，可在针孔处覆盖消毒纱布。必要时可服用抗生素或消炎止痛药物等以防感染和减轻术后疼痛或不适感。术后应适当休息，以防术后晕针。

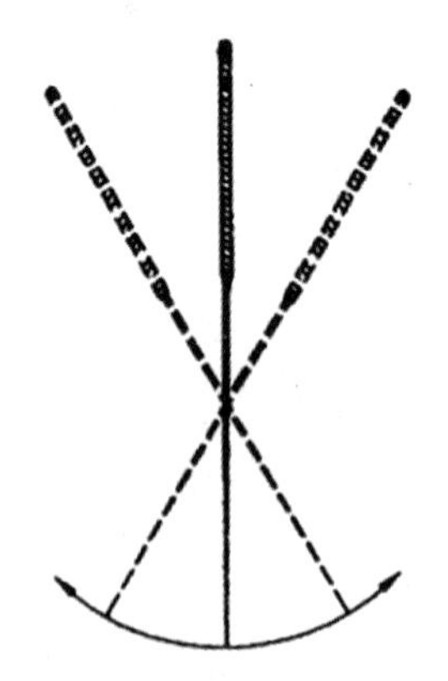

图 8-78 横行疏通剥离法

一般每次每穴切割剥离 2～5 次即可出针，两次相隔时间为 5～7 日。多数患者经过 1～5 次治疗可获得明显疗效。

(二)适应范围

小针刀法的临床适应范围较广泛，以软组织损伤性病变和骨关节病变疗效最佳。应用指征是：患者自觉某处有明显疼痛;医者在病变部位可触到明显压痛;触诊时可触及条索状或片状或球状硬物或结节;用指弹拨病变处有响声等。常用于颞下颌关节功能紊乱、外伤性头痛、颈椎病、肩胛肋骨综合征、腰椎间盘突出症、臀上皮神经损伤、梨状肌损伤综合征、腕管综合征、膝关节骨性关节炎等。

(三)注意事项

(1)操作者必须熟悉刺激部位的解剖情况,防止意外损伤。

(2)严格无菌操作。

(3)在进针或剥离时,手法宜轻,如患者出现触电感,应将针刀后退少许,改变方向再进针,不能迅猛推进,以避免损伤神经。

(4)治疗后 24 h 内,不宜局部热敷、理疗及按摩治疗。2 日内,针孔处勿沾水,保持清洁,以防感染。

(5)治疗后 3 日内,应避免过多牵拉、活动患处,以免再次撕裂损伤,使创面出血或渗液过多而影响疗效。3 日后始可适当活动或循序渐进地进行锻炼,以促进局部血液循环和功能恢复,防止术后新的粘连。

(6)凝血功能障碍、体质虚弱、严重高血压病、晚期肿瘤、严重的骨质疏松症、骨结核病及诊断不明患者,妇女月经期、妊娠期应慎用或禁用小针刀法。

十一、电针疗法

电针法是指将毫针刺入腧穴得气后,再通以接近人体生物电的脉冲电流,利用针和电的两种刺激,激发调整经络之气,以防治疾病的方法。电针法于 20 世纪 50 年代开始在我国广泛应用,具有省时省力、可客观控制刺激量、提高疗效等优点。

(一)操作方法

电针仪的种类繁多,虽然每种电针仪具有不同的特点,但操作程序基本相似。

1.选穴

电针法的处方配穴与毫针法相同,一般选用同侧肢体的 1～3 对穴位为宜。

2.操作程序

(1)先按毫针操作程序,将毫针刺入穴位,并寻到得气感应。

(2)将电针仪(输出电位器已经调至“0”位)输出导线的一对电极分别接在一对毫针针柄上。一般将同一对输出电极连接在身体的同侧,在胸、背部的穴位上使用电针时,不可将 2 个电极跨接在身体两侧,避免电流回路经过心脏。如遇只需单穴电针时,可将一个电极接在该穴的毫针上,另一个电极接在用水浸湿的纱布上,作无关电极。

(3)打开电源,选好波形,逐渐加大电流强度,以免给患者造成突然的刺激。

(4)通电时间一般 20 min 左右。

(5)结束电针治疗时,应先电针仪输出电位器退回“0”位,然后关闭电源开关,取下导线,最后按一般毫针起针方法将针取出。

3.电流的刺激强度

通常以患者能够承受为宜,应使患者局部肌肉呈节律性收缩,或伴有酸、胀、麻、热等感觉。有些患者会出现电针的感应与疗效逐渐降低的“电针耐受”现象,可通过适当加大输出电流量,或采用间歇通电法加以防范。

4.疗程

一般 7～10 次 1 个疗程,每日或隔日 1 次。急症患者每日可治疗 1～2 次。疗程间隔 3～5 日。

(二)电针刺激参数的作用

电针仪输出的是脉冲电,脉冲电是指在极短时间内出现的电压或电流的突然变化。临床上常用的电针输出波形为连续波、疏密波和断续波(图 8-79)。

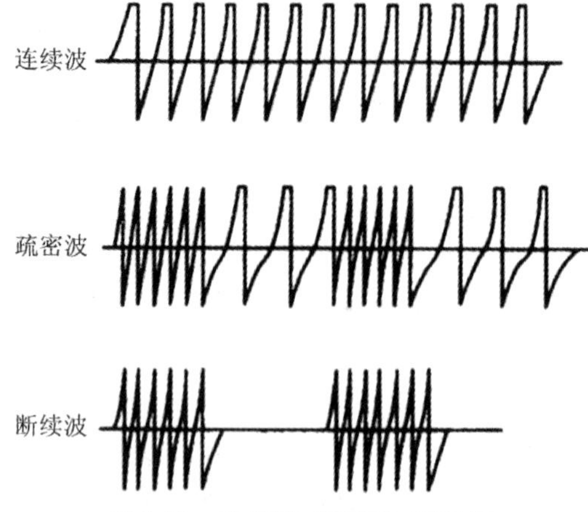

图 8-79 连续波、疏密波、断续波

1. 连续波

有节律发出的一种连续波形。分密波与疏波。

(1)密波:频率为每秒 50~100 次的连续波为密波。具有降低神经应激功能、止痛、镇静、缓解肌肉和血管痉挛、针刺麻醉等作用。常用于治疗各种痛证、肌肉痉挛、癫狂、失眠等。

(2)疏波:频率为每秒 2~5 次的连续波为疏波。其刺激作用较强,具有提高肌肉韧带的张力,促进肌肉充分收缩的作用。常用于治疗痿证和各种肌肉、关节、韧带、肌腱的损伤等。

2. 疏密波

疏波、密波自动交替出现的一种波形。该波形能克服单一波形易产生适应的缺点。具有增加代谢,促进气血循环,改善组织营养,消除炎症水肿的作用。常用于治疗扭挫伤、关节周围炎、坐骨神经痛、面瘫、肌无力、局部冻伤等。

3. 断续波

有节律时断、时续的一种波形。该波形不易使机体产生适应,动力作用颇强,具有提高肌肉组织的兴奋性,促进横纹肌收缩的作用。常用于治疗痿证、瘫痪等。

(三)适应范围

电针的适应范围和毫针刺法基本相同,临床常用于治疗各种痛证、痹证及内脏功能失调以及癫狂和神经、肌肉、韧带、关节的损伤性疾病等。

(四)注意事项

(1)电针仪使用前必须检查其性能是否良好,输出值是否正常。

(2)调节电针电流时,应逐渐从小到大,不可突然增强,以防止引起肌肉强烈收缩,造成弯针、折针或晕针等,年老体弱、精神紧张者尤应注意。

(3)电针仪器最大输出电压在 40 V 以上者,最大输出电流应限制在 1 mA 以内,防止发生触电事故。

(4)不宜将经过温针之后的毫针用作电针,因表面氧化、质地变脆、导电性下降,容易引发事故。

(5)应避免电针电流回路经过心脏。安装心脏起搏器者,应禁用电针。

(6)孕妇慎用电针。

(吕计宝)

第九章　内科病证的针灸治疗

第一节　心脑病证

一、头痛

(一)偏头痛

偏头痛是一种反复发作性的头痛，发病常有季节性，有遗传倾向，女性多发，首次发病多在青春期前后。病因复杂，至今尚不十分清楚。有人认为颈交感神经反应性激惹、过敏、短暂性脑水肿、短暂性垂体肿胀、内分泌障碍、精神因素与本病的发生有一定关系。

1.临床表现

(1)常在疲劳、紧张、情绪激动、睡眠欠佳、月经期、特定季节发病。

(2)部分患者有短暂的前驱症状：嗜睡、精神不振或过分舒适、视物模糊、畏光、闪光、彩色火星、流泪、盲点、偏盲，或有肢体感觉异常、运动障碍等。

(3)头痛大多位于额、颞、眼区周围，局限于一侧，个别为双侧，呈剧烈跳痛、钻痛、胀裂痛，持续数小时至1～2日，间隔数日或数月后再发。

(4)可伴有胃肠道及自主神经症状：恶心、呕吐、腹胀、腹泻、多汗、流泪、面色苍白、皮肤青紫、心率加快或减慢。

(5)还有特殊类型的偏头痛：①眼肌麻痹型偏头痛：发作时伴有眼肌的麻痹，眼肌麻痹常在数日内恢复。②内脏型偏头痛：发作时伴有消化道症状或盆腔内疼痛。③基底动脉型偏头痛：枕颈部的发作性头痛，伴有共济失调、眩晕、耳鸣、口舌麻木等。

2.辅助检查

可根据不同原因或不同的类型选用不同的检查项目，但多无特异性。

3.体针疗法

(1)处方：取穴分为六组，第一组取鱼腰、太阳、阳白；第二组取百会、风池等；第三组取相关节段内远隔部位的穴位，如膻中、紫宫、内关、神门等；第四组取相关节段内远隔部位的穴位，如胸1～5夹脊穴、大杼、肺俞、厥阴俞；第五组取足三里、内庭；第六组取三阴交、太溪。

第一组、第三组、第五组穴位为一处方；第二组、第四组、第六组穴位为一处方。两种处方交替使用，每次取用7～8穴即可(指取用的穴位总个数，下同)。患侧取穴为主。

(2)操作方法：常规消毒后，选用28～30号毫针，向下平刺阳白0.7±0.1寸，向后平刺太阳1.2±0.2寸；横向平刺鱼腰0.7±0.1寸。向前平刺百会1.2±0.2寸；向鼻尖方向斜刺风池1.0±0.2寸。向脊柱方向45°角斜刺胸1～5夹脊穴、大杼、肺俞、厥阴俞0.6±0.2寸。向下平刺膻中、紫宫1.2±0.2寸；直刺内关1.2±0.2寸；直刺神门0.4±0.1寸。直刺足三里2.0±0.5寸，直刺内庭0.8±0.2寸。直刺三阴交1.4±0.2寸，直刺太溪0.8±0.2寸。

每天针刺1～2次，每次留针30 min，留针期间行针3～5次。均用中等强度捻转手法，捻转的幅度为2～3圈，捻转的频率为每秒2～4个往复，每次行针10～30 s。

(3)按语:本病的发病原因虽不十分清楚,但被认为是一种血管舒缩功能障碍性疾病,而血管的运动障碍又与支配神经的功能异常有关,因而又有人将本病称之为血管舒缩性头痛、血管神经性头痛。在针刺治疗本病时,应考虑到这两个方面的病理机制。头部血管分布着来自 $T_{1\sim5}$ 的自主神经,所以主要穴位应选在 $T_{1\sim5}$ 节段区内。通过调节相应节段的自主神经的功能来恢复血管的正常舒缩活动,选用第二组、第四组穴位的目的就在于此。因自主神经的功能又是由高位中枢控制的,而头部的一些穴位对高位中枢的机能有良好的调节作用,故而取用第一组、第二组穴位。取用第五组、第六组穴位,旨在调节患者的内分泌机能和 5-HT 的水平,此外,针刺这几个穴位对自主神经的机能或消化道机能也有调节作用。

因偏头痛的发生是由于头皮或硬脑膜血管的反应性扩张而发生局限性水肿所致,所以针刺时使用中等强度刺激手法为宜,这样既可以通过调节自主神经的功能而间接调节血管的舒缩功能,又可起到一定的镇痛作用。如果单纯地为了追求镇痛效果,而采用强烈的刺激手法,有可能抑制交感神经的功能,使已经处于扩张状态的血管受到进一步抑制,反而事与愿违。

需要说明一点,有的患者有明显的前驱症状,如果恰在前驱症状期就诊,则可先用较强的刺激手法针刺,前驱症状期过后再用中等强度刺激手法针刺。因为前驱症状的出现是由于颈内动脉分支的一过性痉挛引起脑局限性缺血所致,此时应首先缓解动脉的痉挛,故而先采用较强的刺激手法为宜。

4.电针体穴疗法

(1)处方:与体针疗法的选穴相同。取穴分为六组,第一组取印堂、鱼腰、太阳、阳白;第二组取百会、风池等;第三组取相关节段内远隔部位的穴位,如膻中、玉堂、紫宫、华盖、内关、神门等;第四组取相关节段内远隔部位的穴位,如 $T_{1\sim5}$ 夹脊穴、大杼、风门;第五组取足三里、内庭;第六组取三阴交、太溪。

第一组、第三组、第五组穴位为一处方;第二组、第四组、第六组穴位为一处方。两种处方交替使用,每次取用 4~6 穴即可(指取用的穴位总个数,包括左右两侧的穴位。下同)。患侧取穴为主。

(2)操作方法:分为两步,第一步,进针操作与体针疗法一样;第二步为电针疗法操作方法。第一步操作完毕后,在第一组(头部的穴位)与第三组、第五组穴位之间,在第二组(头部的穴位)、第六组穴位与第四组穴位之间,分别连接电针治疗仪的两极导线,采用疏密波,刺激量的大小以出现明显的局部肌肉颤动或患者能够耐受为宜。每次电针治疗 20 min,每天治疗 1~2 次。

5.灸法

多与针刺法配合使用,而且不能用于面部的穴位。

(1)处方:取穴分为三组,第一组取胸 1~2 夹脊穴、大杼、风门、三阴交、太溪;第二组取膻中、紫宫、内关、神门、足三里、内庭。两组穴位交替使用。每次取用 3~4 穴即可。第三组取头部的穴位,如印堂、鱼腰、太阳、阳白、百会、风池等,第三组穴位使用针刺法。

(2)操作方法:第一组、第二组交替使用,用艾条温和灸,或用隔姜灸,每穴灸 15 min,使局部有明显的温热感为宜。第三组穴位每次均用。可先针第三组,再灸第一组、第二组。每日治疗 1~2 次。

6.耳针疗法

(1)处方:主穴、配穴同时取用,两侧交替。

主穴:典型偏头痛与普通型偏头痛均取一侧的颞区、大脑皮质、皮质下。

配穴:取另一侧的耳穴,女性患者加取卵巢区;丛集型偏头痛加取眼区;偏瘫型偏头痛取穴同典型偏头痛;基底动脉型偏头痛加取脑干区、枕颈区;眼肌瘫痪型加取脑干;内脏型和典型者加取胃区。

(2)操作方法:常规消毒后,用 28 号 0.5~1.0 寸毫针斜刺或平刺耳穴。每天针刺 1~2 次,每次留针 20 min,留针期间行针 2~3 次,用中等强度捻转手法,捻转的幅度为 2~3 圈,捻转的频率为每秒 2~4 个往复,每次行针 5~10 s。

(3)按语:按照常规,对于头痛的针刺治疗应该采用强刺激手法,然而对于本病的治疗却采用了中等强度刺激手法,原因何在呢? 因为本病是一种发作性血管舒缩障碍性疾病,典型的偏头痛每次发作都包括一个动脉收缩期(主要是颅内动脉)和一个动脉扩张期(主要是颅外动脉),先发生颅内动脉收缩,使脑血流灌注量减少,而引起先兆症状,后发生颅外动脉扩张而引起头痛。其他各型也既有血管的收缩异常,又有血管的舒张异常。如果用强刺激手法针刺，不利于扩张状态的血管恢复原有的张力，而用弱刺激手法针刺，则不利于降低处于异常收缩状态的血管的张力。为了有效地调节血管的舒缩机能，所以这里采用了中等强度刺激手法。

典型偏头痛发作前有大脑功能失调的先兆出现，所以取用了脑点。其他各型偏头痛虽无典型的大脑功能失调的先兆症状，但是因为本病发作与精神状态有一定关系，精神过劳、紧张、焦虑、激动等均可促使偏头痛发作，所以其他各型偏头痛也应取用脑点，以调节大脑皮质的功能。

另外，偏头痛多见于女性，常在青春期前后发病，发作常与月经周期有关，妊娠期发作减少或停止发作，男女两性于更年期后发作均可完全停止。这说明内分泌情况与本病的发生有关，所以女性患者还应取用卵巢区；男性患者则可加取睾丸区；男女患者还均可加取皮质下区，以进一步调节内分泌系统的机能。

本病虽为偏头痛，根据全息生物医学理论，在使用耳针疗法时，不应只取太阳、额，更重要的是要取用一些能调节中枢神经和内分泌功能的穴位，如脑干、皮质下、大脑皮质、下丘脑等。

7. 电针耳穴疗法

(1)处方：主穴、配穴同时取用，两侧交替。

主穴：典型偏头痛与普通型偏头痛均取一侧的颞区、大脑皮质、皮质下。

配穴：取另一侧的耳穴，女性患者加取卵巢区；丛集型偏头痛加取眼区；偏瘫型偏头痛取穴同典型偏头痛；基底动脉型偏头痛加取脑干区、枕颈区；眼肌瘫痪型加取脑干；内脏型和典型者加取胃区。

在上述耳针疗法处方的基础上，选取单侧的体穴内关、后溪、合谷（双侧交替使用）。

(2)操作方法：常规消毒后，用 28 号 0.5～1.0 寸毫针斜刺或平刺耳穴。用 28～30 号毫针，直刺内关 1.2±0.2 寸，直刺后溪 0.8±0.2 寸，直刺合谷 1.2±0.2 寸。然后在耳穴与内关、后溪、合谷之间分别连接电针治疗仪的两极导线，采用疏密波，刺激量的大小以出现明显的局部肌肉颤动或患者能够耐受为宜。每次电针 4～6 个穴位（指取用的穴位总个数，下同）（主穴、配穴交替），每次电针 20 min。每天治疗 1～2 次。没有接电疗仪的耳穴，按普通耳针疗法进行操作。

8. 耳穴贴压疗法

(1)处方：主穴、配穴同时取用，两侧交替。

主穴：典型偏头痛与普通型偏头痛均取一侧的颞区、大脑皮质、皮质下。

配穴：取另一侧的耳穴，女性患者加取卵巢区；丛集型偏头痛加取眼区；偏瘫型偏头痛取穴同典型偏头痛；基底动脉型偏头痛加取脑干区、枕颈区；眼肌瘫痪型加取脑干；内脏型和典型者加取胃区。

(2)操作方法：用王不留行籽进行贴压法。常规消毒后，用 5 mm×5 mm 的医用胶布将王不留行籽固定于选用的耳穴，每穴固定 1 粒。让患者每天自行按压 3～5 次，每个穴位每次按压 2～3 min，按压的力量以有明显的痛感但又不过分强烈为度。隔 2～3 天更换 1 次，双侧耳穴交替使用。

9. 按语

(1)针灸治疗本病具有较好的疗效，治疗几次即可获效。

(2)诊断时应排除占位性病变。

(二)丛集性头痛

丛集性头痛亦称偏头痛性神经痛、组胺性头痛、岩神经痛、Horton 头痛。多发于青壮年，男性发病率为女性的 4～7 倍。一般无家族史。

1. 临床表现

(1)患者在某个时期内突然出现一系列的剧烈头痛，许多患者的丛集期惊人地在每年的同一季节发生。一般无先兆症状。

(2)疼痛多见于眼眶或(及)额颜部，头痛为非搏动性剧痛，患者坐立不安或前俯后仰地摇动，为缓解疼痛部分患者用拳击头部。许多患者的头痛在每天的固定时间内出现，每次发作持续 15 min 至 3 h，可自动缓解。发作连串持续 2 周到 3 个月（称为丛集期）。

(3)伴同侧眼结膜充血、流泪、眼睑水肿或鼻塞、流涕，有时出现瞳孔缩小、眼睑下垂、脸红颊肿等症状。

(4)间歇期可为数月到数年,其间症状完全缓解,但约有10%的患者有慢性症状。

2.辅助检查

检查项目多无特异性。

3.体针疗法

(1)处方:取穴分为六组,第一组取头部的穴位,如印堂、鱼腰、太阳、阳白;第二组取百会、风池等;第三组取相关节段内远隔部位的穴位,如膻中、玉堂、紫宫、华盖、内关、神门等;第四组取相关节段内远隔部位的穴位,如胸1~5夹脊穴、大杼、风门;第五组取足三里、内庭;第六组取三阴交、太溪。

第一组、第三组、第五组穴位为一处方;第二组、第四组、第六组穴位为一处方。两种处方交替使用,每次取用6~8穴即可。

(2)操作方法:常规消毒后,选用28~30号毫针,向下平刺印堂、阳白0.7±0.1寸,向后平刺太阳1.2±0.2寸;横向平刺鱼腰0.7±0.1寸。向前平刺百会1.2±0.2寸;向鼻尖方向斜刺风池1.0±0.2寸。向脊柱方向45°角斜刺胸1~2夹脊穴、大杼、风门0.6±0.2寸。向下平刺膻中、玉堂、紫宫、华盖1.2±0.2寸;直刺内关1.2±0.2寸;直刺神门0.4±0.1寸。直刺足三里2.0±0.5寸,直刺内庭0.8±0.2寸。直刺三阴交1.4±0.2寸,直刺太溪0.8±0.2寸。

每天针刺1~2次,每次留针30 min,留针期间行针3~5次。均用中等强度捻转手法,捻转的幅度为2~3圈,捻转的频率为每秒2~4个往复,每次行针10~30 s。

(3)按语:丛集性头痛也被认为是神经血管功能异常所导致的头痛,曾被作为偏头痛的一种特殊类型。所以在治疗上同偏头痛的治疗相类似。在针刺治疗本病时,应考虑到这两个方面的病理机制。头部血管分布着来自$T_{1\sim5}$的自主神经,所以主要穴位应选在$T_{1\sim5}$节段区内。通过调节相应节段的自主神经的功能来恢复血管的正常舒缩活动,选用第二组、第四组穴位的目的就在于此。因自主神经的功能又是由高位中枢控制的,而头部的一些穴位对高位中枢的机能有良好的调节作用,故而取用第一组、第二组穴位。取用第五组、第六组穴位,旨在调节患者的内分泌机能。

需要指出的一点是,使用泼尼松或地塞米松能够有效地阻断多数患者的丛集性发作,从这一点来分析,如果用针刺疗法治疗本病,在设法调节神经血管机能的同时,还应注意提高肾上腺皮质系统的机能,体针疗法中选用三阴交、足三里等穴,就是出于这种考虑。此外,为了有效地提高肾上腺皮质系统的机能,根据新创立的现代时间针灸学理论,上述穴位的针刺时间选在每日下午的4时以后为宜。

4.电针体穴疗法

(1)处方:与体针疗法的选穴相同。取穴分为六组,第一组取头部的穴位,如印堂、鱼腰、太阳、阳白;第二组取百会、风池等;第三组取相关节段内远隔部位的穴位,如膻中、玉堂、紫宫、华盖、内关、神门等;第四组取相关节段内远隔部位的穴位,如胸1~5夹脊穴、大杼、风门;第五组取足三里、内庭;第六组取三阴交、太溪。

第一组、第三组、第五组穴位为一处方;第二组、第四组、第六组穴位为一处方。两种处方交替使用,每次取用6~8穴即可。

(2)操作方法:分为两步,第一步,进针操作与体针疗法一样;第二步为电针疗法操作方法。第一步操作完毕后,在第一组(头部的穴位)与第三组、第五组穴位之间,在第二组(头部的穴位)、第六组穴位与第四组穴位之间,分别连接电针治疗仪的两极导线,采用疏密波,刺激量的大小以出现明显的局部肌肉颤动或患者能够耐受为宜。每次电针治疗20 min,每天治疗1~2次。

5.灸法

多与针刺法配合使用,而且不能用于面部的穴位。

(1)处方:取穴分为三组,第一组取胸1~5夹脊穴、大杼、风门、三阴交、太溪;第二组取膻中、玉堂、紫宫、华盖、内关、神门、足三里、内庭。两组穴位交替使用。第三组取头部的穴位,如印堂、鱼腰、太阳、阳白、百会、风池等,第三组穴位使用针刺法。每组选用2~3个穴位即可,交替使用。

(2)操作方法:第一组、第二组交替使用,用艾条温和灸,或用隔姜灸,每穴灸15 min,使局部有明显的温热感为宜。第三组穴位每次均用。可先针第三组,再灸第一组、第二组。每日治疗1~2次。

6.耳针疗法

(1)处方:主穴、配穴同时取用,两侧交替。

主穴:取一侧的颞区、大脑皮质、皮质下、下丘脑。

配穴:取另一侧的耳穴眼区、脑干区。

(2)操作方法:常规消毒后,用28号0.5~1.0寸毫针斜刺或平刺耳穴。每天针刺1~2次,每次留针20 min,留针期间行针2~3次,用中等强度捻转手法,捻转的幅度为2~3圈,捻转的频率为每秒2~4个往复,每次行针5~10 s。

(3)按语:需要指出的一点是,使用泼尼松或地塞米松能够有效地阻断多数患者的丛集性发作,从这一点来分析,如果用针刺疗法治疗本病,在设法调节神经血管机能的同时,还应注意提高肾上腺皮质系统的机能,耳针疗法中取用下丘脑、皮质下,就是出于这种考虑。此外,为了有效地提高肾上腺皮质系统的机能,根据现代时间针灸学理论,上述穴位的针刺时间选在每日下午的4时以后为宜。

7.电针耳穴疗法

(1)处方:主穴、配穴同时取用,两侧交替。

主穴:取一侧的颞区、大脑皮质、皮质下、下丘脑。

配穴:取另一侧的耳穴眼区、脑干区。

在上述耳针疗法处方的基础上,选取单侧的体穴内关、后溪、合谷(双侧交替使用)。

(2)操作方法:常规消毒后,用28号0.5~1.0寸毫针斜刺或平刺耳穴。用28~30号毫针,直刺内关1.2±0.2寸,直刺后溪0.8±0.2寸,直刺合谷1.2±0.2寸。然后在耳穴与内关、后溪、合谷之间分别连接电针治疗仪的两极导线,采用疏密波,刺激量的大小以出现明显的局部肌肉颤动或患者能够耐受为宜。每次电针4~6个穴位(主穴、配穴交替使用),每次电针20 min。每天治疗1~2次。没有接电疗仪的耳穴,按普通耳针疗法进行操作。

8.耳穴贴压疗法

(1)处方:主穴、配穴同时取用,两侧交替。

主穴:取一侧的颞区、大脑皮质、皮质下、下丘脑。

配穴:取另一侧的耳穴眼区、脑干区。

(2)操作方法:用王不留行籽进行贴压法。常规消毒后,用5 mm×5 mm的医用胶布将王不留行籽固定于选用的耳穴,每穴固定1粒。让患者每天自行按压3~5次,每个穴位每次按压2~3 min,按压的力量以有明显的痛感但又不过分强烈为度。隔2~3天更换1次,双侧耳穴交替使用。还可用埋针疗法,2~3日更换1次。

9.按语

(1)针灸治疗本病也具有较好的疗效,治疗几次即可获效。

(2)诊断时应排除占位性病变。

(三)紧张性头痛

紧张性头痛又称肌收缩性头痛、精神肌源性头痛、单纯头痛、普通头痛等。主要由精神紧张及头颅周围肌肉张力增高所引起。

1.临床表现

(1)长期焦虑、紧张、抑郁或睡眠障碍、高强度的工作、缺乏适当休息,以及某些单调、机械工种使头颈或肩胛带长期处于不良的姿势等均可诱发本病。

(2)头痛为非搏动性,常为双侧或整个头部的弥漫性紧压痛。枕区的疼痛多牵涉颈项及肩胛区疼痛。头痛的程度多为轻、中度。

(3)头痛影响日常工作,但并不阻止患者的活动。

(4)头颅周围及颈部、肩胛区肌肉有压痛。

2.辅助检查

检查项目多无特异性。

3.体针疗法

(1)处方:取穴分为两组,第一组取头部、上肢的穴位,如印堂、鱼腰、太阳、百会、风池、合谷、后溪等;第二组取颈部脊髓节段支配区内的穴位(如颈部夹脊穴、玉枕、天柱等)、肩胛区内的穴位(如天宗、秉风、阿是穴等)。两组穴位交替使用,每次取用6~8穴即可,双穴者同时取用。

(2)操作方法:常规消毒后,选用28~30号毫针,向下平刺印堂0.7±0.1寸,向后平刺太阳1.2±0.2寸,横向平刺鱼腰0.7±0.1寸,向前平刺百会1.2±0.2寸,向鼻尖方向斜刺风池1.0±0.2寸。直刺合谷1.2±0.2寸,直刺后溪0.8±0.2寸,直刺颈1~4夹脊穴、天柱0.8±0.2寸,平刺玉枕0.8±0.2寸,斜刺天宗、秉风1.0±0.2寸,肩胛区内的阿是穴采用斜刺法,并严格掌握针刺深度。

每天针刺1~2次,每次留针30 min,留针期间行针3~5次。均用较强刺激手法针刺,捻转的幅度为3~4圈,捻转的频率为每秒3~5个往复,每次行针10~30 s。

(3)按语:头部及颈肩部的肌肉主要接受来自颈部脊髓节段神经的支配,所以在选取体穴时,主要应在颈部脊髓节段的支配区内进行,即选用颈部夹脊穴及颈部、肩胛带区、头部的阿是穴等。我们在临床实践中发现,只选用头部的穴位,有时效果并不理想,而同时取用颈夹脊穴或颈部、肩胛带区的阿是穴则能立竿见影。

4.电针体穴疗法

(1)处方:与体针疗法的选穴相同。取穴分为两组,第一组取头部、上肢的穴位,如印堂、太阳、百会、风池、合谷、后溪等;第二组取颈部脊髓节段支配区内的穴位(如颈部夹脊穴、玉枕、天柱等)、肩胛区内的穴位(如天宗、秉风、阿是穴等)等。两组穴位交替使用。每次电针4~6个穴位即可。

(2)操作方法:分为两步,第一步,进针操作与体针疗法一样;第二步为电针疗法操作方法。第一步操作完毕后,在第一组的头部穴位与上肢的合谷、后溪之间,在第二组的头部穴位与肩胛区内的穴位之间,分别连接电针治疗仪的两极导线,采用疏密波,刺激量的大小以出现明显的局部肌肉颤动或患者能够耐受为宜。每次电针治疗20 min,每天治疗1~2次。

5.梅花针疗法

(1)处方:取穴分为三组,第一组取头部的穴位,如前顶、百会、后顶、风池等;第二组取颈部的穴位,如颈部夹脊穴、玉枕、天柱等;第三组取肩胛区内的穴位,如天宗、秉风、阿是穴等。三组穴位同时使用。

(2)操作方法:常规消毒后,用较强的刺激手法叩打,叩打的重点部位是头颈部和肩胛带区的压痛点或压痛区。每个穴区每次扣打3~5 min左右,以局部皮肤潮红起丘疹、不出血为度。每日治疗1~2次。

6.灸法

多与针刺法配合使用,而且不能用于面部的穴位。

(1)处方:取穴分为三组,第一组取胸1~5夹脊穴、大杼、风门、三阴交、太溪;第二组取华盖、紫宫、内关、神门、足三里、内庭。两组穴位交替使用。第三组取头部的穴位,如印堂、太阳、百会、风池等,第三组穴位使用针刺法。

(2)操作方法:第一组、第二组交替使用,用艾条温和灸,或用隔姜灸,每穴灸15 min,使局部有明显的温热感为宜。第三组穴位每次均用。可先针第三组,再灸第一组、第二组。每日治疗1~2次。

7.耳针疗法

(1)处方:主穴、配穴同时取用,两侧交替。

主穴:取头部对应的单侧耳区,如额、颞区、枕、大脑皮质。

配穴:取另一侧的耳穴,即颈部、肩胛带对应耳区内的敏感点。

(2)操作方法:常规消毒后,用28号0.5~1.0寸毫针斜刺或平刺耳穴。每天针刺1~2次,每次留针20 min,留针期间行针2~3次,用较强捻转手法,捻转的幅度为3~4圈,捻转的频率为每秒3~5个往复,每次行针5~10 s。

(3)按语:使用耳针疗法时,亦应注意选穴的针对性。针刺时均用较强的刺激手法,目的在于有效地缓解肌肉的紧张。

本病虽为头痛,根据全息生物医学理论,在使用耳针疗法时,不应只取颞、额、脑点等头部对应的耳穴,还应取用颈部、肩胛带对应的耳区。

8.电针耳穴疗法

(1)处方:主穴、配穴同时取用,两侧交替。

主穴:取头部对应的单侧耳区,如额、颞区、枕、大脑皮质。

配穴:取另一侧的耳穴,即颈部、肩胛带对应耳区内的敏感点。

在上述耳针疗法处方的基础上,选取单侧的体穴内关、后溪、合谷(双侧交替使用)。

(2)操作方法:常规消毒后,用28号0.5～1.0寸毫针斜刺或平刺耳穴。用28～30号毫针,直刺内关1.2±0.2寸,直刺后溪0.8±0.2寸,直刺合谷1.2±0.2寸。然后在耳穴与内关、后溪、合谷之间分别连接电针治疗仪的两极导线,采用疏密波,刺激量的大小以出现明显的局部肌肉颤动或患者能够耐受为宜。每次电针4～6个穴位(主穴、配穴交替),每次电针20 min。每天治疗1～2次。没有接电疗仪的耳穴,按普通耳针疗法进行操作。

9.耳穴贴压疗法

(1)处方:主穴、配穴同时取用,两侧交替。

主穴:取头部对应的单侧耳区,如额、颞区、枕、脑干、大脑皮质。

配穴:取另一侧的耳穴,即颈部、肩胛带对应耳区内的敏感点。

(2)操作方法:用王不留行籽进行贴压法。常规消毒后,用5 mm×5 mm的医用胶布将王不留行籽固定于选用的耳穴,每穴固定1粒。让患者每天自行按压3～5次,每个穴位每次按压2～3 min,按压的力量以有明显的痛感但又不过分强烈为度。隔2～3天更换1次,双侧耳穴交替使用。

10.按语

(1)针灸治疗本病具有较好的疗效,治疗几次即可获效。

(2)诊断时应排除占位性病变。

(3)此外,对于焦虑、紧张、抑郁的患者,在使用针刺疗法治疗的同时,应在精神上给予诱导和劝慰。因工作繁重所致者,应设法调节作息规律,适当放松和注意休息。

(四)外伤性头痛

头部的各种外伤均可引起头痛。临床表现因受伤部位及组织不同而异。

1.临床表现

(1)头皮裂伤或脑挫伤后瘢痕形成,刺激颅内外痛觉敏感结构而引起头痛。疼痛部位比较局限,常伴有局部皮肤痛觉过敏。

(2)颈前部受伤累及颈交感神经链,导致支配头颅的交感神经失去控制而引起的头痛属自主神经功能异常性头痛。患者诉说一侧额颞区的发作性头痛,伴同侧瞳孔改变(先扩大后缩小),眼睑下垂及面部多汗。

(3)外伤后因颈肌持续收缩而出现的头痛和肌紧张性头痛的表现相类似,而且常与精神因素有关。

(4)外伤后神经不稳定性头痛常见于脑震荡后遗症,伴有头晕、耳鸣、失眠、注意力不集中,记忆力减退,精神萎靡不振或情绪易激动等症状。无神经系统的器质性损害。头痛与精神因素有一定关系。

2.辅助检查

检查项目多无特异性。

3.体针疗法

(1)头皮裂伤或脑挫伤后瘢痕形成,刺激颅内外痛觉敏感结构引起的头痛:取阿是穴、太阳、百会、风池、玉枕、天柱、合谷、后溪等。每次取用4～7个即可,交替使用。

常规消毒后,选用28～30号毫针,向下平刺阿是穴0.8±0.2寸,向后平刺太阳1.2±0.2寸,向前平刺百会1.2±0.2寸，向鼻尖方向斜刺风池1.0±0.2寸。直刺颈1～4夹脊穴、天柱0.8±0.2寸，平刺玉枕0.8±0.2寸，直刺合谷1.2±0.2寸，直刺后溪0.8±0.2寸。

每天针刺1～2次，每次留针30 min，留针期间行针3～5次。均用较强刺激手法针刺，捻转的幅度为3～4圈，捻转的频率为每秒3～5个往复，每次行针10～30 s。用较强的刺激手法针刺。每日治疗1～2次。每次治疗20～30 min。留针期间行针3～4次。

(2)外伤引起的自主神经功能异常性头痛：取穴分为两组，第一组取头部、上肢的穴位，如印堂、太阳、百会、风池、合谷、后溪等；第二组取T1～5节段区内的穴位，如相应的夹脊穴、背俞穴、内关、合谷等。每次取用4～6个即可，两组穴位交替使用。

常规消毒后，选用28～30号毫针，向脊柱方向45°角斜刺胸1～2夹脊穴、大杼、风门0.6±0.2寸。斜刺向下平刺印堂0.7±0.1寸，向后平刺太阳1.2±0.2寸，向前平刺百会1.2±0.2寸，向鼻尖方向斜刺风池1.0±0.2寸。直刺合谷、内关1.2±0.2寸，直刺后溪0.8±0.2寸。

每天针刺1～2次，每次留针30 min，留针期间行针3～5次。均用较强刺激手法针刺，捻转的幅度为3～4圈，捻转的频率为每秒3～5个往复，每次行针10～30 s。

用较强的刺激手法针刺，捻转的幅度为3～4圈，捻转的频率为每秒3～5个往复，每次行针10～30 s。每日治疗1～2次。每次治疗20～30 min。留针期间行针3～4次。

(3)外伤后因颈肌持续性收缩引起的头痛：取穴分为两组，第一组取头部、上肢的穴位，如印堂、太阳、百会、风池、合谷、后溪等；第二组取颈部脊髓节段支配区内的穴位(如颈部夹脊穴、玉枕、天柱等)、肩胛区内的穴位(如天宗、秉风、阿是穴等)等。每次取用4～6个即可，两组穴位交替使用。

常规消毒后，选用28～30号毫针，向下平刺印堂0.7±0.1寸，向后平刺太阳1.2±0.2寸，向前平刺百会1.2±0.2寸，向鼻尖方向斜刺风池1.0±0.2寸。直刺合谷1.2±0.2寸，直刺后溪0.8±0.2寸，直刺颈1～4夹脊穴、天柱0.8±0.2寸，平刺玉枕0.8±0.2寸，斜刺天宗、秉风1.0±0.2寸，肩胛区内的阿是穴采用斜刺法，并严格掌握针刺深度。

每天针刺1～2次，每次留针30 min，留针期间行针3～5次。均用较强刺激手法针刺，捻转的幅度为3～4圈，捻转的频率为每秒3～5个往复，每次行针10～30 s。

(4)外伤后神经不稳定性头痛：取太阳、鱼腰、百会、风池、玉枕、天柱、合谷、后溪等。

常规消毒后，选用28～30号毫针，向后平刺太阳1.2±0.2寸，横向平刺鱼腰0.7±0.1寸，向前平刺百会1.2±0.2寸，向鼻尖方向斜刺风池1.0±0.2寸。直刺天柱0.8±0.2寸，平刺玉枕0.8±0.2寸。直刺合谷1.2±0.2寸，直刺后溪0.8±0.2寸。

每天针刺1～2次，每次留针30 min，留针期间行针3～5次。用中等强度刺激手法行针，捻转的幅度为2～3圈，捻转的频率为每秒2～4个往复，每次行针10～30 s。

(5)按语：虽然都是外伤性头痛，但因伤及的部位和组织不同，头痛产生的病理生理学机制也各有所异。因此使用针灸疗法时，不能机械地一概“头痛医头”，只注重取用头部的穴位，而应当根据不同类型的外伤性头痛的病理生理学过程，科学的选用穴位。譬如外伤后瘢痕形成刺激颅内外痛觉敏感结构引起的头痛、外伤引起自主神经功能异常性头痛及外伤后因颈肌持续性收缩引起的头痛，穴位的选取均不应只限于头部，要做到这一点，确切的诊断是非常重要的。可以说进行疾病的准确诊断，弄清疾病的病理生理，是进行科学选穴的基本前提。这就是说，作为针灸临床医生，仅仅懂得“如何”扎针是远远不够的，应当具有更广博的知识，这也是针灸科学发展对现代针灸临床医生的要求。

4.电针体穴疗法

(1)头皮裂伤或脑挫伤后瘢痕形成，刺激颅内外痛觉敏感结构引起的头痛：取阿是穴、太阳、百会、风池、玉枕、天柱、合谷、后溪等。每次取用4～6个即可，交替使用。

操作方法分为两步，第一步，进针操作与体针疗法一样；第二步为电针疗法操作方法。第一步操作完毕后，在头颈部穴位与上肢的合谷、后溪之间连接电针治疗仪的两极导线，采用疏密波，刺激量的大小以出现明显的局部肌肉颤动或患者能够耐受为宜。每次电针治疗20 min，每天治疗1～2次。每次电针4个穴位即可。没有接电疗仪的穴位，按普通体针疗法进行操作。

（2）外伤引起的自主神经功能异常性头痛：取穴分为两组，第一组取头部、上肢的穴位，如印堂、太阳、百会、风池、合谷、后溪等；第二组取 T1～5 节段区内的穴位，如相应的夹脊穴、背俞穴、内关、合谷等。每次取用 4～6 个即可，两组穴位交替使用。

操作方法分为两步，第一步，进针操作与体针疗法一样；第二步为电针疗法操作方法。第一步操作完毕后，在第一组的头部穴位与上肢的合谷、后溪之间，在第二组的夹脊穴、背俞穴与内关、合谷之间，分别连接电针治疗仪的两极导线，采用疏密波，刺激量的大小以出现明显的局部肌肉颤动或患者能够耐受为宜。每次电针治疗 20 min，每天治疗 1～2 次。每次电针 4 个穴位即可。

（3）外伤后因颈肌持续性收缩引起的头痛：取穴分为两组，第一组取头部、上肢的穴位，如印堂、太阳、百会、风池、合谷、后溪等；第二组取颈部脊髓节段支配区内的穴位（如颈部夹脊穴、玉枕、天柱等）、肩胛区内的穴位（如天宗、秉风、阿是穴等）等。每次取用 4～6 个即可，两组穴位交替使用。

操作方法分为两步，第一步，进针操作与体针疗法一样；第二步为电针疗法操作方法。第一步操作完毕后，在第一组的头部穴位与上肢的合谷、后溪之间，在第二组的颈部穴位与肩胛区内的穴位之间，分别连接电针治疗仪的两极导线，采用疏密波，刺激量的大小以出现明显的局部肌肉颤动或患者能够耐受为宜。每次电针治疗 20 min，每天治疗 1～2 次。每次电针 4～6 个穴位即可。没有接电疗仪的穴位，按普通体针疗法进行操作。

（4）外伤后神经不稳定性头痛：取太阳、鱼腰、百会、风池、玉枕、天柱、合谷、后溪、内关等。每次电针 4～6个穴位即可，交替使用。

操作方法分为两步，第一步，进针操作与体针疗法一样；第二步为电针疗法操作方法。第一步操作完毕后，在头部穴位与上肢的合谷、后溪、内关之间连接电针治疗仪的两极导线，采用疏密波，刺激量的大小以出现明显的局部肌肉颤动或患者能够耐受为宜。每次电针治疗 20 min，每天治疗 1～2 次。

5. 耳针疗法

（1）处方：主穴、配穴同时取用，两侧交替。

主穴：取一侧的大脑皮质、皮质下、脑干。

配穴：取另一侧的耳穴，头皮裂伤或脑挫伤后瘢痕形成，刺激颅内外痛觉敏感结构引起的头痛及外伤引起的自主神经功能异常性头痛，可同时选用或交替选用交感、额区、枕区、颈项区；外伤后因颈肌持续性收缩引起的头痛，取交感、颈项区；外伤后神经不稳定性头痛，取交感。

（2）操作方法：常规消毒后，用 28 号 0.5～1.0 寸毫针斜刺或平刺耳穴。每天针刺 1～2 次，每次留针 20 min，留针期间行针 2～3 次，用中等强度或中等强度以上的刺激手法针刺。

（3）按语：应当根据不同类型的外伤性头痛的病理生理学过程，科学的选用穴位。譬如外伤后瘢痕形成刺激颅内外痛觉敏感结构引起的头痛、外伤引起自主神经功能异常性头痛及外伤后因颈肌持续性收缩引起的头痛，耳穴的选取亦不能只限于脑的对应区，而应当考虑到颈部因素和颈交感神经的因素。要做到这一点，确切的诊断是非常重要的。可以说进行疾病的准确诊断，弄清疾病的病理生理，是进行科学选穴的基本前提。

6. 电针耳穴疗法

（1）处方：主穴、配穴同时取用，两侧交替。

主穴：取一侧的大脑皮质、皮质下。

配穴：取另一侧的交感、额区、枕区。

在上述耳针疗法处方的基础上，选取单侧的体穴神门、内关、太溪（双侧交替使用）。

（2）操作方法：常规消毒后，用 28 号 0.5～1.0 寸毫针斜刺或平刺耳穴。用 28～30 号毫针，直刺神门 0.4±0.1 寸，直刺太溪 0.8±0.2 寸，直刺内关 1.2±0.2 寸。然后在耳穴与神门、太溪、内关之间分别连接电针治疗仪的两极导线，采用疏密波，刺激量的大小以出现明显的局部肌肉颤动或患者能够耐受为宜。每次电针 4 个穴位（交替使耳穴），每次电针 20 min。每天治疗 1～2 次。没有接电疗仪的耳穴，按普通耳针疗法进行操作。

7.耳穴贴压疗法

(1)处方:主穴、配穴同时取用,两侧交替。

主穴:取一侧的大脑皮质、皮质下。

配穴:取另一侧的交感、额区、枕区。

(2)操作方法:用王不留行籽进行贴压法。常规消毒后,用5 mm×5 mm的医用胶布将王不留行籽固定于选用的耳穴,每穴固定1粒。让患者每天自行按压3～5次,每个穴位每次按压2～3 min,按压的力量以有明显的痛感但又不过分强烈为度。隔2～3天更换1次,双侧耳穴交替使用。

8.按语

(1)针灸治疗本病具有较好的疗效,一般情况下治疗几次即可获效。

(2)使用针刺疗法治疗的同时,应注意休息。

(五)颅内低压性头痛

腰椎穿刺后是引起颅内低压性头痛的主要原因。

1.临床表现

(1)腰椎穿刺后数小时内出现枕部的搏动性头痛,起坐或站立时头痛加剧,平卧后好转。

(2)一般在1～3日内自然恢复,个别患者可持续10～14日。

2.辅助检查

无特异性检查项目。

3.体针疗法

(1)处方:取穴分为两组,第一组取头部穴位,如风池、太阳、百会等;第二组取肢体部的穴位,如内关、合谷、太溪等。两组穴位同时使用,每次取用5～7穴即可。

(2)操作方法:常规消毒后,选用28～30号毫针,向后平刺太阳1.2±0.2寸,向前平刺百会1.2±0.2寸,向鼻尖方向斜刺风池1.0±0.2寸。直刺内关、合谷1.2±0.2寸,直刺太溪0.8±0.2寸。

每天针刺1～2次,每次留针30 min,留针期间行针3～5次。使用中等强刺激手法针刺,捻转的幅度为2～3圈,捻转的频率为每秒2～4个往复,每次行针10～30 s。

4.电针体穴疗法

(1)处方:与体针疗法的选穴相同。取穴分为两组,第一组取头部穴位,如风池、太阳、百会等;第二组取肢体部的穴位,如内关、合谷、太溪等。两组穴位同时使用。

(2)操作方法:分为两步,第一步,进针操作与体针疗法一样;第二步为电针疗法操作方法。第一步操作完毕后,在第一组穴位与第二组穴位之间,分别连接电针治疗仪的两极导线,采用疏密波,刺激量的大小以出现明显的局部肌肉颤动或患者能够耐受为宜。每次电针治疗20 min,每天治疗1～2次。每次电针4～6个穴位即可。没有接电疗仪的穴位,按普通体针疗法进行操作。

5.梅花针疗法

(1)处方:取穴分为两组,第一组取头部的穴位,如前顶、百会、后顶、风池等;第二组取肢体部的穴位,如内关、合谷、足三里等。两组穴位同时使用。

(2)操作方法:常规消毒后,用较强的刺激手法叩打,每个穴区每次叩打3～5 min,以局部皮肤潮红起丘疹、不出血为度。每日治疗1～2次。

6.耳针疗法

(1)处方:主穴、配穴同时取用,两侧交替。

主穴:取一侧的大脑皮质、皮质下、脑干。

配穴:取另一侧的交感、枕、颞。

(2)操作方法:常规消毒后,用28号0.5～1.0寸毫针斜刺或平刺耳穴。每天针刺1～2次,每次留针20 min,留针期间行针2～3次,使用中等强刺激手法针刺,捻转的幅度为2～3圈,捻转的频率为每秒

2～4 个往复，每次行针 10～30 s。

7. 电针耳穴疗法

(1)处方：主穴、配穴同时取用，两侧交替。

主穴：取一侧的大脑皮质、皮质下、脑干。

配穴：取另一侧的交感、枕、颞。

在上述耳针疗法处方的基础上，选取单侧的体穴神门、内关、太溪(双侧交替使用)。

(2)操作方法：常规消毒后，用 28 号 0.5～1.0 寸毫针斜刺或平刺耳穴。用 28～30 号毫针，直刺神门 0.4±0.1 寸，直刺三阴交 1.4±0.2 寸，直刺内关 1.2±0.2 寸。然后在耳穴与神门、内关、太溪之间分别连接电针治疗仪的两极导线，采用疏密波，刺激量的大小以出现明显的局部肌肉颤动或患者能够耐受为宜。每次电针 4 个穴位(交替使用耳穴)，每次电针 20 min。每天治疗 1～2 次。没有接电疗仪的耳穴，按普通耳针疗法进行操作。

8. 耳穴贴压疗法

(1)处方：主穴、配穴同时取用，两侧交替。

主穴：取一侧的大脑皮质、皮质下、脑干。

配穴：取另一侧的交感、枕、颞。

(2)操作方法：用王不留行籽进行贴压法。常规消毒后，用 5 mm×5 mm 的医用胶布将王不留行籽固定于选用的耳穴，每穴固定 1 粒。让患者每天自行按压 3～5 次，每个穴位每次按压 2～3 min，按压的力量以有明显的痛感但又不过分强烈为度。隔 2～3 天更换 1 次，双侧耳穴交替使用。

9. 按语

采用针刺疗法治疗本病的同时，应鼓励患者多饮水，如每日口服盐水 2 000～3 000 mL，取头低位卧床休息有利于头痛缓解。

(六)其他原因引起的头痛

眼、鼻、鼻旁窦、耳等部位的许多疾病均可引起头痛。

1. 临床表现

(1)青光眼、虹膜炎、眼眶肿瘤、球后视神经炎、高度远视、眼外肌不平衡等原因均可引起球后或额颞区的疼痛。

(2)鼻腔或鼻旁窦发炎时，因黏膜充血水肿可引起牵涉性头痛。急性鼻旁窦炎时常引起眼球周围或额颞区的头痛。因鼻旁窦内的脓性分泌物经过一夜睡眠后积聚增多，所以患者清晨起床后头痛特别严重，待脓液排出后头痛明显减轻。

(3)急性乳突炎可引起耳后部疼痛。

(4)病毒性膝状神经节带状疱疹引起的疼痛常位于外耳道内或耳后，疼痛数日后出现带状疱疹及面瘫。

(5)颈源性头痛。

此外，鼻腔肿瘤、鼻咽部肿瘤、牙周脓肿、下颌关节功能障碍等均可引起头部的牵涉性疼痛。颅内的占位性病变及高血压亦可引起头痛。

2. 辅助检查

应结合原发性疾病的一系列症状注意进行相应的检查。

3. 治疗

对这一类头痛主要做病因治疗。非占位性病变引起的头痛，可把针灸疗法作为主要的治疗方法来使用。但占位性病变引起的头痛，只能把针灸疗法作为辅助的治疗方法来使用。具体的治疗方法可参考其他的有关文献，在此不作详述。

4. 按语

(1)除占位性病变引起的头痛之外，一般情况下，针灸疗法对各类头痛均具有较好的疗效。

(2)应重点对原发性疾病进行治疗。

二、眩晕

眩是指眼花或眼前发黑,晕是指头晕或感觉自身或外界景物旋转。二者常同时并见,故统称为“眩晕”。轻者闭目即止,重者如坐车船,旋转不定,不能站立,或伴有恶心、呕吐、汗出,甚则昏倒等症状。本病多因阴虚则肝风内动,血少则脑失濡养,精亏则髓海不足,或痰浊壅遏、上蒙清窍所致。

西医学的耳源性眩晕以及高血压、贫血、神经官能症、颈椎病等引起的眩晕症状均属本病范畴。

本病以头晕、眼花为主要症状,临床根据病因不同分为肝阳上亢、气血亏虚、肾精不足以及痰浊中阻型眩晕。

(一)辨证

本病以头晕、眼花为主要症状,临床根据病因不同分为肝阳上亢、气血亏虚、肾精不足以及痰浊中阻型眩晕。

1.肝阳上亢

眩晕耳鸣,头痛且胀,每因烦劳或恼怒而头晕、头痛剧增,面时潮红,急躁易怒,少寐多梦,口苦,舌质红,苔黄,脉弦。

2.气血亏虚

眩晕动则加剧,劳累继发,伴面色苍白,唇甲不华,心悸失眠,神疲懒言,食欲不振,舌质淡,脉细弱。

3.肾精不足

眩晕伴神疲健忘,腰膝酸软,遗精耳鸣。偏于阴虚者,五心烦热,舌质红,脉弦细。偏于阳虚者,四肢不温,舌质淡,脉沉细。

4.痰浊中阻

眩晕而见头重如蒙,胸闷恶心,少食多寐,舌苔白腻,脉濡滑。

(二)治疗

1.针灸治疗

治则:平肝潜阳,补益气血,滋阴补肾,化痰息风。以督脉、足少阳经穴位为主。

主穴:百会、风池、太阳、印堂。

配穴:肝阳上亢加肝俞、肾俞、三阴交、太冲;气血亏虚加脾俞、足三里;肾精不足加肾俞、太溪、三阴交、绝骨;痰浊中阻加足三里、丰隆、太白。

操作:毫针刺,按虚补实泻进行操作。

方义:百会通督安神;风池清泻肝胆,潜阳止眩;太阳祛风止眩;印堂止眩宁神。

2.其他治疗

(1)头针:眩晕伴耳鸣、听力减退者,取晕听区。取坐位或仰卧位,局部常规消毒后,用消毒之28～32号2.5寸长的不锈钢毫针,与头皮呈30°左右夹角,用夹持进针法刺入帽状腱膜下,达到该区的应用长度后,用示指桡侧面与拇指掌侧面夹持针柄,以示指掌指关节连续屈伸,使针身左右旋转,每分钟捻转200次左右,捻转2～3 min,留针5～10 min,每日或间日针1次。

(2)耳针:选神门、枕、内耳,用中、强刺激,每日1次,每次留针20～30 min。

三、中风

中风是以突然昏仆,不省人事,口眼㖞斜,半身不遂或轻者不经昏仆,仅以口眼㖞斜、半身不遂、语言謇涩为主症的一种疾病。本病多由心、肝、脾、肾等脏阴阳失调,加以忧思恼怒,或饮酒饱食,或房事劳累,或外邪侵袭等诱因,以致气血运行受阻,肌肤筋脉失于濡养;或阴亏于下,肝阳暴张,阳化风动,血随气逆,挟痰挟火,横窜经隧,蒙蔽清窍,而形成上实下虚,阴阳互不维系所致。

西医学的急性脑血管疾病,如脑出血、脑梗死、脑栓塞等多属于本病的范畴。

(一)辨证

本病以突然昏仆、不省人事、半身不遂,或半身不遂、口角㖞斜、语言謇涩为主要症状。根据病位浅深、病情轻重,可分为中经络与中脏腑两大类。中经络者,病位较浅,病情较轻,无神志改变,仅见半身不遂、口角㖞斜、语言謇涩等症;中脏腑者,病位较深、病情较重,伴见神志不清、㖞僻不遂。

1. 中经络

病在经络,病情较轻。症见半身不遂,口角㖞斜,舌强语蹇,肌肤不仁,吞咽障碍,脉弦滑等。中经络可因络脉空虚、风邪入中或肝肾阴虚、风阳上扰引起。

(1)络脉空虚:手足麻木,肌肤不仁,或突然口角㖞斜、语言不利、口角流涎,甚则半身不遂,或兼见恶寒发热、肢体拘急、关节酸痛等症,舌苔薄白,脉浮弦或弦细。

(2)肝肾阴虚:平素头晕头痛,耳鸣目眩,腰酸腿软,突然发生口角㖞斜,舌强语蹇,半身不遂,舌质红或苔黄,脉弦细而数或弦滑。

2. 中脏腑

病在脏腑,病情急重。症见突然昏仆,神志迷糊,半身瘫痪,口㖞流涎,舌强失语。根据病因病机不同,又可分为闭证和脱证。

(1)闭证:多因气火冲逆,血菀于上,肝风鸱张,痰浊壅盛所致。症见神志不清,牙关紧闭,两手握固,面赤气粗,喉中痰鸣,二便闭塞,脉滑数或弦数。

(2)脱证:由于真气衰微、元阳暴脱所致。症见昏沉不醒,目合口张,手撒遗尿,鼻鼾息微,四肢逆冷,脉细弱或沉伏。如见冷汗如油,面赤如妆,脉微欲绝或浮大无根,是真阳外越之危候。

(二)治疗

1. 针灸治疗

1)中经络。

治则:疏通经络,镇肝息风。取手、足阳明经穴位为主,辅以太阳、少阳经穴位。

主穴:肩髃、曲池、合谷、环跳、风市、阳陵泉、足三里、百会、地仓、颊车。

配穴:络脉空虚,风邪入中者加关元、气海、风池;肝肾阴虚、风阳上扰者加三阴交、太冲、肝俞、肾俞;语言謇涩加哑门、廉泉。

操作:毫针刺,平补平泻。

方义:阳主动,肢体运动障碍,其病在阳,故本方取手、足三阳经穴位为主。阳明为多气多血之经,阳明经气血通畅,正气旺盛,则运动功能易于恢复,故在三阳经中又以阳明为主。口角㖞斜为经脉瘀滞,筋肉失养所致,故近取地仓、颊车直达病所以舒筋活络。

2)中脏腑。

(1)闭证。

治则:启闭开窍,取督脉、十二井穴为主,辅以手足厥阴、足阳明经穴位。

主穴:十二井、水沟、太冲、劳宫、丰隆。

配穴:神志不清加四神聪;二便闭塞加天枢、足三里;牙关紧闭加下关(双侧)。

操作:十二井穴点刺出血,余穴可用泻法。

方义:闭证由肝阳化风,心火暴盛,血随气升,上犯脑髓而致痰浊瘀血壅闭精髓,蒙蔽神明。十二井穴放血,可接通经气、决壅开窍;督脉连贯脑髓,水沟为督脉要穴,有启闭开窍之功效;泻肝经原穴太冲,可镇肝降逆,潜阳息风;泻心包经荥穴劳宫,可清心火而安神;丰隆为足阳明经络穴,有振奋脾胃气机、蠲浊化痰之功。

(2)脱证。

治则:回阳固脱。取任脉经穴。

主穴:关元、神阙。

操作:用灸法。

方义:元阳外脱,必从阴以救阳。关元为任脉与足三阴的会穴,为三焦元气所出,联系命门真阳,是阴中有阳的穴位；脐为生命之根蒂，神阙位于脐中，为真气所系，故重灸二穴，以回阳固脱。

2.其他治疗

(1)头针：取病变对侧运动区为主，可配足运感区，失语用语言区。快速捻转，持续2～3 min，反复3～4次。

(2)电针：取穴同体针，一般选2～3对穴，采用疏波或断续波，每次20～30 min，每日1次。

(3)眼针：治中风偏瘫取上、下焦区穴针刺。

(4)水针：取夹脊穴5～14、足三里、阳陵泉、悬钟、承山、风市、解溪等穴，每次选1～3穴，用5%防风注射液，或5%人参注射液，或654－2，每穴注入0.3～0.5 mL，隔日治疗1次，15次为1疗程。

(5)穴位埋线：取手三里、足三里、阳陵泉、承山、三阴交等穴，每次选1～3穴，埋羊肠线，每月1次。本法主要用于治疗中风后遗症偏瘫患者。

四、面瘫

面瘫是以口眼㖞斜为主要症状的一种疾病。多由络脉空虚，感受风邪，使面部经筋失养，肌肉纵缓不收所致。

西医学的周围性面神经炎属于本病范畴。

(一)辨证

本病以口眼㖞斜为主要症状。起病突然，多在睡眠醒后，发现一侧面部麻木、松弛、示齿时口角歪向健侧，患侧露睛流泪、额纹消失、鼻唇沟变浅。部分患者伴有耳后、耳下乳突部位疼痛，少数患者可出现患侧耳道疱疹、舌前2/3味觉减退或消失及听觉过敏等症。病程日久，可因患侧肌肉挛缩，口角歪向病侧，出现“倒错”现象。根据发病原因不同可分为风寒证和风热证。

1.风寒证

多有面部受凉因素，如迎风睡眠，电风扇对着一侧面部吹风过久等。

2.风热证

多继发于感冒发热之后，常伴有外耳道疱疹、口渴、舌苔黄、脉数等症。

(二)治疗

1.针灸治疗

治则：疏风通络、濡养经脉，取手足少阳、阳明经穴位。

主穴：风池、翳风、地仓、颊车、阳白、合谷。

配穴：风寒加风门、外关；风热加尺泽、曲池。

操作：急性期用平补平泻法，恢复期用补法，面部穴可用透刺法，如地仓透颊车，阳白透鱼腰等。

方义：本病为风邪侵袭面部阳明、少阳脉络，故取风池、翳风以疏风散邪；地仓、颊车、阳白等穴以疏通阳明、少阳经气，调和气血；“面口合谷收”，合谷善治头面诸疾。

2.其他治疗

(1)水针：选翳风、牵正等穴，用维生素B_1或B12注射液，每穴注入0.5～1 mL，每日或隔日1次。

(2)皮肤针：用皮肤针叩刺阳白、太阳、四白、牵正等穴，使轻微出血，用小罐吸拔5～10 min，隔日1次。本法适用于发病初期，或面部有板滞感觉等面瘫后遗症。

(3)电针：选地仓、颊车、阳白、合谷等穴。接通电针仪治疗5～10 min，刺激强度以患者感到舒适、面部肌肉微见跳动为宜。本法适用于病程较长者。

五、面痛

面痛是指以眼、面颊部抽掣疼痛为主要症状的一种疾病。多由于风邪侵袭，阳明火盛、肝阳亢逆、气血运行失畅所致。

西医学的三叉神经痛属于本病范畴。

(一)辨证

本病以眼、面颊阵发性抽掣疼痛为主要症状,根据病因不同分为风寒、风热、瘀血面痛。

1.风寒外袭

疼痛为阵发性抽掣样痛,痛势剧烈,面色苍白,遇冷加重,得热则舒,多有面部受寒因素,舌淡苔白,脉浮紧。

2.风热浸淫

疼痛阵作,为烧灼性或刀割性剧痛,痛时颜面红赤,汗出,目赤,口渴,遇热更剧,得寒较舒,发热或着急时发作或加重,舌质红,舌苔黄,脉数。

3.瘀血阻络

面痛反复发作,多年不愈,发作时疼痛如锥刺难忍,面色晦滞,少气懒言,语声低微,舌质紫黯,苔薄,脉细涩。

(二)治疗

1.针灸治疗

治则:疏通经脉,活血止痛。以手、足阳明经穴位为主。

主穴:百会、阳白、攒竹、四白、迎香、下关、颊车、合谷。

配穴:风寒外袭加风门、风池、外关;风热浸淫加大椎、关冲、曲池;瘀血阻络加太冲、血海。

操作:毫针刺,用泻法。

方义:本方以近部取穴为主,远部取穴为辅,旨在疏通面部筋脉气血,散寒清热,活血通络止痛。

2.其他治疗

(1)耳针:选面颊、上颌、下颌、额、神门等穴,每次取2～3穴,毫针刺,强刺激,留针20～30 min,约隔5 min行针1次;或用埋针法。

(2)水针:用维生素 B_{12} 或 B_1 注射液,或用2%利多卡因注射液,注射压痛点,每次取1～2点,每点注入0.5 mL,隔2～3天注射1次。

六、心悸

心悸是指患者自觉心中悸动,惊慌不安,甚则不能自主的一种病证。本病可在多种疾病中出现,常与失眠、健忘、眩晕、耳鸣等并存。本证的发生多因久病体虚、忧思惊恐、劳倦、汗出受邪等,使心失所养,或邪扰心神,致心跳异常,悸动不安。

西医学的某些器质性或功能性疾病如冠心病、风湿性心脏病、高血压性心脏病、肺源性心脏病、各种心律失常以及贫血、低钾血症、心脏神经官能症等出现心悸属于本病的范畴。

(一)辨证

本病以自觉心跳心慌,时作时息,并有善惊易恐,坐卧不安,甚则不能自主为主要症状。根据临床表现不同分为心虚胆怯、心脾两虚、阴虚火旺、心脉瘀阻和水气凌心型。

1.心虚胆怯

惊悸不安,因惊恐而发,气短自汗,神疲乏力,少寐多梦,舌淡苔薄,脉细数。

2.心脾两虚

心悸不安,头晕目眩,易出汗,纳差乏力,面色淡,失眠健忘,多梦,舌淡苔薄白,脉细弱。

3.阴虚火旺

心烦少寐,头晕目眩,耳鸣腰酸,遗精盗汗,口干,舌红苔薄白,脉细数。

4.心脉瘀阻

胸闷心痛阵发,气短乏力,舌紫黯或有瘀斑,脉沉细或结代。

5.水气凌心

胸闷气喘,不能平卧,咯吐大量泡沫痰涎,形寒肢冷,面浮肢肿,舌淡苔白滑,脉沉细。

（二）治疗

1. 针灸治疗

治则：调理心气，安神定悸。以手厥阴、手少阴经穴位为主。

主穴：内关、郄门、神门、巨阙、心俞。

配穴：心虚胆怯者，加胆俞、通里；心脾两虚者，加脾俞、足三里；阴虚火旺者，加肾俞、太溪；心脉瘀阻者，加膻中、膈俞；水气凌心者，加膻中、神阙、气海。

操作：内关、郄门、神门用泻法或平补平泻法；心俞、巨阙用补法。

方义：内关系心包经络穴，配郄穴郄门可调理心气，疏导气血；心经原穴神门，可宁心安神定悸；心之募穴巨阙，可益心气，宁心神，理心气；心俞可补益心气，调理气机，镇惊宁神。

2. 其他治疗

(1)穴位注射：选穴参照体针治疗，用维生素 B_1 或 B12 注射液，每穴注射 0.5 mL，隔日 1 次。

(2)耳针：选交感、神门、心、脾、肝、胆、肾等，毫针刺，轻刺激。亦可用揿针埋藏或用王不留行籽贴压。

七、不寐

不寐又称“失眠”“不得卧”等，是以经常不能获得正常睡眠，或入睡困难，或睡眠时间不足，或睡眠不深，严重者彻夜不眠为特征的病证。本证多因思虑劳倦，内伤心脾，生血之源不足，心神失养所致；或因惊恐、房劳伤肾，以致心火独盛，心肾不交，神志不宁；或因体质素弱，心胆虚怯，情志抑郁，肝阳扰动以及饮食不节，脾胃不和所致。

西医学的神经官能症、围绝经期综合征、慢性消化不良、贫血、动脉粥样硬化症等以不寐为主要临床表现时属于本病范畴。

（一）辨证

本病以经常不易入睡，或寐而易醒，甚则彻夜不眠为主要症状。根据病因的不同分为心脾两虚、心胆气虚、心肾不交、肝阳上扰和脾胃不和型。

1. 心脾两虚

多梦易醒，心悸健忘，头晕目眩，面色无华，纳差倦怠，易汗出，舌淡苔白，脉细弱。

2. 心胆气虚

心悸胆怯，多梦易醒，善惊多恐，多疑善虑，舌淡，脉弦细。

3. 心肾不交

心烦不寐，或时寐时醒，头晕耳鸣，心悸健忘，遗精盗汗，口干舌红，脉细数。

4. 肝阳上扰

心烦，不能入寐，急躁易怒，头晕头痛，胸胁胀满，面红口苦，舌红苔黄，脉弦数。

5. 脾胃不和

睡眠不安，脘闷噫气，嗳腐吞酸，心烦，口苦痰多，舌红苔厚腻，脉滑数。

（二）治疗

1. 针灸治疗

治则：宁心安神，清热除烦。以八脉交会穴、手少阴经穴为主。

主穴：照海、申脉、神门、安眠、四神聪。

配穴：心脾两虚者，加心俞、脾俞、三阴交；心胆气虚者，加丘墟、心俞、胆俞；心肾不交者，加太溪、涌泉、心俞；肝阳上扰者，加行间、侠溪；脾胃不和者，加太白、公孙、足三里。

操作：毫针刺，照海用补法，申脉用泻法。神门、安眠、四神聪，用平补平泻法；对于较重的不寐患者，四神聪可留针 1～2 h；配穴按虚补实泻法操作。

方义：照海、申脉为八脉交会穴，分别与阴跷脉、阳跷脉相通，可以调理阴阳，改善睡眠，若阳跷脉功能亢盛则失眠，故补阴泻阳使阴、阳跷脉功能协调，不眠自愈。心藏神，心经原穴神门，心包经络穴内关可以宁心安神;安眠、四神聪穴可以健脑益髓、镇静安神。

2.其他治疗

(1)耳针:选皮质下、心、肾、肝、神门。毫针刺,或揿针埋藏,或王不留行籽贴压。

(2)皮肤针:自项至腰部督脉和足太阳经背部第1侧线,用梅花针自上而下叩刺,叩至皮肤潮红为度,每日1次。

(3)拔罐:自项至腰部足太阳经背部侧线,用火罐自上而下行走罐,以背部潮红为度。

(4)电针:选四神聪、太阳,接通电针仪,用较低频率,每次刺激30 min。

八、胸痹

胸痹是指以胸部闷痛,甚则胸痛彻背,喘息不得卧为主症的一种疾病,轻者仅感胸闷如窒,呼吸欠畅,重者则有胸痛,严重者心痛彻背、背痛彻心,并有短气、喘息等症。胸痹多由年老心肺气虚,或恣食肥甘生冷,或思虑过度,致脾虚生湿,湿痰内蕴,胸阳不展,气机阻滞而引起。以上诸因素均可致心脉阻滞,气血运行不畅,不通则痛而发为胸痹。

西医学的冠状动脉粥样硬化性心脏病、慢性气管炎、肺气肿等发生的胸痛均属于本病范畴。

(一)辨证

本病以胸部闷痛,甚则胸痛彻背,短气、喘息为主要症状。根据病因分为虚寒证、痰浊证、瘀血证三型。

1.虚寒证

胸痛彻背,心悸,胸闷短气,恶寒,肢冷,受寒则甚,舌苔白滑或腻,脉沉迟。

2.痰浊证

胸部闷痛,或痛引背部,气短喘促,咳嗽,痰多黏腻色白,舌苔白腻,脉缓。

3.瘀血证

胸痛如刺,或绞痛阵发,痛彻肩背,胸闷短气,心悸,唇紫,舌质黯,脉细涩或结代。

(二)治疗

1.针灸治疗

治则:活血通络,宽胸理气。取俞募穴和手少阴、厥阴经穴位。

主穴:心俞、内关、阴郄、膻中。

配穴:虚寒者,加灸肺俞、风门、气海或关元;痰浊者,加太渊、丰隆;瘀血者,加膈俞。

操作:毫针平补平泻法,内关行捻转泻法1~3 min。

方义:心俞为心的募穴,可缓解心痛;内关是心包经络穴,能活血通络而止痛;阴郄为心经郄穴,可缓急止痛;膻中为心包经募穴,又为气会,可疏调气机,治心胸疾患。

2.其他治疗

耳针:取心、小肠、交感、皮质下为主,辅以脑点、肺、肝、胸、枕。每次选3~5穴,毫针刺,强刺激,留针1 h,隔日1次。

九、癫狂

癫狂是以精神错乱、言行失常为主要症状的一种疾病。癫证以沉默痴呆、语无伦次、忧郁苦闷、静而多喜为特征;狂证以喧扰不宁、躁妄打骂、哭笑无常、动而多怒为特征。癫属阴、狂属阳,两者病情可相互转化,故统称癫狂。癫狂主要是由于七情内伤、痰气上扰、气血凝滞,使机体阴阳平衡失调,不能互相维系,以致阴盛于下,阳亢于上,心神被扰,神明逆乱所致。

西医学的精神分裂症、狂躁性精神病、抑郁性精神病、反应性精神病、围绝经期精神病等均属本病范畴。

(一)辨证

本病以精神错乱、言行失常为主要症状。根据表现症状不同分为癫证和狂证。癫证属阴多呆静,狂证属阳多躁动。

1. 癫证

沉默痴呆，精神抑郁，表情淡漠，或喃喃自语，语无伦次，或时悲时喜，哭笑无常，不知秽洁，不知饮食，舌苔薄腻，脉弦细或弦滑。

2. 狂证

始则性情急躁，头痛失眠，面红目赤，两目怒视等症；继则妄言责骂，不分亲疏，或毁物伤人，力过寻常，虽数日不食，仍精神不倦，舌质红绛，苔黄腻，脉弦滑。

（二）治疗

1. 针灸治疗

（1）癫证。

治则：涤痰开窍，宁心安神。取背俞穴为主，佐以手少阴、足阳明经穴位。

主穴：肝俞、脾俞、心俞、神门、丰隆。

配穴：痰气郁结加膻中、太冲；心脾两虚加三阴交、大陵；不思饮食加足三里、中脘；心悸易惊加内关。

操作：毫针刺，痰气郁结可用泻法，心脾两虚用补法。

方义：病因痰气郁结、蒙蔽心窍所致，故取肝俞以疏肝解郁，脾俞以健脾化痰，心俞以宁心开窍，神门以醒神宁心，丰隆以涤痰化浊，痰气消散，癫证自愈。

（2）狂证。

治则：清心豁痰。以任脉、督脉、手厥阴和足少阴经穴位为主。

主穴：大椎、风府、内关、丰隆、印堂、水沟。

配穴：痰火上扰加劳宫；火盛伤阴加大钟。

操作：毫针刺，用泻法。

方义：本病由痰火扰心所致，取大椎、水沟能清热醒神，风府、印堂醒脑宁神，内关、丰隆祛痰开窍、宁心安神。

2. 其他治疗

（1）水针：选心俞、巨阙、间使、足三里、三阴交穴，每次选用1～2穴，用25～50 mg氯丙嗪注射液，每日注射1次，各穴交替使用。本法适用于狂证。热重加大椎、百会，狂怒加太冲、支沟。

（2）耳针：选心、皮质下、肾、枕、额、神门。毫针刺，每次选用3～4穴，留针30 min。癫证用轻刺激，狂证用强刺激。

（3）头针：选运动区、感觉区、足运感区。用1.5寸毫针沿皮刺入，左右捻转1 min，留针20～30 min。

（4）电针：水沟、百会、大椎、风府透哑门。每次选用一组穴，针后接通电针仪治疗15～20 min。

十、痴呆

痴呆是以呆傻愚笨为主要症状的一种神志疾病。其轻者可见神情淡漠、少言寡语、善忘、迟钝等症，重者常表现为终日不语，或闭门独居，或口中喃喃自语，或言辞倒错，或哭笑无常，或不欲饮、数日不知饥饿等。本病主要由禀赋不足，肾精亏损，髓海空虚，或脾虚湿盛，痰湿上犯，或气血虚弱，脑失所养所致。

西医学的先天性痴呆或精神病之后出现的痴呆、脑血管性痴呆、阿尔茨海默病等属于本病范畴。

（一）辨证

本病以呆傻愚笨为主要症状，根据病因不同分为禀赋不足、肾精亏损、痰浊阻窍、气血虚弱型。

1. 禀赋不足

自幼年起病，多有发育畸形，如头颅偏小，囟门迟闭，眼裂较窄，嘴向外凸，舌体肥大，吐词不清等；成年后神情呆板，反应迟钝，虽能言语，但常词不达意，记忆力差，智力明显低于常人。其重者，神情呆滞，日常生活不能自理。舌体淡胖，舌质多偏暗，舌苔薄白或白腻，脉细滑或细缓。

2. 肾精亏损

年老表情呆滞，行动迟缓，记忆力明显减退，言语迟钝，说话颠倒，行动幼稚，喜独居，时哭时笑，可伴头晕眼花，听力减退，腰膝酸软，发落齿摇，气短无力，心悸等，舌质暗淡，苔薄白，脉细弱无力。

3.痰浊阻窍

精神抑郁，表情呆钝，智力衰退，遇事善忘，言语不清，倦怠乏力，静而少言，或终日不语，呆若木鸡，或哭笑无常，或喃喃自语，伴胸闷脘痞，头重如裹，口多痰涎，舌质淡，苔白腻，脉滑。

4.气血虚弱

神情呆滞，智力不聪，在小儿多见发迟、语迟，面色苍白，食欲不振，唇淡，舌淡苔白，甚或无苔，小儿指纹色淡，或脉细弱。

（二）治疗

1.针灸治疗

治则：补肾益精，化痰通络。

主穴：四神聪、神庭、上星、本神、合谷、悬钟。

配穴：禀赋不足加命门、涌泉；肾精亏损加肾俞、太溪；痰浊阻窍加公孙、丰隆、中脘；气血虚弱加足三里。

操作：毫针刺，行平补平泻手法。

方义：脑为元神之府，本方主要选用局部腧穴四神聪、神庭、上星、本神，重在醒神开窍，方用合谷以疏通阳明之气血，用髓之会悬钟以补髓养脑。

2.其他治疗

（1）头针：选顶中线、顶颞前斜线、顶颞后斜线。将2寸长毫针刺入帽状腱膜下，快速行针，使局部有热感，或用电针刺激，留针50 min，隔日1次，30次为l疗程。

（2）耳针：选神门、皮质下、肾、脑点、交感、心、枕等穴。用0.5寸毫针，每次选用2～3穴（双侧取穴），每日1次，20次为1疗程。或将王不留行用胶布固定在相应穴位上，每日按压数次。

（3）刺血：取中冲、涌泉、劳宫。用三棱针直刺皮下1分深，放出4～5滴血，隔日放血1次。适用于智能发育不全者。

十一、痫症

痫证是以突然仆倒、昏不知人、四肢抽搐、醒后如常人等为主要症状的反复发作性神志异常的一种疾病。主要由于七情失调，痰浊阻滞，气机逆乱，阳升风动所致。

西医学的癫痫属于本病范畴。

（一）辨证

本病以突然意识丧失，发则仆倒，不省人事，强直抽搐，口吐涎沫，两目上视或口中怪叫，移时苏醒，醒后如常为主要症状。发作前可伴眩晕、胸闷等先兆，发作后常有疲乏无力等症状。临床根据病因不同及病有虚实分为肝风痰浊、肝风痰热、肝肾阴虚、脾胃虚弱之痫证。

1.肝风痰浊

在发作前常有眩晕、胸闷、乏力等症，发则突然跌倒，神志不清，抽搐吐涎，或有尖叫与二便失禁等。也可仅有短暂神志不清，或精神恍惚而无抽搐，舌苔白腻，脉多弦滑。

2.肝火痰热

发作时昏仆抽搐吐痰，或有叫吼。平日情绪急躁，心烦失眠，咳痰不爽，口苦而干，便秘，舌红苔黄腻，脉弦滑数。

3.肝肾阴虚

痫证发作日久，记忆力差，腰酸头晕，或大便干燥，舌质红苔少，脉细数。

4.脾胃虚弱

痫证发作日久，神疲乏力，眩晕时作，食欲不佳，面色不华，大便溏薄，或有恶心呕吐，舌质淡，脉濡弱。

（二）治疗

1. 针灸治疗

治则：镇肝息风，豁痰开窍，滋补脾肾。以督脉穴位为主。

主穴：发作时：水沟、风府、大椎、内关、后溪、申脉、涌泉。

间歇期：鸠尾、长强、大椎、腰奇、间使、行间、丰隆。

配穴：肝风痰浊加大陵、肝俞；肝火痰热加劳宫；肝肾阴虚加神门、太溪；脾胃虚弱加脾俞、足三里、中脘。

操作：发作时用泻法，水沟施雀啄法，大椎、后溪、申脉、涌泉用捻转提插泻法，间歇期补泻结合。

方义：水沟为督脉手足阳明之会，主一身之阳气，可调节督脉，统领阳气，驾驭神机，开窍定痫；风府、大椎清泻风阳，宁神开窍；后溪通于督脉，为治痫要穴；涌泉为足少阴肾经之井穴，能滋水潜阳。间歇期取任脉络穴鸠尾，配诸阳脉交会穴大椎，有平调阴阳逆乱的功能；长强、鸠尾意在交通任督二脉，为治痫要穴；间使疏通心包经气，其与腰奇穴同为治痫证之经验穴；行间、丰隆祛风化痰。

2. 其他治疗

水针：选足三里、内关、大椎、风池。采用维生素 B_1 或 B_{12} 注射液 0.5～1 mL，每次 2～3 穴。

（郗洪滨）

第二节　肺系病证

一、感冒

感冒是由于感受触冒风邪，邪犯肺卫而出现的以鼻塞、流涕、喷嚏、咳嗽、头痛、恶寒、发热、全身不适、脉浮为主要临床表现的疾病。全年均可发病，尤以冬春季多见。主要由于正气不足，机体卫外功能低下，风寒、风热、暑湿等外邪乘虚由皮毛、口鼻而入，引起营卫失调、肺气失宣所致。西医学的上呼吸道感染属于本病的范畴。

（一）辨证

本病以恶寒发热、鼻塞、流涕、头痛、咳嗽、脉浮为主要症状，临床根据感受外邪的性质不同分为风寒感冒、风热感冒和暑湿感冒。

1. 风寒感冒

恶寒重，发热轻，或不发热，无汗，鼻塞，流清涕，咳嗽，咯痰液清稀，肢体酸楚，苔薄白，脉浮紧。

2. 风热感冒

微恶风寒，发热重，有汗，鼻塞，流浊涕，咯痰稠或黄，咽喉肿痛，口渴，苔薄黄，脉浮数。

3. 暑湿感冒

身热不扬，汗出不畅，肢体酸重，头痛如裹，胸闷纳呆，口渴不欲饮，苔白腻，脉濡。

（二）治疗

1. 针灸治疗

治则：祛风解表。以手太阴、手阳明经及督脉穴位为主。

主穴：列缺、合谷、大椎、太阳、风池。

配穴：风寒感冒者，加风门、肺俞；风热感冒者，加曲池、尺泽、鱼际；暑湿感冒者，加阴陵泉。体虚者，加足三里；鼻塞流清涕者，加迎香；咽喉疼痛者，加少商；全身酸楚者，加身柱；高热惊厥者，三棱针点刺水沟、十宣。

操作：主穴用毫针泻法。风寒感冒，大椎行灸法；风热感冒，大椎行刺络拔罐。配穴中足三里用补法或平补平泻法，少商、委中用点刺出血法，余穴用泻法。

方义：感冒为外邪侵犯肺卫所致，太阴、阳明互为表里，故取手太阴、手阳明经穴列缺、合谷以祛邪解表。督脉主一身之阳气，温灸大椎可通阳散寒，刺络出血可清泻热邪。风池为足少阳经与阳维脉的交会穴，“阳维为病苦寒热”，故风池既可疏散风邪，又可与太阳穴相配而清利头目。

2.其他治疗

(1)拔罐：选大椎、身柱、大杼、肺俞，拔罐后留罐 15 min 起罐，或用闪罐法。本法适用于风寒感冒。风热感冒者可用刺络拔罐法。

(2)耳针：选肺、内鼻、屏尖、额，用中、强刺激。咽痛加咽喉、扁桃体，毫针刺。

二、咳嗽

咳嗽是肺系疾病的主要症状之一。“咳”指有声无痰，“嗽”指有痰无声。临床一般声、痰并见，故统称咳嗽。根据病因可分为外感咳嗽和内伤咳嗽两大类。外感咳嗽是外感风寒、风热之邪，使肺失宣降，肺气上逆而致。内伤咳嗽多为脏腑功能失调所致，如肺阴亏损，失于清润；或脾虚失运，聚湿生痰，上渍于肺，肺气不宣；或肝气郁结，气郁化火，火盛灼肺，阻碍清肃；或肾失摄纳，肺气上逆，均可导致咳嗽。

西医学的上呼吸道感染、急慢性支气管炎、支气管扩张、肺炎、肺结核等的咳嗽症状属于本病范畴。

(一)辨证

本病以咳嗽为主要症状，临床根据病因的不同分为外感咳嗽和内伤咳嗽。

1.外感咳嗽

咳嗽病程较短，起病急骤，多兼有表证。

(1)外感风寒：咳嗽声重，咽喉作痒，咯痰色白、稀薄，头痛发热，鼻塞流涕，形寒无汗，肢体酸楚，苔薄白，脉浮紧。

(2)外感风热：咳嗽气粗，咯痰黏稠、色黄，咽痛，或声音嘶哑，身热头痛，汗出恶风，舌尖红，苔薄黄，脉浮数。

2.内伤咳嗽

咳嗽起病缓慢，病程较长，可兼脏腑功能失调症状。

(1)痰湿侵肺：咳嗽痰多色白，呈泡沫状，易于咯出，脘腹胀闷，神疲纳差，舌淡苔白腻，脉濡滑。

(2)肝火灼肺：气逆咳嗽，阵阵而作，面赤咽干，目赤口苦，痰少而黏，不易咯吐，引胁作痛，舌边尖红，苔薄黄少津，脉弦数。

(3)肺阴亏损：干咳，咳声短促，以午后黄昏为剧，少痰，或痰中带血，潮热盗汗，形体消瘦，两颊红赤，神疲乏力，舌红少苔，脉细数。

(二)治疗

1.针灸治疗

(1)外感咳嗽。

治则：疏风解表，宣肺止咳。以手太阴经穴为主。

主穴：肺俞、中府、列缺。

配穴：外感风寒者，加风门、合谷；外感风热者，加大椎。

操作：毫针泻法，风热可疾刺，风寒留针或针灸并用，或针后在背部腧穴拔罐。中府、风门、肺俞等背部穴不可深刺，以免伤及内脏。

方义：咳嗽病变在肺，按俞募配穴法取肺俞、中府以理肺止咳、宣肺化痰；列缺为肺之络穴，可散风祛邪，宣肺解表。

(2)内伤咳嗽。

治则：肃肺理气，止咳化痰。以手、足太阴经穴为主。

主穴：肺俞、太渊、三阴交、天突。

配穴：痰湿侵肺者，加丰隆、阴陵泉；肝火灼肺者，加行间；肺阴亏虚者，加膏肓。

操作：主穴用平补平泻法，可配用灸法。

方义：内伤咳嗽易耗伤气阴，使肺失清肃，故取肺俞调理肺气；太渊为肺经原穴，可肃肺、理气、化痰；三阴交可疏肝健脾，化痰止咳；天突为局部选穴，可疏导咽部经气，降气止咳。四穴合用，共奏肃肺理气、止咳化痰之功。

2.其他治疗

(1)穴位注射：选定喘、大杼、风门、肺俞，用维生素 B_1 注射液或胎盘注射液，每次取 1～2 穴，每穴注入药液 0.5 mL，选穴由上而下依次轮换，隔日 1 次。本法用于慢性咳嗽。

(2)穴位贴敷：选肺俞、定喘、风门、膻中、丰隆，用白附子(16%)、洋金花(48%)、川椒(33%)、樟脑(3%)制成粉末。将药粉少许置穴位上，用胶布贴敷，每 3～4 小时更换 1 次，最好在三伏天应用。亦可用白芥子、甘遂、细辛、丁香、苍术、川芎等量研成细粉，加入基质，调成糊状，制成直径 1 cm 圆饼，贴在穴位上，用胶布固定，每3～4 小时更换 1 次，5 次为 1 疗程。

三、高热

高热是一个常见症状，许多疾病中都可看到。一般以口腔温度超过 39 ℃的称之为高热。中医学所谓壮热、实热、日晡潮热等，均属高热范畴。本节主要介绍感受外邪所引起者。

本证可见于西医学的肺炎、流行性感冒、流行性乙型脑炎、中暑等多种疾病。

(一)病因病机

本证与外感风热、外感暑热、疫毒侵袭、温邪入里等因素有关。

1.风热犯肺

外感风热，从口鼻或皮毛侵袭人体，肺失清肃，卫失宣散，郁而化热。

2.温邪内陷

温邪在表不解，内入气分，或内陷营血，邪正剧争，里热亢盛，蒸达于外。

3.暑热蒙心

外感暑热，内犯心包，邪正交争，里热炽盛。

4.疫毒熏蒸

外感疫毒，郁于肌肤，内陷脏腑，邪正交争，里热亢盛。

(二)辨证

1.风热犯肺

证候：发热咳嗽，微恶风寒，头痛汗出，咽喉肿痛，口渴，咳黄粘痰，苔薄黄，脉浮数。

治法：疏散风热，清肃肺气。

2.温邪内陷

证候：邪在气分者，症见高热不恶寒反恶热，面红目赤，口渴饮冷，咳嗽胸痛，大便秘结，小便短赤，苔黄燥，脉洪数。邪在营血者，症见高热夜甚，烦躁不安，甚至神昏谵语，口燥不甚渴，或斑疹隐隐，或见衄血、便血、吐血等，舌红绛而干，脉细数。

治法：邪在气分者清热祛邪；邪在营血者清热凉血。

3.暑热蒙心

证候：高热，烦躁不安，口渴引饮，肌肤灼热，时有谵语，甚则神昏痉厥，舌红绛而干，脉洪数。

治法：清泄暑热，开窍醒神。

4.疫毒熏蒸

证候：高热，头面红肿热痛，咽喉腐烂肿痛，烦躁不安，或见丹痧密布肌肤，舌红，苔黄，脉数。

治法：清热解毒，泻火止痛。

(三)治疗

1.针灸治疗

(1)风热犯肺。

取穴：大椎、曲池、鱼际、合谷、外关、风池。

配穴：咽喉痛甚者，加少商点刺放血。

刺灸方法：针用泻法。

方义：风热犯肺，肺失清肃，故取诸阳之会大椎、手阳明经之合穴曲池解表清热。鱼际为肺经荥穴，配合谷泻肺热利咽喉。外关、风池疏风解表，清利头目。

(2)温邪内陷。

取穴：曲池、合谷、二间、内庭、大椎、曲泽、委中、内关。

配穴：热在营血神昏者，加中冲、少冲、水沟。斑疹吐衄便血者，加血海、膈俞。便秘者，加天枢、支沟。

刺灸方法：针用泻法。

方义：温热之邪伤及气分，多侵犯手足阳明经，故取曲池、合谷清泄热邪。二间、内庭分别为手足阳明经荥穴，善泻热邪。大椎为诸阳交会之所，取之以加强清热之力。若温热之邪内陷营血，加曲泽、委中点刺放血以清血分之热。内关清心除烦。配中冲、少冲、水沟泻热开窍。

(3)暑热蒙心。

取穴：曲池、合谷、大椎、曲泽、十二井穴、内关。

配穴：神昏者，加水沟、十宣。抽搐者，加太冲、阳陵泉。

刺灸方法：针用泻法。

方义：曲池、合谷为清热泻火的要穴，配诸阳之会大椎清泄暑热。曲泽为手厥阴之合穴，刺之出血，可清血热开心窍。十二井穴通于三阴三阳，调节阴阳，清热开窍。内关宣通三焦，清热宁神。

(4)疫毒熏蒸。

取穴：曲池、合谷、内庭、陷谷、曲泽、委中、外关。

配穴：咽喉肿痛者，加少商、商阳点刺放血。肌肤丹痧者，加膈俞、血海。

刺灸方法：针用泻法。

方义：曲池、合谷为清热泻火之要穴，配内庭、陷谷疏解肌肤郁热。曲泽、委中点刺放血，清血分之热。外关属三焦经，又是阳维脉的交会穴，可宣达三焦气机，兼有疏风清热、消肿止痛的作用。

2.其他疗法

(1)耳针：取耳尖、耳背静脉、肾上腺、神门，先在耳尖、耳背静脉用三棱针点刺出血，其余各穴用毫针强刺激，留针15～20 min。

(2)刮痧：在脊柱两侧和背俞穴及颈部、肩臂、肘窝、腘窝，用特制刮痧板或瓷汤匙蘸食油或清水刮至皮肤红紫色为度。

四、中暑

中暑是指夏令在烈日下暴晒或在高气温、高湿度的特殊环境中发生的一种急性病证，以突然头昏出汗、发热口渴、胸闷心悸、四肢无力，甚至面色苍白、恶心呕吐、神昏抽搐为临床特征。本证又称中暍、中热、冒暑等，俗称发痧。产妇、年老体弱者、慢性疾病患者、内分泌疾病患者及肥胖之人，较易发生中暑。本证有明显的季节性，且与具体炎热环境有关。轻症中暑称伤暑，又分为阴暑和阳暑。中暑见神昏者称暑厥，兼见抽搐者称暑风，皆为重症。

中暑一证，中西医学名称相同。

(一)病因病机

本证或因体质虚弱，或处盛夏或高温环境，暑热或暑湿秽浊之气乘虚侵袭而发病。

1.暑湿侵袭

暑多夹湿，侵犯人体，湿遏热伏；或素体阳虚，感受暑湿，热从寒化，气机被遏。

2.暑热炽盛

暑热燔灼，汗出不止，气阴两脱；燔灼肝经，引动肝风，内犯心包，蒙蔽心窍。

(二)辨证

1.轻症

证候:头昏头痛,心烦胸闷,口渴多饮,全身疲软,汗多发热,面红,舌红,苔黄,脉浮数,此为阳暑。精神疲惫,肢体困倦,头昏嗜睡,胸闷不畅,多汗肢冷,微有畏寒,恶心呕吐,渴不欲饮,舌淡,苔黄腻,脉濡细,此为阴暑。

治法:清暑解表,和中化湿。

2.重症

证候:暑厥可见神志不清,烦躁不安,高热无汗,体若燔炭,胸闷气促,舌红,苔燥无津,脉细促。暑风还可见到手足抽搐或痉挛,角弓反张,牙关紧闭,皮肤干燥,唇甲青紫等。

治法:清暑泄热,开窍熄风。

(三)治疗

1.针灸治疗

(1)轻症。

取穴:大椎、合谷、内庭、内关、足三里。

配穴:热甚者,加曲泽、委中。头痛者,加头维、太阳。恶心呕吐者,加中脘。

刺灸方法:阳暑针用泻法,阴暑针用平补平泻法。

方义:大椎、合谷、内庭并用,清泄暑热。内关是心包经之络穴,又通于阴维,阴维行于腹里,分布于胃、心、胸之间,有宽胸理气、和胃降逆的功效。足三里益气扶正,和中化湿,以防暑邪内犯。

(2)重症。

取穴:十宣、百会、水沟、曲泽、委中、曲池、阳陵泉。

配穴:角弓反张、抽搐者,加风府、太冲、承山、三阴交。牙关紧闭者,加颊车。烦躁不安者,加四神聪。

刺灸方法:针用泻法,十宣、曲泽、委中刺络出血。

方义:十宣点刺出血,以泄热开窍醒神。百会、水沟为急救要穴,共奏开窍之效。曲泽、委中用三棱针刺其浮络出血,有清营凉血之功。曲池泄热止痉。阳陵泉熄风止痉,舒筋通络。

2.其他疗法

耳针:取皮质下、肾上腺、心、枕、耳尖,毫针强刺激,捻转 5 min,留针 30 min,也可采取耳尖放血法。

五、哮喘

哮喘是一种常见的反复发作性疾病。哮与喘均有呼吸急促的表现,但症状略有不同,哮以呼吸急促,喉间有哮鸣音为特征;喘以呼吸困难,甚则张口抬肩为特征。临床上二者常同时并见,其病因病机亦大致相同,故合并叙述。本病一年四季均可发病,尤以寒冷季节和气候急剧变化时发病较多。偏嗜咸味、肥腻或进食虾蟹鱼腥,脾失健运,聚湿生痰,痰饮阻塞气道,而发为痰鸣哮喘。其基本病因为痰饮内伏。

西医学的支气管哮喘、慢性喘息性支气管炎、肺炎、肺气肿、心源性哮喘等属于本病的范畴。

(一)辨证

本病以突然起病、呼吸急促、喉间哮鸣,甚则张口抬肩、不能平卧为主要症状,根据临床表现的性质不同分为实证和虚证两大类。

1.实证

病程短,或当哮喘发作期,哮喘声高气粗,呼吸深长,呼出为快,体质较强,脉象有力。

(1)风寒外袭:咳嗽喘息,遇寒触发,咯痰稀薄,形寒无汗,头痛,口不渴,苔薄白,脉浮紧。

(2)痰热阻肺:咳喘,痰黏,咯痰不爽,胸中烦闷,胸胁作痛,或见身热口渴,纳呆,便秘,苔黄腻,脉滑数。

2.虚证

病程长,反复发作或当哮喘间歇期,哮喘声低气怯,气息短促,体质虚弱,脉象无力。

(1)肺气不足:喘促气短,动则加剧,喉中痰鸣,神疲,语言无力,痰液稀薄,动则汗出,舌质淡苔薄白,脉细数。

(2)肺肾气虚:久病气息短促,呼多吸少,不得接续,动则喘甚,汗出肢冷,畏寒,舌淡苔薄白,脉沉细。

(二)针灸治疗

1.实证

治则:祛邪肃肺,化痰平喘。以手太阴经穴及相应背俞穴为主。

主穴:列缺、膻中、尺泽、肺俞、定喘。

配穴:风寒者,加风门;痰热阻肺者,加丰隆;喘甚者,加天突。

操作:毫针泻法。风寒者可合用灸法,定喘穴刺络拔罐。

方义:列缺为肺经络穴,可宣肺散邪;膻中为气会穴,可宽胸理气,调畅气机;尺泽为肺经合穴,可肃肺化痰,降逆平喘;肺俞为肺之背俞穴,可宣肺祛痰;定喘为平喘之效穴。

2.虚证

治则:补益肺肾,止哮平喘。以相应背俞穴及手太阴、足少阴经穴为主。

主穴:肺俞、膏肓、肾俞、定喘、太渊、太溪、足三里。

配穴:肺气虚者,加气海;肺肾气虚者,加阴谷、关元、命门。喘甚者,加天突。

操作:定喘用刺络拔罐法,余穴用毫针补法。可酌用灸法或拔火罐法。

方义:肺俞、膏肓针灸并用,可补益肺气;补肾俞以补肾纳气;肺经原穴太渊配肾经原穴太溪,可充肺肾真原之气;足三里可调和胃气,以资生化之源,使水谷精微上归于肺,肺气充则自能卫外;定喘为平喘之经验效穴,取“急则治其标”之意。

(郗洪滨)

第三节　脾胃病证

一、胃脘痛

胃脘痛是指以上腹胃脘部疼痛为主要症状的病证。由于疼痛部位近心窝部,古人又称“心痛”“胃心痛”“心腹痛”“心下痛”等。本病多由外感邪气、内伤饮食或情志、脏腑功能失调等导致气机郁滞、胃失所养而引起。

西医学的急性胃炎、慢性胃炎、胃溃疡、十二指肠溃疡、功能性消化不良、胃黏膜脱垂等病以上腹部疼痛为主要症状者,属于本病范畴。

(一)辨证

本病以上腹胃脘部疼痛为主要症状。根据发病原因不同可分为寒邪犯胃、饮食停滞、肝气犯胃、气滞血瘀、脾胃虚寒、胃阴不足等证型。

1.寒邪犯胃

疼痛较剧,得温痛减,遇寒痛增,口不渴,喜热饮,苔薄白,脉弦紧。

2.饮食停滞

疼痛胀满,嗳腐吞酸,呕吐或矢气后痛减,大便不爽,苔厚腻,脉滑。

3.肝气犯胃

疼痛胀满,痛连胁肋,嗳气吞酸喜叹息,每因情志因素诱发,苔薄白,脉弦。

4.气滞血瘀

胃痛拒按,痛有定处,食后痛甚,舌紫黯或有瘀斑,脉细涩。

5.脾胃虚寒

疼痛缠绵,时轻时重,神疲乏力,纳呆便溏,或泛吐清水,舌淡苔薄,脉虚弱或迟缓。

6.胃阴不足

隐痛灼热，饥不欲食，咽干口燥，大便干结，舌红少津，脉弦细或细数。

（二）治疗

1.针灸治疗

治则：和胃止痛。以足阳明、手厥阴经穴位及相应募穴为主。

主穴：中脘、内关、足三里、梁丘。

配穴：寒邪犯胃者加胃俞；饮食停滞者加下脘、梁门；肝气犯胃者加太冲；气滞血瘀者加膈俞；脾胃虚寒者加气海、关元、脾俞、胃俞；胃阴不足者加三阴交、内庭。

操作：毫针刺，实证用泻法，虚证用补法。脾胃虚寒者，可针灸并用。

方义：中脘为胃之募穴，足三里为足阳明经合穴、下合穴，两穴合用能和胃止痛。内关是八脉交会穴，通于阴维脉，主治胃痛、恶心。梁丘为足阳明胃经郄穴，善治胃痛。

2.其他治疗

(1)耳针：选脾、胃、肝、交感、神门、皮质下。毫针刺，中等强度，或用埋针法或贴压法。

(2)穴位注射：选中脘、足三里、肝俞、胃俞、脾俞，每次取2穴，以黄芪、丹参或当归注射液，每穴注入1 mL，每日或隔日1次。

二、胃下垂

胃下垂是以胃小弯弧线最低点下降至髂嵴连线以下为主要表现的慢性胃肠疾患。多见于体质瘦弱、体型瘦长或因病突然消瘦者，妇女多育也易罹患本病，患者症状轻重表现与其神经敏感性有明显关系。

本病属中医学胃缓范畴。

（一）病因病机

维持胃底正常位置的因素有三个，即横膈的位置或膈肌的悬吊力、邻近脏器及有关韧带的力量、腹壁肌的力量或腹壁脂肪层的厚薄，其中任何一个因素失常即可引发胃下垂。

中医认为本病多由先天禀赋不足，或病后失调，饮食不节，损伤脾胃，以致脾胃虚弱，中气下陷，升举无力而发生下坠。

（二）辨证

证候：轻度胃下垂可无症状。较严重者出现慢性中上腹疼痛，但无周期性和明显的节律性。疼痛轻重与进食量的多少有关，且食后作胀。自觉胃部下坠，肠鸣漉漉，直立时加重，平卧后减轻。可伴有便秘、腹泻、便形失常，如大便扁而短。可有眩晕、乏力、心悸、失眠、直立性低血压，或伴有肾、子宫下垂和脱肛等并发症。

体检见肋下角$<90°$，脐下可有振水音，食后叩诊胃下极可下移至骨盆，上腹部可扪及强烈的腹主动脉搏动。X线胃肠钡餐检查是本病的主要诊断依据，可见胃呈无力型，小弯弧线最低点在髂嵴连线以下，十二指肠球部受胃下垂牵拉向左偏移等。治法补中益气，健脾和胃。

（三）治疗

1.针灸治疗

取穴：中脘、梁门、气海、关元、脾俞、足三里。

随症配穴：腹泻者，加天枢。腹部下坠感者，加灸百会。

刺灸方法：针用补法，可加灸。

方义：中脘为胃之募穴，可健脾和胃。梁门位近胃腑，有和胃作用。气海、关元能温肾益气。脾俞、足三里可补虚健胃，升举中气。

2.其他治疗

(1)穴位注射：取脾俞、胃俞、肾俞、中脘、气海、足三里等穴，每次选2～4穴，选用加兰他敏、苯丙酸诺龙等注射液，每穴注射0.3～0.5 mL，隔日或每日注射1次，10次为1疗程。

(2)穴位埋线:选用两组穴位,胃俞透脾俞、中脘透上脘,或腹哀透神阙、阑尾透足三里。先取一组穴位,依法植入羊肠线,20～30 天后用另一组穴位,两组穴位可交替使用。

三、呃逆

呃逆是以患者自觉胸膈气逆,喉间呃呃连声,声短而频,不能自主为主要症状的一种病证。呃逆古称"哕"、"哕逆"。呃逆可单独发生,其症轻微,多持续数分钟至数小时后自愈;亦可继发于其他急慢性疾病的过程中,其症多重,可昼夜不停,或间歇发作,迁延数日至数月不愈。凡饮食不当,情志不遂或正气亏虚均可使胃失和降,气逆动膈而为呃逆。

西医学的单纯性膈肌痉挛及其他疾病如胃肠神经官能症、胃炎、胃扩张、胃癌、肝硬化晚期、脑血管病、尿毒症以及胃食管手术后等引起的膈肌痉挛属于本病范畴。

(一)辨证

自觉气逆上冲,喉间呃呃连声,声短而频,不能自止。呃声或高或低,或疏或密,间歇时间不定。根据临床表现不同可将本病分为胃中寒冷、胃火上逆、肝气犯胃、脾胃阳虚、胃阴不足等证型。

1.胃中寒冷

呃声沉缓有力,胸膈及胃脘不舒,得热则减,遇寒更甚,口淡纳呆,苔薄白,脉迟缓。

2.胃火上逆

呃声洪亮有力,冲逆而出,口臭烦渴,喜冷饮,脘腹胀闷,便秘尿黄,舌红,苔黄燥,脉滑数。

3.肝气犯胃

呃逆连声,常因情志不畅而诱发或加重,胸闷胁胀,脘腹痞满,嗳气纳呆,肠鸣矢气,苔薄白,脉弦。

4.脾胃阳虚

呃声低长无力,气不得续,腹中冷痛,泛吐清水,脘腹不舒,喜温喜按,手足不温,食少乏力,便溏,舌质淡,苔薄白,脉细弱。

5.胃阴不足

呃逆短促而不得续,口干咽燥,烦躁不安,不思饮食或食后饱胀,大便干结,舌质红,苔少而干,脉细数。

(二)治疗

1.针灸治疗

治则:和胃降逆止呃。以任脉、足阳明和手厥阴经穴位为主。

主穴:中脘、足三里、内关、膈俞。

配穴:胃寒者,加梁门;胃热者,加陷谷;肝气犯胃者,加期门、太冲;阳虚者,加气海、关元;阴虚者,加太溪。

操作:中脘、足三里穴按证型选用补泻法,内关、膈俞穴用平补平泻法。配穴按虚补实泻法操作。寒证可配艾灸。

方义:中脘为胃募穴,足三里为胃经合穴、下合穴,两穴同用,泻之能清热降气,补之能益气温中;膈俞利膈镇逆,内关和中解郁。

2.其他治疗

耳针:选膈、交感、胃、肝、脾。毫针刺,强刺激。顽固性呃逆可用埋针法。

四、呕吐

呕吐是指胃失和降,气逆于上,迫使胃中之物从口中吐出的一种病证。有声有物谓之呕,有物无声谓之吐,有声无物谓之干呕,临床上呕和吐常同时出现,故称呕吐。呕吐既可单独为患,亦可见于多种疾病。本病可由外感、内伤之邪,侵犯胃腑,致使胃失和降,胃气上逆所致。

西医学的急慢性胃炎、胃扩张、贲门痉挛、幽门痉挛、功能性消化不良、胃神经官能症、胆囊炎、胰腺炎、耳源性眩晕、晕动症等引起的呕吐属于本病范畴。

（一）辨证

本病以呕吐食物、痰饮、水液，或干呕无物，一日数次，持续或反复发作为主要症状。临床常见有感受外邪、痰饮内阻、肝气犯胃和脾胃虚弱等型。

1.感受外邪

寒邪客胃见呕吐清水或痰涎，食久乃吐，大便溏薄，头身疼痛，胸脘痞闷，喜暖畏寒，苔白，脉迟；热邪内蕴则食入即吐，呕吐酸苦热臭，大便燥结，口干而渴，喜寒恶热，苔黄，脉数。

2.痰饮内阻

呕吐清水痰涎，脘闷纳差，头眩心悸，苔白腻，脉滑。

3.肝气犯胃

呕吐每因情志不畅时发作，频频嗳气，平时多烦善怒，吞酸，苔薄白，脉数。

4.脾胃虚弱

饮食稍有不慎，呕吐即易发作，时作时止，呕而无力，纳差便溏，面色不华，倦怠乏力，舌淡苔薄，脉弱无力。

（二）治疗

1.针灸治疗

治则：和胃降逆，行气止呕。以足阳明、手厥阴经穴位及相应募穴为主。

主穴：内关、足三里、中脘。

配穴：寒邪客胃者加上脘、胃俞；热邪内蕴者加合谷，并可用金津、玉液点刺出血；痰饮内阻者加膻中、丰隆；肝气犯胃者加阳陵泉、太冲；脾胃虚弱者加脾俞、胃俞。腹胀者加天枢；肠鸣者加脾俞、大肠俞；泛酸欲呕者加公孙；食滞者加梁门、天枢。

操作：毫针刺，平补平泻法。配穴按虚补实泻法操作；虚寒者，可加用艾灸。呕吐发作时，可在内关穴行强刺激并持续运针 1～3 min。

方义：内关为手厥阴经络穴，宽胸理气，降逆止呕；足三里为足阳明经合穴，疏理胃肠气机，通降胃气；中脘乃胃之募穴，理气和胃止呕。

2.其他治疗

(1)耳针：选胃、交感、肝、皮质下、神门，每次 2～3 穴，毫针刺，留针 20～30 min，或用埋针法，或贴压法。

(2)穴位注射：选穴参照针灸治疗主穴。用维生素 B_1 或 B_{12} 注射液，每穴注射 0.5～1 mL，每日或隔日 1 次。

五、腹痛

腹痛指胃脘以下、耻骨毛际以上部位发生以疼痛为主要症状的一种疾病。可见于多种脏腑疾患，如痢疾、泄泻、肠痈、妇科经带病证等。腹部内有肝、胆、脾、肾、大肠、小肠、膀胱等脏腑，体表为足阳明、足少阳、足三阴经及冲、任、带脉所过，若外邪侵袭，或内有所伤，以致气血受阻，或气血不足以温养，使腑气不通即导致腹痛。

西医学的急慢性胰腺炎、胃肠痉挛、不完全性肠梗阻、腹型过敏性紫癜、肠道激惹综合征等属于本病的范畴。

（一）辨证

胃脘以下、耻骨毛际以上疼痛。急性腹痛一般发病急骤，痛势剧烈，多为实证。慢性腹痛病程较长，腹痛缠绵，多为虚证，或虚实夹杂。临床多见有寒邪内积、湿热壅滞、气滞血瘀和脾阳不振等型。

1.寒邪内积

腹痛暴急，喜温怕冷，腹胀肠鸣，多因感寒而发作，四肢欠温，口不渴，小便清长，舌淡苔白，脉沉紧。

2. 湿热壅滞

腹痛拒按，胀满不舒，大便秘结或涩滞不爽，烦渴引饮，汗出，小便短赤，舌红苔黄腻，脉滑数。

3. 气滞血瘀

脘腹胀闷或痛，攻窜作痛，痛引少腹，得嗳气或矢气则痛减，遇恼怒则加剧，舌紫暗，或有瘀点，脉弦涩。

4. 脾阳不振

腹痛缠绵，时作时止，饥饿劳累后加剧，痛时喜按，大便溏薄，神疲怯冷，舌淡苔薄白，脉沉细。

(二)治疗

1. 针灸治疗

治则：通调腑气，缓急止痛。以任脉及足阳明、足太阴、足厥阴经穴位为主。

主穴：足三里、中脘、天枢、三阴交。

配穴：寒邪内积者加神阙、关元；湿热壅滞者加阴陵泉、内庭；气滞血瘀者加曲泉、血海；脾阳不振者加脾俞、胃俞、章门。

操作：中脘用泻法，其余主穴用平补平泻法。配穴按虚补实泻法操作；寒证可用艾灸。腹痛发作时，足三里穴持续强刺激 1～3 min，直到痛止或缓解。

方义：“肚腹三里留”，足三里为胃之合穴、下合穴，中脘为腑之会、胃之募穴，二者均善治胃肠疾患；天枢为大肠募穴，可通调腑气；三阴交调理足三阴经之气血，通调气机，通则不痛。

2. 其他治疗

(1)耳针：选大肠、小肠、脾、胃、神门、交感。每次取 2～3 穴，疼痛时用中强刺激捻转，亦可用埋针法或贴压法。

(2)穴位注射：选天枢、足三里。用异丙嗪和阿托品各 50 mg 混合，每穴注入 0.5 mL，每日 1 次。

六、泄泻

泄泻亦称“腹泻”，是指排便次数增多，粪便稀薄，或泻出如水样。古人将大便溏薄者称为“泄”，大便如水注者称为“泻”。由于感受外邪、饮食不节、情志所伤及脏腑虚弱等，使脾胃运化功能失调，肠道分清泌浊、传导功能失司所致。可按其发病缓急分为急性泄泻和慢性泄泻两类。

西医学的急慢性肠炎、肠结核、肠道激惹综合征、吸收不良综合征等属于本病的范畴。

(一)辨证

1. 急性泄泻

主症：发病势急，病程短，大便次数多，小便减少。

感受寒湿：大便清稀，甚如水样，腹痛肠鸣，脘闷食少，舌淡，苔白腻，脉濡缓。

感受湿热：泄泻腹痛，泻下急迫，或泻而不爽，粪色黄褐，气味臭秽，肛门灼热，烦热口渴，小便短黄，舌红，苔黄腻，脉濡数。

食滞肠胃：腹痛肠鸣，臭腐如败卵，泻后痛减，伴有未消化的食物，嗳腐吞酸，不思饮食，苔垢浊或厚腻，脉滑。

2. 慢性泄泻

主症：起病缓，病程长，泻下势缓，泻出量少，常有反复发作的趋势。

脾胃虚弱：大便时溏时泻，迁延反复，完谷不化，饮食减少，食后脘闷不舒，稍进油腻食物，则大便次数明显增加，面色萎黄，神疲倦怠，舌淡苔白，脉细弱。

肝气乘脾：素有胸胁胀闷，嗳气食少，每因抑郁恼怒或情绪紧张时发生腹痛泄泻，腹中雷鸣，矢气频作，舌淡红，脉弦。

肾阳虚衰：黎明之前脐腹作痛，肠鸣即泻，泻下完谷，泻后则安，形寒肢冷，腰膝酸软，舌淡苔白，脉沉细。

（二）治疗

1. 针灸治疗

（1）急性泄泻。

治则：除湿导滞，通调腑气。以足阳明、足太阴经穴位为主。

主穴：天枢、上巨虚、阴陵泉、水分。

配穴：感受寒湿者加神阙；感受湿热者加内庭；饮食停滞者加中脘。

操作：毫针刺，用泻法。神阙用隔姜灸法。

方义：天枢为大肠募穴，可调理肠胃气机；上巨虚为大肠下合穴，可运化湿滞，取“合治内腑”之意；阴陵泉可健脾化湿；水分可利小便而实大便。

（2）慢性泄泻。

治则：健脾温肾，固本止泻。以任脉及足阳明、足太阴经穴位为主。

主穴：神阙、天枢、足三里、公孙。

配穴：脾气虚弱者加脾俞、太白；肝气郁结者加太冲；肾阳不足者加肾俞、命门。

操作：神阙用灸法；天枢用平补平泻法；足三里、公孙用补法。配穴按虚补实泻法操作。

方义：灸神阙可温补元阳，固本止泻；天枢为大肠募穴，能调理肠胃气机；足三里、公孙可健脾益胃。

2. 其他治疗

（1）耳针：选大肠、小肠、脾、胃、肝、肾、交感，每次取 3～4 穴，毫针刺，中等刺激。亦可埋耳针或用贴压法。

（2）穴位注射：选天枢、上巨虚，用黄连素注射液，或用维生素 B_1 或 B_{12} 注射液，每穴注射 0.5～1 mL，每日或隔日 1 次。

七、便秘

便秘是指大便秘结不通，粪便干燥艰涩难解，常常数日一行，甚至非用泻药、栓剂或灌肠不能排便的一种病证。多由大肠积热，或气滞，或寒凝，或阴阳气血亏虚，使大肠的传导功能失常，糟粕不行，凝结肠道而致。

西医学的习惯性便秘、全身衰弱致排便动力减弱引起的便秘以及肠神经官能症、肠道炎症恢复期肠蠕动减弱引起的便秘，肛裂、痔疮、直肠炎等肛门直肠疾患引起的便秘以及药物引起的便秘等属于本病的范畴。

（一）辨证

大便秘结不通，排便艰涩难解，常常数日一行。根据临床表现不同可分为热秘、气秘、虚秘、寒秘等证型。

1. 热秘

大便干结，腹胀腹痛，面红身热，口干心烦，口臭，喜冷饮，小便短赤，舌红，苔黄或黄燥，脉滑数。

2. 气秘

欲便不得，嗳气频作，腹中胀痛，遇情志不畅则便秘加重，纳食减少，胸胁痞满，口苦，苔薄腻，脉弦。

3. 虚秘

气虚见大便秘结，临厕努挣，挣则汗出气短，便后疲乏，大便并不干硬，神疲气怯，舌淡嫩，苔薄，脉虚细；血虚见面色无华，头晕心悸，唇舌色淡，脉细。

4. 寒秘

大便艰涩，排出困难，小便清长，腹中冷痛，四肢不温，畏寒喜暖，舌淡苔白，脉沉迟。

（二）治疗

1. 针灸治疗

治则：调理肠胃，行滞通便。以足阳明、手少阳经穴位为主。

主穴：天枢、支沟、水道、归来、丰隆。

配穴：热秘者加合谷、内庭；气秘者加太冲、中脘；气虚者加脾俞、气海；血虚者加足三里、三阴交；寒秘者加神阙、关元。

操作：主穴用毫针泻法。配穴按虚补实泻法操作；神阙、关元用灸法。

方义：天枢为大肠募穴，可疏通大肠腑气，腑气通则大肠传导功能正常；支沟可宣通三焦气机，三焦之气通畅则腑气通调；水道、归来、丰隆可调理肠胃、行滞通腑。

2.其他治疗

(1)耳针：选大肠、直肠、交感、皮质下，毫针刺，中等强度或弱刺激，或用贴压法。

(2)穴位注射：选穴参照针灸治疗主穴，用生理盐水，或维生素 B_1 或 B_{12} 注射液，每穴注射0.5～1 mL，每日或隔日1次。

(郗洪滨)

第四节 肝胆病证

一、黄疸

黄疸是以面目肌肤黄染、小便黄为临床特征的病证，一般分为阳黄和阴黄二大类。阳黄多属外感引起，病程短；阴黄多属内伤，病程长。本证与西医学所述的黄疸症状含义相同，可见于病毒性肝炎、肝硬化、溶血性黄疸、胆石症、胆囊炎等疾病。

(一)病因病机

本证多由感受湿热外邪、饮食所伤、脾胃虚寒等所致。

1.湿热外袭

外感湿热疫毒，内阻中焦，脾失健运，湿热交蒸于肝胆，肝失疏泄，胆汁外溢，浸淫肌肤，下注膀胱，使目身溲俱黄；若湿热疫毒炽盛，灼伤津液，内入营血，则蒙蔽心包。

2.饮食所伤

饥饱失常，嗜酒无度，损伤脾胃，湿浊内生，郁而化热，湿热熏蒸肝胆而成。

3.脾胃虚寒

素体脾胃阳虚，湿浊内生，郁滞中焦，土壅木郁，胆液被阻，泛溢肌肤；如湿从寒化日久，则寒凝血瘀，阻滞胆管。

(二)辨证

1.肝胆湿热

证候：身目俱黄，黄色鲜明，发热口渴，心中懊侬，胸胁胀痛，脘腹胀满，口干而苦，恶心欲吐，小便黄赤，大便秘结或溏泄，苔黄腻，脉弦数。

治法：清热利湿，疏泄肝胆。

2.湿困脾胃

证候：身目俱黄，黄色晦暗如烟熏，头重身困，胸脘痞满，恶心纳少，腹胀便溏，舌淡，苔腻，脉濡缓或沉迟。

治法：健脾和胃，利湿化浊。

3.热毒炽盛

证候：发病急骤，黄疸迅速加深，其黄如金，高热烦渴，胁痛腹满，或神昏谵语，或肌肤发斑，衄血便血，或发痉厥，舌红绛，苔黄燥，脉弦数或滑数。

治法：清热解毒，凉血开窍。

4.寒凝阳衰

证候：身目俱黄病久，黄色晦暗，腹胀脘闷，纳少便溏，神疲畏寒，口淡不渴，舌淡，苔白腻，脉濡缓或沉迟。

治法：温化寒湿，健脾和胃。

(三)治疗

1.针灸治疗

(1)肝胆湿热。

取穴:胆俞、至阳、太冲、阳陵泉。

随症配穴:恶心欲吐者,加内关。脘闷便溏者,加足三里。发热者,加大椎。便秘者,加天枢。

刺灸方法:针用泻法。

方义:胆俞针之可利胆退黄。至阳为退黄要穴。太冲、阳陵泉疏肝利胆,清泄湿热。

(2)湿困脾胃。

取穴:脾俞、阴陵泉、三阴交、中脘、胆俞。

随症配穴:大便溏泄者,加关元、足三里。

刺灸方法:针用补泻兼施法,可加灸。

方义:脾俞为脾之背俞穴,与阴陵泉、三阴交相配温运脾胃,利湿化浊。中脘为胃之募穴和腑会,可和胃通腑化浊。胆俞通利胆腑退黄。

(3)热毒炽盛。

取穴:十二井穴、十宣、大椎、劳宫、涌泉、太冲、至阳。

随症配穴:神昏谵语者,加水沟。皮肤瘀斑者,加膈俞、血海。

刺灸方法:针用泻法。

方义:十二井穴及十宣穴均为急救要穴,点刺出血以清泄血分之热邪,并可开窍醒神。大椎清热。劳宫、涌泉清心开窍。太冲疏泄肝胆,清热利湿。至阳为治黄效穴。

(4)寒凝阳衰。

取穴:脾俞、章门、足三里、三阴交、关元、胆俞。

随症配穴:神疲畏寒者,加肾俞、命门。胁下癥积者,加痞根。

刺灸方法:针用泻法或平补平泻法,可加灸。

方义:脾俞、章门为俞募配穴,合足三里可温中健脾,散寒化湿。三阴交可化湿通络。关元可助阳以温寒。胆俞利胆退黄。

2.其他治疗

(1)耳针:取肝、胆、脾、胃、神门、皮质下,每次选用2~4穴,毫针刺激,留针30 min,每日或隔日1次。

(2)穴位注射:取肝俞、脾俞、期门、阳陵泉,每次选用2~4穴,以板蓝根、丹参等注射液每穴注射0.5~1 mL,每日1次,10次为1疗程。

二、胁痛

胁痛是指一侧或双侧胁肋部疼痛的病证,古称季胁痛。所谓胁,乃指侧胸部从腋下始至第12肋骨部之统称。肝胆位于胁部,其脉分布两胁,气滞、瘀血、湿热等实邪闭阻胁肋部经脉,或精血亏损,胁肋部脉络失养,均可导致胁痛。

西医学的急慢性肝炎、肝硬化、肝癌、急慢性胆囊炎、胆石症、胆管蛔虫症、肋间神经痛、胸胁部扭挫伤等属于本病范畴。

(一)辨证

一侧或双侧胁肋部疼痛,疼痛性质可为刺痛、窜痛、胀痛或隐痛,常反复发作。

1.肝气郁结

胁肋胀痛,走窜不定,疼痛每因情志变化而增减,胸闷,喜叹息,得嗳气或矢气则舒,纳呆食少,脘腹胀满,苔薄白,脉弦。

2.瘀血阻络

胁肋刺痛,固定不移,入夜尤甚,舌质紫黯,脉沉涩。

3. 湿热蕴结

胁肋胀痛，触痛明显，拒按，口干苦，胸闷纳呆，恶心呕吐，小便黄赤，或有黄疸，苔黄腻，脉弦滑而数。

4. 肝阴不足

胁肋隐痛，绵绵不休，遇劳加重，口干咽燥，头晕目眩，两目干涩，舌红少苔，脉弦细或细数。

（二）治疗

1. 针灸治疗

治则：疏肝利胆，行气止痛。以足厥阴、足少阳经穴位为主。

主穴：期门、阳陵泉、支沟、足三里。

配穴：肝气郁结者加行间、太冲；瘀血阻络者加膈俞、期门、阿是穴；湿热蕴结者加中脘、三阴交；肝阴不足者加肝俞、肾俞。

操作：主穴毫针刺，用泻法。期门、膈俞、肝俞等穴不宜直刺、深刺，以免伤及内脏；瘀血阻络者，可用三棱针点刺膈俞、期门、阿是穴出血或再加拔火罐。

方义：肝胆经布于胁肋，故近取肝经期门、远取胆经阳陵泉疏利肝胆气机，行气止痛；取支沟以疏通三焦之气，配足三里和胃消痞，取“见肝之病，当先实脾”之意。

2. 其他治疗

(1)耳针：选肝、胆、胸、神门，毫针浅刺，留针 30 min，也可用贴压法。

(2)皮肤针：用皮肤针叩胸胁疼痛部位，加拔火罐。本法适用于劳伤胁痛。

(3)穴位注射：用 10%葡萄糖注射液 10 mL，或加维生素 B_{12} 注射液 0.1 mg，注入相应部位的夹脊穴，每穴注射0.5～1 mL。适用于肋间神经痛。

（郗洪滨）

第五节　肾系病证

一、癃闭

癃闭是以排尿困难、尿量减少，甚至小便闭塞不通为主要表现的一种病证。“癃”是指小便不利，点滴而下，病势较缓；“闭”是指小便不通，欲溲不下，病势较急。癃与闭常合称癃闭。多见于产后妇女、手术后患者及老年男性。由于外邪侵袭、饮食不节、情志内伤、体虚久病、外伤等引起肾和膀胱气化失司所导致。

西医学的膀胱、尿道器质性和功能性病变及前列腺疾患等所造成的排尿困难和尿潴留均属本病范畴。

（一）辨证

本病起病可突然发作，或逐渐形成。证见小便不通，少腹胀大，少腹急痛，烦躁不安等。病情严重时，还可见头晕、头痛、恶心、呕吐、胸闷、喘促、水肿，甚至神昏等。根据其临床表现可分为湿热内蕴、肝郁气滞、瘀浊闭阻和脾肾亏虚型。

1. 湿热内蕴

小便闭塞不通，努责无效，小腹胀急而痛，烦躁口渴，或口渴不欲饮，或大便不畅，舌质红，苔黄腻。

2. 肝郁气滞

小便不通或通而不畅，多烦善怒，胁腹胀满疼痛，舌红，苔黄，脉弦。

3. 瘀浊闭阻

多有外伤或手术损伤病史。小便不通或通而不畅，小腹满痛，舌紫黯或有瘀点，脉涩。

4. 脾肾亏虚

小便淋沥不爽，排出无力，甚至点滴不通，精神疲惫，气短纳差，大便不坚，小腹坠胀，腰膝酸软，畏寒乏力，舌质淡，脉沉细。

（二）治疗

1. 针灸治疗

治则：调理膀胱，行气通闭。以任脉、足太阳及足太阴经穴位为主。

主穴：秩边、三阴交、关元、中极、膀胱俞、三焦俞、肾俞。

配穴：湿热内蕴者，加委阳、尺泽；肝郁气滞者，加太冲、大敦；瘀血阻滞者，加曲骨、次髎、血海；中气不足者，加气海、脾俞、足三里；肾气亏虚者，加太溪、复溜。

操作：毫针刺，实证用泻法，虚证用补法。

方义：秩边为膀胱经穴，可调理膀胱；三阴交可通调足三阴经气血，消除瘀滞；关元为任脉与足三阴经交会穴，中极为膀胱募穴，中极配膀胱之背俞穴，俞募相配，关元透中极，均能起到鼓舞膀胱气化功能的作用；三焦俞通调三焦，配肾俞可促进膀胱气化功能。

2. 其他治疗

（1）耳针：选肾、膀胱、肺、肝、脾、三焦、交感、神门、皮质下、腰骶椎。每次选3～5穴，用毫针中强刺激，或用揿针埋藏，或用王不留行籽贴压。

（2）穴位敷贴：选神阙穴。用葱白、冰片、田螺或鲜青蒿、甘草、甘遂各适量，混合捣烂后敷于脐部，外用纱布固定，加热敷。

（3）取嚏或探吐：用消毒棉签，向鼻中取嚏或喉中探吐；也有用皂角粉末0.3～0.6 g吹鼻取嚏。

（4）电针：取双侧维道，沿皮刺，针尖向曲骨透刺2～3寸，通脉冲电15～30 min。

二、腰痛

腰痛又称“腰脊痛”，是以自觉腰部疼痛为主要症状的一种常见病证。疼痛可表现为一侧或双侧或在腰脊正中。其病因复杂，或因感受外邪，或因跌仆挫闪等导致腰部脉络气血运行不畅，不通则痛；或因年老、内伤等导致肾气受损，腰府失于温煦濡养，不荣则痛。

西医学的腰肌纤维炎、强直性脊柱炎、腰椎骨质增生、腰椎间盘病变、腰肌劳损等腰部病变以及某些内脏疾病所引起的腰痛属于本病范畴。

（一）辨证

本病以腰部疼痛为主要症状，可表现为刺痛、酸痛、重痛、隐痛、牵扯痛、急痛、缓痛等。临床上根据引起腰痛的原因和表现不同，常分为寒湿痹阻、湿热阻滞、瘀血阻滞和肾气亏虚等证型。

1. 寒湿痹阻

腰部冷痛重着，转侧不利，静卧病痛不减，寒冷和阴雨天加重，活动后减轻，舌质淡，苔白腻，脉沉而迟缓。

2. 湿热阻滞

腰部疼痛，痛处伴有热感，热天、雨天疼痛加重，小便短赤，苔黄腻，脉濡数或弦数。

3. 瘀血阻滞

腰痛如刺，或触之僵硬有牵制感，痛有定处，劳累、晨起、久坐加重，日轻夜重，轻者俯仰不便，重则不能转侧，舌质紫黯，或有瘀斑，脉涩。

4. 肾气亏虚

腰部隐隐作痛，酸软无力，缠绵不愈。兼见局部发凉，喜温喜按，遇劳更甚，卧则减轻，面色皖白，肢冷畏寒，舌质淡，脉沉细无力者为肾阳虚；兼见心烦少寐，口燥咽干，面色潮红，手足心热，舌红少苔，脉弦细数者为肾阴虚。

（二）治疗

1. 针灸治疗

治则：壮腰固肾，通经止痛。以阿是穴及足太阳经穴位为主。

主穴：肾俞、腰眼、委中、阿是穴、大肠俞。

配穴：寒湿痹阻者，加腰阳关；湿热阻滞者，加大椎；瘀血阻滞偏于脊柱正中疼痛者加水沟，偏于腰外侧疼痛者加后溪；肾气亏虚者，加志室、命门。

操作：寒湿痹阻、湿热阻滞、瘀血阻滞均采用泻法；肾气亏虚证用补法。寒湿证、肾阳虚证加灸法，瘀血证在委中点刺放血。

方义：腰眼、阿是穴、大肠俞可疏通局部经脉、络脉及经筋之气血，通经止痛；"腰为肾之府"，肾俞可壮腰益肾，使肾精得以温煦、濡养腰府；"腰背委中求"，委中为足太阳经合穴，可疏调腰背部膀胱经脉之气血，达到通经止痛的效果。

2. 其他治疗

(1)皮肤针：选择腰脊疼痛部位，用梅花针叩刺出血，加拔火罐。适用于寒湿痹阻、湿热阻滞和瘀血腰痛。

(2)耳针：取患侧腰骶椎、肾、神门，毫针刺后嘱患者活动腰部；或用揿针埋藏或用王不留行贴压。

(3)穴位注射：用地塞米松 5 mL 和普鲁卡因 2 mL 混合液，在痛点严格消毒后刺入，无回血后推药液，每穴注射0.5～1 mL，每日或隔日 1 次。

三、水肿

水肿是指体内水液滞留，泛滥肌肤，引起头面、眼睑、四肢、腹背甚至全身浮肿，严重者还可伴有胸水、腹水等。本证又名水气，可分为阴水和阳水二大类。阳水发病较急，多从头面部先肿，肿势以腰部以上为著；阴水发病较缓，多从足跗先肿，肿势以腰部以下为显。

本证常见于西医学中的急慢性肾炎、充血性心力衰竭、肝硬化以、及营养障碍等疾病。

(一)病因病机

本证多因三焦气化失职、气机不利、水液停滞、排泄失常、渗于肌肤而发病。

1. 风水相搏

肺为水之上源，又主一身之表，外合皮毛。风邪侵袭，肺失宣肃，不能通调水道，下输膀胱，以致风遏水阻，风水相搏，流溢于肌肤，发为水肿(阳水)。

2. 脾虚湿困

脾主运化，喜燥恶湿。如居处潮湿，或涉水冒雨，水湿之气内侵，或平素酒食不节，生冷太过，湿蕴于中，脾为湿困，健运失司，不能升清降浊，以致水湿不得下行，泛于肌肤，而成水肿(阴水)。

3. 阳虚水泛

生育不节，房劳过度，肾气内伤，或劳倦伤脾，日久脾肾俱虚，肾虚则开阖不利，不能化气行水，以致水液停聚，泛滥于肌肤，形成水肿(阴水)。

(二)辨证

1. 阳水

证候：多为急性发作，初起面目微肿，继则遍及全身，皮肤光泽，按之凹陷易复，胸中烦闷甚则呼吸急促，小便短少而黄，伴有恶寒发热，咽痛，苔白滑或腻，脉浮滑或滑数。

治法：疏风利水。

2. 阴水

证候：发病多由渐而始，初起足跗微肿，继而腹背面部等渐见浮肿，按之凹陷恢复较难，肿势时起时消，气色晦滞，小便清利或短涩。脾虚者兼见脘闷纳少，大便溏泄。肾虚者兼见喜暖畏寒，肢冷神疲，腰膝酸软，脉沉细或迟，舌淡苔白。

治法：温阳利水。

(三)治疗

1.针灸治疗

(1)阳水。

取穴:肺俞、列缺、合谷、三焦俞。

配穴:恶寒甚者,加偏历。发热甚者,加曲池。咽痛者,加少商。面部肿甚者,加水沟。

刺灸方法:针用泻法。

方义:取肺俞以宣肺疏风,通调水道。列缺、合谷为原络相配,可疏解表邪。三焦俞调整气化,通利水道。

(2)阴水。

取穴:脾俞、肾俞、三焦俞、水分。

配穴:脾虚者,加中脘、足三里、天枢。肾虚者,加灸关元、命门。

刺灸方法:针用补法,可加灸。

方义:补脾俞、肾俞可温中助阳以化气利水。三焦俞通调水道以利水下行。水分可分利水邪,利尿行水。

2.其他疗法

(1)耳针:取肺、脾、肾、膀胱,毫针中度刺激,留针 30 min,每日 1 次,或埋针或埋王不留行籽贴压刺激,每 3～5 天更换 1 次。

(2)穴位敷贴:用车前子 10 g 研细末,与独头蒜 5 枚、田螺 4 个共捣,敷神阙。或用蓖麻籽 50 粒,薤白 3～5 个,共捣烂敷涌泉。每日 1 次,连敷数次。

四、淋证

淋证是以小便频急、淋沥不尽、尿道涩痛、小腹拘急、痛引腰腹为主要表现的病证。中医历代对淋证分类有所不同,本节分为热淋、气淋、血淋、膏淋、石淋、劳淋六种。

本证多见于西医学的泌尿系感染、泌尿系结石、泌尿系肿瘤以及乳糜尿等。

(一)病因病机

本证病在肾和膀胱,多因湿热蕴结下焦、脾肾亏虚、肝郁气滞等引起。

1.湿热下注

过食辛热,或嗜酒肥甘,酿成湿热,下注膀胱发为热淋;若湿热蕴积,尿液受其煎熬,日积月累,尿中杂质结为砂石,则为石淋;若湿热蕴结于下,以致气化不利,清浊不分,小便如脂如膏,则为膏淋;若热盛伤络,迫血妄行,小便涩痛有血,则为血淋。

2.脾肾亏虚

久淋不愈,湿热耗伤正气,或年老、久病体弱以及劳累过度,房室不节,均可致脾肾亏虚。如遇劳即小便淋沥者,则为劳淋;中气不足,气虚下陷者,则为虚证气淋;脾肾亏虚,下元不固,不能制约脂液,脂液下泄,尿液浑浊,则为虚证膏淋;肾阴亏虚,虚火扰络,尿中夹血,则为虚证血淋。

3.肝郁气滞

恼怒伤肝,气郁化火,或气火郁于下焦,膀胱气化不利,则少腹作胀,而发为实证气淋。

(二)辨证

1.热淋

证候:小便频急,灼热涩痛,尿色黄赤,少腹拘急胀痛,或有恶寒发热,口苦,呕恶,或有腰痛拒按,或有大便秘结,苔黄腻,脉滑数。

治法:清热利湿通淋。

2. 石淋

证候：小便艰涩，尿中时夹砂石，或排尿时突然中断，尿道窘迫疼痛，少腹拘急，或腰腹绞痛难忍，尿中带血。湿热下注者，兼见大便干结，舌红，苔薄黄，脉弦或带数。若痛久砂石不去，腰腹隐痛，排尿无力，小腹坠胀，可伴见面色少华，精神委顿，少气乏力，舌淡边有齿印，脉细而弱，此为肾气亏虚。若眩晕耳鸣，腰酸膝软，手足心热，舌红少苔，脉细带数，为肾阴亏虚。病久下焦瘀滞者，见舌紫暗或有瘀斑，脉细涩。

治法：通淋排石。

3. 气淋

证候：肝郁气滞者，小便涩滞，淋沥不畅，少腹满痛，苔薄白，脉多沉弦。中气下陷者，少腹坠胀，尿有余沥，面色㿠白，舌淡，脉虚细无力。

治法：肝郁气滞者利气疏导；中气下陷者补中益气。

4. 血淋

证候：湿热下注者，可见小便热涩刺痛，尿色深红，或夹有血块，伴发热，心烦口渴，腰痛，大便秘结，苔黄，脉滑数。肾阴亏虚者，可见小便涩痛较轻，尿色淡红，腰酸膝软，神疲乏力，头晕耳鸣，舌淡红，脉细数。

治法：湿热下注者清热利湿，通淋止血；肾阴亏虚者滋阴补肾，清热止血。

5. 膏淋

证候：湿热下注者，小便浑浊如米泔水，置之沉淀如絮状，上有浮油如脂，或夹有凝块，或混有血液，尿道热涩疼痛，舌红，苔黄腻，脉濡数。脾肾两虚者表现为病久不已，反复发作，小便浑浊如米泔水，尿道涩痛不甚，形体日渐消瘦，神疲无力，腰酸膝软，舌淡，苔腻，脉细弱无力。

治法：湿热下注者清热利湿，分清泄浊；脾肾两虚者益气升陷，补虚固涩。

6. 劳淋

证候：小便不甚赤涩，但淋沥不已，时作时止，遇劳即发，腰酸膝软，神疲乏力，舌淡，脉虚细弱。

治法：健脾益肾，利尿通淋。

（三）治疗

1. 针灸治疗

（1）热淋。

取穴：膀胱俞、中极、阴陵泉、行间。

配穴：恶寒发热者，加合谷、列缺。便秘甚者，加支沟。

刺灸方法：针用泻法。

方义：膀胱俞、中极为俞募配穴法，以疏利膀胱气机。阴陵泉通利小便，疏通气机。取肝经荥穴行间，泻热而定痛。

（2）石淋。

取穴：膀胱俞、中极、秩边、委阳、然谷。

配穴：湿热下注者，加阴陵泉、三焦俞。肾气亏虚者，加肾俞、关元、足三里。肾阴亏虚者，加肾俞、太溪、照海。下焦瘀滞者，加气海、膈俞。腰腹急痛甚者，加水沟。

刺灸方法：实证针用泻法，虚证针用补法，秩边透水道。

方义：膀胱俞、中极方义同“热淋”。秩边透水道，配合委阳、然谷具有通淋排石止痛之功。加阴陵泉、三焦俞以清热利湿。加肾俞、关元、足三里可益肾补气。加肾俞、太溪、照海可滋肾补阴。取气海、膈俞以理气活血祛瘀。

（3）气淋。

取穴：膀胱俞、中极、秩边。

配穴：肝郁气滞者，加肝俞、太冲、间使。中气下陷者，加气海、足三里。

刺灸方法：实证针用泻法，虚证针用补法，秩边透水道。

方义：膀胱俞、中极方义同“热淋”。秩边可理气通淋。肝俞、太冲、间使可疏肝理气。气海、足三里可健脾益气。

(4)血淋。

取穴:膀胱俞、中极、血海、三阴交。

配穴:湿热下注者,加少府、劳宫。肾阴亏虚者,加复溜、太溪、肾俞。

刺灸方法:实证针用泻法,虚证针用补法。

方义:膀胱俞、中极方义同"热淋"。血海、三阴交可清利湿热,凉血止血。加少府、劳宫可清热除烦。加复溜、太溪、肾俞可滋肾养阴。

(5)膏淋。

取穴:膀胱俞、中极、阴陵泉、三阴交。

配穴:湿热下注者,加行间。脾肾两虚者,加气海、肾俞、命门、脾俞。小便混浊如膏者,加灸气海俞、百会。

刺灸方法:实证针用泻法,虚证针用补法。

方义:膀胱俞、中极方义同"热淋"。阴陵泉、三阴交既可分清泌浊、清利湿热,又可滋补脾肾、补虚固涩。加行间增强清热力量。加气海、肾俞、命门、脾俞以补益脾肾。

(6)劳淋。

取穴:膀胱俞、中极、脾俞、肾俞、命门、关元、足三里。

配穴:心悸气短者,加内关。

刺灸方法:针用补泻兼施法。

方义:膀胱俞、中极方义同"热淋"。取脾俞、肾俞、命门、关元、足三里可补益脾肾,益气通淋。

2.其他疗法

(1)耳针:取膀胱、肾、交感、肾上腺,每次选2~4穴,毫针强刺激,留针20~30 min,每日1次。

(2)皮肤针:取三阴交、曲泉、关元、曲骨、归来、水道、腹股沟部、第二腰椎至第四骶椎夹脊,用皮肤针叩打至皮肤红润为度。

(3)电针:取肾俞、三阴交,毫针刺入后予高频脉冲电流刺激5~10 min。

五、阳痿

阳痿是指年龄未届性功能衰退的男性出现阳事不举或临房举而不坚之证。

本证可见于西医学的男子性功能障碍及某些慢性虚弱疾病。

(一)病因病机

本证多由命门火衰、肝肾亏虚、思虑过度、惊恐等引起,亦有湿热下注、宗筋松弛而致者,但较为少见。

1.命门火衰

房事不节,或手淫过度,肾阳亏虚,无力鼓动,而致阳痿。

2.心脾两虚

思虑过度,损伤心脾,气血不足,宗筋痿软,以致阳事不举。

3.惊恐伤肾

房事之中,卒受惊恐,或焦躁不安,气机受阻,以致阳痿。

4.湿热下注

湿热蕴结,下注宗筋,致使宗筋痿软不举。

(二)辨证

1.命门火衰

证候:症见阳痿,面色㿠白,腰酸足软,头晕目眩,精神萎靡,甚至周身怕冷,食欲减退,舌淡,苔白,脉沉细。

治法:补肾壮阳。

2. 心脾两虚

证候:症见阳痿,伴有面色萎黄,食欲不振,精神倦怠,周身肢体酸软无力,舌淡,苔薄白,脉细弱。

治法:补益心脾。

3. 惊恐伤肾

证候:症见阳痿,精神抑郁或焦躁紧张,胆小多疑,心悸失眠,苔薄腻,脉沉细。

治法:益肾宁神。

4. 湿热下注

证候:阴茎痿软,勃而不坚,阴囊潮湿气臊,下肢酸重,尿黄,舌红,苔黄腻,脉滑数。

治法:清热化湿。

(三)治疗

1. 针灸治疗

(1)命门火衰。

取穴:肾俞、命门、关元、中极、三阴交。

配穴:头昏目眩者,加风池。

刺灸方法:针用补法,可加灸。

方义:肾俞、命门用补法加温灸,以补肾中元阳,壮命门之火。取任脉关元、中极能直接兴奋宗筋,温下元之气。补三阴交益肝肾,以治其本。

(2)心脾两虚。

取穴:心俞、脾俞、肾俞、关元、足三里、三阴交。

配穴:夜寐不宁者,加神门。心悸怔忡者,加内关。

刺灸方法:针用补法。

方义:取心俞、脾俞补益心脾气血。肾俞为肾气转输之处,可益肾气滋肾阴。关元乃足三阴与任脉之会,三焦之气所生之地,可培肾固本,补益元气,强壮宗筋。足三里补益脾胃之气,健旺生化之源。三阴交补益肝肾之阴。

(3)惊恐伤肾。

取穴:心俞、肾俞、神门、气海、三阴交。

配穴:胆怯易惊者,加间使。

刺灸方法:针用补法。

方义:取心俞以养心调神。肾俞补肾益气。神门宁心安神。气海调下元气机,补益肾中元气。三阴交补益肝肾之阴。

(4)湿热下注。

取穴:中极、三阴交、曲泉、行间。

配穴:阴囊潮湿气臊者,加阴陵泉、蠡沟。

刺灸方法:针用泻法。

方义:中极、三阴交可利湿清热。曲泉、行间清热利宗筋。

2. 其他疗法

(1)耳针:取外生殖器、内生殖器、内分泌、肾,每次选 2~4 穴,毫针中度刺激,留针 5~15 min,每日或隔日 1 次,或埋针按压刺激。

(2)电针:取八髎、然谷或关元、三阴交,两组穴位交替使用,针刺后通低频脉冲电流 3~5 min,每日或隔日1 次,10 次为 1 疗程。

(3)穴位注射:取关元、中极、肾俞,每次选 2 穴,药物采用维生素 B_1 150 mg 或维生素 B_{12} 0.1 mg,或丙酸睾酮 5 mg 或当归注射液等,每穴注射 0.5 mL,隔日 1 次,10 次为 1 疗程。

(4)穴位埋线:取肾俞、关元、三阴交、中极,每次选 1~3 穴,用 0~1 号羊肠线按常规操作埋入穴内,每隔1个月或1个半月埋线1次。

六、早泄

早泄是指性交时阴茎插入阴道时间极短即发生射精，不能进行正常性交的病证，严重者发生在交媾前即泄精。

本证与西医学男子性功能障碍中的早泄相同。

(一)病因病机

本证由多种原因所致肾失封藏、固摄无权而引起。

1.肾虚不固

房事频繁，或手淫过度，肾气亏虚，精关不固而早泄。

2.阴虚火旺

肾阴不足，相火偏旺，精宫易扰，发为早泄。

3.心脾两虚

思虑太过，耗伤心脾，气血不足，封藏失职。

4.惊恐伤肾

房事之中，惊恐焦躁，气机逆乱，肾失封藏。

5.肝郁气滞

精神抑郁，肝气郁结，肝失疏泄，扰动精宫。

(二)辨证

1.肾虚不固

证候：性欲减退，阴茎勃起缓慢，入房早泄，或伴阳痿，精神委靡，夜尿多或余沥不尽，腰酸膝软，舌淡，苔白，脉沉弱。

治法：补肾固精。

2.阴虚火旺

证候：欲念时起，阳事易举或举而不坚，临房早泄，常伴遗精，失眠多梦，腰酸膝软，五心烦热，潮热盗汗，头晕目眩，耳鸣心悸，口干咽痛，舌红，脉细数。

治法：滋阴降火摄精。

3.心脾两虚

证候：临房早泄，心悸失眠，健忘多梦，神疲气短，眩晕形瘦，纳谷不馨，大便溏薄，面色无华，舌淡，苔白，脉沉细。

治法：养心健脾固精。

4.惊恐伤肾

证候：临房胆怯，恐惧不安，一交即泄，舌淡，苔白，脉弱。

治法：补肾定心固精。

5.肝郁气滞

证候：交媾早泄，精神抑郁，胁肋胀满，小腹作胀，胃纳不佳，苔薄白，脉弦。

治法：疏肝解郁固精。

(三)治疗

1.针灸治疗

(1)肾虚不固。

取穴：肾俞、志室、关元、三阴交。

配穴：伴阳痿者，加灸命门。夜尿多者，加中极、膀胱俞。

刺灸方法：针用补法，可加灸。

方义：肾俞、志室可益肾固摄。关元壮阳补气，以固精关。三阴交为足三阴之交会穴，可助补肾之力。

(2)阴虚火旺。

取穴：肾俞、志室、太溪、神门、三阴交。

配穴：阳事易举者，加太冲。潮热盗汗者，加合谷、复溜。

刺灸方法：针用补泻兼施法。

方义：肾俞、志室、太溪可补肾阴，降虚火。神门泻心火以宁神定志。三阴交补肾滋阴。

(3)心脾两虚。

取穴：心俞、脾俞、肾俞、关元、神门、三阴交。

配穴：纳谷不馨、便溏者，加足三里。

刺灸方法：针用补法，可加灸。

方义：心俞、脾俞养心安神，健脾益气。肾俞、关元补肾固精。神门、三阴交益气养血安神。

(4)惊恐伤肾。

取穴：肾俞、神门、三阴交、关元。

配穴：胆怯不安者，加心俞、胆俞。

刺灸方法：针用补法。

方义：肾俞补肾益气。神门、三阴交镇惊安神。关元补肾固精。

(5)肝郁气滞。

取穴：太冲、内关、气海、三阴交。

配穴：胃纳不佳者，加足三里。

刺灸方法：针用泻法。

方义：太冲疏肝理气解郁。内关宽胸理气和胃。气海既可疏调气机，又能固摄精液。三阴交补益肾气。

2.其他疗法

(1)耳针：取内生殖器、外生殖器、神门、内分泌、心，每次选2～4穴，毫针刺激，隔日1次，或埋针、埋籽按压刺激。

(2)穴位敷贴：以露蜂房、白芷各10 g研磨，醋调成团，临睡前敷神阙。

七、遗精

遗精是指不因性生活而精液频繁遗泄的病证，如有梦而遗精，称为梦遗；无梦而遗精，甚至清醒时精液流出，称滑精。未婚或已婚后与妻子分居的男子，每月遗精4次以下者，多属正常现象。

西医学中的男子性功能障碍、前列腺炎等引起的遗精，一般可参考本节内容辨证论治。

(一)病因病机

本证的发生多因阴虚火旺、心脾亏损、湿热下注等，以致肾失封藏所致。

1.阴虚火旺

心肾相交，水火相济；若肾阴不足，心火偏亢，扰动精室，则发为遗精。

2.湿热下注

过食肥甘辛辣，损伤脾肾，蕴湿生热，下扰精室，引致遗精。

3.心脾两虚

劳神太过，思慕不已，耗伤心脾，心虚则神浮不定，脾虚则气陷不摄，终致遗精。

4.肾虚不固

恣情纵欲，房事无度，或手淫频繁，致肾精亏虚，精关不固，发为遗精。

(二)辨证

1.阴虚火旺

证候：梦中遗精，夜寐不宁，头昏头晕，耳鸣目眩，心悸易惊，神疲乏力，或见尿少色黄，舌尖偏红，苔少，脉细数。

治法：滋阴降火摄精。

2.湿热下注

证候：多梦遗精频作，尿后常有精液外流，尿色黄，尿时不爽或有灼热，口干苦，渴不多饮，舌红，苔黄腻，脉濡数。

治法：清热利湿固精。

3.心脾两虚

证候：遗精遇思虑或劳累过度而作，头晕失眠，心悸健忘，食少便溏，面色萎黄，舌淡，脉细弱。

治法：养心健脾固精。

4.肾虚不固

证候：遗精频作，甚则滑精，面色少华，精神委靡，头晕目眩，耳鸣，腰膝酸软。肾阳虚者兼见畏寒肢冷，阳痿早泄，舌淡，苔薄白，脉沉细弱。

治法：补肾固精。

（三）治疗

1.针灸治疗

（1）阴虚火旺。

取穴：心俞、神门、志室、中极、三阴交。

配穴：相火偏旺阳事易兴者，加太冲、阳陵泉。

刺灸方法：针用补泻兼施法。

方义：泻心俞清泻君火，泻神门宁心安神。志室、中极既能益肾固精，又能清泻相火。三阴交属肝脾肾三经之会，能益阴以和阳，协调阴阳之平衡。

（2）湿热下注。

取穴：膀胱俞、中极、次髎、肾俞、阴陵泉、行间。

配穴：尿时不爽者，加三阴交。

刺灸方法：针用泻法。

方义：膀胱俞、中极为俞募配穴，加次髎以清利下焦湿热。取肾俞补肾固摄。阴陵泉、行间泻之能清热利湿。

（3）心脾两虚。

取穴：心俞、脾俞、三阴交、神门、肾俞、中极。

配穴：头晕者，加风池。心悸者，加内关。食少便溏者，加足三里。

刺灸方法：针用补法，可加灸。

方义：心俞、脾俞养心健脾。三阴交、神门可健脾益气，安神定志。肾俞、中极可固精止遗。

（4）肾虚不固。

取穴：肾俞、志室、中极、太溪。

配穴：伴早泄者，加关元。

刺灸方法：针用补法，可加灸。

方义：取肾俞、志室补肾益气，封藏精室。补中极更能固摄精气。太溪滋补肾中之元阳和元阴。

2.其他疗法

（1）耳针：取内生殖器、内分泌、神门、肝、肾，每次选1～4穴，毫针中度刺激，留针5～30 min，每日1次，或采用埋针刺激。

（2）皮肤针：取心俞、肾俞、志室、关元、中极、三阴交、太溪，或取腰骶两侧夹脊穴及足三阴经膝关节以下的经穴，用皮肤针叩打皮肤呈轻度红晕，每晚1次。

（3）穴位注射：取中极、关元，选用维生素 B_{12} 或维生素 B_1 注射液，每穴注射0.5 mL，隔日或每日1次，

10次为1疗程。

(4)穴位埋线:取关元、中极、肾俞、三阴交,每次选用2穴,用0～1号羊肠线埋入,每2周1次。

八、男性不育症

凡育龄夫妇结婚2年以上,未采用避孕措施,因男方原因而造成女方不孕,称男性不育症。可分为绝对不育症和相对不育症两类,前者是男方有先天性或后天性生理缺陷而致女方不能受孕,后者指某种原因阻碍受孕和降低生育能力,致使女方不能受孕。本节主要涉及男子精子减少症、无精子症、死精子症、精液不液化、不射精症、逆行射精症等。

本病属中医学的无嗣范畴。

(一)病因病机

影响男性生育能力的因素主要有睾丸生精功能缺陷、内分泌功能紊乱、精子抗体形成、精索静脉曲张、输精管道阻塞、外生殖器畸形和性功能障碍等。多数患者系精子生成障碍,这些患者虽可产生一定数量的精子,但其数量减少,而且精子质量差,活动力低,并有畸形精子出现。

中医认为本病多与肾虚、气血亏虚、肝郁血瘀、湿热下注等因素有关。

1.肾精亏虚

素体精血亏虚,或纵欲过度,或频频手淫而精血暗耗;或久病伤阴,肾虚精亏,阳事不协,以致不育。

2.肾阳亏虚

禀赋不足,素体阳虚,房事不节,命门火衰,以致不育。

3.气血亏虚

思虑忧郁,饮食不节,损伤心脾,气血化源不足;或久病耗伤气血,以致肾气不充,肾精亏乏,而致不育。

4.气滞血瘀

情志抑郁,或所欲不遂,肝失疏泄,气机阻滞,日久则气滞血瘀,阳气不升,宗筋失养,而致不育。

5.湿热下注

脾虚生湿,或素体肥胖,恣食厚味,聚湿生痰,郁而化热,流注下焦,而致不育。

(二)辨证

多数精子异常和精液异常的患者一般无明显症状及体征,性生活一如常人。部分患者有生殖系感染、睾丸发育不良、睾丸萎缩等局部体征和全身症状。如精液常规检查3次,无精子发现称无精子症,畸形精子数超过30%为畸形精子过多症,精子活力检测小于50%为精子活力低下症。精液常规检查,如1 h内的精子死亡率在80%以上为死精子症。精液液化检查,如1 h后仍不液化者为精液不液化。抗精子抗体阳性为免疫性不育症。

1.肾精亏虚

证候:婚后不育,腰膝酸软,遗精尿频,神疲无力,头昏目眩,舌红苔少,脉细数。精液常规检查:精液稀薄,或过于黏稠,精子数少,活动力弱。

治法:补肾填精。

2.肾阳亏虚

证候:婚后不育,性欲低下,或阳痿早泄,畏寒肢冷,精神委靡,面色㿠白,舌淡苔白,脉沉迟。精液常规检查:精液稀薄,精子数少,活动力弱。

治法:温肾壮阳。

3.气血亏虚

证候:婚久不育,性欲减退或阳痿,面色萎黄,少气懒言,形体消瘦,体倦乏力,尤以行房后为甚,心悸失眠,头晕目眩,纳呆便溏,舌淡无华,脉沉细弱。精液常规检查:精液量少,精子数少,活动力弱。

治法:益气养血填精。

4.气滞血瘀

证候:婚久不育,情志抑郁沉闷,胸胁胀满,或会阴部作胀,烦躁少寐,或伴阳痿,或伴不射精,或精索增粗,舌暗红见瘀点,脉涩或弦。

治法:疏肝理气,活血化瘀。

5.湿热下注

证候:婚久不育,或形体肥胖,头晕身重,胁痛口苦,烦躁易怒,阴肿阴痒,阴囊潮湿多汗,性欲减退,甚则阳痿早泄,小便短赤,舌红,苔黄腻,脉弦数。精液常规检查:精子数少或死精子多,或不液化。

治法:清热利湿。

(三)治疗

1.针灸治疗

(1)肾精亏虚。

取穴:太溪、肾俞、三阴交、关元。

配穴:腰膝酸软者,加腰阳关、阴包。

刺灸方法:针用补法。

方义:太溪为足少阴肾经原穴,配肾俞可补肾填精。三阴交为足三阴经交会穴,既可滋补肝肾,又可健脾益气,以补后天之本。取关元可大补元气。

(2)肾阳亏虚。

取穴:肾俞、命门、关元。

配穴:畏寒肢冷者,加灸神阙、关元。

刺灸方法:针用补法,可加灸。

方义:肾俞、命门可温肾壮阳。关元可壮真火,大补元阳。

(3)气血亏虚。

取穴:关元、气海、脾俞、足三里、三阴交、肾俞。

配穴:心悸失眠者,加神门、内关。纳呆便溏者,加中脘、天枢。

刺灸方法:针用补法,可加灸。

方义:取关元、气海以大补元气。取脾俞、胃之下合穴足三里配足三阴经之交会穴三阴交,可健脾胃,助运化,补气血。肾俞可补益肾精。

(4)气滞血瘀。

取穴:太冲、曲骨、阴廉、三阴交。

配穴:胸胁胀满者,加章门、期门。

刺灸方法:针用泻法。

方义:取足厥阴肝经原穴太冲以疏肝理气,通利阴器。取曲骨壮阳举茎。配阴廉、三阴交以活血散瘀。

(5)湿热下注。

取穴:中极、大赫、阴陵泉、行间、肾俞。

配穴:阴痒腥热者,加蠡沟、阴廉。

刺灸方法:针用泻法。

方义:取中极配大赫,清利下焦湿热。阴陵泉配行间以清热化湿。肾俞可补肾固精。

2.其他治疗

(1)耳针:取肾、外生殖器、内生殖器、内分泌,毫针中度刺激,留针15～30 min,每日或隔日1次。或埋王不留行籽按压刺激。

(2)皮内针:取关元、三阴交,用麦粒型皮内针消毒后沿皮刺入12～25 mm深,胶布固定针柄后留针2～3日,秋、冬季可适当延长。

(3)穴位注射:取足三里、关元,或肾俞、三阴交,每次选用2个穴位,用绒毛膜促性腺激素500 U注入穴位浅层内,每日1次,7次为1疗程。

(刘凤强)

第六节　气血津液病证

一、郁证

郁证是以心情抑郁、情绪不宁、胸部满闷、胁肋胀满,或易怒易哭,或咽中如有异物哽塞等为主要临床表现的一类病证。本病主要是因情志内伤,肝失疏泄,脾失健运,心神失养,脏腑阴阳气血失调所致。

西医学的神经官能症、癔症、焦虑症及围绝经期综合征等均属于本病范畴。

(一)辨证

本病以精神抑郁善忧,情绪不宁或易怒易哭为主要症状。根据病因可分为肝气郁结、气郁化火、痰气郁结、心神惑乱、心脾两虚和肝肾亏虚型。

1.肝气郁结

胸胁胀满,脘闷嗳气,不思饮食,大便不调,脉弦。

2.气郁化火

性情急躁易怒,口苦而干,或头痛、目赤、耳鸣,或嘈杂吐酸,大便秘结,舌红,苔黄,脉弦数。

3.痰气郁结

咽中如有物哽塞,吞之不下,咯之不出,苔白腻,脉弦滑。

4.心神惑乱

精神恍惚,心神不宁,多疑易惊,悲忧善哭,喜怒无常,或手舞足蹈等,舌淡,脉弦。

5.心脾两虚

多思善疑,头晕神疲,心悸胆怯,失眠健忘,纳差,面色不华,舌淡,脉细。

6.肝肾亏虚

眩晕耳鸣,目干畏光,心悸不安,五心烦热,盗汗,口咽干燥,舌干少津,脉细数。

(二)治疗

1.针灸治疗

治则:调神理气,疏肝解郁。以督脉及手足厥阴、手少阴经穴位为主。

主穴:水沟、内关、神门、太冲。

配穴:肝气郁结者,加曲泉、膻中、期门;气郁化火者,加行间、侠溪、外关;痰气郁结者,加丰隆、阴陵泉、天突、廉泉;心神惑乱者,加通里、心俞、三阴交、太溪;心脾两虚者,加心俞、脾俞、足三里、三阴交;肝肾亏虚者,加太溪、三阴交、肝俞、肾俞。

操作:水沟、太冲用泻法,内关、神门用平补平泻法。配穴按虚补实泻法操作。

方义:脑为元神之府,督脉入络脑,水沟可醒脑调神;心藏神,神门为心经原穴,内关为心包经络穴,二穴可调理心神而安神定志;内关又可宽胸理气,太冲可疏肝解郁。

2.其他治疗

(1)耳针:选神门、心、交感、肝、脾。毫针刺,留针15 min,或揿针埋藏,或王不留行籽贴压。

(2)穴位注射:选心俞、膻中。用丹参注射液,每穴每次0.3~0.5 mL,每日1次。

二、消渴

消渴是以多饮、多食、多尿、形体消瘦,或尿有甜味为特征的病证。本病主要由禀赋不足、饮食不节、情志不调和劳欲过度所致，其病机特点是以阴津虚为本、燥热盛为标，两者互为因果，阴愈虚而燥热愈盛，燥热愈盛则阴津愈虚。病变脏腑主要在肺、胃、肾，又以肾为关键。临床上根据患者的症状不同，病变轻重程度不同，可分为上、中、下三消，上消属肺燥，中消属胃热，下消属肾虚，亦可肺燥、胃热、肾虚三者同病。

西医学的糖尿病属本病的范畴。尿崩症因具有多尿、烦渴的临床特点，与消渴病有某些相似之处，亦可参照治疗。

（一）辨证

本病以多饮、多尿、多食、形体消瘦，或尿有甜味为主要症状。根据临床表现不同可分为肺热津伤、胃热炽盛、肾阴亏虚、阴阳两虚等证型。

1. 肺热津伤（上消）

烦渴多饮，口干舌燥，尿频量多，舌边尖红，苔薄黄，脉洪数。

2. 胃热炽盛（中消）

多食易饥，口渴，尿多，形体消瘦，大便干结，苔黄，脉滑实有力。

3. 肾阴亏虚（下消）

尿频量多，混浊如脂膏或尿甜，腰膝酸软，乏力，头晕耳鸣，口干唇燥，皮肤干燥，舌红苔少，脉细数。

4. 阴阳两虚

腰膝酸软，四肢欠温，畏寒怕冷，小便频数，混浊如膏，阳痿或月经不调，甚至饮一溲一，面容憔悴，耳轮干枯，舌淡苔白而干，脉沉细无力。

（二）治疗

1. 针灸治疗

治则：清热润燥，养阴生津。以相应背俞穴及足少阴、足太阴经穴位为主。

主穴：胰俞、肺俞、脾俞、肾俞、太溪、三阴交。

配穴：上消口渴多饮者加太渊、少府；中消多饥者加内庭、地机；下消多尿口干者加复溜、太冲；阴阳两虚者加关元、命门。

操作：主穴用毫针补法或平补平泻法。配穴按虚补实泻法操作。

方义：胰俞为奇穴，位于第8胸椎棘突下旁开1.5寸，是治疗本病的经验效穴；肺俞培补肺阴；脾俞健脾而促进津液的化生；肾俞、太溪滋补肾阴；三阴交滋补肝肾。

2. 其他治疗

（1）耳针：选胰胆、内分泌、肾、三焦、耳迷根、神门、心、肝、肺、屏尖、胃等穴。每次取3～4穴，用毫针轻刺激，或用埋针法或贴压法。

（2）穴位注射：选心俞、肺俞、脾俞、胃俞、肾俞、三焦俞，或相应夹脊穴、曲池、足三里、三阴交、关元、太溪等。每次取2～4穴，以当归注射液，或黄芪注射液，或等渗盐水，或小剂量的胰岛素进行穴位注射，每穴注射药液0.5～2 mL。

三、肥胖

肥胖是以体内脂肪增多为主要表现的一种病证。目前衡量肥胖的主要指标有：体重指数（BMI）[体重(kg)/身高的平方(m^2)]、腰围（WC）和腰臀比（WHR）。我国专家在2001年提出：体重指数在18.5～23.9为正常体重，大于或等于24为超重，大于或等于28为肥胖，大于30为中度肥胖，大于35为重度肥胖。另外，正常成年男性腰围应小于85 cm，腰臀比小于0.90，正常成年女性腰围应小于80 cm，腰臀比小于0.85，超过上述指标者，标志腹部脂肪堆积，称为腹部型肥胖。肥胖可见于任何年龄，尤以女性多见。其发病与人种、饮食、环境等因素有关，主要由于先天禀赋因素、过食肥甘、久卧久坐等引起脾胃肾三脏功能失调，痰湿浊脂瘀滞体内而致。

西医学按发病因素将肥胖分为单纯性肥胖、继发性肥胖和药物引起的肥胖。单纯性肥胖占肥胖者的95%以上，是针灸减肥的主要适应证。也有按发病年龄和脂肪组织病理把肥胖分为体质性肥胖和获得性肥胖两类。

（一）辨证

本病以脂肪增多为主要症状，轻度肥胖常无明显伴随症状，重度肥胖多伴有疲乏无力，动则气促、汗出，行动迟缓；或脘痞痰多，倦怠恶热；或少气懒言，怕冷，甚至面浮肢肿等。根据其临床表现可分为脾胃郁热、脾胃虚弱和真元不足三个证型。

1.脾胃郁热

体质肥胖，上下匀称，肌肉坚实，食欲亢进，面色红润，多汗畏热，腹胀便秘，舌质正常或偏红，苔薄黄，脉滑有力。

2.脾胃虚弱

体胖而以面、颈部为甚，肌肉松弛，面色苍白或浮肿，神疲困倦，懒言少气，形寒怕冷，皮肤干燥，纳呆腹胀，大便溏薄，舌淡，苔薄白，脉细弱。

3.真元不足

肥胖以臀、大腿为明显，肌肉松弛，神疲而面色皖白，喜静恶动，纳谷正常或稍少，易恶寒，或伴尿少浮肿；头晕腰酸，月经不调或阳痿早泄，舌质淡，边有齿痕，苔薄白，脉沉细迟缓。

（二）治疗

1.针灸治疗

治则：调理脾胃，除痰化浊，通经活络。以足太阴、足阳明经穴位和肥胖部位局部穴位为主。

主穴：脾俞、胃俞、中脘、天枢、大横、上巨虚、丰隆、阴陵泉、支沟。

配穴：脾胃郁热者，加合谷、内庭、曲池；脾胃虚弱者，加足三里、气海、关元；真元不足者，加命门、肾俞、太溪。

操作：主穴以毫针刺为主，强刺激泻法。对于配穴，实证用泻法，虚证用补法，命门、肾俞可加灸。

方义：脾俞、胃俞分别为脾胃之背俞穴，可调理脾胃之受纳及运化功能；中脘为胃之募穴、腑之会穴，天枢为大肠募穴，上巨虚为大肠下合穴，大横为脾经穴位，善健脾助运，以上穴位同用可收调理脾胃、通利肠腑、降浊消脂之功；丰隆为足阳明胃经穴，功善除湿化痰，配阴陵泉可蠲化痰浊；支沟疏调三焦。诸穴合用，则达健脾胃、利肠腑、化痰浊、通经络之功。

2.其他治疗

(1)耳针：以内分泌、三焦、胃、大肠、小肠、脾、肾、神门、饥点（外鼻）、渴点（屏间）、三角区为主，根据具体情况再随证加选肝、肺。每次5～7穴，采用耳穴埋针或压丸法，3～5天1次，两耳交替使用。

(2)梅花针：在脊柱两侧、上下腹部及小腿前部和内侧，行重度叩刺。

(3)电针：按针灸主方及加减选穴，针刺得气后接电针仪，用疏密波强刺激30～40 min，2日1次。

(4)灸法：主穴为阳池、三焦俞。配穴为地机、命门、三阴交、大椎。每次选主、配穴各1穴，行隔姜灸法，每次5～7壮。

（刘凤强）

第十章 骨伤科病证的针灸治疗

第一节 颈项部筋骨疼痛

一、概述

颈项部在人体中具有重要地位，是承受头部重量和控制头部运动的重要组织，是各种感受系统信息传递的通道，是身体感受刺激后姿势调节的区域，其活动特别敏感，且活动幅度大。然而颈项部的组织又特别脆弱，因此颈项部是疾病的多发区，而且多为常见病。

颈椎有7块颈椎、6块椎间盘及有关韧带组成，有一个生理前凸。颈椎的椎弓根较短，颈椎孔前后径较小，因此颈脊髓容易受到前后挤压，引起脊髓性颈椎病。颈椎有两对关节，一是钩椎关节，位于椎体的两侧偏后方，可防止椎间盘向后突出；二是关节突关节，有上下椎骨的关节突组成，此关节增大，可使椎间孔变小，压迫脊神经。颈椎的韧带有前纵韧带，位于椎体前面，可防止脊柱过伸和椎间盘向前脱出；后纵韧带，位于椎体的后面，可防止脊柱过分前屈和椎间盘向后出脱的作用；黄韧带链接相邻的两椎弓板，有限制脊柱过分前屈的作用，并协助椎弓椎体围成椎管；项韧带，连接颈椎棘突，向上附着于枕外粗隆和枕外嵴，又防止颈椎过分前屈的作用；此外还有棘间韧带、棘上韧带、横突间韧带等。

颈项部的肌肉主要有胸锁乳突肌、斜角肌、斜方肌、肩胛提肌、菱形肌、头夹肌、颈夹肌等，保持头颈部的前后左右和旋转运动。

颈部神经，从颈椎发出的脊神经分为前后两支，后支较细小，主要有枕下神经（C_1）、枕大神经（C_2）等，主要分布在项部、枕部的肌肉和皮肤。前支较粗大，分别组成颈丛和臂丛。

颈丛主要由$C_{1\sim4}$的前支组成，主要有枕小神经、耳大神经、锁骨上神经、膈神经等，主要分布在枕部、耳后、颈项部、肩背部的皮肤和肌肉，膈神经主要支配膈肌和胸腔。臂丛主要由$C_{5\sim8}$和T_1组成，组成后分为锁骨上分支和锁骨下分支。锁骨上分支主要有肩胛背神经（$C_{4、5}$）支配菱形肌及肩胛提肌，胸长神经（$C_{5\sim7}$）支配前锯肌，肩胛上神经（$C_{5、6}$）支配冈上、下肌，肩胛下神经（$C_{5\sim7}$）支配肩胛下肌、大圆肌，胸前神经（C_7、T_1）支配胸大肌、胸小肌，胸背神经（$C_{6、7}$）支配背阔肌。锁骨下分支分为外侧束、内侧束和后束。外侧束有肌皮神经、正中神经（$C_6\sim T_1$）；内侧束有臂内皮神经、前臂内侧皮神经、尺神经（$C_8\sim T_1$）；后束有腋神经、桡神经（$C_5\sim T_1$）。

颈交感神经干位于颈部脊柱的前方，有3个神经节，支配颈内动脉、颈内静脉、颈外动脉、颈总动脉以及心脏。

（一）经络分布

有9条经脉会于颈项部。①手足阳明经：手阳明经“上出于柱骨之会”，手阳明经筋“其支者，绕肩胛，挟脊，其直者，从肩髃上颈”；足阳明络脉“上络头项，合诸经之气”。②手足太阳经：手太阳经“出肩解，绕肩胛，交肩上”，手太阳经筋“上绕肩胛，循颈，出走足太阳之前，结于耳后乳突”；足太阳经循行于头项部，足太阳经筋“上挟脊上项”。③手足少阳经：手少阳经“上项，系耳后，直上出耳上角”，手少阳经经筋“上肩，走颈，合于太阳”；足少阳经“上抵头角，下耳后，循颈”，足少阳经筋“循耳后，上额角”。④足少阴经：足少阴经别“直者，系舌本，复出于项，合于太阳”；足少阴经筋“循脊内，挟膂上至项，结于枕骨，与足太阳之筋合”。

另外还有督脉和任脉等。总之，有诸多经脉经过颈项部，任脉、阳明经及其经筋分布在颈项的前面，督脉、太阳经及其经筋、足少阴经筋分布在颈项的后面，少阳经及其经筋、分布在颈项部的侧面。

（二）颈椎的检查

1. 功能检查

颈部作被动或主动前屈、后伸、侧屈、旋转活动时，有一定的范围，正常范围如下：前屈 35°～45°；后伸 35°～45°；侧屈左右各 45°；旋转左右各 60°～80°。

2. 压痛检查

临床常用检查试验有以下几种。

（1）颈椎间接叩击试验：患者正坐位，检查者左手掌轻轻按在患者头顶，右手握拳并叩击左手手背，若引起患者颈部疼痛或伴有上肢放射痛时，为阳性。表示患者可能患有颈椎间盘、颈椎后关节或颈椎骨性病变。

（2）颈椎间孔挤压试验：患者正坐位，头稍微向上仰并偏向患侧。检查者用手在颅顶做垂直按压，引起患者颈部及上肢放射性疼痛者，为阳性。表示可能患有颈椎病或颈椎间盘病变。

（3）臂丛神经牵拉试验：患者正坐位，头弯向健侧。检查者一手抵住患者的侧头部，另一只手握住患肢腕部，并向下牵拉患肢。若颈项部及患肢疼痛为阳性。表明臂丛神经根受压，可能患有颈椎病或颈椎间盘突出症。

（4）霍夫曼试验：患者前臂旋前，掌心向下。检查者一手握住患者手腕部，另一手示指与中指夹住患者中指，用拇指向掌侧弹拨患者中指指甲，若患者拇指及其他各指快速屈曲，即为阳性。表明锥体束在第 5、6 颈髓以上受损。

二、颈项部扭挫伤

颈部扭挫伤是指颈椎周围的肌肉、韧带、关节囊等组织受到外力牵拉、扭捩或外力直接打击而损伤。

（一）诊断要点

（1）头颈部有扭挫或外力打击病史。

（2）受伤后颈项、背部疼痛，有时可牵涉到肩部。

（3）检查：①颈项部活动受限，以侧屈、旋转位较明显。②颈项部可扪及痉挛的肌肉，局部有明显压痛，但无上肢放射痛。③臂丛神经牵拉试验阴性，无颈神经压迫体征。④颈椎 X 线片未见异常。

（二）病因病机

头部突然受到外力打击或头部受到撞击或坐车时的急刹车，超过颈部生理活动的范围，造成颈部经筋、脉络的损伤，经血溢于脉外，瘀血痹阻，经气不通，发为疼痛。

（三）辨证与治疗

1. 主症

项背部疼痛，连及肩部，颈部活动受限，有明显的压痛。舌质黯，脉弦。

2. 治则

活血化瘀，通经止痛。

3. 处方

天柱、完骨、阿是穴、后溪。

（1）侧屈疼痛加：中渚、三间。

（2）旋转疼痛加：风池、阳陵泉。

（3）压痛点位于督脉加：大椎。

（4）压痛点位于足太阳经加：养老、至阴。

（5）压痛点位于足少阳经加：外关、悬钟、关冲。

（6）压痛点位于阳明经加：合谷。

4.操作法

诸穴均采用捻转泻法，首先在井穴用三棱针点刺出血，在阿是穴用刺络拔罐法，再针刺四肢远端穴位，针刺时针感要强，并使针感传导，同时令患者活动头颈部，一般会有明显好转。如好转不明显在针刺局部穴位。

5.方义

本证是由于瘀血阻滞经脉所致，治疗以活血化瘀、破血化瘀为法。阿是穴是瘀血凝聚的部位，刺络拔罐可破瘀血的凝聚，疏通经脉的气血；井穴放血，可消除经脉中残留的瘀血，活血止痛。其他诸穴针刺泻法旨在进一步疏通经络活血止痛。

三、颈项部肌筋膜炎

颈项部肌筋膜炎又称颈项部肌纤维炎，或肌肉风湿病，是指筋膜、肌肉、肌腱和韧带等软组织的病变，引起项背部疼痛、僵硬、运动受限和软弱无力等症状。

（一）诊断要点

（1）本病多发生于中年以上女性。

（2）颈项部疼痛、僵硬，常连及背部和肩部。

（3）晨起和气候变凉或受凉时疼痛加重，活动后或遇暖时疼痛减轻。

（4）颈项部可触及压痛点，颈后部可摸到皮下结节、条索肿块，颈项部活动受限。

（5）本病与颈项部扭挫伤症状相似，但颈项部扭挫伤有明显的外伤史，病程较短，颈项部检查无结节。

（二）病因病机

本病常累及胸锁乳突肌、肩胛提肌等，一般认为颈项部筋膜炎的发生与轻微外伤、劳累、受凉等因素有关。其病理变化主要为肌筋膜组织纤维化、瘢痕及局限性小结节形成。

本病属于中医“痹症”范畴，引起本证的原因有以下两个方面：

1.风寒湿邪阻滞

久卧湿地，贪凉受冷或劳累过度，卫外乏力，风寒湿邪入侵经筋，气血痹阻发为痹证。

2.瘀血阻滞

慢性劳损积累，或轻伤络脉，瘀血停滞，久而成结，气血阻滞发为疼痛。

（三）辨证与治疗

1.风寒湿邪阻滞

（1）主症：项背疼痛、僵硬，痛引肩臂，遇寒则痛重，得热则痛减。舌淡苔白，脉弦紧。

（2）治则：散风祛湿，温经通脉。

（3）处方：天柱、风池、肩井、肩外俞、阿是穴、三间、后溪。

（4）操作法：诸穴均用捻转泻法，并在肩井、肩外俞、阿是穴拔火罐，起火罐后再加用灸法，每穴艾灸3分钟左右。

（5）方义：天柱、风池、三间、后溪散风祛邪，三间、后溪为五输穴中的“输穴”，“俞主体重节痛”，且配五行属于“木”，木主风，所以二穴是治疗外邪引起肌肉、关节疼痛的重要穴位，正如《针灸甲乙经》所说“颈项强，身寒，头不可以顾，后溪主之”，《席弘赋》“更有三间、肾俞妙，善除肩背浮风劳”。

2.瘀血阻滞

（1）主症：项背疼痛、僵硬，呈刺痛性质，晨起明显，痛有定处，活动后好转。舌质黯，苔薄，脉涩。

（2）治则：活血祛瘀，舒筋止痛。

（3）处方：风池、阿是穴、肩外俞、膈俞、合谷、后溪。

（4）操作法：阿是穴、肩外俞、膈俞刺络拔罐，术后加用灸法。其余诸穴用捻转泻法。

（5）方义：本病主要位于胸锁乳突肌和肩胛提肌，手阳明经循行于胸锁乳突肌，其经筋“绕肩胛，夹脊”；手太阳经循行于肩胛提肌部位，其经筋“上绕肩胛，循颈出走太阳之前”，所以治取合谷、后溪为主穴，且二穴对治疗颈项部疼痛有很好的效果，合谷又有行气活血化瘀的作用。阿是穴、肩外俞、膈俞刺络拔罐出血，乃破血祛瘀法，加用灸法，血得热则行，可加强祛瘀通经的效果。

四、落枕

落枕又称失枕，多因睡眠后出现颈项部疼痛、活动受限等症状，是颈部软组织损伤的常见病，多见以青壮年，男性多于女性。

（一）诊断要点

（1）多在睡眠后出现颈项部疼痛，疼痛可连及肩背。

（2）头常歪向患侧，活动受限，颈项不能自由旋转和后顾，旋转时与上身同时转动。

（3）颈项部肌肉僵硬、压痛。

（二）病因病机

落枕多因睡眠时枕头过高、过低或过硬，或睡眠时头颈部过度偏转，使颈部肌肉长时间受到牵拉，处于过度紧张状态而发生静力性损伤。由于颈项部肌肉损伤，瘀血痹阻；或由于气血疏通发生障碍，卫外不固，风寒邪气趁虚而入，经筋受风寒而挛缩，发为落枕。

（三）辨证与治疗

1. 主症

睡醒后颈项部疼痛，头歪向一侧，转动困难，疼痛连及肩背，颈部肌肉僵硬，压痛明显，局部喜热恶寒。舌苔薄白，脉浮紧；或舌质黯，脉弦。

2. 治则

温经散寒，舒筋活血。

3. 处方

阿是穴、外劳宫、后溪、悬钟。

4. 操作法

先针刺阿是穴、后溪、外劳宫、悬钟，用捻转泻法。在针刺的同时，令患者前后左右和旋转头颈部。局部喜热恶寒者，在阿是穴针刺后拔火罐，起罐后艾灸 5 分钟；颈项部因于瘀血者，在阿是穴刺络拔罐。

5. 方义

外劳宫又名落枕穴，位于手背侧，第 2、3 掌骨之间，掌指关节后 0.5 寸处，是治疗落枕的经验效穴。手太阳经及其经筋分布在肩背部（所属的肌肉主要有：冈上下肌、肩胛提肌、头夹肌等），是动则病不可以顾，肩似拔，臑似折；足少阳经及其经筋循行于颈项部的侧面及耳乳突部位（所属的肌肉主要有：斜方肌、胸锁乳突肌等），其病则“颈维筋急”，本病多发生在斜方肌、胸锁乳突肌及肩胛提肌。后溪、悬钟分属手太阳经和足少阳经，与局部阿是穴配合应用，远近结合，可达疏通颈项部经络气血，祛邪舒筋通络止痛的效应。

五、项韧带劳损与钙化

项韧带劳损与钙化是临床常见病，也是项背部疼痛的常见原因之一。项韧带属于棘上韧带的一部分，因其特别粗大、肥厚，故称其为项韧带。起于枕外粗隆，向下延续至第 7 颈椎棘突。项韧带的主要功能是维持颈椎的稳定和牵拉头部由屈变伸。

（一）诊断要点

（1）有长期低头工作史，或颈项部外伤史。

（2）颈项部疼痛、酸胀，颈部屈伸时疼痛加重，抬头或颈后伸时疼痛减轻。

（3）检查：颈椎棘突尖压痛，有时在病变的局部可触及硬结或条索状物。X 线片检查可见病变部位项韧带钙化影。

（二）病因病机

长期的长时间低头工作，因头颈部屈曲而使项韧带拉紧，久而久之则项韧带自其附着点牵拉，部分韧带纤维撕裂，或从项韧带附着点掀起，产生损伤与劳损。损伤后局部出血，组织液渗出，之后发生机化和钙盐沉积，使劳损的项韧带钙化。

中医认为劳伤气血，颈项筋骨失于气血濡养则筋肉挛缩，气血运行受阻，导致络脉瘀血阻滞，久之则瘀血凝结成块；或卫外不固，复感风邪，加重了病情的发展。

（三）辨证与治疗

1.主症

颈项部疼痛、酸胀、僵硬，颈项活动时疼痛，可伴有响声，触摸有压痛。舌质黯，脉弦细。

2.治则

养血柔筋，活络止痛。

3.处方

天柱、阿是穴、风府、后溪、承浆、心俞。

4.操作法

阿是穴针刺捻转泻法，天柱、风府、承浆、后溪龙虎交战手法，心俞针刺补法，天柱针刺后加用灸法。

5.方义

本病隶属于督脉，故治疗以督脉经穴为主，风府是督脉与阳维脉的交会穴，既可疏通督脉，又可散风通络，主治颈项疼痛，正如《素问·骨空论》所说“颈项痛，刺风府”。承浆是任脉与手足阳明经的交会穴，又是任脉与督脉的连接穴，阳明经多气多血，任脉纳五脏之精血，故承浆可调任、督脉的气血，濡养督脉之经筋。承浆与风府配合，可加强颈项痛的治疗，《玉龙歌》“头项强痛难回顾，牙痛并作一般看，先向承浆明补泻，后针风府即时安。”即是这一组合的明证。后溪是八脉交会穴之一，通于督脉，又是治疗颈项痛的特效穴，是治疗本病的主穴，本穴与天柱相配，局部与远端结合，有利于舒筋通脉。补心俞可调血柔筋，疏解挛缩。

六、颈椎间盘突出症

（一）概述

椎间盘由髓核、纤维环和软骨板构成，它的前部较后部高，使脊柱呈生理性前凸。颈椎间盘突出症多由于急性或反复和轻微的外伤而引起。

颈椎的下部负重较大，活动较多，又与相对固定的胸椎相连，故容易劳损而发生退行性改变。纤维环发生退变之后，纤维肿胀变粗，继而发生玻璃样变性。由于纤维环变性而弹性减退，难以承受椎间盘内的张力，产生断裂。当椎间盘受到头部屈伸活动时重力作用、肌肉的牵拉以及外伤等影响时，椎间盘则向外膨出破裂，髓核也可经破裂的纤维环裂隙向后突出。

由于椎间盘向椎管突出的位置不同，则产生不同的表现，常见的突出位置有以下三种类型：

1.侧方突出型

突出的位置在后纵韧带外侧、钩椎关节内侧。该处是颈神经根通过的部位，突出的椎间盘压迫脊神经根而产生根性症状。

2.旁中央突出型

突出的部位偏于一侧，介于脊神经和脊髓之间。突出的椎间盘可压迫脊神经根和脊髓，产生单侧脊髓和神经根压迫症。

3.中央突出型

突出部位在椎管中央，脊髓的前方，突出的椎间盘压迫脊髓腹面的两侧，产生脊髓受压的双侧症状。

（二）诊断要点

（1）多见于30岁以上的中壮年，无外伤使者，起病多缓慢；有外伤史者，起病较急。

（2）颈后疼痛，卧床休息症状好转，活动、或咳嗽后症状加重，疼痛向一侧或两侧肩、臂和手部放射。

（3）本病多发生于C_6、C_7或C_5、C_6椎间盘，颈椎CT和MRI检查可以帮助确诊。由于椎间盘突出的部位不同，压迫的组织不同，临床表现各不相同。①椎间盘侧方突出：主要症状为颈部受累神经根的上肢支配区疼痛与麻木。疼痛放射到一侧肩部和上肢;颈部僵硬,颈后肌痉挛,活动受限;在突出部位的棘突间有压痛;颈神经根牵拉试验和椎间孔加压试验阳性;受累神经节段支配区有感觉、运动及反射改变,以及肌力减退、肌肉萎缩等体征。②椎间盘旁中央突出:患者有椎间盘侧方突出的症状、体征;患者有单侧脊髓受压症状和体征,患侧下肢软无力、肌肉张力增强、腱反射亢进、巴宾斯基征(Babinski)阳性。③椎间盘中央突出:主要表现为脊髓受压症状和体征。下肢无力,平衡障碍,严重时可见下肢瘫痪;肌肉张力增高、腱反射亢进、踝阵挛、髌阵挛、巴宾斯基征阳性。

(三)病因病机

本病主要位于督脉、手足太阳经、足少阴经。

1.风寒阻滞

颈项劳损或年老体弱,卫外不固,风寒邪气趁虚入侵颈项,经络闭阻,气血运行不畅而发病。

2.瘀血阻滞

外力损伤头颈部,血溢脉外,瘀血停滞,阻碍经络气血运行而发病。

3.肝肾亏损

肾主骨藏精生髓,肾虚则精亏,精亏则骨失其养,发为骨痿。肝主筋而藏血,筋附于骨,肝虚则筋失血养而萎软拘紧。

(四)辨证与治疗

1.风寒阻滞

(1)主症:颈项疼痛,连及肩背和上肢,手臂麻木,项背喜热恶寒,疼痛与气候变化有关。舌苔薄白,脉紧。

(2)治则:散风祛寒,温经通络。

2.瘀血阻滞

(1)主症:有明显的损伤史,发病急,颈项部疼痛,痛连肩臂,强迫体位,头项活动受限。舌质暗,脉弦。

(2)治则:活血化瘀,通经止痛。

3.肝肾亏损

(1)主症:发病缓慢,反复发作的颈项酸痛,上肢麻痛,劳累后加重,下肢无力、瘫痪、拘紧,腰部酸软,耳鸣,耳聋。舌质淡,脉沉细。

(2)治则:调补肝肾,益精柔筋。

4.治法

(1)处方:天柱、阿是穴(颈夹脊穴)、后溪、列缺。①风寒痹阻者加大椎、外关。②瘀血阻滞者加膈俞、合谷、太冲。③肝肾亏损者加肝俞、肾俞、太溪。④上肢疼痛者加曲池、外关。⑤上肢及手指麻木者加外关、少商、商阳、关冲、少泽。⑥下肢瘫痪、肢体拘禁者加阳陵泉、悬钟、三阴交、照海。

(2)操作法:天柱、阿是穴、后溪、大椎、外关、合谷、太冲、曲池针刺捻转泻法。列缺针刺得气后先用捻转泻法,之后用捻转补法。膈俞刺络拔罐法,用梅花针叩刺出血,再拔火罐。根据麻木的手指选取井穴,然后用三棱针点刺出血。肝俞、肾俞、太溪等穴针刺补法。

(3)方义:本病除跌打损伤引起者之外,基本上属于本虚标实的病证,本虚或因于劳伤气血,卫气不固;或由于肝肾亏损,筋骨失养。表实多因于风寒痹阻或瘀血阻滞。本病治疗处方即基于此标本兼顾,颈夹脊穴是一组穴位,多选取压痛的部位(C_5、C_6、C_7),属于局部取穴,具有疏通经络、通经止痛的功效,对颈椎病变有良好效果。天柱属于足太阳经,又位于颈部,是疏通头项部经络、祛风散寒的主要穴位,正如《百症赋》所说:“项强多恶风,束骨相连与天柱”。后溪是手太阳经的输穴,“俞主体重节痛”;后溪又通于督脉,可通阳祛邪,疏通项背经气,所以后溪是治疗颈项疼痛和项背疼痛的主穴;列缺是手太阴经络穴,通于手阳明经,针刺泻之,具有宣肺祛邪、疏通经络的作用,多用于头项疼痛的治疗,正如《四总穴歌》曰“头项寻列缺”;列缺又通于任脉,任脉下入于肾,足少阴经筋“循脊内挟膂上至项,结于枕骨,与太阳之筋合”,故补列缺可助金生水,濡养筋骨,缓解颈项部筋肉的僵硬、疼痛,为治本之法。列缺配后溪,一个调任脉益阴潜阳,濡养筋骨;一个调督脉,通阳祛邪,使任督脉经气畅达,阴阳调和,百病可治。

手指麻木者,病因虽多,但病机总归于气血不调,治疗宗通经接气法,取井穴点刺出血,可获得良好效果。井穴是阴阳经的交会穴,有调达阴阳的作用;阴经属于阴而主血,阳经属于阳而主气;故井穴有调理气血的作用;阴经井穴配五行属于木,应于肝,肝藏血,主疏泄;阳经井穴配五行属于金,应于肺,肺主气,主治节,故井穴可调节气机和气血的运行。井穴点刺出血能行气活血化瘀,是治疗肢体麻木的有效穴位。

阳陵泉是筋之会穴,悬钟是髓之会穴,三阴交是足三阴经交会穴,补之养血益精,濡养筋骨,治疗肢体的拘紧和僵硬。照海是阴跷脉的交会穴,主治肢体的运动,"阴跷为病,阳缓而阴急",善于治疗肢体的僵硬、拘挛。

七、颈椎病

(一)概述

颈椎病是因颈椎间盘退行性病变导致椎体失稳和压迫邻近组织而引起的一系列症状和体征的总称。本病又称颈椎退行性关节炎、颈椎综合征等。颈椎病是颈部的常见病、多发病,因为颈椎是人体活动度与负重较大的部位,特别是 $C_{4\sim5}$ 和 $C_{5\sim6}$ 椎间盘是颈部的活动中心,又是承受头部压力最大和最集中的部位。随着年龄的增长和长期的劳损,椎间盘发生退行性病变,及其继发性椎间关节退行性改变,引起神经根、椎动脉、交感神经、脊髓等邻近组织受累的相应临床症状和体征。

本病散见于中医学中的"骨痹""阴痹""头痛""眩晕""项强"和"肩背痛"的记载中。

(二)诊断要点

颈椎病按病变部位、范围以及受压组织的不同,而出现不同的临床表现和体征,临床上分为神经根型、脊髓型、椎动脉型和交感神经型等,其中以神经根型最常见。

1.神经根型颈椎病

(1)颈肩部疼痛,向一侧或两侧放射。

(2)疼痛为酸痛、钝痛、刺痛或触电样串痛,劳累和受寒后疼痛加重。

(3)检查:颈部活动受限,肌肉僵硬;颈椎棘突旁、患侧肩胛骨内上角压痛;上肢牵拉试验,椎间孔挤压试验。

(4)X线检查:可见颈椎生理前凸减小或消失,椎间隙狭窄,椎体前、后缘骨质增生,钩椎关节、关节突关节增生,椎间孔狭窄。

(5)CT检查:可清楚地显示颈椎椎管和神经根部狭窄,椎间盘突出及脊神经受压的情况。

(6)MRI检查:可观察椎管内结构的改变,可清楚显示脊髓、椎间盘的情况。

2.脊髓型颈椎病

(1)慢性进行性四肢瘫痪为主要特征。

(2)早期可见双侧或单侧下肢发紧、麻木、疼痛、僵硬、无力、烧灼感、步态不稳、步态笨拙等,继而四肢瘫痪,卧床不起,小便失禁或潴留。

(3)手部无力、发抖、活动不灵活,持物不稳,容易坠落。

(4)检查:颈部受限不明显,下肢肌张力增高,腱反射亢进,可引出病理反射(霍夫曼征阳性、巴宾斯基征阳性)、踝阵挛、髌阵挛。

(5)X线检查:可见脊椎退行性改变。

(6)MRI和CT检查可明确诊断。

3.椎动脉型颈椎病

椎动脉从第2颈椎通过横突孔,在椎体旁上行。可因钩椎关节骨赘形成、椎间隙变窄、颈椎不稳等原因刺激或压迫椎动脉,引起大脑后动脉、小脑下动脉和内耳动脉供血不足而产生症状。

(1)眩晕是本病的主要症状,颈后伸或侧弯时眩晕加重,甚至猝倒,猝倒后颈部位置改变而立即清醒。

(2)有的表现为头部昏沉、头脑不清醒或头脑迷迷糊糊。

(3)常伴有耳鸣、耳聋、记忆力减退、智力下降、视力减退、复视、发音障碍等。也有的患者同时伴有颈神经根型及交感神经刺激征。

(4)检查:颈椎棘突部有压痛,头部后仰或旋转时眩晕加重。

(5)X 线检查:颈椎正位片及斜位片可见钩椎关节处有骨赘形成,并向侧方突出。

(6)椎动脉造影可见椎动脉扭曲或狭窄。

4.交感神经型颈椎病

一般认为各种结构颈椎病变的刺激可通过脊髓反射或脑一脊髓反射而产生一系列交感神经症状。

(1)主要表现为交感神经兴奋症状:如头痛或偏头痛,可伴有恶心、呕吐;眼部症状可表现为视物模糊、视力下降、眼窝胀痛、流泪、眼睑无力、瞳孔扩大或缩小;耳部可表现为耳鸣、耳聋、眼球震颤等;也可见三叉神经出口处疼痛或压痛、枕大神经痛、舌下神经功能障碍等。也可见心前区疼痛、心律不齐、心跳过速或血压升高以及四肢发凉、局部温度下降等。

(2)颈部酸痛:有颈部支持不住头部重量的感觉。

(3)也可表现为交感神经抑制的症状:如头晕、眼花、流泪、鼻塞、行动过缓、血压下降及胃肠胀气等。

(4)检查:头部转动时颈部或枕部疼痛加重,压迫患者不稳定的颈椎棘突可诱发或加重交感神经症状。

(5)X 线平片检查:显示颈椎退行性改变,颈椎屈伸检查可证实有颈椎节段不稳,其中以颈椎 3～4 椎间不稳最常见。

(6)MRI 等检查结果与神经根型颈椎病相似。

(三)病因病机

本病的病位在骨和筋肉,属于督脉、手足太阳经和足少阴经循行范围,其病因病机内因体虚,复感外邪,或因跌打损伤,动作失度,而至气血运行不畅而发病。

1.体质虚弱,风寒痹阻

体质虚弱,卫外不固,风寒邪气趁虚而入;或跌打损伤,活动失度,致经络气血痹阻而发病。

2.劳伤气血,筋骨失养

长久伏案或操电脑而久坐,耗伤气血,筋骨失养而发病。

3.肝肾亏损,筋骨失养

中年以后肝肾精血不足,督脉空虚,筋骨失养,筋肉挛急而发病。

(四)辨证与治疗

1.风寒痹阻

(1)主症:颈项僵硬,项背、肩臂疼痛,遇寒加重,颈部活动受限,手臂麻冷。舌苔白,脉弦紧。

(2)治则:温经散寒,通络止痛。

(3)处方:天柱、大椎、颈椎夹脊穴、后溪、外关。

(4)操作法:以上诸穴均用针刺捻转泻法,针天柱针尖斜向脊柱,使针感向肩背部传导。针大椎时患者微低头,针尖向患侧微斜,使针感向患侧肩臂传导。针颈椎夹脊时,用 0.30 mm×40 mm 的毫针,进针时针尖微向脊柱斜刺,当触及椎体时,将针体稍提起,然后使针体垂直刺入 1 寸左右,并使针感向颈肩部传导。后溪、外关用强刺激手法,针刺的同时令患者活动颈项部。天柱、大椎、颈椎夹脊穴可加用灸法。

(5)方义:本证是由于外受风寒邪气,滞留督脉和太阳经导致经气不通所致。取诸阳之会大椎、太阳经穴天柱及颈椎夹脊穴,针而灸之,温散风寒,疏通督脉及太阳经脉,通经止痛。后溪是手太阳经"输穴"并通于督脉,"俞主体重节痛",且配五行属于木,木主风,功善祛风通经止痛,是治疗颈项部疼痛的主要穴位。外关是手少阳三焦经的络穴,有络脉通于心包经,心包主血脉;外关又通于阳维脉,阳维脉主表,故外关既可疏解风寒又可疏通血脉,通经止痛。诸穴合用,共奏祛风散寒,温经止痛的功效。

2.气血虚弱

(1)主症:颈项、肩背部僵硬酸痛,上肢乏力麻木,头痛头晕,头脑不清,记忆力下降,视物不清,心悸。舌质淡,脉沉弱。

(2)治则:补益气血,濡养筋骨。

(3)处方:百劳、颈椎夹脊穴、大椎、曲池、养老、中脘、足三里。①头痛头晕、记忆力下降加:百会、天柱。②视物不清、心悸加:心俞、脾俞、内关。

(4)操作法:针百劳针尖向脊柱方向斜刺1寸左右,捻转平补平泻法,并可加用灸法。针夹脊穴和大椎进针法同上,捻转平补平泻法。曲池、足三里、中脘、心俞、脾俞捻转补法。养老针尖向肘部,百会针尖沿督脉向后,内关直刺,捻转平补平泻法。

(5)方义:本证属于劳伤气血,筋骨失养,故取颈椎夹脊、大椎及百劳穴温养督脉及太阳经筋,养筋壮骨,以治其标;取曲池、中脘、足三里、心俞、脾俞,针而补之,补益气血生化之源,濡养筋骨,以治其本。养老是手阳明经的"郄穴",功能舒筋通络,是治疗颈椎病的有效穴位,如《甲乙经》说养老主"肩痛欲折,臑如拔";同时养老也是治疗目视不明的重要穴位,正如《百症赋》云:"目觉䀮䀮,急取养老、天柱。"内关是心包经络穴,心主血脉,外通三焦经,三焦乃"元气之别使也",主持诸气,故内关可通达血脉,调理气血,濡养筋骨。如此治标与治本相结合,病变局部取穴与循经远端相结合,可获良好效果。

3.肝肾亏损

(1)主症:颈项肩臂疼痛,肢体麻木僵硬,步态不稳甚或瘫痪,耳鸣耳聋,腰膝酸软,小便失禁。舌质淡,脉沉细。

(2)治则:补益肝肾,濡养筋骨。

(3)处方:颈椎夹脊穴、大椎、养老、肝俞、肾俞、阳陵泉、太溪。①耳鸣、耳聋加:翳风、中渚。②尿失禁加:关元、三阴交。③下肢瘫痪加:悬钟。

(4)操作法:夹脊穴、大椎、养老针刺法同上,捻转平补平泻手法,并可加用灸法。其余诸穴用捻转补法。

(5)方义:本证属于年迈、久病、房劳伤及肝肾,精血亏损,经脉空虚,筋骨失养,足少阴经筋"循脊内挟膂上至项,结于枕骨,与太阳之筋合。"故肾精亏损,可使颈部筋骨失养,发为颈椎病。取颈部夹脊穴、大椎及养老,温通督脉及太阳经,输运精血,濡养筋骨,以治其标;取肾俞、肝俞、太溪针而补之,补益肝肾,濡养筋骨,以治其本。阳陵泉是足少阳经之"合"穴,又是筋之会穴;悬钟是足少阳经穴,又是髓之会穴,二穴合用,可益精髓壮筋骨,而且是治疗颈椎病和下肢瘫痪的有效穴位。养老疏通经络,是治疗颈椎病的有效穴位。若见耳聋、耳鸣,乃肾精匮乏,耳窍失于濡养,加用翳风、中渚调理三焦,助元精上达,濡养耳窍。若遗精、遗尿或尿失禁,乃肾气失固,加关元、三阴交培本固摄。

4.肝阳上亢

(1)主症:颈部酸痛,按之僵硬、疼痛,头痛眩晕,眼痛目眩,恶心呕吐,胸痛心悸,急躁易怒。舌质黯红,脉弦数。

(2)治则:平肝潜阳,调和气血。

(3)处方:风池、颈椎夹脊穴、曲池、后溪、合谷、内关、太冲、三阴交、中脘。

(4)操作法:针风池用0.30 mm×40 mm的毫针,针尖向对侧眼球方向平刺,捻转200次左右,平补平泻手法,头痛即刻缓解;颈夹脊穴刺法同上;合谷、曲池、后溪、太冲针刺泻法;中脘平补平泻手法;三阴交针刺捻转补法。

(5)方义:本证是由于年迈体虚,肾精亏损,肝阳上亢,肾精亏损则颈部筋骨失养,肝阳上亢则头痛眩晕。风池是足少阳经和阳维脉的交会穴,有平肝息风的作用,是治疗头痛眩晕的重要穴位,又有缓解颈部经筋挛缩的作用。颈椎夹脊穴,属于局部取穴,可疏通局部经脉气,血,清亢上之阳热,通经气而止痛。太冲是足厥阴经原穴,平肝潜阳,是治疗本证的主穴,配内关,可加强泻肝的作用,因内关属于心包经,配五行属火,泻火即泻肝,同时内关又有和胃止呕吐的作用;配后溪是因为后溪是治疗颈椎病的经验效穴,后溪配五行属于风,风内应于肝,又后溪属于小肠经,属于火,故后溪又可清肝热泻肝风;配三阴交,补肝肾益阴潜阳;配中脘,因为中脘位居中焦,斡旋升降,升精血濡养筋骨,降肝火而止痛。

(吕计宝)

第二节　肩部筋骨疼痛

一、概述

肩关节是人体活动度最大的关节，可以做各个方向的旋转运动，有极大的灵活性。正因为如此，肩关节在劳动和运动中，最容易因运动幅度过大而导致关节扭伤和肌腱、韧带损伤。又因肩关节周围软组织在损伤以后，一般很难得到认真的休息，再加肌腱等组织本身血液供应差，所以随着年龄的增长，便可出现关节的退行性改变，在这样的基础上，若受到风、寒、湿邪的侵袭，便可发生肩部损伤和肩部多种疾病。

（一）肩关节的构成

肩部是上肢运动的基础，它包括由肩胛骨、锁骨和肱骨，被韧带、关节囊和肌肉相互连接而成的四个关节：肩肱关节、肩锁关节、胸锁关节和肩胛胸壁关节。

1. 肩肱关节

肩肱关节是肩关节中的主要关节，有肩胛骨的关节盂与肱骨头连接而成的球窝关节。因肱骨头的面积大于关节盂的面积，且韧带较薄，关节囊松弛，故肩肱关节是人体中运动范围最大而又最灵活的关节。

2. 肩关节囊

肩关节囊是纤维组织构成的松弛囊壁，环绕在关节的周围。肩关节滑液囊：有肩峰下滑液囊，肩胛下肌滑液囊，喙突下滑液囊，前锯肌下滑液囊等。其中肩峰下滑液囊在临床上有重要意义。

此囊紧密地连于肱骨大结节和肌腱袖的上外侧，其顶部与肩峰和喙韧带下面连接。肩部周围的肌肉有内外两层，外侧为三角肌和大圆机，内层为冈上肌腱。肩峰下滑囊介于此两层之间，保证肱骨大结节顺利地通过肩峰下进行外展活动。

3. 肩关节的韧带

有喙肩韧带、盂肱韧带及喙肱韧带。喙肩韧带，起自喙突外缘，在肩锁关节前止于肩峰尖端的前面，是肱骨外展时的支点。盂肱韧带，为关节囊前壁的增厚部，起于肱骨解剖颈的前下部，向上、内，止于关节盂上结节和关节盂唇。该韧带有限制关节外旋的功能，其中以盂肱中韧带最为重要。喙肱韧带，起于肩胛骨喙突的外缘，向前下部发出，在冈上肌与肩胛下肌之间与关节囊同止于肱骨大小结节，桥架于结节间沟之上，为悬吊肱骨头的韧带有约束肱骨外旋的作用。肩关节周围炎时该韧带粘连、挛缩，限制肱骨外旋，使肩部活动受限。

4. 肩关节的肌肉

肩关节骨性结构不稳，关节囊松弛，韧带又很薄弱，它的稳定主要靠肩部的肌肉来维持，肌肉对肩关节的运动和稳定具有重要作用。

由冈上肌、冈下肌、小圆肌和肩胛下肌组成肌腱袖。该四肌分别通过并止于肩关节的上、后、前方，以扁宽的腱膜和肩关节囊紧密相连，难以分开，形同袖筒，故名肌腱袖。其作用可使肱骨头旋转和稳定。

（1）三角肌：为肩关节外层坚强有力的肌肉，起点广泛，远端以扁腱止于肱骨干的三角肌结节，其肌束分为前、中、后三部。上臂外展运动主要由三角肌中部纤维和冈上肌协同作用，其前部纤维同时可内旋及屈曲上臂，后部肌纤维可以外旋及伸展上臂。对肩关节的运动和稳定起重要作用。

（2）胸大肌：起点分为锁骨部、胸肋部和腹部，肌腹呈扇形，逐渐移行成为扁腱，止于肱骨结节间沟外侧唇。该肌主要作用为内收、内旋肱骨，仅锁骨部对上臂有外展作用，并可与三角肌协同前屈上臂。

（3）背阔肌：为三角形的肌肉，发自躯干背部，止于肱骨结节内侧的底部有内收、内旋和伸直肱骨的功能，与胸大肌的胸肋部和大圆肌协同作用，使肱骨内收向胸壁靠拢。

（4）肱二头肌长腱：起于盂上结节及关节盂的唇部，向下越过肱骨头，进入结节间沟，沟的前侧有横韧带防止长腱滑脱。此腱有悬挂肱骨头，防止肱骨头向外向上移位的作用。当肱二头病变时，肩前部疼痛，肩外展及内外旋均受限制。此病变是引起肩痛的常见原因。

5.肩关节的神经支配

肩关节主要受$C_{5\sim8}$神经支配，包括肩胛上神经、肌皮神经和腋神经的关节支。

6.经络分布

肩关节分布有手三阳经、手三阴经、足少阳经、阳跷脉和阳维脉。

(1)手阳明经及其经筋：主要分布在肩关节的前外方，手阳明经“上臑外前廉，上肩，出颙骨之前廉，上出于柱骨之会上。”手阳明经筋“上臑结于肩髃，其支者，绕肩胛挟脊。”

(2)手少阳经及其经筋：主要分布在肩关节的外方，手少阳经“循臑外上肩，而交出足少阳之后……”。手少阳经筋“上循臂，结于肘，上绕臑外廉，上肩走颈。”

(3)手太阳经及其经筋：主要分布在肩关节的外后方，手太阳经“上循臑后廉，出肩解，绕肩胛，交肩上……”。手太阳经筋“结于腋下……后走腋后廉，上绕肩胛，循颈出走太阳之前，结于耳后完骨。”

(4)足少阳经：从耳后下行，循肩上至肩关节前下行于腋下，足少阳经“下耳后，循颈行手少阳之前，至肩上，却交手少阳之后，入缺盆。”

(5)阳跷脉：自肩胛骨外侧上行至肩关节，循肩上颈。《奇经八脉考》：“阳跷者……循胁后胛上，会手太阳阳维于臑俞，上行肩膊外廉会手阳明于巨骨，会手阳明少阳于肩髃。”

(6)阳维脉：从肩胛骨外侧，循肩胛岗上颈。《奇经八脉考》：“阳维起于诸阳之会……会足少阳于臂臑，过肩前，与手少阳会于臑会、天髎，却会手足少阳、足阳明于肩井，入肩后会手太阳、阳跷于臑俞。”

(7)手太阴肺经：自中府穴向外行绕肩前。手太阴之脉“从肺系横出腋下，下循臑内。”

(8)手少阴心经：从心系下出腋下，行臂内后廉。手少阴之脉“从心系却上肺，下出腋下，循臑内后廉。”

(9)手厥阴心包经：从胸胁部上腋下，行于臂内，“循胸出胁下腋3寸，上抵腋下，循臑内”。

(二)肩关节的检查

1.望诊

观察两肩外形是否对称，高低是否一致，有无畸形、肿胀和肌肉萎缩。如斜方肌瘫痪表现为平肩；前锯肌瘫痪时，患者向前平举上肢时表现为翼肩；三角肌瘫痪时，肱骨表现为半脱位。冈上肌和冈下肌萎缩时，可伴有颈椎病。

2.触诊

主要是检查肩部的疼痛点、结节和条索。肩部的痛点往往就是病变的部位。

(1)肩前喙突部压痛：表示肱二头短头肌腱炎。

(2)压痛点在结节间沟：表示肱二头长头肌腱炎。

(3)压痛点在大结节的顶部：表示冈上肌腱炎。

(4)压痛点在肩峰下：表示肩峰下滑囊炎。

3.功能检查

患者站位或坐位，令患者做主动运动，注意检查患者的运动方式、幅度、疼痛和功能受限。

(1)外展：肩关节向外平伸，可达水平位，即90°，但肩胛骨不能移动。

(2)前屈：上肢向前平伸，可达90°，但躯体不可后仰。

(3)后伸：上臂后伸可达45°。

(4)内收：肘部可达人体的前正中线，但肘部必须紧贴胸腹部，大约20°～40°。

(5)外旋：屈肘中立位，前臂向外旋转约达45°。

(6)内旋：屈肘向后伸，前臂与背部相贴，可达70°～90°。

(7)高举：高举可达160°～180°，高举是肩关节运动和肩胛骨旋转运动的结果，肩关节前屈和外展90°以后，继续向上的运动是肩胛骨运动。

4.特殊检查

(1)肩关节外展试验：患者取站立位，检查者站于患者前方，并用手按在肩上，检查肩胛骨的代偿情况。

患者上肢从下垂位起，主动做肩关节外展运动，直到高举过头，并注意外展过程中疼痛开始和停止的时间及外展角度，此检查能对肩关节病可作出初步的诊断。①肩关节功能丧失，并伴有剧痛，可能为肩关节脱位或骨折。②肩关节从开始外展到高举过程中，均有疼痛者，为肩关节周围炎。③肩关节开始外展时不痛，越接近水平位时越痛，可能使肩关节粘连。④肩关节外展过程中疼痛，高举后反而不痛，可能是三角肌下滑囊炎。⑤肩关节从外展到高举过程中，在60°～120°范围内疼痛，超越此范围反而不痛(疼痛弧试验)，可能是冈上肌腱炎。⑥肩关节外展时小心翼翼，并突然出现疼痛者，可能是锁骨骨折。

(2)搭肩试验：正常人手搭在对侧肩上时，肘关节可以靠近胸壁。当手搭在对侧肩部时，肩关节不能靠近胸壁，或肘关节靠近胸壁时，手不能搭在对侧肩上，或手不能搭在对侧肩上，肘关节也不能靠近胸壁，为搭肩试验阳性，表示肩关节脱位。

(3)肱二头肌长头紧张试验(Yergason征)：患者屈肘90°，前臂旋后，克服阻力时肱骨结节间沟出现疼痛，为阳性。见于肱二头长头肌腱炎或腱鞘炎。

(4)上臂外展后伸试验：患者主动做上臂外展后伸活动，肩前喙突部疼痛，即为阳性，表示肱二头短头肌腱炎。

二、肩关节周围炎

肩关节周围炎简称肩周炎，是肩关节周围肌肉、肌腱、滑液囊及关节囊的慢性非特异性炎症。中医认为本病多因肩部裸露感受风邪所致，故又称“漏肩风”；因发病年龄以50岁左右者较多，故又称“五十肩”；因本病肩关节内、外粘连，关节僵硬、疼痛和功能活动受限为其临床特征，故又称作“肩凝症”。

肩关节的活动主要依靠肩关节周围肌肉、肌腱和韧带维持其稳定性。青年人的正常肌腱十分坚强有力，但由于肌腱本身的血液供应较差，随着年龄的增长，常有退行性改变，在此基础上加之肩部受到轻微的外伤，积累性劳损，遇风寒邪气侵袭等因素的作用后，未能及时治疗或功能锻炼，肩部活动减少，导致肩关节粘连形成本病。

颈椎病也是引起肩关节周围炎的原因之一。颈椎椎间孔的改变，压迫脊神经，造成肩部软组织神经营养障碍，形成肩痛、活动受限而成本病。

此外，心、肺、胆管疾患发生的肩部牵涉痛，因原发病长期不愈，使肩部肌肉持续性痉挛，肩关节活动受限而继发为肩关节周围炎。

中医认为本病的发生是老年体虚，气血虚损，筋失濡养，风寒湿外邪侵袭肩部，经脉拘急所致。气血虚损，血不荣筋为内因，风寒湿邪侵袭为外因。

(一)诊断要点

1.发病年龄

多在50岁左右，女性多于男性，常伴有风寒湿邪侵袭史或外伤史。起病缓慢，病程长是其特点。

2.疼痛

疼痛是早期的主要症状，可为钝痛、刺痛、刀割样痛。遇寒受凉或夜间疼痛加重，甚至疼醒。疼痛也可放射到颈部、肩胛部、肘部和手。严重者不敢翻身，患肢在抬举、摸背、穿衣、梳头等活动时困难。

3.肩关节周围广泛压痛

在肩关节周围可触及多处压痛点，以肩髃(肱骨小结节)、肩髎(肱骨大结节)、肩内陵(喙突)、肩贞(盂下结节)、臂臑(三角肌粗隆)等处最明显，且常可触及到结节或条索状阳性反应物。

4.肩关节功能活动广泛受限

其中以外展、内收搭肩、高举及后伸最明显。

5.肩部僵硬

僵硬是后期的主要症状，常伴有关节周围肌肉萎缩，肩关节周围软组织广泛粘连，功能严重障碍，出现典型的“扛肩”现象。

6. X线和化验检查

一般无异常发现。

(二)病因病机

肩关节是经脉和经筋经过会聚的部位,布有手三阳经及其经筋、足少阳经、阳跷脉、阳维脉以及手三阴经,所以肩关节是上肢经络气血运行的关键部位,又是上肢运动的枢纽。人至五十肾精亏损,肾气衰弱,推动和调控脏腑的功能减弱,在脏腑中,心主血,肝藏血,脾统血,脾与胃为气血生化之源,肺主气,朝百脉输送气血,脏腑虚弱则气血亏损,难以抗御外邪,易感受外邪为患。正如《灵枢·经脉》云:"大肠手阳明之脉,所生病者……肩前臑痛";"小肠手太阳之脉,是动则病……肩似拔";肺手太阴之脉"气虚则肩背痛寒,少气不足以息";又《灵枢·经筋》"足太阳之筋,其病……肩不举";"手太阳之筋,其病绕肩胛引颈后痛";"手阳明之筋,其病……肩不举"。总之,肾气虚弱,气血亏损,卫外乏力,肩部经脉易感受外邪导致经络气血闭阻,引起疼痛。另外,肩关节是上肢运动的枢纽,易发生运动性损伤,导致肩关节疼痛。

1. 风寒湿邪侵袭经脉

风为阳邪,向上向外,具有较强的穿透力,易于开发腠理,寒、湿邪气可乘机内犯肩部经脉;寒主凝滞,风邪又借寒邪凝滞附着于肩部肌肉关节;湿邪黏着胶固,又借助寒邪之凝固,停滞肩部,导致经络气血闭阻不通,不通则痛,发为肩痛。

2. 瘀血阻滞经脉

跌打损伤,或肩关节活动过度扭伤筋脉,或久痛入络,瘀血停滞,使经络气血闭阻发为肩痛。

3. 筋肉失养

年老气血虚弱,或肩痛久治不愈,经络气血闭阻日久,经筋失养,肌肉挛缩,肩关节活动艰难。

(三)辨证与治疗

1. 病因辨证与治疗

(1)风寒湿邪侵袭经脉:①主症:肩部疼痛,日轻夜重,局部畏寒,得热痛减,遇寒疼痛加重,肩关节活动明显受限,活动时疼痛加重。舌苔薄白,脉弦紧。②治则:疏散邪气,温经止痛。③处方:天柱、大椎、肩髃、肩前、臑俞、曲池、外关、合谷、后溪。④操作法:以上诸穴均采用泻法。针天柱用1寸针,针尖刺向脊柱,使针感向患侧的肩部传导。针大椎时针尖稍微偏向患侧,同时用拇指按压健侧,使针感向患侧的肩部传导。针肩髃透向肩髎,针肩前透向臑俞,针臑俞透向肩前。针曲池用1.5寸长的针,直刺1寸左右,行龙虎交战手法。余穴用1寸针直刺泻法。留针20～30分钟。起针后,在肩髃、肩前、臑俞穴处拔火罐,起火罐后,艾灸大椎、肩髃、肩前。⑤方义:本证是由于风寒湿邪侵袭肩部经脉,导致肩部经脉气血痹阻,经气不通所致,手三阳经及其经筋以及阳维脉、阳跷脉分布在肩部,故治疗以三阳经穴为主。肩髃、臑俞、肩前属于局部取穴,统称"肩三针",针刺泻法并加艾灸,可祛风散寒、化湿通络,对肩关节疼痛有较好的效果。《甲乙经》云肩髃乃"手阳明、阳跷脉之会",臑俞乃"手太阳、阳维、跷脉之会",主治"指臂痛""肩痛不可举臂"。阳维脉维系、调控诸阳经脉,年逾五十卫气虚弱,外邪乘虚而入发为肩臂痛。阳跷脉,跷者捷也,司人体之动静与运动,跷脉病则运动障碍。故肩髃、臑会既可祛外邪以疏通经络,又可疏通经络促进运动。临床研究证明电针肩髃穴治疗肩周炎的疗效明显优于药物。外关是阳维的交会穴,与臑俞配合,可增强其卫外和祛邪的作用。曲池是手阳明经的合穴,"合穴"气血汇聚之地,阳明多气多血,其性走而不守,长于通经活络;合谷是阳明经的原穴,与手太阴经相表里,主升主散,功善行气止痛、通经逐邪,是治疗上肢疼痛的主穴。后溪是手太阳经的输穴,配五行属木,主风主肝,功在散风化湿,缓筋止痉,经云"俞主体重节痛"是也。以上诸穴配合,局部与远端相结合,治疗症状与病因相结合,如此,邪气得以祛除,经络疏通,气血调和,疼痛可止。

(2)瘀血阻滞经脉:①主症:肩部肿痛,疼痛拒按,夜间加重,肩关节活动受限,外展、内收、高举、后伸困难,舌质黯或有瘀斑,脉弦或细涩。②治则:活血化瘀,通经止痛。③处方:膈俞、肩髃、肩髎、阿是穴、曲池、条山穴。④操作法:先在膈俞、阿是穴刺络拔罐,然后直刺肩髃、肩髎、曲池,针刺泻法,并可在肩髃、肩髎相互透刺,或者用合谷刺法。条山穴,即条口穴和承山穴。针刺时用3寸毫针从条口直刺透向承山,捻转泻法,留针30分钟,留针期间每5分钟捻转1次。起针时,先起上肢诸穴位的毫针,然后再捻转条山针,且在捻转针的同时，令患者不停的活动肩关节，直至活动的最大范围为止。⑤方义：本证是由于跌打损伤、用力不当扭伤筋肉，或疼痛日久不愈，瘀血停滞经脉，治遵《灵枢·经脉》"菀陈则除之"的法则，故先于膈俞、阿是穴刺络拔罐，祛瘀通络。膈俞为血之会穴，主治血分疾病，善于活血化瘀，患瘀血证时穴位处常有压痛、条索或结节。研究证明，膈俞能改善微循环障碍，缓解血管痉挛，促进血液循环，促进血流加速，改善组织的缺血缺氧状态，因而对瘀血证起到活血化瘀的作用。肩髃、肩髎属于局部取穴。曲池是手阳明经的合穴，其性走而不守，具有较强的疏经通络作用，与肩髃、肩髎配合是治疗上肢病痛的主穴。条口透承山是治疗肩周病的经验穴位。条口属于阳明经，阳明经多气多血，针之功于通行气血，调理经脉；承山属于足太阳经，太阳经多血少气，性能主开，功善通经祛邪，所以条口透承山既可疏通经络活血止痛，又可祛邪通经止痛；临床研究证明电针条口穴治疗肩周炎有明显的止痛作用，近、远期疗效均有明显效果。

(3)筋肉失养：①主症：肩痛日久不愈，疼痛减轻，活动艰难，举臂不及头，后旋不及于背，肩部肌肉萎缩，局部畏寒喜暖。舌淡红，脉沉细。②治则：补益气血，养筋通脉。③处方：大杼、巨髎、肩井、肩髃、肩髎、肩贞、天宗、肺俞、心俞、肩内陵、臂臑、曲池、曲泽、外关、合谷、足三里。④治疗方法：以上诸穴均采用浅刺补法，结合龙虎交战手法，留针不少于 30 分钟，并在肩髃、肩髎、肩内陵、肩贞等穴施以灸法。⑤方义：本证属于虚证，宗《灵枢·经脉》"虚则补之""寒则留之""陷下则灸之"和《灵枢·官能》"针所不为，灸之所宜"的治疗原则，采用浅刺补法，并结合龙虎交战手法，补中有泻，补益气血濡养筋骨，兼疏通经脉疏解粘连。

2. 经络辨证与治疗

(1)太阴经病证：①主症：肩痛位于肩的内侧胸的外侧，正当肩胸交界处，在奇穴肩内陵处有压痛，当上肢后伸时疼痛加重，并连及上臂部手太阴经。②治则：疏通太阴经脉。③处方：尺泽、阴陵泉。④治疗方法：先取健侧阴陵泉，用 3 寸毫针向阳陵泉透刺，捻转泻法，在行针的同时，令患者活动肩关节。疼痛缓解后，留针 20 分钟，每隔 5 分钟，行针 1 次。若疼痛缓解不明显，可再针健侧尺泽穴。

(2)阳明经病证：①主症：肩痛位于肩峰正中，在肩髃穴处有压痛，当上肢高举时疼痛加重，疼痛并沿阳明经走串。②治则：疏通阳明经脉。③处方：足三里、曲池。④治疗方法：先取健侧的足三里，用 3 寸针直刺 2～2.5 寸，使针感沿经传导，在行针的同时，令患者活动肩关节，留针 20 分钟，在留针期间，每隔 5 分钟行针 1 次。若疼痛缓解不明显，再直刺健侧曲池穴，行针的同时活动肩关节。

(3)少阳经证：①主症：肩痛位于肩峰偏后，在肩髎穴处有压痛，当上肢外展时疼痛加重，并连及上臂部。②治则：疏通少阳经脉。③处方：阳陵泉、天井。④治疗方法：取健侧阳陵泉，用 3 寸针向阴陵泉透刺，使针感沿经传导，并嘱患者活动肩关节。留针20 分钟，在留针期间每隔 5 分钟行针 1 次。若肩痛好转不明显，再针刺天井穴。

(4)太阳经证：①主症：肩痛位于肩关节的后部，在臑俞、天宗穴处有压痛，患肢搭对侧肩关节时，疼痛加重，或上肢旋前时疼痛明显。②治则：疏通太阳经脉。③处方：条口、后溪。④治疗方法：先取健侧条口穴，用 3 寸针直刺透向承山穴，在承山穴处有明显针感，并令患者活动患侧将关节。留针 20 分钟，留针期间，每 5 分钟行针 1 次。若肩痛缓解不明显，再针刺后溪穴。

3. 特殊方法(同经相应取穴法)

(1)主穴：依据压痛点决定针刺的经络和穴位，属于同经相应取穴法，如肩峰正中痛，位于肩髃穴处，治取对侧下肢的髀关穴；肩痛位于肩关节的肩髎穴，治取对侧的环跳穴；肩痛位于肩关节的后部的臑俞处，治取对侧下肢的秩边穴；肩痛位于肩关节的前面的肩前穴处，治取对侧下肢腹股沟区域足太阴经的相应穴位。

(2)治疗方法：用 1.5 寸毫针直刺 1 寸左右，得气后用龙虎交战手法，在行针的同时令患者活动肩关节，留针 30 分钟，在留针期间每隔 5 分钟行针 1 次。

三、肱二头肌长头腱鞘炎

肱二头肌长头腱鞘炎是由于肌腱在腱鞘内长期遭受摩擦劳损而发生退变、粘连，使肌腱滑动功能发生障碍的病变。本病好发于 40 岁以上的患者。主要临床特征是肱骨结节间沟部疼痛，肩关节活动受限。若不及时治疗，可发展成肩关节周围炎。本病属中医“筋痹”“筋伤”的范围。

肱二头肌长头肌腱行走于大小结节间沟中，沟嵴上有横韧带将肌腱限制在沟内，由于日常生活及工作的需要，肱二头肌反复的活动，肌腱在肱骨结节间沟内容易遭受磨损而发生退变；若结节间沟骨质增生，沟底失去光滑平整，更易形成慢性损伤；又因肱二头肌长头有一部分在肩关节囊内，肩关节的慢性炎症，也可引起腱鞘充血、水肿、增厚，导致粘连和肌腱退变。

(一)诊断要点

1.肩关节疼痛

疼痛部位以肩关节前外侧为主，并可向上臂及颈部放射。疼痛性质呈酸痛或钝痛，肩部活动时疼痛加重。

2.压痛

有明显的局限性压痛，位于肱二头肌肌腱长头部位(肱骨结节间沟内)，并可摸到肿胀、僵硬的肱二头长头肌腱，按压或拨动疼痛明显加剧。

3.功能活动受限

肩关节和上肢外展并后伸时疼痛加剧，运动明显受限。肱二头长头肌紧张试验阳性。

(二)病因病机

中医学认为本病的发生有三个方面。

1.跌打损伤

遭遇外伤，瘀血闭阻，迁延失治，加重损伤，使肌腱及腱鞘水肿、肥厚、纤维变性，甚至肌腱与腱鞘粘连形成筋痹。

2.风寒湿邪

肩部长期劳损，耗伤气血，卫外乏力，复感风寒湿邪，如睡卧露肩，肩部常受风寒，经络气血闭阻发为本病。

3.气血亏损

肩关节长期劳损，耗伤气血，筋肉失养发为本病。

(三)辨证与治疗

1.病因辨证与治疗

(1)气血瘀滞证：①主症：本证多有外伤史，常见于急性期，肩部疼痛较局限，夜间疼重，压痛明显。脉弦、舌黯或有瘀斑。②治则：活血祛瘀，通络止痛。③处方：肩髃、阿是穴、臂臑、臑会、曲池、合谷。④操作法：先在肩部寻找瘀血点，或大或小，或静脉怒长点，点刺出血，并拔火罐。刺阿是穴用关刺法，即在阿是穴的正中和上下各刺1针，正中点用龙虎交战法，上下点先用拇指向后捻转9次，再左右提拉6次，如此反复6次。余穴均用捻转泻法。⑤方义：本证是由于瘀血闭阻经脉引起的筋痹证，“此必有横络盛加于大经，令之不通，视而泻之，此所谓解结也”(《灵枢·刺节真邪论》)，故遵照《灵枢·九针十二原》：“菀陈则除之”的治疗原则，在肩部寻找瘀血点放血，除瘀通经止痛。关刺法是五脏刺法之一，主要用于筋痹的治疗，《灵枢·官针》说：“关刺者，直刺左右尽筋上，以取筋痹……”。肩髃、臂臑、曲池、合谷属于循经取穴法，因为病变位于手阳明经及手阳明经筋结聚处，数穴同用可加强疏通经络气血舒筋解痉的作用。

(2)风寒湿证：①主症：肩部沉重冷痛，顽麻，或肿胀，畏寒肢冷，遇寒痛增，得温痛缓。舌质淡、苔薄白，脉弦滑。②治则：温经散寒，散风除湿，通经止痛。③处方：天柱、肩髃、阿是穴、臂臑、曲池、合谷。④操作法：天柱直刺捻转泻法，阿是穴关刺法，肩髃直刺龙虎交战手法，其他穴位直刺捻转泻法。阿是穴和肩髃穴术后行温针灸法，每穴灸3壮。⑤方义：天柱属于足太阳经，有散风祛寒通经止痛的作用。阿是穴和肩髃是邪气闭阻的部位，灸之温经祛寒，温针灸之，使灸热直达病变部位，可加强温通止痛的作用。关刺法是专门治疗筋痹的方法。

(3)气血亏虚证：①主症：本证多见于病变的后期，血不荣筋，肩部酸痛，劳累后疼痛加重，或兼有头晕心悸，疲乏无力。舌质淡，苔白，脉沉细无力。②治则：益气温经、养血柔筋。③处方：心俞、肝俞、肩髃、阿是穴、肩髎、臂臑、臑会、曲池、阳池、合谷、足三里、三阴交。④操作法：阿是穴浅刺关刺法，其他穴位均用浅刺补法，并在阿是穴、肩髃、肩髎行艾条温灸法。⑤方义：本方的宗旨是补益气血，柔筋止痛，方中取心俞、肝俞、足三里、三阴交补益气血柔筋解痉，其他穴位浅刺补法，意在疏通经络气血，使筋肉得以濡养疼痛可止。

2. 巨刺法

(1)主穴：患者健侧足三里。

(2)操作法：取患者健侧的足三里，用 0.30 mm×75 mm 的毫针直刺，捻转泻法，缓慢进针，同时令患者活动患肢。持续捻针 5 分钟，留针 15 分钟，每隔 5 分钟行针 1 次。

(3)适应证：病变初期，疼痛剧烈，活动明显受限者。

四、肱二头短头肌腱炎

肱二头短头肌腱炎是指肱二头短头附着点无菌性炎症及继发的肌纤维化和粘连，导致肩关节疼痛和活动障碍。肱二头肌短头起自肩胛骨喙突，与长头肌移行为肌腹。肱二头肌的主要功能是屈曲肘关节，并使上臂前伸及内收内旋。肱二头短头肌缺乏腱鞘、韧带的保护，较肱二头长头肌更容易受伤，在上臂后伸外展时更容易拉伤，为临床常见病，针灸治疗有很好的效果。

(一)诊断要点

1. 肩部疼痛

疼痛位于肩前喙突处，疼痛严重时可连及肱骨中部(喙肱肌下附着点)。

2. 压痛点

位于喙突处，急性期压痛明显、拒按，并有肿胀感；慢性期，可触及结节状阳性反应物。

3. 功能活动受限

当上肢高举后伸外展外旋时疼痛加重(如投掷状)，或上肢后伸内收内旋时疼痛加重(如背手状)。

(二)病因病机

本病多由于外伤引起，有急性和慢性的不同。

1. 急性损伤

上肢高举后伸肘关节屈曲时，过度的外展外旋；或肘关节屈曲位时，过度的内收内旋，导致肱二头肌键损伤，瘀血阻滞经脉，引起局部充血、水肿，造成疼痛。

2. 慢性损伤

急性损伤未及时治疗，瘀血滞留，经络气血流通不畅，抗御低下，复感风寒邪气，瘀血与邪气互结，则疼痛日久不愈。

(三)辨证与治疗

1. 病因病机辨证治疗法

(1)瘀血阻滞：①主症：肩内侧疼痛急性发作，连及肱骨内侧，肩关节活动受限，喙突有明显的压痛，并有肿胀感，有肩部拉伤史。舌苔薄白，脉弦。②治则：活血化瘀，通经止痛。③处方：阿是穴、肩前、尺泽、天府、曲池、合谷。④操作法：阿是穴先施以刺络拔罐法，起罐后再施以关刺法，行龙虎交战泻法，即在阿是穴的中心和其左右各刺 1 针，针刺得气后，拇指向后捻转 6 次，至捻转不动为止，然后拇指向前捻转，至捻转不动为止，再向上下提插 5～9 次，反复进行。余穴针刺捻转泻法。也可采用电针法，取阿是穴与尺泽穴，连接电针治疗仪的导线，采用疏密波，刺激量的大小以局部出现肌纤维颤动或患者能忍受为宜。每次通电治疗20～30 分钟，每周 2～3 次。⑤方义：本证的病因病机是瘀血阻滞经脉，故先用刺络拔火罐发祛瘀通络，因病变的部位在筋，故用关刺法以治病变在筋，因本病属于瘀血闭阻的实证，故采用改进的龙虎交战泻法，通络止痛。本病的部位属于手太阴肺经分布区域，根据“经脉所过，主治所及”的原理故选取手太阴经经穴尺泽、天府为主穴，疏通经络气血以止痛。手阳明经与手太阴经相表里，阳明经气血隆盛，用较强的疏通经络气血的作用，故配以曲池、合谷加强尺泽、天府通经止痛的效果。

(2)寒瘀互结:①主症:肩内侧疼痛,局部恶寒,得热痛减,喙突处压痛,有结节和条索感。舌苔薄白,舌质黯红,脉弦紧。②治则:温经散寒,活血通络。③处方:阿是穴、肩前、肩髃、天府、尺泽、合谷。④操作法:先在阿是穴拔火罐,然后施以关刺法,行改进龙虎交战补法,具体方法同上,再施以灸法。余穴均施以捻转平补平泻法。⑤方义:本病是瘀血与寒邪胶滞凝聚于喙突,故局部疼痛并伴有结节,拔火罐法功在祛寒活血散瘀,施以灸法可加强散寒之力和活血祛瘀的功效。关刺法是专门治疗筋痹的方法。其余穴位主要是疏通手阳明经和手太阴经的气血。诸穴相配,可疏通肩部经络祛瘀止痛的功效。

2.巨刺法

(1)主穴:健侧的阴陵泉。

(2)操作法:选取 0.30 mm×75 mm 的毫针,用透针法向阳陵泉方向直刺,缓慢的捻转进针,得气后,令患者活动患肢,一边捻针一边活动患肢,直至疼痛缓解。留针 30 分钟,留针期间,每 5 分钟捻针 1 次,并活动患肢。

(3)适应证:病变初期,疼痛剧烈者,并有明显的活动障碍。

3.温针灸法

(1)主穴:阿是穴。

(2)操作法:选取 0.30 mm×40 mm 毫针,在阿是穴的中心直刺 30 mm 左右,捻转得气后,取常规艾条,剪成10 cm长,在其中心穿洞,然后插入整个针炳,从其下端点燃,缓慢灸之,使热力直达病所。当患者感到灼热时,在穴位处垫小纸片,以防烧伤。每次灸 1～3 壮。

(3)适应证:病变初期及寒瘀互结证。

五、冈上肌肌腱炎

冈上肌肌腱炎又名冈上肌综合征、外展综合征。是指劳损和轻微外伤后逐渐引起的肌腱退行性改变。主要表现为肩部疼痛及功能活动受限。

冈上肌肌腱是腱袖的一部分,对肩关节的稳定和运动起重要作用。冈上肌起于肩胛骨冈上窝经肩关节囊上方,止于肱骨大结节。其作用为固定肱骨于肩胛盂中,并与三角肌协同使肩及上肢外展。

肩关节外展运动是肩关节运动的主要形式之一,冈上肌在肩关节肌群中,是肩部力量集中的交叉点,比较容易劳损,尤其在肩部外展时,冈上肌肌腱必须穿过肩峰下面和肱骨头上面的狭小间隙,容易遭受挤压磨损,形成损伤性、无菌性炎症。之后很容易使冈上肌钙化而形成钙化性肌腱炎。退变的肌纤维常因外伤或肌肉突然收缩,而发生完全或不完全性断裂。

本病属中医“肩痹”“肩痛”病的范畴,针灸治疗以良好效果。

(一)诊断要点

(1)本病好发于中青年,常有外伤史或长期单一姿势工作、劳伤史,受凉可诱发本病。

(2)肩部疼痛:疼痛部位一般位于肩外侧,肱骨大结节处。疼痛严重时可放射到岗上窝及三角肌附着点(肱骨三角肌粗隆),相当于臂臑穴。

(3)压痛点:肱骨大结节处有明显的压痛(相当于肩髎穴处),急性期压痛剧烈,局部有肿胀感。慢性期压痛并不剧烈,但触及阳性反应物结节或条索。

(4)功能活动受限:以患侧上肢以肩为轴做主动外展运动时,在外展 60°～120°时出现明显的疼痛为特征(称为疼痛弧),小于或超过这个范围则疼痛消失。

肩外展 60°～120°时出现明显的疼痛,这是因为在这个角度时,紧张且肿胀的冈上肌腱被挤压在肩峰和肱骨大结节之间狭小的间隙,不能顺利通过导致疼痛和功能障碍。

(二)病因病机

(1)外力牵拉损伤,使肩部充血肿胀,瘀血阻滞,经络气血不通,不通则痛。

(2)劳伤筋脉,长期做单一的上肢外展活动,冈上肌腱反复地通过肩峰与肱骨大结节狭窄的间隙,长期的摩擦与挤压,耗伤气血,劳伤筋脉,筋肉失于气血的荣养,不荣则筋肉挛急而痛。

(3)筋脉劳损复感风寒邪气,劳伤筋脉,局部抗御能力低下,极易感受风寒邪气,风寒邪侵袭肩颈部筋肉,寒主收引,肌肉挛急而痛。

(三)辨证治疗

1.病因辨证与治疗

(1)气血瘀滞证:①主症:肩部肿胀疼痛,夜间为甚,痛处固定不移,拒按,肩部活动受限,疼痛连及上臂。舌质黯或有瘀斑,舌苔薄白,脉弦。②治则:活血化瘀,通络止痛。③处方:巨骨、肩髎、肩髃、阿是穴、曲池、合谷、外关。④操作法:先在阿是穴处用毫针或梅花针刺络并拔火罐,然后施以关刺法,用改进的龙虎交战泻法。刺巨骨向肩关节斜刺3针,均刺在肌腱部位,然后轻按重提6次。其他穴位均用捻转泻法。⑤方义:本证是瘀血阻滞所致,故先用刺络拔火罐法,祛瘀血通经络。本证病变在筋,故采用专治筋病的关刺法。本病的病变部位隶属手少阳经和手阳明经,根据"经脉所过,主治所及"的原理,故主选手阳明、少阳经穴治之。

(2)劳伤筋脉:①主症:肩痛日久不愈,反复反作,疼痛隐作,遇劳加重,上肢外展时痛作,肩髎穴处压痛,并有条索感。舌质淡,脉弦细。②治则:补益气血,养筋止痛。③处方:肩髃、肩髎、巨骨、阿是穴、曲池、阳池、合谷、足三里。④操作法:针刺阿是穴用关刺法,用改进龙虎交战补法,术后加灸。针巨骨穴用齐刺法,由巨骨向肩关节方向斜刺3针。肩髎、肩髃、曲池、臂臑平补平泻法。合谷、阳池、足三里捻转补法。⑤方义:本证是由于耗伤气血筋肉失养所引起,故足三里补脾胃以益气血生化之源。取手阳明经原穴合谷及手少阳经原穴阳池,补益二经的元气,濡养筋肉。其余诸穴采用补法,功在疏通经络,缓解筋肉挛急,使气血通达病变部位,濡养筋脉以止痛,可达病变痊愈的作用。

(3)风寒痹阻:①主症:肩部疼痛,连及肩胛部及上臂部,遇寒加重,得热痛减,上肢外展受限,肩髎部位处有明显的压痛。舌苔薄白,脉弦紧。②治则:温经散寒,通经止痛。③处方:天柱、巨骨、肩髎、肩髃、阿是穴、曲池、合谷。④操作法:针巨骨穴用齐刺法,由巨骨穴向肩关节斜刺3针。针阿是穴采用关刺法,用改进的龙虎交战泻法,术后加用灸发。其他穴位均用针刺泻法。⑤方义:本证是感受风寒所致,故取天柱散风祛寒;灸肩髃、肩髎温经祛寒,通经止痛;其他穴位功在协助上述穴位散风祛邪,通经止痛。

2.巨刺法

(1)主穴:取健侧的阳陵泉。

(2)操作法:患者取坐位,用0.30 mm×75 mm的毫针,常规消毒后,向阴陵泉方向直刺,得气后,一边捻转针柄一边令患者活动患肢,直至疼痛减轻或消失。留针30分钟,留针期间每10分钟捻针1次,同时令患者活动患肢。

(3)适应证:冈上肌肌腱炎急性期,肩关节活动有明显障碍者。

3.阻力刺法

(1)主穴:病变处阿是穴。

(2)操作法:患者取坐位,令患者外展上肢,当肩部出现疼痛时,寻找疼痛点,然后用0.30 mm×25 mm的毫针,对准疼痛点直刺0.2~0.5寸,行雀啄术手法。疼痛缓解后继续外展和抬高上肢,出现疼痛时再行雀啄术手法。反复操作直至疼痛消失。冈上肌肌腱炎属于慢性者,手法操作结束后,在疼痛点加用艾条灸3~5分钟。

(3)适应证:肩关节外展时有明显的痛点。

六、肩峰下滑囊炎

肩峰下滑囊炎是指由于外伤或长期受到挤压、摩擦的反复刺激,使滑囊壁发生充血、水肿、渗出、增生、肥厚、粘连的无菌性炎症,导致肩关节疼痛和功能障碍。

肩峰下滑囊与三角肌下滑囊,在幼年时隔开,到成年人后互通为一体,称肩峰下滑囊。肩峰下滑囊为人体最大解剖滑液囊,位于肩峰与冈上肌、肱骨头之间,具有滑利肩关节,减少磨损,不易劳损的作用。它能在肩峰外展时,使肱骨大结节在肩峰下运动灵活,因此对肩关节的活动十分有利,故又称为肩峰下关节。

肩峰下滑囊炎不是一个孤立的疾病，多继发于肩关节周围的软组织损伤和退行性变，尤以滑液囊底部的冈上肌腱损伤、炎症、钙盐沉积为最常见。

肩峰下滑液囊组织夹于肩峰与肱骨头之间，长期反复摩擦可致损伤，滑膜发生充血、水肿和滑液分泌增多，形成滑液囊积液。久之，滑膜增生、囊壁增厚，滑液分泌减少，组织粘连，从而影响肩关节外展、上举及旋转活动。

本病相当于中医"肩痹""肩痛"病的范畴，是针灸的主要适应证。

（一）诊断要点

肩部疼痛、运动受限和局部压痛是肩峰下滑囊炎的主要症状。

(1)有急性外伤史或慢性劳伤史。

(2)肩部疼痛：疼痛以肩部外侧面最显著，开始较轻，后逐渐加重，夜间明显，常在睡中痛醒。疼痛位于肩的深部，也可向肩胛部、颈部及手部放射。

(3)压痛点：多位于肩峰下，或肱骨大结节处，以肩峰下压痛最明显，疼痛点常随肱骨的旋转而移位。当滑囊肿胀积液时，亦可在三角肌范围内出现压痛。

(4)肩关节活动受限：早期轻微受限，但可逐步加重。以肩关节外展、外旋、上举时受限为特点。为减轻疼痛，患者常使肩处于内收和内旋位。

（二）病因病机

1.感受外邪

风寒湿侵犯肩背部手阳明、少阳、太阳经络，气血闭阻，经气不通，不通则痛，发为痹证。

2.瘀血闭阻

跌打损伤，瘀血痹阻经脉，发为肩痹。

3.劳伤筋脉

肩关节长期频繁超负荷、超范围的活动，劳伤气血，筋脉失养而挛缩，即所谓"不荣而痛"。

（三）辨证治疗

本病的病位波及手三阳经脉及经筋，所以治疗应以手三阳经穴为主。

1.风寒湿阻证

(1)主症：肩部串痛，畏风恶寒，肩部沉重感，肩关节活动不利，遇风寒则疼痛剧增，得暖痛缓。脉弦滑或弦紧，舌苔薄白或腻。

(2)治则：祛风散寒，通经宣痹。

(3)处方：风池、肩井、巨骨、肩髎、臂臑、曲池、外关。①疼痛连及颈项者加：天柱、后溪。②疼痛连及肩胛部者加：天宗、后溪。

(4)操作法：针风池向对侧眼球水平刺入1.0寸左右，捻转泻法。刺肩井向后斜刺，直达肩胛冈，捻转泻法，但本穴不可直刺，其深部正当肺尖的部位。刺巨骨向肩髎斜刺，捻转泻法。其余穴位均捻转泻法。肩井及肩髎针刺后拔罐并加用灸法。

(5)方义：肩峰下滑囊位于肩峰与冈上肌之间，肩井穴至肩胛骨之间布有斜方肌及冈上肌，肩髎的深部是肩峰下滑囊，所以二穴是治疗本病的主穴，在穴位处拔罐及灸法，可协助巨骨、肩髎祛风散寒通经止痛的作用。风池、外关是祛散风邪的重要穴位。曲池、臂臑属于手阳明经，阳明经多气多血，有极强的调理气血和疏通经络的作用，是治疗经络疼痛的重要穴位。

2.瘀血闭阻

(1)主症：有外伤史，肩部肿胀，疼痛拒按，或按之较硬，肩关节僵硬，活动受限。脉弦或细涩，舌质紫黯，或有瘀斑。

(2)治则：活血化瘀，通经止痛。

(3)处方：肩井、巨骨、肩髎、阿是穴、臂臑、曲池、合谷。

(4)操作法：阿是穴用刺络拔火罐法，肩井、巨骨刺法同风寒痹阻证，其余穴位用捻转泻法。

(5)方义:本症是由于瘀血痹阻经脉所致,经曰“菀陈则除之”,故取阿是穴刺络出血,以祛除瘀血,刺络后加拔罐法,可加大出血量,瘀血除尽经络才可通畅止痛。肩井、巨骨、肩髎、臂臑属于局部取穴,四个穴位均位于或邻近肩峰下滑囊,具有疏通局部经络气血的作用。曲池、合谷属于手阳明经,多气多血,其经脉又通过滑囊的部位,可行气活血,祛瘀血止疼痛。

3.劳伤筋脉

(1)主症:肩部酸痛日久不解,肌肉萎缩,劳累后疼痛加重,肩关节活动不利,伴有头晕目眩,气短懒言,四肢乏力。脉细弱,或沉细无力,舌质淡,苔薄白。

(2)治则:补气养血,舒筋通络。

(3)处方:肩井、巨骨、肩髃、肩髎、曲池、少海、阳池、合谷、足三里。

(4)操作法:肩井、肩髃、肩髎平补平泻法,巨骨采用齐刺针法,斜针刺向肩关节,曲池、少海、合谷、阳池、足三里针刺捻转补法。

(5)方义:本证的病机是气血亏损筋脉失养,治疗应当补益气血,气血来源于脾胃,故治疗的重点是健脾益胃以益气血生化之源。取曲池、合谷、阳池、少海、足三里健脾益胃。足三里属于足阳明经,是健脾益胃的重要穴位;曲池是手阳明经“五输穴”中的合穴,配五行属土,隶属于脾胃,针补曲池、足三里可增强脾胃生化气血的功能。合谷是手阳明经的原穴,阳池是手少阳经的原穴,原穴是脏腑元气经过和留滞的部位,元气通过三焦的作用输送到全身,保持脏腑经络的正常生理功能,所以合谷与阳池可促使元气、营卫之气输送到肩部,营养耗伤的筋脉。且合谷、阳池也有治疗肩痛的良好作用,正如《医宗金鉴》所说合谷“主治……风痹,筋骨疼痛。”《针灸甲乙经》:“肩痛不能自举,汗不出,颈痛,阳池主之。”等记载都说明合谷、阳池可以用于肩痛的治疗。少海是手少阴心经的“合穴”,合穴配五行属于肾水,肾藏精血,心主血,故针补少海有补益精血的作用。曲池、合谷、阳池、足三里均隶属于阳经,少海隶属于阴经,阴阳相配,气血双补,才可达到益气养血的作用。且少海也可用于肩痛的治疗,《医宗金鉴》少海主“漏肩与风吹肘臂疼痛”。实验研究表明:针刺人的足三里、合谷和少海,以尿17-羟皮质类固醇和17-酮类固醇的排出量为指标,证明对肾上腺皮质功能有良好的作用。肾上腺皮质分泌肾上腺皮质激素,其中包括可的松(皮质素)和氢化可的松(皮质醇),具有抗炎、抗过敏、抗毒素的作用,对肩关节疼痛、肩关节肿胀、肩部肌腱损伤修复等有良好的作用。

七、肩部扭挫伤

肩部因受到外力打击、碰撞、或过度牵拉、扭捩而引起肩关节周围软组织的损伤,出现以肩部疼痛和活动障碍为主要症状称为肩部扭挫伤。

本病可发生于任何年龄,部位多在肩部上方或外侧方,并以闭合伤为其特点。本病属中医“肩部筋伤”范畴,针灸治疗用良好的效果。

(一)诊断要点

(1)有明显外伤史:多因碰撞、跌倒、牵拉过度或投掷物体过度用力所致。

(2)肩部上方或外侧方疼痛,并逐渐加重,肩关节活动受限。挫伤者,皮下常出现青紫、瘀肿。扭伤者,当时可无症状,休息之后开始出现症状,并逐渐加重,有压痛。

(3)压痛:肱骨小结节处有明显的压痛,急性期可触及囊性肿物,慢性期可触及结节状阳性反应物。

(4)X线摄片:排除肩关节各构成骨的骨折、关节脱位及肌腱断裂。

(二)病因病机

(1)肩部受到外力的撞击、跌伤,或肩关节过度牵拉,扭捩等原因,引起肩部肌肉或关节囊的损伤或撕裂,使局部脉络损伤,瘀血闭阻,经络气血不通,发生肿胀疼痛及功能障碍。

(2)瘀血长期滞留,一则耗伤气血;二则阻滞经络气血的畅通,使局部筋肉失养,筋肉缺乏气血的濡养则挛急,挛急则痛,此“不荣则痛”是也。

（三）辨证治疗

1. 瘀血阻滞

（1）主症：多见于外伤初期，局部肿胀，疼痛拒按，功能受限，或见局部皮肤瘀青。舌苔薄白，脉弦或细涩。

（2）治则：散瘀消肿，通络止痛。

（3）处方：肩髃、肩髎、臑会、阿是穴、曲池、合谷、外关、商阳、关冲、少泽。

（4）操作法：先取阿是穴刺络拔罐，再用三棱针点刺商阳、关冲、少泽出血。其余穴位均用捻转结合提插泻法。

（5）方义：本证是由于瘀血阻滞经络气血不通所引起，阿是穴是病证的反应点，也是瘀血积聚的部位，根据“菀陈则除之”的治疗原则，所以对阿是穴刺络拔罐法，祛瘀血通经络以止痛。本病的病位在肩部的外侧，属于手三阳经的范畴，取三条经络的井穴点刺出血，可祛除三条经脉中的瘀血，消肿止痛；三条经的井穴均属于金，“金”应于肺，肺主气，点刺出血，又可清热消肿通经止痛。肩髃、肩髎、臑会属于局部取穴范畴，曲池、合谷、外关属于远端取穴。局部取穴与远端取穴相结合，可以获得更好的疏通经络的作用。

2. 筋肉失养

（1）主症：肩部疼痛久病不愈，以酸痛为主，并有沉重感，劳累后或遇风寒则疼痛加重，得温则疼痛减轻。舌质淡苔薄白，脉沉细。

（2）治则：补益气血，濡养筋肉。

（3）处方：肩井、巨骨、天宗、肩髃、肩髎、臑俞、臂臑、臑会、曲池、少海、合谷、阳池、腕骨、足三里、三阴交。

（4）操作法：诸穴均采用浅刺法，针刺后在肩髃、肩髎、臑俞加用艾条灸法，每穴温灸 3 分钟，留针 30 分钟。

（5）方义：见肩峰下滑囊炎劳伤筋脉证。

3. 巨刺法

（1）主穴：阳陵泉、上巨虚。

（2）操作法：先在阳陵泉或上巨虚处寻找压痛点，一般常见于健侧，也可见于患侧。确定压痛点后，用 0.30 mm×75 mm 的毫针直刺 50 mm 左右，得气后，拇指向后提插捻转，使针感直达足趾。在运针的同时，令患者活动患肢，约 3 分钟疼痛可缓解。留针 30 分钟。

（3）适应证：肩关节外伤后疼痛急性发作。

（张静玺）

第三节　胸背部筋骨疼痛

一、概述

胸部脊柱由 12 块椎骨及其韧带连接组成，有略突向背侧的弯曲。胸椎椎体似心形，由上向下逐渐增大，其两侧有与肋骨头连接的肋凹陷，上下各一。横突呈圆柱形，伸向后下方，其前面由横突肋骨凹与肋骨结节构成结节。胸椎关节突呈冠状位。胸椎棘突细长，斜向后下方，相互重叠。各棘突与邻近的椎板相互排列呈叠瓦状。椎间盘较薄，椎体与椎间盘的前后面有前纵韧带和后纵韧带。12 个胸椎的椎孔连接构成胸段椎管，内有脊髓。

12 个胸椎分别与 12 对肋骨连接，胸椎、椎间盘、肋骨、胸骨及其相应的软组织成胸廓，保护胸廓内脏器。

胸背部的表层有浅、深筋膜，深筋膜上连项筋膜，下连腰筋膜。胸背部的肌肉分为三层，浅层的上部为斜方肌，下部为背阔肌；中层为大、小菱形肌及肩胛提肌，后锯肌位于菱形肌的深面；深层为竖脊肌。

胸背部经络分布：背部有督脉、足太阳经及其经筋、手太阳经筋、手足阳明经筋；侧面有足少阳经及其经筋、手厥阴经筋；胸部有任脉、手太阴经及其经筋、手少阴经及其经筋、手厥阴经及其经筋、足少阴经、足太阴经、足阳明经及其经筋、足少阳经筋；脊柱腹侧有足太阴经筋、足少阴经筋。

二、背肌筋膜炎

(一)概述

项背肌筋膜炎是指项背部的肌肉、筋膜由于急慢性损伤或感受风寒湿邪等原因发生无菌性炎症，引起项、背、肩等处疼痛、麻木的疾病。本病又称纤维织炎、软组织劳损、肌肉风湿病等。

本病相当于中医学中的“背痛”“肩背痛”的范畴，是针灸治疗的主要适应证之一。

(二)诊断要点

(1)项背部疼痛、酸痛或伴有上肢或枕部、头顶部的放射痛，遇阴雨天、寒冷、潮湿等气候症状加重。

(2)背部有沉重感、紧束感，背如石压，或兼见头痛、头晕、视物模糊、胸闷、胸痛、心悸等。

(3)背部肌肉紧张、僵硬、压痛，并可触摸到结节或条索状阳性反应物，常见于肩胛骨内上角附分穴处(病位于肩胛提肌)、肩胛骨内侧缘附分、魄户、膏肓、神堂、等穴位处(病位于菱形肌)、肩井穴位处(病位于斜方肌上部)、肩中俞穴位处(病位于斜方肌中部)、膈关穴位处(病位于背阔肌)、脊旁夹脊穴(病位于竖脊肌)、棘突上(病位于棘上韧带)、两棘突间(病位于棘突间韧带)。

(4)颈背部有扭挫伤史，如慢性劳损史(如长期低头伏案、高枕睡眠等)。

(5)理化检查：排除风湿及类风湿脊柱炎。

(三)病因病机

1.风寒湿邪侵袭

本病位于肩背部，是诸阳经脉分布的区域，最易感受风寒湿邪。或汗出当风，或夜卧受寒，或久居寒湿之处，感受风寒湿邪，稽留于肌肤筋肉之间，致经络气血凝滞不通，发为经肩背痛。正如《灵枢·周痹》云：“风寒湿气，客于外分肉之间，迫切而为沫，沫得寒则聚，聚则排分肉而分裂也，分裂则痛。”

2.瘀血阻滞

因劳力、扭挫或跌打损伤，久痛入络，致瘀血阻滞，脉络不通，不通则痛。

3.气机逆乱，气血失调

《素问·阴阳别论》：“二阳一阴发病，主惊骇背痛，善噫善欠，名曰风厥。”久坐伏案或长久低头工作，劳伤气血，气血不足则筋肉失养，筋肉拘挛，发为疼痛。久坐伤肉损伤脾胃，阻碍气血生化之源。长久伏案，思虑过度，劳伤心脾，耗气伤血，致使气血虚弱，在外则筋肉失养，在内则脏腑功能失调，气机逆乱，肝阳趁机上逆，发为风厥。

4.辨证与治疗

(1)风寒湿邪痹阻：①主症：肩背疼痛，遇寒加重，得热痛减，按之作痛和筋结。舌淡红，苔薄白，脉浮紧。②治则：疏风散寒，祛湿通络。③处方：天池、大椎、风门、天宗、阿是穴、后溪、三间。④操作法：针刺泻法，留针30分钟，间歇运针，同时艾灸大椎、风门、阿是穴，出针后再拔火罐。⑤方义：本证是由于风寒湿邪侵袭经络，气血凝滞，阻塞不通所致。太阳、阳维主表，故取足少阳、阳维之会穴风池、足太阳经穴风门及诸阳之会穴大椎，针而灸之，疏风散寒，通经祛邪。复取手太阳经穴天宗，再配以局部阿是穴，针灸同用，并拔火罐，以温通局部经气。后溪、三间是手太阳经和手阳明经的“输”穴，功善祛风止痛，因为二穴配五行属于风，“俞主体重节痛”，且手阳明经筋“绕肩胛，夹脊”，手太阳经筋“上绕肩胛，循颈”，故二穴是可治疗项背疼痛。《标幽赋》“阳跷阳维并督脉，主肩背腰腿在表之病”；《席弘赋》“更有三间、肾俞妙，善除肩背浮风劳”，都表明后溪、三间是治疗肩背痛、项背痛的有效穴位。诸穴合用，可达疏风散寒，祛湿通络的功效。

(2)瘀血阻滞：①主症：项背部或肩背部疼痛，痛如针刺，部位固定，痛连肩臂，甚或麻木不仁，活动受限，遇寒或劳累则加重。舌质黯有瘀点，苔薄白，脉弦细。②治则：行气活血，通络止痛。③处方：天柱、曲垣、秉风、阿是穴、膈俞、合谷、曲池。④操作法：针刺泻法，间歇行针，留针30分钟。并于阿是穴、膈俞刺络拔罐出血，再加用艾条灸，每穴灸3分钟。⑤方义：本证是由于外伤或久痛入络，瘀血阻滞所致，膈俞为血之会穴，阿是穴是瘀血凝聚的部位，刺血拔罐，可活血化瘀，加用灸法可增强活血化瘀的作用。曲池、合谷均属于手阳明经，阳明经多气多血，其经筋分布于肩胛部，曲池善于疏通经络气血，合谷善于行气活血化瘀，二穴同用可疏通肩胛部经络瘀血的痹阻。其余诸穴属于局部取穴，如此局部与远端相配合，可达活血化瘀，疏通经络气血的作用。

(3)气血逆乱，肝阳上亢：①主症：肩背部酸痛、沉重，头痛头晕，视物模糊，胸闷胸痛，心悸不宁，脘腹胀痛。舌质胖大，脉弦细。②治则：调补气血，平肝潜阳。③处方：风池、心俞、阿是穴、中脘、手三里、足三里、三阴交、太冲。④操作法：风池平补平泻法，阿是穴针刺泻法，并灸法，中脘平补平泻法，手足三里、三阴交针刺补法，太冲针刺泻法。⑤方义：本证是由于升降失调，气血逆乱，肝阳上亢所致。针刺风池、太冲泻上亢的肝阳，治头痛头晕；心俞、手足三里、三阴交，补脾胃生心血，补益气血生化之源，荣心养目；中脘与足三里配合，既可调补脾胃，又可斡旋气机的升降，使气血调达，升降适度，诸症可解；阿是穴除局部经筋之痉挛，疏通局部经络的痹阻；手足阳明经筋均绕肩胛附属于脊背，故手足三里可补气血荣养肩背部的经筋，缓痉挛以止痛。如此，上下之配合，局部与远端相配合，气血调达，诸症可除。

三、胸椎小关节错缝

(一)概述

胸椎小关节错缝是临床上常见的病证，常急性发作，表现为胸背部疼痛和功能障碍，也称为胸椎后关节滑膜嵌顿，俗称“岔气”。本病多发生于第2～7胸椎，青壮年多见。针灸治疗有良好效果。

胸椎小关节错缝包括胸椎关节突错缝和肋椎关节错缝。胸椎关节突关节有上位胸椎的下关节突与下位胸椎的上关节突构成，关节面近似额状位，有利于胸椎侧屈伸展运动。胸椎周围的软组织比较薄弱，当胸椎处在特定位置时，遇到强大的冲击力，则可发生胸椎小关节错移。如胸椎过度前屈位时或过度后伸位时，如突然遭受背部或胸部的外力打击，以及强大的旋转力，打喷嚏，跳跃，蹦极等可使关节面旋转错移。

肋椎关节包括肋小头关节和肋横突关节，分别由胸椎椎体侧面及横突上的肋凹与肋骨小头及肋结节上的关节面组成，并有韧带保护。肋骨可在这两个关节面上活动，帮助呼吸运动的完成。当肋骨上下旋转运动过于突然或急促连续时，可造成错缝，并伴有周围韧带损伤，如连续不断的笑、咳嗽、双手托举物品向高处放等。

(二)诊断要点

(1)多有明显的外伤史，如笑、咳嗽、打喷嚏、跳跃、双手高举前伸突然用力等。

(2)受伤后立即出现或逐渐出现胸背部疼痛，疼痛位于棘突下或棘突旁，有时疼痛可放射到肋间。

(3)呼吸运动受限，深呼吸、咳嗽、打喷嚏、手臂高举等均可引起疼痛加剧。

(4)检查：胸椎棘突下或棘突旁可触及压痛点。如压痛点位于棘突下，常伴有棘突偏歪，多为椎间关节错缝；如压痛点为棘突旁，常无棘突偏歪，多为椎肋关节错缝，疼痛可向肋间隙或胸部放射。

(5)X线片检查：部分患者有患椎棘突偏歪改变。

(三)病因病机

在椎体不稳定的情况下，突然受到外力的冲击，或连续不停的笑、咳嗽、打喷嚏、跳跃，或手臂高举又突然用力等，使关节面错位，滑膜嵌顿，韧带损伤，瘀血阻滞，发为疼痛。

(四)辨证与治疗

1. 主症

受伤之后，胸背疼痛，可连及胁肋部，不能深呼吸，咳嗽、打喷嚏则疼痛加剧，胸椎棘突下或棘突旁压痛。舌苔薄白，脉弦。

2. 治则

活血化瘀，通经止痛。

3. 处方

阿是穴、后溪、手三里。

4. 操作法

先刺后溪、手三里，直刺捻转泻法，再捻针的同时，令患者做深呼吸运动，或咳嗽。阿是穴直刺捻转泻法，但应严格掌握针刺的深度和角度，起针后刺络拔火罐，保留 10 分钟。

5. 方义

阿是穴属于局部取穴，或针在棘突上，或针在棘突间，或针在夹脊穴的部位，依据压痛点而定。后溪属于手太阳经，对于脊柱病变有显著疗效；手三里属于手阳明经，功善治疗脊背部疼痛，手阳明经筋与手太阳经筋均附著于脊背，故可用于及背部病证的治疗。

四、胸椎小关节紊乱症

（一）概述

胸椎小关节紊乱症是指胸椎后关节在劳损、退变或外伤等因素作用下，导致胸椎小关节发生急、慢性损伤或解剖移位以及椎旁软组织发生无菌性炎症反应，刺激、牵拉或压迫其周围的肋间神经、交感神经，引起神经支配区域疼痛、不舒适或胸腹腔脏器功能紊乱等一系列症状，称之为胸椎小关节紊乱症。由于胸腹腔脏腑功能紊乱的症状一般不是与胸椎小关节损伤同时出现，往往较晚一段时间出现，因此医生与患者均难于将胸腹腔脏腑功能紊乱症状与胸椎小关节损伤联系起来，导致临床上常常误诊，遗忘了疾病的根源是胸椎病变。

（二）诊断要点

（1）患者有背部外伤或长期姿势不良史，如长期低头、伏案工作等。

（2）胸背部酸胀疼痛或沉重乏力，时轻时重，一般活动后减轻，劳累或受寒后加重。

（3）胸胁部疼痛，疼痛的具体部位因胸椎损伤的部位而异，如：胸椎 $T_{2\sim5}$ 损伤，可表现为乳房以上胸胁部位的疼痛、心前区痛；胸椎 $T_{5\sim12}$ 的损伤，可表现为乳房以下区域疼痛、胸痛、胁肋痛、胃区痛、肝区痛、腹部痛等。

（4）自主神经紊乱症状。①汗液排泄障碍：表现为多汗或无汗（局部或半身、全身）。②胸腔脏器功能紊乱症：可见心烦胸闷、胸部压迫感、心律失常、血压异常、咳嗽哮喘等心血管和呼吸系统症状，多见于胸椎 $T_{1\sim4}$ 小关节损伤。③腹腔脏器紊乱症状：可见胃脘胀痛、食滞纳呆、嗳气吞酸、腹胀便秘或腹泻等消化功能紊乱症。

（5）检查。①触诊：胸椎棘突、棘突间、椎旁有叩痛、压痛、棘突偏歪或有后凸，或有凹陷。棘突上、棘突间及椎旁的韧带有条索样改变或结节。②X 线检查：可见胸椎有损伤性改变或退行改变、韧带钙化、胸椎侧弯或后凸畸形。可除外结核、肿瘤、类风湿、骨折等。③理化检查：可除外脏腑肿瘤、结石以及损伤程度。

（三）病因病机

1. 外邪侵袭

人体在疲劳、虚弱的情况下，复感风寒湿邪，导致筋脉痹阻，血行不畅，经脉不通，不通则痛，以致筋肉痉挛，进而引起胸椎小关节功能活动障碍，日久可致筋膜变性、增厚、粘连，从而影响脊神经和自主神经神经的功能，产生脊背疼痛和脏腑功能紊乱的症状。

2. 跌打损伤

外力打击背部，损伤筋肉、脉络，血溢脉外，瘀血阻滞，筋肉肿胀，挛缩作痛，搏击脊神经和交感神经而发病。

3. 劳伤气血

由于劳力过度或长久伏案用脑过度，劳伤气血，气血亏损。气血虚弱，筋骨失养，筋肉挛缩，胸椎及其小关节失稳，触及交感神经，而发病；气血虚弱，心脾两虚，则胸痛胸闷，心悸烦乱，胃脘疼痛，腹胀便溏等症。

（四）辨证与治疗

1.外邪侵袭

（1）主症：背部疼痛，伴有沉重感、紧感、冷感，遇寒加重，得热痛减，疼痛可连及胸胁部。舌苔薄白，脉浮紧。

（2）治则：散风祛寒，温经通络。

（3）处方：胸椎夹脊阿是穴、大椎、后溪、合谷、外关。

（4）操作法：夹脊阿是穴有两种，一是压痛点，二是结节、条索；针刺的方法是采用 0.30 mm×40 mm 的毫针，刺入 20 mm 左右，得气后用捻转泻法；术后加用艾条灸法。针大椎时患者微低头，直刺捻转泻法，术后加用灸法。后溪、合谷、外关均直刺泻法。

（5）方义：本证是由于感受风寒湿邪而引起，病变部位属于督脉、太阳经以及阳明经筋。针刺并温灸诸阳之会大椎，祛除邪气通经止痛。阿是穴处是邪气痹阻之处，针刺泻法祛邪，艾灸温通除邪。后溪、合谷属于手太阳经和手阳明经，其经筋分布背部，结聚于脊柱，又有良好的行气祛邪，通经止痛的功效。外关属于手少阳经，少阳经循行于胸胁部，是治疗胸胁痛的主要穴位之一；外关又通于阳维脉，阳维脉维系诸阳经而主表，故又有祛除邪气从表而解的功能。诸穴配合可达祛除邪气通经止痛的效果。

2.瘀血阻滞

（1）主症：背部疼痛，疼痛部位固定，呈刺痛性质，肩臂活动则疼痛加重，背部按之作痛。舌质紫黯，脉涩。

（2）治则：活血化瘀，通经止痛。

（3）处方：胸椎夹脊阿是穴、手三里、后溪、委中。疼痛连及胸胁部加：内关。

（4）操作法：胸椎夹脊穴的刺法见上，术后刺络拔火罐，委中用三棱针点刺出血，手三里、后溪直刺捻转泻法。内关直刺，捻转泻法。

（5）方义：本证是由于瘀血阻滞所致，故取阿是穴刺络拔火罐，取委中放血，祛瘀活血，消肿止痛。手三里、后溪分别属于手阳明经和太阳经，其经筋分布在背部并附着于脊柱，是治疗脊背疼痛的重要穴位。内关属于手厥阴心包经，其经脉、经筋分布在胸胁部，心主血脉，所以内关既可治疗胸胁部的疼痛，又有活血祛瘀的作用。疼痛剧烈时可内关透外关，可有较强的活血化瘀、行气化瘀、通经止痛的功效。

3.劳伤气血，心脾两虚

（1）主症：背部酸痛，劳累后加重，胸闷胸痛，心悸不宁，胃脘疼痛，时发时止，纳呆腹胀，便溏乏力。舌质胖淡，脉沉细。

（2）治则：健脾宁心，补益气血。

（3）处方：胸椎夹脊阿是穴、膻中、神门、中脘、足三里、三阴交。

（4）操作法：胸椎阿是穴的刺法同前，术后加用灸法。膻中针尖向下平刺补法。其余诸穴均用直刺捻转补法。

（5）方义：本证是由于气血亏损筋骨失养所致，阿是穴是病变症结的反应点，或为压痛点，或为结节、条索状物，针刺阿是穴可缓解经筋、肌肉的挛缩，消除结节和条索，使经脉通畅，有利于气血对筋骨的濡养。膻中位于胸部正中，是心包的募穴；神门是心经的原穴，二穴配合，可宁心安神，养血通脉。中脘、足三里、三阴交调补脾胃，既可治疗胃脘部和腹部的病证，又可补益气血，乃治本之法。

五、胸廓出口综合征

（一）概述

胸廓出口综合征是指臂丛神经、锁骨下动静脉在胸廓出口区域内受压而引起的一组症候群。

胸廓出口亦称胸廓上口（相当于缺盆），其上界为锁骨，下界为第一肋骨，前方为锁骨韧带，后方为中斜角肌，其内侧为肋锁关节，外侧为中斜角肌。在此空隙中，前斜角肌将其分为前后两部分，在前斜角肌与锁骨下肌之间，有锁骨下静脉通过；在前斜角肌与中斜角肌之间，有臂丛神经、锁骨下动脉通过。在正常情况下，臂丛神经、锁骨下动静脉在此间隙中不会受到影响，但当颈肋过长、斜角肌痉挛、肥厚以及锁骨骨折畸形愈合等因素，导致此肋锁三角间隙变窄，引起病证。由于造成三角间隙的原因不同，又常用病因命名，如有颈肋综合征、肋锁综合征、前斜角肌综合征、过度外展综合征、胸小肌综合征等。

（二）诊断要点

（1）本病多发生于青年和中年，一般女性较多，单侧发病较双侧者多。常表现为臂丛神经和锁骨下动静脉受压或牵拉症状。

（2）臂丛神经受压症状，肩臂手的麻木、疼痛、乏力、酸胀，并有放射感。疼痛性质多为刺痛或灼痛。临床上以尺神经受压较多见。病久不愈，可见神经支配区肌肉萎缩、感觉减退和激励下降。

（3）血管受压的症状，动脉受压，患肢有间歇性无力和缺血性弥漫性疼痛、麻木，桡动脉搏动减弱，并伴有皮肤苍白、发凉、怕冷，患肢高举时更加明显。静脉受压时，患肢浅静脉怒张、水肿、手指发绀、僵硬。

（4）检查：①锁骨上窝饱满、压痛；有颈肋者，可触及骨性隆起；有斜角肌病变者，可触及前斜角肌僵硬、肥厚及压痛。②挺胸试验：患者直立，双手下垂，检查者双手分别触摸患者桡动脉。嘱患者挺胸，上肢伸直，并使肩胛骨尽量以向后下方，此时桡动脉搏动减弱或消失者为阳性。表示肋锁间隙狭窄，挤压臂丛神经及血管。③过度外展试验：将患者上肢过度外展并后伸，桡动脉明显减弱或消失为阳性，表示动脉被胸小肌挤压。④举臂外展运动试验：将患者双侧上肢外展并外旋，双手做连续快速伸屈手指运动，患肢迅速出现向心性疼痛、麻木、乏力，为阳性。健侧可持续 1 分钟以上。⑤头后仰试验（Adson 法）：患者取坐位，检查者双手分别触摸患者桡动脉。嘱患者深吸气并憋住，头后仰并转向患侧，如桡动脉搏动减弱或消失者为阳性，表示斜角肌压迫臂丛神经及动脉。⑥X 线片检查：颈椎正侧位片，有助于确诊是否有颈肋、第 7 颈椎横突过长、锁骨及第 1 肋骨畸形等。

（三）病因病机

1. 外感风寒邪气

风寒邪气侵袭项背肩臂的肌肉、关节、经筋，使斜角肌、胸小肌、锁骨下肌等挛缩、紧张，导致锁肋三角间隙狭窄，经络痹阻，气血运行不畅，不通而痛。

2. 瘀血阻滞

跌扑损伤，瘀血阻滞，肩臂肿胀、疼痛；或疼痛久延不愈，气血长期运行不畅，经气闭塞而成瘀血，导致斜角肌等肌肉痉挛、肿胀、僵硬，使锁肋三角间隙狭窄，经气不通而发病。

3. 气血虚弱

年老体弱，气血不足；或劳作过度，气血亏损，使肩胛部肌肉、经筋乏力而松弛，肩部下垂，锁肋间隙变小，经气不通而痛。

4. 辨证与治疗

胸廓上口相当于缺盆的部位，有众多的经脉和经筋经过，如手太阴经及经筋，手阳明经、足阳明经及经筋，手少阴经及经筋，手太阳经、足太阳经筋，手少阳经、足少阳经及经筋等，故此处发生病变，会引起多条经脉的病证。在辨证与治疗时，既要治疗经络的病证，又要注意病因的治疗。

1）循经辨证论治。

（1）主症：肩臂部桡侧疼痛、麻木，属于手阳明经与手太阴经；肩臂部尺侧疼痛、麻木，属于手太阳经与手少阴经；肩臂部内侧疼痛、麻木，属于手厥阴经。

（2）治则：通经止痛。

（3）处方：肩臂部桡侧疼痛、麻木：颈臂穴、扶突、肩髃、曲池、列缺、合谷、商阳、少商。①肩臂部尺侧疼痛、麻木：颈臂穴、扶突、肩贞、极泉、少海、支正、后溪、少泽、少冲。②肩臂部及上肢内侧疼痛、麻木：颈臂穴、扶突、曲泽、内关、大陵、中冲。

（4）操作法：颈臂穴属于经外穴，位于锁骨内 1/3 与外 2/3 的交点处向上 1 寸，当胸锁乳头肌锁骨头后缘。沿水平方向向后刺入0.5寸左右，当出现触电感向上肢传导时，行捻转平补平泻手法后随即出针。扶突直刺0.5寸，提插手法，当出现麻感时，行捻转平补平泻法后随即出针。刺极泉时，上臂抬起，用切指法进针，提插手法，当出现触电感时，行捻转泻法，随即出针。井穴均采用三棱针点刺出血法，其余诸穴直刺捻转泻法。

(5)方义：上述处方系根据“经络所通，主治所及”的原则，按照疼痛部位循经取穴的方法，可达疏通经络，调理气血的作用，经络气血通达，疼痛可止。其中疼痛而兼有寒冷、麻木者，可加用灸法，以温通经气，增强止痛效果。

2)风寒痹阻。

(1)主症：肩臂疼痛麻木，或上下走穿；或疼痛拒按，筋脉拘紧，皮肤苍白发凉。舌苔薄白，脉弦紧。

(2)治则：祛风散寒，通经止痛。

(3)处方：扶突、颈臂(阿是穴)、肩髃、曲池、外关、合谷、后溪。

(4)操作法：扶突、颈臂的刺法同上。其余诸穴均直刺捻转泻法，并可在肩髃穴或大椎穴或阿是穴加用灸法。

(5)方义：本证是由于风寒邪气痹阻引起的病证，扶突属于手阳明经，有散风祛邪通经止痛的作用，是治疗臂丛神经痛的经验穴。颈臂穴或在锁骨上窝寻找阿是穴，均位于锁骨上窝，属于缺盆范畴。缺盆是诸多经脉、经筋通过的部位，尤其与上肢的手三阳经、手三阴经的关系更为密切，是治疗上肢病证的主要穴位，正如《甲乙经》云缺盆主“肩引项臂不举，缺盆肿痛。”肩髃、曲池、合谷，同属于手阳明经，多气多血，既能疏通经络调理气血，又有祛除外邪的作用，是治疗上肢病变的重要组合。外关属于手少阳经，并通于阳维脉，及可疏通经脉，又可祛邪外出，长于通经除邪。后溪是手太阳经五输穴中的输穴，“俞主体重节痛”，有散风除湿止痛的作用，是治疗筋骨疼痛的重要穴位。

3)瘀血阻滞。

(1)主症：锁骨上窝肿胀疼痛，上肢刺痛或麻木，手指发绀、僵硬。舌质紫黯，脉沉涩。

(2)治则：活血化瘀，通络止痛。

(3)处方：颈臂(阿是穴)、膈俞、极泉、曲泽、少海、曲池、合谷。

(4)操作法：颈臂或阿是穴浅刺0.5寸左右，当出现触电感后，行捻转泻法，随即出针。针极泉时患者举肩，用切指法避开动脉进针，提插手法，当出现触电感时，行平补平泻法，随即持针。膈俞行刺络拔罐法，曲泽用三棱针点刺出血。其余诸穴直刺捻转泻法。

(5)方义：本证是由于瘀血阻滞所致，故取血之会穴膈俞和曲泽点刺放血，以活血化瘀，通络止痛。颈臂或阿是穴乃是病变的部位，泻之可消肿祛瘀。极泉、少海均属于手少阴心经，心主血脉，故二穴可行血通脉，主治上肢疼痛，正如《针灸大成》云极泉“主臂肘厥寒，四肢不收”，《医宗金鉴》少海主“漏肩与风吹肘臂疼痛”。曲池、合谷属于手阳明经，阳明经多气多血，二穴配合行气通脉、行气化瘀，是调理气血疏通经络的重要组合。

4)气血虚弱。

(1)主症：颈项肩背酸痛，肌肉萎缩，手臂酸痛麻木，手臂乏力，举臂艰难，手指拘挛，甚或头晕心悸。舌淡苔薄，脉细弱。

(2)处方：扶突、颈臂(或阿是穴)、脾俞、少海、手三里、合谷、足三里、三阴交。

(3)操作法：扶突、颈臂(或阿是穴)的针刺法同前，得气后捻转平补平泻法。其余诸穴用捻转补法。

(4)方义：本证是由于气血虚弱，筋肉失养、乏力，肩胛骨、锁骨下垂，导致肋锁间隙狭窄，挤压臂丛神经及锁骨下动静脉，引发病证，治当补气益血。补益气血总应培补生化之源为主，穴用脾俞、手足三里、三阴交调补脾胃，以助气血生化之源。补合谷助肺气，益宗气，“宗气积于胸中，出于喉咙，以贯心脉，而行呼吸。”故可益气通脉。少海是手少阴心经五输穴中的合穴，补之可补血养筋；配手三里用于手臂麻木的治疗，《百症赋》“且如两臂顽麻，少海就傍于三里。”

六、胸壁挫伤

胸壁是由骨性胸廓与软组织两部分组成。软组织主要包括胸部的肌肉、肋间神经、血管和淋巴组织等。由于外界暴力挤压、碰击胸部导致胸壁软组织损伤。本病是临床上常见的损伤性疾病,多见于青壮年。

(一)诊断要点

(1)患者多由外力致伤病史。

(2)受伤后胸胁部疼痛,疼痛范围相对明确,深呼吸或咳嗽时疼痛加重。

(3)检查:①胸廓部有局限性瘀血肿,有明显压痛点。②抬肩、活动肩胛、扭转躯体时疼痛加重。③X线检查:无异常改变,但可除外骨折、气胸、血胸等。

(二)病因病机

胸部挫伤,多因外力直接作用于胸部,如撞击、挤压、拳击、碰撞、跌打损伤等,使胸部皮肤、筋肉受挫,脉络损伤,血溢脉外,瘀血停滞,经脉不通而痛。

(三)辨证与治疗

1.主症

受伤之后,胸胁部痛,深呼吸、咳嗽、举肩、躯体扭转则疼痛加重,局部有明显压痛。舌质紫黯,脉弦。

2.治则

活血祛瘀,通经止痛。

3.处方

阿是穴、华佗夹脊穴、内关、支沟、阳陵泉。

4.操作法

阿是穴用平刺法,术后刺络拔罐出血。华佗夹脊穴应根据病变的部位,选择相应的夹脊穴1～3个,直刺泻法,使针感沿肋间隙传导,最好达到病变处。内关直刺捻转泻法,最好少用提插手法,以免损伤正中神经,引起手指麻木、拘紧等后遗症。支沟、阳陵泉直刺捻转泻法。

5.方义

阿是穴刺络拔罐出血,祛除瘀血,疏通局部气血的瘀阻;华佗夹脊穴,对于胸胁部疼痛及肋间神经痛有很好效果;内关属于手心包厥阴经,其经脉、经筋布于胸胁部,心包主血脉,故内关可有理血通脉,活血祛瘀的作用;内关又是手厥阴经的络穴,外联手少阳三焦经,三焦"主持诸气",故内关又有调气活血、理气止痛的功效,所以内关是治疗胸胁部疼痛的主穴;支沟、阳陵泉属于手、足少阳经,其经脉、经筋均分布于胸胁部,是治疗胁肋疼痛的重要组合。

七、蒂策综合征(肋软骨炎)

蒂策综合征是一种非特异性疾病,又称肋软骨炎、特发性痛性非化脓性肋软骨肿大。本病是胸背部病变的常见病、多发病,表现为肋软骨的痛性肿胀,尤其好发于第二肋骨。本病好发于女性,病程长短不一,常迁延数月或数年,治愈后容易复发。中医无此病名,应属于胸胁痛范畴。

(一)诊断要点

(1)好发于女性,男性少见。

(2)胸痛急剧或缓慢发作,伴有胸部压迫感或勒紧感。

(3)疼痛呈持续性或间断性,当深呼吸或平卧时疼痛加重。有时疼痛可向肩及手部放射。

(4)检查:第二、三肋骨与软骨交界处肿胀、隆起,可触及结节状或条索状阳性反应物,质地柔软,按之有明显的局限性压痛。

(5)X线检查可除外胸腔和肋骨等器质性病变,对本病无诊断价值。

（二）病因病机

西医对本病的病因尚不明确，一般认为与劳损、外伤或病毒感染有关；疲劳及气候的变化可能是发病的诱因。中医根据本病的病变部位固定、局部肿胀、劳累后发作等证候特点，认为本病与瘀血、痰湿及气血虚弱有关。本病应属于筋骨病，位于胸部，与此有关的经络及经筋主要有：足阳明经及经筋，其经筋从下肢"上腹而布，至缺盆而结"；足太阴经及经筋，其经筋"循腹里结于肋，散于胸中"；手少阴经及经筋，其经筋"挟乳里，结于胸中"；手厥阴经及经筋，其经筋"入腋散胸中"；足少阳经及经筋，其经筋"系于膺乳，结于缺盆"；足厥阴经布胁肋等，这些经脉或经筋均于本病的发生有关。

1.瘀血阻滞

胸部受跌打损伤或撞击，损伤经脉，血溢脉外；或上肢过度活动，胸大肌过度收缩，引起胸肋部韧带和肋软骨膜损伤，血溢脉外，经脉瘀阻，引起局部肿痛。

2.痰瘀互结

肝气郁结，失于疏泄，气机郁滞，气滞则不能载血运性，血滞而为瘀；气滞则津液失于运行，凝聚为痰。痰瘀互结，脉络不通，发为肿痛。

3.气虚血瘀

体质虚弱，复加长期胸壁劳作，耗伤气血，气虚则血行乏力，滞而成瘀血，经脉不通，发为肿痛。

（三）辨证与治疗

1.瘀血阻滞

（1）主症：局部肿痛，痛有定处，痛如针刺，夜间加重，疼痛向肋部或脊背放射。舌质紫黯或有瘀点，舌苔薄白，脉弦或沉涩。

（2）治则：活血化瘀，疏经通络。

（3）处方：阿是穴、心俞、膈俞、合谷、郄门、太冲。

（4）操作法：阿是穴、心俞、膈俞刺络拔火罐，其余诸穴直刺捻转泻法。

（5）方义：本证是由于瘀血痹阻经脉所致，取阿是穴、心的背俞穴心俞、血之会穴膈俞，刺络拔火罐，祛瘀通络止痛。郄门是心包经的郄穴，心主血脉，功善治疗瘀血阻滞胸部经脉引起的疼痛症。合谷是手阳明经的原穴，原穴是元气流注的部位，与手太阴肺经相表里，阳明经多气多血，故合谷穴可行气祛邪，行气活血，行气通络，通经止痛。太冲是足厥阴肝经的原穴，肝主疏泄，肝藏血，故太冲功在理气调血，理气活血，理气通脉，理气止痛。合谷与太冲配合，名曰"四关"，是疏通经络、调理气血、活血祛瘀、通经止痛的主要穴位组合。

2.痰瘀互结

（1）主症：病程较长，疼痛呈持续性隐痛，局部隆起，肿胀明显，胸部沉闷。舌苔白腻，脉弦滑。

（2）治则：理气化痰，活血化瘀。

（3）处方：阿是穴、膻中、内关、中脘、丰隆。

（4）操作法：阿是穴采用刺络拔火罐法；膻中针尖向下平刺，捻转手法，平补平泻；其余诸穴均直刺，平补平泻手法。

（5）方义：本证是由于痰瘀互结阻滞经络所致，阿是穴刺络拔火罐意在祛瘀通络。膻中是气之会穴，针刺平补平泻法，意在调气，调气可活血化瘀，调气可通经除痰；本穴又位于胸部中央，是治疗痰瘀滞留胸部的主穴。内关是手厥阴心包经的络穴，外络三焦经，心主血脉，三焦主气，故内关既可活血化瘀，又可理气化痰，善于治疗胸胁部病证。内关与膻中配合，局部与远端相结合，是治疗胸部、胁肋部及其内部脏腑疾病的主要组合。中脘与丰隆相配合，和胃祛痰，健脾化痰，是治疗痰浊病证的主要组合。

3.气虚血瘀

（1）主症：局部隐痛，疼痛与天气有关，遇冷易于发作，伴有胸背隐痛，心慌气短，体倦乏力。舌质黯红或淡红，脉沉弱。

（2）治则：益气养血，通络祛瘀。

(3)处方:阿是穴、膻中、太渊、足三里、隐白。

(4)操作法:阿是穴采用刺络拔罐法,术后加用灸法。膻中、太渊、足三里针刺补法,隐白用艾炷灸7~9壮。注意针刺太渊时应避开动脉,直刺7~9 mm。

(5)方义:本证是由于气虚行血乏力,血液瘀滞胸部,痹阻脉络所致。阿是穴的部位正是瘀血阻滞所在,宗《素问·针解》:"菀陈则除之者,出恶血也。"故在阿是穴处刺络出血,清除瘀血、死血,术后再加用灸法,血得热则行,可加强除瘀血通经络的作用。膻中是气之会穴,太渊是脉之会穴,又是手太阴经的原穴,二穴组合培补宗气,宗气积于胸中,以贯心脉,有益气通脉除瘀血的作用,并可消除胸部疼痛。足三里、隐白健脾补胃,培补气血生化之源,且隐白是治疗胸痛的经验效穴。

八、肋胸骨痛

肋胸骨痛是指肋软骨与胸骨连接处发生的自发性疼痛。本病多由于外伤、病毒感染、受寒冷刺激等原因,引起胸大肌附着处的肌纤维组织炎。

(一)诊断要点

(1)胸部自发性疼痛,可连及胁肋部。

(2)疼痛的性质为锐痛或切割样、撕裂样疼痛。

(3)疼痛好发于第2~5肋骨软骨与胸骨的接合处。

(4)检查:胸骨外侧缘有明显压痛;加压两侧胸壁时,病变处出现疼痛。

在临床上本病常与肋软骨炎相混淆,应注意鉴别。本病的压痛点在胸骨的外侧缘与肋软骨交界处。

(二)病因病机

1.瘀血阻滞

外伤筋骨,损及血脉,血溢脉外,阻滞脉络,经气不通,不通而痛。

2.寒瘀凝滞

胸肩部及上肢过度活动,耗伤气血,卫外不固,风寒湿邪趁虚入侵,寒主凝而血瘀,经络气血痹阻,发为疼痛。

(三)辨证与治疗

1.瘀血阻滞

(1)主症:胸部疼痛,痛如针刺,部位固定,胸骨外侧缘按之疼痛。舌质紫黯或有瘀点,脉弦或沉涩。

(2)治则:活血化瘀,通络止痛。

(3)处方:阿是穴、膻中、心俞、膈俞、内关、合谷、太冲。

(4)操作法:阿是穴、心俞、膈俞刺络拔火罐,其余诸穴均直刺捻转泻法。

(5)方义:本证是由于瘀血痹阻经脉所致,处方选穴与肋软骨炎相同,方解也无差异,详见肋软骨炎瘀血阻滞证。

2.寒瘀凝滞

(1)主症:胸部疼痛,痛则剧作,遇寒加重,得热痛减,触之作痛。舌质淡红,苔薄白,脉弦紧。

(2)治则:温经祛邪,通经止痛。

(3)处方:阿是穴、膻中、大椎、列缺、足三里、隐白。

(4)操作法:刺阿是穴用0.25 mm×25 mm的毫针,沿着肋骨的上下缘向胸骨平刺,有酸痛感或胀痛感沿肋骨传导,捻转泻法,术后加用灸法。膻中针尖向下平刺,捻转补法。针大椎时患者坐位,微低头,针尖朝向胸骨柄,进针25 mm(1寸左右)左右,得气后捻转平补平泻法,术后加用灸法。列缺针尖向上斜刺,得气后行捻转补法。足三里直刺,捻转补法。隐白艾炷灸7~9壮。

(5)方义:本证是由于寒瘀凝滞,经络痹阻所致,治疗时重用灸法,温经散寒,疏通经络。阿是穴是寒邪瘀血凝结的部位,属于局部取穴,针刺泻法并灸,针刺泻法可通经祛邪,艾灸可温经散寒,行血通脉。大椎属于督脉,又为诸阳之会,针灸并用,助阳祛邪,行气血通脉。气会膻中与列缺、足三里配合,培补宗气,贯通心脉,温阳除邪。隐白是治疗本病的经验穴,临床用之有明显效果。

九、剑状突起痛

剑状突起痛主要是剑状突起部疼痛,并伴有胸部、胃脘部、胁肋部及肩背部疼痛。剑状突起即胸骨剑突,相当于中医的蔽心骨。本病包括在中医结胸、心下痛、胃脘痛等病证的范畴。

(一)诊断要点

(1)剑突部有深在的持续地疼痛。

(2)胃饱满时、扩胸时、弯腰时以及扭转身体时可引起疼痛发作。

(3)疼痛可连及胸部、胃脘部、胁肋部。

(4)检查:剑突部有明显压痛,并有向胸部、腹部、胁肋部以及肩背部放射痛。

(二)病因病机

本病发生在心的下部,应属于心胃病证,循行的经脉有任脉、足阳明胃经、足太阴脾经、足厥阴肝经、手太阳小肠经、手少阳三焦经等,其发生的病因病机与痰热互结、寒与痰浊凝滞、肝郁气滞有关。

1.痰热互结

痰热内结,滞留心下,不通而痛。本正与伤寒论中的小陷胸汤证相似,《伤寒论·辨太阳病脉症并治》:"小结胸病,正在心下,按之则痛,脉浮滑者,小陷胸汤主之。"

2.寒痰凝滞

寒与痰涎凝滞,结于胸膈,发为本病。本证与伤寒论中的寒实结胸证相似。痰涎结于膈上或膈下,胸与心下满闷作痛。

3.肝郁气滞

肝气郁结,失于疏泄,胃气凝滞不通发为疼痛。

(三)辨证与治疗

1.痰热互结

(1)主症:心下部疼痛,连及胸胁,按之则痛,心中烦乱,胃脘不适,有呕恶感。舌质红,苔黄腻,脉滑数。

(2)治则:化痰清热,理气止痛。

(3)主方:膻中、鸠尾、中脘、曲池、丰隆。

(4)操作法:针膻中针尖向下平刺12~20 mm,捻转泻法。针鸠尾穴时两手臂高举置于头部,针尖向下斜刺12 mm左右,切勿直刺,捻转泻法。其余诸穴均直刺捻转泻法。

(5)方义:膻中属于任脉,位于胸部正中,为气之会穴,可理气止痛,可理气化痰,是治疗胸痛、胃痛的主要穴位。鸠尾位于胸骨剑突的下缘,又是任脉的络穴,其脉络散于腹,主治心胸痛、胃脘痛;鸠尾又为膏之原,膏即膏脂,由五谷之津液化合而成,所以本穴有化合津液为膏脂的作用,津液不能化合称为膏脂,即变为痰,所以鸠尾又有清化痰浊的作用。中脘、丰隆调理脾胃、除痰浊化生之源。总之,膻中、鸠尾理局部之气机,化病位处的痰浊,中脘、丰隆除痰浊生成之源,曲池清除邪热,标本兼治,病证可愈。

2.寒痰凝滞

(1)主症:心与胸部疼痛,心下按之作痛,痛及胸背,四肢厥冷,胃脘冷痛,呕吐痰饮。舌苔白腻,脉滑而迟。

(2)治则:温化痰浊,通经止痛。

(3)处方:膻中、鸠尾、中脘、大椎、合谷、足三里。

(4)操作法:膻中、鸠尾、中脘针刺手法同前,针刺后加灸。针大椎取坐位,患者微低头,针尖向下颌方向进针,捻转补法,有针感向胸部传导较好,并加用灸法。合谷直刺平补平泻法,足三里针刺补法。

(5)方义:膻中、鸠尾、中脘的方解同前,加用灸法,可温阳通脉,可温阳化痰。足三里扶正祛邪,健脾化痰。合谷行气化痰,行气止痛。大椎属于督脉,又是诸阳之会,主治寒热,《素问·骨空论》"灸寒热之法,先灸项大椎",又是治疗结胸症的主穴,对本证的治疗有重要作用,《伤寒论》"太阳与少阳并病……时如结胸,心下痞鞕者,当刺大椎第一间"。

3.肝郁气滞

(1)主症:心下痛,胃脘痛,痛及胸胁,呈胀痛性质,心烦急躁,口苦咽干,局部触之作痛。舌质黯,脉弦。

(2)治则:疏肝解郁,理气止痛。

(3)处方:膻中、鸠尾、上脘、中脘、期门、内关、太冲。

(4)操作法:膻中、鸠尾、中脘的针刺法同前;上脘直刺 7.5~10 mm(0.3~0.5 寸)左右,平补平泻手法;期门平刺,平补平泻手法;内关、太冲直刺平补平泻手法。

(5)方解:膻中、鸠尾方解同前,中脘和胃降逆,主治心胃痛,配期门治疗痛及胸胁,《针灸甲乙经》"心下大坚,肓俞、期门及中脘主之";配上脘加强治疗心胃痛的效果,《玉龙歌》"九种心痛及脾痛,上脘穴内用神针,若还脾败中脘补,两针神效免灾侵……"。内关、太冲均属于厥阴经,上下配合,调气理气,是疏肝解郁、理气止痛的重要组合。

(张静玺)

第四节 肘部筋骨疼痛

一、概述

骨关节介于上臂与前臂之间,肘关节是由肱骨远端、尺骨近端、桡骨头及附着其上的韧带和肌肉构成。它包括三个关节,即肱尺、肱桡和尺桡上关节。肘关节囊前后比较松弛,可使屈伸运动有充分的余地。肘关节的两侧有坚强的侧副韧带保护,增加关节的稳定性,避免向两侧脱位。

(一)肘关节的主要作用有两个方面

(1)协助腕关节和手的操作。

(2)减轻肩关节运动时的负担,起到杠杆作用。

(二)关节韧带

肘关节的两旁有坚强的尺侧、桡侧副韧带,前方有环状韧带和屈肌群。关节囊包绕着整个肘关节。

(三)关节肌肉

肱二头肌肌腱经肘关节前面止于桡骨粗隆,其收缩可使肘关节屈曲;肱三头肌经肘关节后面止于尺骨鹰嘴,其收缩可使肘关节伸直;旋前圆肌起于肱骨内上髁,止于桡骨中部的外侧,其收缩可使前臂旋前;旋后肌起于肱骨外上髁和尺骨的上部,止于桡骨上 1/3 处的前面,其收缩可使前臂旋后。

(四)关节血管

肘关节的血供来自肱动脉分支相吻合的动脉网。肘关节动脉网由肱动脉、桡动脉和尺动脉的分支在肘关节前面形成。

(五)肘关节神经

肘关节神经由肌皮神经、正中神经、桡神经的分支支配。

(六)肘关节的运动

由于构成肘关节的肱骨滑车斜行,不与骨纵轴相垂直,故属于屈戎关节。因为肘关节位于上肢中部,所以肘关节主要是完成额状轴上屈伸运动和垂直轴上的旋转运动。完成屈伸运动的肌肉主要是:肱肌、肱二头肌、肱桡肌和旋前圆肌等。

旋转运动是在桡尺近侧关节间发生的,肱桡关节协助此运动的完成。使肘关节旋前的肌肉是旋前圆肌和旋前方肌;使肘关节旋后的肌肉有肱二头肌和旋后肌。

(七)肘关节的经络分布

肘关节分布有手三阳经、手三阴经及其经筋。手阳明经"循臂上廉,入肘外廉",手阳明经筋"结于肘外”;手太阳经“循臂骨下廉,出肘内侧两筋之间”,手太阳经筋“结于肘内锐骨之后,弹指应小指之上”;手少阳经“出臂外两骨之间,上贯肘”,手少阳经筋“上循臂,结于肘”;手太阴经“行少阴心主之前,下肘中”,手太阴经筋“上循臂,结于肘”;手少阴经“行手太阴心主之后,下肘中”,手少阴经筋“结于肘内廉”;手厥阴经“行太阴少阴之间,入肘中”。总之,手三阳经及其经筋分布在肘关节的外侧和后面,手三阴经及其经筋分布在肘关节的内面。

(八)肘关节的检查

1.形态检查

两侧肘关节同时伸出,做对比检查,才能检查出关节的肿胀和变形。首先侧肘关节的携带角(或称外偏角),正常为5°~15°。其次检查肘关节有无肿胀,关节内的肿胀多表现在尺骨鹰嘴的两旁;第三检查肘后三角是否正常,即肱骨的内外上髁及尺骨鹰嘴的三个点,当肘关节伸直时,三点在一条横线上,屈肘时三点成等边三角形。当这种三角关系改变时,表明肘关节有骨性改变,如骨折、脱位等。

2.功能检查

肘关节的屈伸运动的幅度约150°,即屈约30°伸约180°。肘关节及前臂的旋转运动,是桡骨围绕尺骨旋转,主要是旋前和旋后运动。屈伸活动障碍,主要为肱尺关节的病变。旋转障碍,主要为桡尺关节的病变。

3.疼痛检查

首先是疼痛点检查,因为疼痛点与病变的部位有密切的关系,往往疼痛点的部位就是病变的部位。其次是运动检查,分主动检查和被动检查,如主动伸肘痛,被动屈肘痛,是肱三头肌的病证;反之,主动屈肘痛,被动伸肘痛,是肱二头肌等屈肌群或关节囊的病变。主动旋后疼痛,被动旋前疼痛,是旋后肌群的病证;主动旋前疼痛,被动选后疼痛,可考虑为旋前肌群的病证。第三,检查颈椎和臂丛神经,因为颈椎病变也可表现为肘部疼痛。

4.特殊检查

(1)腕伸肌紧张试验(MILL 氏试验):伸肘前臂旋前,腕关节被动屈曲时,肱骨外髁出现疼痛为阳性,见于肱骨外上髁炎。此检查亦称网球肘实验。

(2)抗阻(柯宗 COZEN)试验:检查者一手握前臂下段,以手按其背,令患者握拳并抗阻力背伸腕时,肱骨外上髁出现疼痛为阳性,见于肱骨外上髁炎。

(3)前臂屈肌紧张试验:患者握拳屈腕,检查者用力与其对抗,若肱骨内上髁处疼痛为阳性,见于肱骨内上髁炎。

(4)肘关节侧板试验:以尺侧副韧带为例,医生一手置于患者肘关节的桡侧,另一只手置于前臂远端尺侧,双手相对用力,若肘关节尺侧疼痛时为阳性,表示肘关节尺侧副韧带损伤;反之,为桡侧副韧带损伤。

二、肘部扭挫伤

外力作用于肘关节并引起关节囊、关节周围韧带及筋膜等组织损伤,出现局部肿胀、疼痛及功能障碍的病证,称为肘部扭挫伤,中医称为“肘部伤筋”。

直接暴力的打击可造成肘关节挫伤,也可见于间接暴力的损伤,如跌仆、由高坠下、失足滑倒、手掌着地、肘关节处于过度扭转,即可导致肘关节扭伤。此外,在日常生活和工作中做前臂过度扭转动作,以及做投掷运动时姿势不正确,均可造成肘关节扭伤。

临床上以关节囊、侧副韧带和肌腱损伤较多见。受伤后可引起局部充血、水肿,严重者关节内出血、渗出,影响肘关节的功能。一般以桡侧副韧带损伤最为常见,尺侧次之。

(一)诊断要点

1.外伤病史

肘部疼痛、乏力,活动时疼痛明显加重。

2. 肘关节呈半屈曲位

伤侧肿胀明显，皮下瘀斑，甚至有波动感。

3. 活动受限

肘关节可以活动，但活动时常引起剧痛而影响活动。受伤部位可触及到明显的压痛点。

4. X线摄片

可排除肘部骨折及肘关节脱位。

（二）病因病机

（1）筋主束骨而利关节，若外力过大，使筋肉的活动超出正常范围，即可造成筋肉撕裂，血溢脉外。离经之血阻滞经络，经气不通，不通则痛；筋伤、筋裂则致关节不利。

（2）直接暴力作用于肘部造成肘关节软组织损伤，如跌仆滑倒，手掌撑地，传导暴力使肘关节过度外展、伸直或扭转，均可造成筋肉撕裂，瘀血闭阻。

（3）骨折或关节脱位纠正后，肘关节挫伤、瘀血阻络则成为突出的病证。

总之，肘关节扭挫伤的主要病机是血溢脉外，离经之血痹阻经络，气血不通，发为疼痛、肿胀、关节活动不利等症。

（三）辨证与治疗

肘关节扭挫伤的主症：肘部疼痛，弥漫性肿胀，可见瘀斑，局部压痛，肘关节活动受限。舌质紫暗，或有瘀斑，脉弦或弦紧。

肘关节扭挫伤的病机主要是由血瘀阻滞所致，故治疗的总原则是散瘀消肿，活血止痛。但由于挫伤的部位不同，损伤的经络不同，治疗选用的穴位也不尽相同。

1. 经络辨证治疗

（1）桡侧副韧带损伤：①主症：肘关节疼痛、肿胀、活动障碍，肘部外侧有明显的压痛点，侧扳检查阳性。②治则：取手阳明、少阳经穴为主，针刺泻法，活血祛瘀。③处方：曲池、天井、手三里、阿是穴、尺泽、合谷、商阳、关冲。④操作法：先用三棱针点刺尺泽出血，出血量以血色由黯红变鲜红为度。再于商阳、关冲点刺出血，每穴出血3～5滴。其余诸穴均采用针刺泻法。也可在天井与手三里或曲池与合谷采用电针，选用疏密波。留针20～30分钟。每日或隔日治疗1次。⑤方义：本病的病变部位主要在肘关节的桡侧，桡侧分布有手阳明和少阳经，根据“经脉所过，主治所及”的原则，故取二经穴位为主进行治疗。点刺尺泽出血，宗“菀陈则除之”，以排除局部的瘀血。点刺商阳、关冲出血，清除经络中的瘀血。其余穴位为疏通气血，通经止痛。

（2）尺侧副韧带损伤：①主症：肘关节疼痛、肿胀、活动障碍，肘部尺侧面有明显的压痛点，侧扳检查阳性。②治则：取手太阳、少阴经穴为主，针刺泻法，活血祛瘀疏通经络。③处方：少海、曲泽、小海、天井、阴郄、后溪、少冲、少泽。④操作法：先用三棱针点刺曲泽出血，出血量以血色由黯红变鲜红为度。同时在少泽、少冲点刺出血，每穴出血3～5滴。其余穴位均用针刺泻法。也可在少海、天井之间加用电针，采用疏密波。⑤方义：本症的病变部位在肘关节的尺侧，尺侧分布有手少阴、太阳经，故取二经穴位为主进行治疗。点刺曲泽出血，以铲除局部的恶血，少冲、少泽点刺出血，意在排出经络中的瘀血，通经止痛。少海、小海、天井属于局部取穴法。阴郄是手少阴经的郄穴，气血深聚之处，善于治疗急性疼痛。后溪是手太阳经的“输穴”，是治疗太阳经络疼痛症的重要穴位。

（3）肱二头肌腱损伤：①主症：肘关节疼痛、肿胀、功能障碍，肱二头肌腱及其附着处有明显的压痛点。②治则：取手太阴、厥阴经穴位为主，针刺泻法，活血祛瘀，通经止痛。③处方：曲池、尺泽、曲泽、阿是穴、孔最、郄门、内关、少商、中冲。④操作法：先取尺泽或曲泽用三棱针点刺出血，出血的血色从黯红变鲜红为止。刺少商、中冲出血，每穴3～5滴。其余诸穴均用泻法。也可在曲泽、孔最之间加用电针，采用疏密波。⑤方义：孔最是手太阴经郄穴，郄门是手厥阴经郄穴。郄穴是气血深聚的部位，有良好的调气调血的作用，功善通经止痛。点刺尺泽、曲泽出血，可排除局部的瘀血，点刺少商、中冲出血，可消除经脉外的瘀血，瘀血消散，经络通畅，疼痛可止。曲池、阿是穴、内关针刺泻法，助其他穴位通经止痛。

2.其他方法

(1)巨刺法:①主穴:外侧副韧带损伤取健侧阳陵泉或足三里;内侧副韧带损伤取健侧阴陵泉;肱二头肌腱损伤取健侧膝关。②操作法:用3寸的毫针,从阳陵泉透向阴陵泉,或足三里透向合阳;刺阴陵泉透向阳陵泉;刺膝关透向阳陵泉。用捻转手法,在捻转的同时令患者活动患肢,一边捻转针柄一边活动患肢。留针30分钟,每10分钟捻针1次,并活动患肢。

(2)同经相应法:①主穴:桡侧副韧带损伤:商阳、关冲(患侧),足三里、阳陵泉(健侧)。②尺侧副韧带损伤:少泽、少冲(患侧),内委中、阴谷(健侧)。③肱二头肌腱损伤:少商、中冲(患侧),阴陵泉、曲泉(健侧)。④操作法:先在患侧的井穴用三棱针点刺出血,每穴出血5~7滴,然后取健侧的经穴行浅刺雀啄术法,同时令患者活动患肢。留针30分钟,每隔10分钟行针1次。

三、肱骨外上髁炎

因急性或慢性损伤造成肱骨外上踝周围组织的无菌性炎症,称为肱骨外上踝炎,由于该病好发于网球运动员,故又称网球肘。其临床主要特征是肱骨外上踝处,有疼痛和压痛。本病以30~50岁青壮年居多,男女比例为3∶1,以右侧多见。本病属中医“筋痹”“伤筋”范畴。

本病可因用力不当诱发或急性扭伤或拉伤引起,但多数起病缓慢,多见于慢性劳损。

当跌倒等诱因使前臂旋前位时,腕关节瞬间背伸,前臂桡侧腕伸肌突然剧烈收缩,导致肱骨外上踝处的伸肌总腱附着点强力牵拉而撕裂,骨膜下出血、血肿,局部炎症、渗出、粘连,日久形成筋结,对肌腱造成长期反复的刺激,而引发本病。

慢性者多见于长期从事某些反复屈伸腕关节,伸指、前臂旋转活动工作的中年人。肌肉长期劳累且经常处于紧张状态,使伸腕伸指肌腱起点受到反复牵拉刺激,引起肱骨外上踝处骨膜、滑膜和肌腱的无菌性慢性炎症。

(一)诊断要点

(1)有明显的外伤史,或有长期频繁地屈伸肘腕关节史。肱骨外上髁敏感压痛,肘关节不肿,屈伸范围不受限。

(2)肘部外侧疼痛,严重时疼痛可波及前臂和肘关节后部。

(3)压痛点在肱骨外上髁腕伸肌起点处可触及明显的压痛点或阳性反应物;也可在肱桡关节间隙触及压痛点。

(4)功能活动受限,屈肘前臂旋前及用力背伸腕关节时疼痛加重,不敢做拧毛巾、扫地、端壶倒水等动作。

(5)网球肘试验(密耳试验 Mili)阳性;抗阻力试验(柯宗 Cozen 试验)阳性。

(二)病因病机

1.瘀血阻滞

肱骨外上髁是前臂腕伸肌的起点,手腕伸展肌特别是桡侧腕短伸肌,在进行手腕伸直及向桡侧用力时,张力十分大,容易出现肌肉筋骨连接处的部分纤维过度拉伸,形成撕裂,造成局部出血,瘀血阻滞,经络不通,不通则痛。

2.劳伤气血

肱骨外上髁是前臂腕伸肌的起点,由于某些职业肘腕关节频繁活动,如木工、钳工、泥瓦工、家庭主妇尤其是网球运动员,长期频繁地屈伸腕肘关节,使腕伸肌的起点反复牵拉、磨损,耗伤气血,肌肉失于温煦,筋骨失于濡养,筋肉挛缩而成筋结,经脉不通而痛。或筋肉失于温煦,卫外不固,风寒湿邪趁虚入侵,闭阻经络气血发为肘痛。

(三)辨证与治疗

1.瘀血闭阻

(1)主症:肘外侧疼痛急性发作,肘关节活动明显受限,肱骨外上髁有显著压痛,有外伤史或近期肘关节频繁活动。脉弦，舌苔薄白，舌质黯。

(2)治则：活血祛瘀，通经活络。

(3)处方：肘髎、曲池、阿是穴、手三里、合谷、商阳、关冲。

(4)操作法：阿是穴用刺络拔罐法，即用梅花针在局部叩刺出血，或用较粗的毫针点刺出血，然后拔火罐。商阳、关冲点刺出血。针曲池、肘髎、手三里时针尖均朝向痛点处，捻转泻法。合谷针刺捻转泻法。

(5)方义：本症是由于瘀血阻滞经脉而引起，遵"菀陈则除之"的治疗原则以及《灵枢·经脉》所说："故诸刺络脉者，必刺其结上甚血者，虽无结，急取之以泻其邪，而出血，留之发为痹也。"这就是说有瘀血者，应急泻恶血，不然就会发为痹证。所以先于局部刺出瘀血，再刺阳明经和少阳经井穴商阳、关冲出血，可铲除经脉中残余的瘀血。肘髎、曲池、手三里属于局部取穴；合谷是阳明经的原穴，阳明经多气多血，合谷与局部取穴相结合，以加强疏通经络调经止痛的作用。

2.劳伤气血，筋骨失养

(1)主症：肘部酸痛，时重时轻，提物乏力，肘部功能受限，肘关节外侧有明显的压痛和筋结。舌质淡，苔薄白，脉沉细。

(2)治则：补益气血，疏筋解结。

(3)处方：阿是穴、曲池、肘髎、天井、手三里、外关、足三里、三阴交。

(4)操作法：为了舒筋解结主要采用龙虎交战法、扬刺法。针刺阿是穴时，先在阿是穴处触及结节，然后选用直径 0.30 mm×25 mm 长的毫针直刺进入结节的中心，当针尖部有紧涩感时，施以龙虎交战手法。之后在结节的周围用扬刺法刺 4 针，即用毫针斜刺针入结节，当感到针尖部沉紧时，拇指向前捻转 9 次，再提插 6 次，每针反复 5～9 次，术后再用艾条灸 2～3 分钟。曲池、手三里同样是以龙虎交战手法。其他穴位均采用补法。

(5)方义：本病的病变位于肘关节的外部，手阳明经"循臂上廉，入肘外廉"，手阳明经筋"结于肘外"；手少阳经"出臂两骨之间，上贯肘"，手少阳经筋"上循臂，结于肘"，所以本病的病位应属于手阳明、少阳经。根据"经脉所过，主治所及"的选取穴位原则，故取手阳明、少阳经穴位为主进行治疗。针刺治疗操作时采用龙虎交战手法，这是因为本证属于虚实夹杂的痛证，这种针刺法属于补泻兼施的手法，而且还有较好的止痛作用。天井、肘髎、曲池、手三里、外关调补局部气血濡养筋骨。足三里、三阴交调补脾胃，以益气血生化之源。

3.风寒阻络证

(1)主症：肘部疼痛，常波及前臂，功能受限，疼痛遇寒加重，得温痛缓。肱骨外上髁有明显的压痛。舌苔薄白或白滑，脉弦紧或浮紧。

(2)治则：祛风散寒，温经通络。

(3)处方：天柱、天宗、肘髎、曲池、阿是穴、外关、合谷、足三里。

(4)操作法：阿是穴用扬刺法，术后加用隔姜灸法，艾灸 5～7 壮。天柱向脊柱直刺 1 寸左右，使针感向患肢传导，术后加用艾条灸 3 分钟。曲池直刺 1 寸左右，得气后用龙虎交战手法，使肘部有明显的针感。足三里针刺补法，最好使针感沿经向上传导。其余穴位均用针刺泻法。

(5)方义：本证是由于劳伤气血，卫外不固，风寒湿邪气趁虚入侵经脉，经络气血阻滞所致，故取天柱、肩髃、外关、合谷散风祛寒通经止痛。阿是穴是邪气与筋肉互结之处，用扬刺法和隔姜灸，祛除邪气与筋肉之筋结。补足三里扶正祛邪。

四、肱骨内上踝炎

肱骨内上踝炎又称高尔夫球肘，与肱骨外上踝炎相对应，位于尺侧。本病不及网球肘那样常见。是一种前臂屈肌起到反复牵拉积累性损伤，主要表现为内上踝处疼痛和压痛。

本病多为慢性损伤引起，患者以从事前臂旋外、屈腕运动为主者，如纺织工、泥瓦工、揉面工等，由于前臂屈肘时反复、紧张地收缩，肱骨内上踝处的屈肌总腱反复受牵拉而发生疲劳性损伤。急性扭伤、挫伤亦可引发本病。

本病属中医学的“伤筋”“筋痹”范畴。以感受风寒湿邪、或气血虚损不足有关。

（一）诊断要点

(1)急性发作者有急性肘关节内侧牵拉伤史，疼痛较重，并向前臂尺侧放射。

(2)慢性者肘关节内侧疼痛，呈酸痛性质，当前臂旋前并主动屈腕时疼痛加重，可沿尺侧腕屈肌向下放射，屈腕无力，提重物、拧衣服等活动困难。

(3)压痛点，位于肱骨内上踝屈腕肌起点，慢性者可触及条索状阳性反应物。

(4)前臂屈肌群抗阻力试验阳性。

（二）病因病机

1.瘀血阻滞

常见于跌打损伤，由于在跌打损伤时，腕关节处于背伸位，前臂处于外展旋前姿势时，可引起肱骨内上髁肌肉起点的撕裂，出血、血肿，导致瘀血阻滞，不通则痛。

2.劳伤气血

肱骨内上髁是前臂屈肌腱的起点，由于长期劳累，腕屈肌起点处受到反复牵拉，产生积累性劳损，耗伤气血，筋肉失养而挛急，久而久之而成筋结，经脉闭阻而疼痛。

3.风寒闭阻

由于劳伤气血，筋肉失养，卫外不固，风寒邪气乘虚入侵经脉，气血闭阻，发为肘痹。

（三）辨证治疗

1.瘀血阻滞

(1)主症：肘关节内侧疼痛，并向前臂尺侧和上臂部放射，肱骨内上髁有明显的压痛，前臂屈肌紧张试验阳性，有外伤史。舌苔薄白，脉弦。

(2)治则：活血化瘀，通经止痛。

(3)处方：少海、曲泽、小海、阿是穴、郄门、少泽、少冲。

(4)操作法：取曲泽处暴露的血脉用三棱针点刺出血，出血量以出血颜色由黯红变鲜红为度。少泽、少冲用三棱针点刺出血，每穴出血3～5滴。阿是穴刺络拔罐法，即先用梅花针叩刺出血，或用较粗的毫针点刺点刺出血，然后拔罐。少海、郄门、小海针刺捻转泻法，针少海时针尖斜刺至阿是穴。

(5)方义：本病的病变位置在手少阴经和手太阳经，遵照“经脉所过，主治所及”的原则，故取二经穴位为主进行治疗。本证是由于外伤导致瘀血阻滞经脉，故曲泽、阿是穴点刺出血，以排除局部瘀血的闭阻，取少冲、少泽点刺出血进一步祛除经脉中的瘀血，因为手少阴经根于少冲，手太阳经根于少泽，有较强的调节经络气血的作用。郄门是手厥阴经的郄穴，功善治疗血分性疼痛。

2.劳伤气血，筋脉失荣

(1)主症：肘部酸痛，时重时轻，提物乏力，按之酸楚，可触及阳性结节喜按喜揉。舌质淡，苔薄白，脉沉细。

(2)治则：益气补血，养血荣筋。

(3)处方：少海、小海、阿是穴、支正、神门、腕骨、百劳、心俞。

(4)操作法：阿是穴的刺法见肱骨外上髁炎劳伤气血筋骨失养证。针少海时针尖斜向肱骨内上髁，针小海直刺并有麻感向周围和手指部扩散，行龙虎交战手法。针百劳时针尖斜向椎间孔，进针1寸左右，并使针感传向患肢。其余诸穴均用捻转补法。

(5)方义：本病位于肱骨内上髁，属于手太阳、少阴经，因为手太阳经“循臂骨下廉，出肘内侧两筋之间”，手太阳经筋“结于肘内锐骨之后”；手少阴经“行手太阴、心主之后，下肘中”，手少阴经筋“结于肘内廉”。根据“经脉所过，主治所及”的治疗原则，故选取手少阴经、手太阳经经穴为主。本证虚中夹实，故在病变部位行龙虎交战手法补泻兼施，祛邪通络，并且有很好的止痛效果。补心俞养血柔筋，补手少阴经原穴神门、太阳经原穴腕骨益元气养筋骨。支正是手太阳经的络穴，与神门原络配合，加强手少阴经与手太阳经的调理和疏通作用。百劳通调督脉，扶正祛邪。诸穴配合共达补益气血、荣养筋骨、疏解筋结的作用。

3. 风寒阻络

(1)主症：肘部酸痛麻木，屈伸不利，遇寒加重，得温痛缓，舌苔薄白或白滑，脉弦紧或浮紧。

(2)治则：祛风散寒，温经通络。

(3)处方：大椎、少海、小海、阿是穴、后溪、灵道。

(4)操作法：针大椎直刺0.8寸左右，使针感向患肢传导。阿是穴的针刺方法同肱骨外上髁炎，针刺后加用灸法。少海刺向肱骨内上髁，得气后行龙虎交战手法。小海直刺，并有麻感扩散。后溪、灵道直刺，行龙虎交战法。

(5)方义：本症是由于劳伤气血，卫外不固，风寒邪气趁虚入侵经脉，气血闭阻所致，故取大椎祛邪通经；取后溪散风祛寒通经止痛，因为后溪是手太阳经的"输穴"，配五行属于木，功在散风祛邪，通经止痛。灵道穴处有尺侧腕屈肌，旋前方肌和尺神经通过，又是手少阴经的"经"穴，配五行属于金，功在散风祛寒，通经止痛，正如《肘后歌》说："骨寒髓冷火来烧，灵道妙穴分明记。"以上诸穴再配以少海、小海局部穴位，可达祛风散寒温经通络的作用。

4. 同经相应取穴法

(1)取穴：病变侧少泽、少冲，健侧相应穴(半腱肌肌腱外侧，平阴谷穴，腘横纹上)。

(2)操作法：首先在患侧的少泽、少冲用三棱针或较粗的毫针点刺出血，出血5～7滴。然后在健侧的相应穴用0.30 mm×25 mm的毫针刺入0.5～10 mm(0.2～0.5寸)，行雀啄术，与此同时令患者活动患肢。通常3分钟后，疼痛会迅速缓解。留针30分钟，留针期间，每隔5分钟行针1次。

五、尺骨鹰嘴滑囊炎

尺骨鹰嘴滑囊炎是指肱三头肌腱附着于鹰嘴突处的两个滑液囊，因外伤、劳损而引起充血、水肿、渗出、囊内积液为特征肘。

本病位于肘后，是手太阳经、少阳经循行和分布的范围，手太阳经"循臂骨下廉，出肘内侧两筋之间，上循臑后廉"，手太阳经筋"上循臂内廉，结于肘内锐骨之后，弹之营销手指之上"；手少阳经"上贯肘，循臑外上肩"，手少阳经筋"上循臂，结于肘，上绕臑外廉"。所以本病的病位在手少阳经与手太阳经。

本病属中医的"肘部伤筋""筋痹"的范畴。

(一)诊断要点

(1)肘后外伤史或劳损史。

(2)肘关节后方可触及囊样肿物，边界清楚，质软，有移动感、波动感，直径多在2～4 cm之间，并有轻度压痛。

(3)穿刺可抽出无色透明的黏液或血性液体。

(二)病因病机

尺骨鹰嘴为肱三头肌附着处，其周围有两个滑囊，一个位于肱三头肌腱与肘后韧带及鹰嘴之间，一个位于肱三头肌腱鹰嘴附着部与皮肤之间，起润滑及防止摩擦作用。当受到各种急慢性损伤均可引起充血、水肿和渗出，囊内积液是主要特点。

1. 外伤血脉，瘀血阻滞

尺骨鹰嘴滑囊的急性损伤，多为肘尖部受撞击而发生经脉损伤，血溢脉外，滑膜囊出现充血、肿胀、疼痛、渗出液增多，滑囊内多为血性液体。

2. 劳伤气血，痰瘀闭阻

多因肘部长期摩擦或碰撞，耗伤气血，瘀血停滞；或因急性创伤未彻底痊愈，瘀血滞留，而引起两个滑液囊渗液等变化，瘀血与痰浊互结，导致肿胀、疼痛。

(三)辨证治疗

1.气滞血瘀证

(1)主症:肘部外伤,血溢脉外,导致肘关节外后方及尺骨鹰嘴上方出现囊性肿物,质软,边界清楚,有波动感,肘关节被动活动疼痛。脉弦数,舌质偏红,舌苔薄白。

(2)治则:活血化瘀,通经止痛。

(3)处方:阿是穴、天井、小海、三阳络、后溪、少泽、关冲。

(4)操作法:阿是穴用刺络拔罐法,少泽、关冲用三棱针或较粗的毫针点刺出血,天井、小海、三阳络及后溪用捻转补泻法。

(5)方义:肘部外伤,血溢脉外,形成囊肿,遵照《素问·阴阳应象大论》"血实宜决之"的治疗原则,故取阿是穴刺络拔罐,取手太阳、少阳经的井穴点刺出血,清除瘀血消除囊肿。选天井、小海属于局部取穴,除瘀消肿。三阳络为手三阳经络脉交会沟通之处,可通达手三阳经,活血消肿。配后溪助以上诸穴通经消肿。

2.痰瘀互结

(1)主症:病程较久,肘关节外后方及尺骨鹰嘴上方有肿胀,质稍硬,无波动,肘关节屈伸运动障碍及疼痛。脉弦细,舌质淡,苔薄白。

(2)治则:益气活血,化痰通络。

(3)处方:臑会、天井、阿是穴、支沟、后溪、中渚、足三里。

(4)操作法:针阿是穴用扬刺法,起针时用拇指按压肿大的囊肿,使痰及瘀血疏散,之后加用艾条灸法。足三里针刺补法,其他穴位用针刺平补平泻法法。

(5)方义:阿是穴属于局部取穴,采用扬刺法、灸法和局部按压法,可加快局部瘀血、痰浊的消散。肘后囊肿是痰瘀互结滞留肘后所致,臑俞、天井具有行气活血、祛痰化浊的功效,善治瘿瘤瘰疬,《医宗金鉴》天井"主治瘰疬、隐疹。"《外台秘要》臑会"主项瘿、气瘤,臂痛。"瘰疬、瘿瘤皆因于痰浊气滞,所以天井、臑会是治疗肘后滑囊肿的重要穴位。支沟行气化痰,后溪、中渚散风化浊、通经化浊,足三里调理后天,补益气血,清化痰浊。诸穴配合,可达益气活血,化痰通络的作用。

六、旋前圆肌综合征

旋前圆肌综合征是指正中神经和骨间掌侧前神经在前臂近侧受压后,产生的该神经所支配的肌肉运动功能障碍为主的综合征。

旋前圆肌位于前臂的肘下浅层,在起始部有两个头,一个是浅层的肱骨头,起于肱骨内上髁;一个是深层的尺头,起于尺骨冠突内侧,汇合后止于桡骨中部外侧面。正中神经在经过肘窝时,首先通过肱二头肌腱膜的深面,接着经旋前圆肌的肱骨头(浅头)和尺骨头(深头)之间,再穿过指浅屈肌腱弓,最后在指浅屈肌和指深屈肌之间下行。研究证明,正中神经在即将穿过旋前圆肌两头之间至指浅屈肌至指浅屈肌起始处深面这一段,前面有旋前圆肌纤维桥,指浅屈肌联合腱弓或纤维弓,后面有旋前圆肌尺骨头前面增厚的筋膜,外侧有旋前圆肌肱骨头和尺骨头汇合处的筋膜。正中神经实际上是在一个腱性"隧道"内通过。在生理情况下,当肘关节屈曲时,此"隧道"有利于正中神经的适当移动。然而,任何一种能够使"隧道"变窄的因素都易导致正中神经受压。

本病多见于慢性损伤,慢性损伤是指工作中长期用力屈肘及前臂经常用力旋前的操作,使得前臂屈肌及旋前圆肌造成慢性损伤。屈肌损伤,可使筋膜腔压力增高,刺激正中神经诱发本病;旋前圆肌粘连变性,亦会刺激或压迫正中神经而发生本病。也可见于急性损伤,急性损伤多为前臂的前侧面直接受到外力的损伤,如跌倒时,手掌撑地而前臂处于旋前位。

(一)诊断要点

(1)前臂肌肉酸痛、麻木、不适、沉重和易疲劳感。

(2)前臂反复做旋前或旋后运动并握拳时疼痛加重,如长期锤击、擦碟子、用勺子舀食物等。拇、示指远侧指间关节屈曲力量减弱。

(3)压痛点:旋前圆肌近侧两侧头之间有明显的压痛(大约在前臂肘窝下 2～4 指处),并有条索感。

(4)Tinel 征阳性(即叩击正中神经的分布而在其远端出现麻刺感,又称蚁走感征)。

(5)肌电图检查:示神经传导阻滞,伴有相关肌纤维震颤。

(二)病因病机

1. 劳伤筋肉,气血瘀滞

长期操劳,前臂及旋前圆肌反复屈伸旋转,产生积累性劳损,耗伤气血,筋肉失养而挛急,久而久之而成筋结,气血瘀滞,经脉闭阻,发为疼痛、麻木、乏力等症。

2. 跌打损伤,瘀血阻滞

外力损伤经脉,血溢经外,导致前臂瘀血阻滞,发为本病。根据旋前圆肌综合征的症状和病变部位应归属于手厥阴经,《灵枢·经脉》:"心主手厥阴心包之脉……行太阴少阴之间,入肘中,下臂行两筋之间,入掌中,循中指出其端。其支者,循小指次指出其端。"有云:"是动则病……臂肘挛急。"所以说旋前圆肌综合征的病变部位主要在手厥阴经。

(三)辨证治疗

1. 筋骨失养,气血瘀滞

(1)主症:前臂酸痛、麻木,伴有疲劳感或沉重感,前臂反复作旋前或旋后运动并握拳时症状加重,桡侧 3 个半手指感觉异常。舌质淡,脉沉细。

(2)治则:调血养筋,疏通经络。

(3)处方:曲泽、尺泽、阿是穴、内关、列缺、三阴交。

(4)操作法:在前臂肘窝下 2～4 手指处寻找压痛点确定阿是穴,然后对阿是穴用扬刺法,行捻转泻法。曲泽、尺泽、内关直刺平补平泻法,使针感达到手指。列缺用 0.25 mm×25 mm 的(1 寸)毫针沿经向上斜刺,使针感上达肘部。三阴交直刺补法。

(5)方义:旋前圆肌综合征是指正中神经和骨间掌侧前神经在前臂近侧受压后,产生的该神经支配的肌肉运动功能障碍为主的综合征。卡压神经的点就是阿是穴,也是瘀血阻滞的筋结点,按之疼痛并有条索感,在此点行扬刺法,可消散瘀血,疏通经络,解除筋结,是治疗本病的主穴。曲泽、内关属于心包经,心主血和血脉,尺泽、列缺属于肺经,肺主气,四穴相配可调理气血濡养筋肉,缓解挛缩,正如《肘后歌》云"尺泽能舒筋骨疼痛";且尺泽、曲泽位于旋前圆肌处,刺之又可缓解肌肉的痉挛而止痛。三阴交补益后天,以益气血生化之源。

2. 跌打损伤,瘀血阻滞

(1)主症:因跌打损伤,前臂疼痛急性发作,肿胀,旋前圆肌近侧部有明显的压痛,手掌麻木刺痛。舌质黯红,脉弦。

(2)治则:活血祛瘀,通络止痛。

(3)处方:尺泽、曲泽、阿是穴、孔最、郄门、少商、商阳、中冲。

(4)操作法:在尺泽、曲泽处寻找暴怒的静脉,用三棱针点刺出血,出血量掌握在出血的颜色由黯红转为鲜红为止。少商、商阳、中冲用三棱针或较粗的毫针点刺出血,每穴出血 3～5 滴。阿是穴、孔最、郄门用 0.30 mm×40 mm(1.5 寸)的毫针直刺泻法。

(5)方义:本症是由于外伤经脉瘀血阻滞手厥阴、太阴经脉所致,所以治取曲泽、尺泽、少商、中冲及商阳点刺出血,祛瘀血通经络以消肿止痛。据报道,在尺泽等穴刺络放血治疗关节痛有明显效果,1 次痊愈率达 52%,每次出血约 2～5 mL。另外,尺泽、曲泽位于旋前圆肌的起始部,孔最位于旋前圆肌的终止部,三个穴位对于缓解旋前圆肌的痉挛、肿痛有重要作用。孔最是手太阴经的郄穴,郄门是手厥阴经的郄穴,郄穴功于活血止痛,尤其对于瘀血阻滞经脉的急性疼痛有很好的效果。

七、旋后肌综合征

旋后肌综合征又称桡管综合征,是桡神经深支在旋后肌腱弓附近被挤压,使前臂伸肌的功能障碍,以肘痛为主症的一种综合征。

旋后肌起于肱骨外上髁和尺骨上端后方桡侧，分为深浅两层，肌束向外下，止于桡骨中部外侧面。其功能是使前臂旋后。桡神经至肱骨外上髁分为深支和浅支，深支穿桡管、旋后肌腱弓，进入旋后肌两层之间，从旋后肌下缘穿出，改名为骨间后神经。其中桡管、旋后肌腱弓、旋后肌下缘为狭窄部位，易引起桡神经深支卡压，出现前臂伸肌功能障碍为主要表现的综合征。主要支配前臂伸肌群的运动。

旋后肌是前臂的旋转肌，前臂旋后力大于旋前，因此，生活工作中，手工业工人、操盘手、某些运动员等，过度使用伸肌，导致旋后肌慢性损伤，充血、肿胀、粘连，使神经通过的间隙狭窄，桡神经受压而发生功能障碍。

（一）诊断要点

（1）本症主要表现为掌指关节不能完全伸直，拇指外展无力，伸腕时偏向桡侧等运动障碍，没有感觉障碍。

（2）肘部外侧及前臂近端伸肌群疼痛和放射痛，前臂旋转活动可使疼痛加重，休息时疼痛加重，夜间常痛醒。

（3）检查：①拇指外展、伸直障碍，指掌关节不能主动伸直。②伸指试验阳性，检查时令肘腕指关节伸直，抗阻力伸直掌指关节，若肘部疼痛加剧为阳性（桡侧腕短伸肌起点内侧缘疼痛）。③疼痛点及压痛点，在肱骨外上髁远端 5～10 cm 处长可触及压痛点及痛性结节，前臂旋后时明显。④旋后肌加重试验：患者患侧肘关节屈曲 90°，检查者一手拇指用力压在桡骨小头颈部的前内侧（相当于骨间背神经如旋后肌腱弓处），另一手把持患肘的上臂，使患者快速最大限度地旋转前臂 15～20 次。如自觉伸指力更弱，且伸直角度比试验前减少为阳性。

（二）病因病机

本病的主要症状是肘外侧疼痛、拇指外展及掌指关节伸直障碍，所以本病的病变部位主要在手阳明经、太阴经、三焦经。本病的主要症状在劳累后加重、休息后缓解，夜间加重，其病机主要为劳伤气血、瘀血阻滞及寒邪闭阻。

1. 气血瘀滞

肘部骨折、脱位损伤经脉，血溢脉外形成血肿，阻滞脉道；或局部有囊性肿物（如腱鞘囊肿、脂肪瘤、纤维瘤等）压迫脉道，气血不通，筋肉失养，引起前臂乏力、疼痛等。

2. 劳伤气血

手工业工人、键盘操作者以及某些运动员前臂长期用力旋前旋后，耗损气血，劳伤筋肉，气血不足于荣养筋肉而挛急，形成筋结，压迫经脉，气血不通，发为前臂无力和疼痛。

3. 风寒阻滞

前臂长期过度旋转，耗伤气血，卫外不固，风寒湿邪侵袭经脉，气血闭阻引起前臂疼痛和乏力。

（三）辨证与治疗

1. 气血瘀滞

（1）主症：急性损伤后，肘外侧及前臂近端伸肌群处疼痛，局部肿胀，活动后疼痛加重，脉弦滑或弦细，舌苔薄白。

（2）治则：活血除瘀，消肿止痛。

（3）处方：曲池、阿是穴、手三里、温溜、外关、合谷、商阳、列缺。

（4）操作法：阿是穴用刺络拔火罐法，商阳用三棱针点刺出血。曲池用 0.30 mm× 40 mm（1.5 寸）长的毫针向肱骨外上髁下方斜刺 25 mm（1.0 寸）左右，捻转泻法。手三里直刺 12～20 mm（0.5～0.8 寸），捻转泻法。温溜、列缺用 0.25 mm× 25 mm（1.0 寸）的毫针，沿经向上斜刺 12 mm（0.5 寸）左右，捻转泻法。外关、合谷直刺捻转泻法。

（5）方义：本病的病变部位主要在手阳明经，所以治疗时以阳明经穴为主，本证的病机是瘀血阻滞的实证，《灵枢・九针十二原》曰："满则泄之，菀陈则除之，邪胜则虚之。"所以用针刺泻法以祛邪通经止痛，刺阿是穴、少商出血以活血祛瘀通络止痛。曲池、手三里属于局部取穴，功在消散瘀血。温溜是手阳明经的郄穴，是气血深聚的部位，可加强瘀血的消散，功善止痛。

2. 筋脉失养

(1)主症：肘部外侧疼痛，并可触及阳性结节，前臂旋转后疼痛加重，掌指关节不能伸直，拇指外展、伸直无力，舌质淡，脉沉细。

(2)治则：益气养血，濡养筋肉。

(3)处方：曲池、阿是穴、手三里、下廉、列缺、外关、合谷、足三里。

(4)操作法：曲池用 0.30 mm×40 mm(1.5 寸)的毫针，向肱骨外上髁斜刺 20 mm(1.0 寸)左右，手三里、阿是穴均采用龙虎交战手法。刺下廉、列缺、外关平补平泻法。合谷、足三里针刺补法。

(5)方义：本证的病机是气血不足筋脉失养形成筋结，故取病变部位的穴位补泻兼施补益气血解除筋结。下廉、列缺、外关疏通手阳明、太阴、少阳经脉，调理气血濡养筋脉。针补合谷、足三里益气生血，加强对筋脉的濡养。诸穴配合共达舒筋解结，益气养血濡养筋脉的作用。

3. 风寒阻滞

(1)主症：肘部外侧疼痛，并可触及阳性结节，疼痛并向肩、腕部放散，前臂旋转后疼痛加重，喜热恶寒，遇冷疼痛加重，掌指关节不能伸直，拇指不能外展。舌质淡，脉细紧。

(2)治则：温散风寒，益气养血。

(3)处方：天柱、曲池、手三里、阿是穴、列缺、合谷、外关、足三里。

(4)操作法：天柱直刺泻法，并使针感沿经传导，术后加用灸法。其他穴位的针刺法同筋脉失养证，不同的是在手三里、阿是穴施以艾条灸，每穴艾灸 3 分钟。

(5)方义：本证是由于劳伤气血，卫外不固，风寒邪气乘虚入侵经脉，气血闭阻所致，治疗时分为两个方面，一是祛风散寒，取天柱、列缺、外关，散风祛邪通络，在病变的部位即风寒邪气与气血互结的部位取阿是穴、手三里施以龙虎交战手法，并重用灸法，温散风寒，通经止痛；二是取合谷、足三里，针刺补法，益气养血，濡养筋脉，缓解筋肉的挛急以止痛。

八、肘部骨化性肌炎

临床上骨组织以外如肌腱、韧带腱膜、及骨骼肌发生的骨化称异位骨化，把继发于创伤或并发于手术的异位骨化，叫创伤性骨性肌炎，或局限性骨化肌炎。严重的异位骨化可限制关节活动，甚至造成关节强直，使关节丧失活动功能。

关节或关节附近骨折、脱位，固定不良，或反复粗暴的整复手法，或过早地进行被动的强力活动，或手术创伤，导致局部出血、渗出及炎性细胞侵润，在各类活性细胞和骨生长因子的共同参与下，通过软骨内化骨或骨膜内化骨的诱导，血肿逐渐转变为骨组织，影响肌肉收缩功能，导致关节僵硬、畸形。

本病属于中医跌打损伤或痹证范畴，外伤导致瘀血停滞，血气凝结，瘀血蕴结肌肉组织，日久成为包块硬结，痹阻经脉，筋骨失养发为本病。

本病多见于肘关节及青少年。

(一)诊断要点

(1)有明显的外伤或手术史。

(2)肘关节肿胀疼痛，关节僵硬、挛缩、畸形和功能障碍。

(3)检查。①X 线片：软组织内有不规则的骨化影，最初呈云雾状环形钙化或棉絮样模糊阴影，以后病灶逐渐呈典型的三带分布，即中心为出血区，中间带为萎缩肌纤维区，外层为骨化层，与邻近组织有一透亮分界线。②CT 检查：病灶主要特点是呈纤维状、斑块状和团块状钙化，离心分布，边缘为高密度钙化组织，中心为低密度区。③MRI 检查：可见病灶呈环形低信号带。④核素扫描：在病后 1 周检查可发现病变软组织凝聚明显增高。本检查具有早期诊断价值。

（二）病因病机

本病是进展性疾病，开始于外伤，病成于瘀血，加重于瘀血成块，终于包块硬结，导致关节功能障碍和肌肉萎缩。

（1）外伤脉络，血溢脉外，瘀血阻滞，气血不通，不通则痛。

（2）瘀血阻滞经脉，气血瘀阻，郁而化热，消灼阴血，瘀血凝聚成块，闭阻经脉，关节肌肉肿痛，活动受限。

（3）瘀血肿块日久不散，与筋骨融合凝结，质地僵硬，经气不通，筋骨、肌肉失于气血濡养，筋骨失养而挛缩，则关节活动艰难；肌肉失于濡养则萎缩，进一步使病情加重。

（三）辨证治疗

1.外伤瘀血停滞（早期）

（1）主症：受伤后大约1个月，局部软组织肿胀疼痛，疼痛拒按，弥漫性肿胀，局部有瘀斑，肘关节活动受限。脉弦数，舌质黯，苔薄黄。

（2）治则：活血化瘀，消肿止痛。

（3）处方：曲池、曲泽、阿是穴、郄门、四渎、外关、合谷、井穴。

（4）操作法：曲池、郄门、四渎、外关、合谷针刺捻转泻法。曲泽用三棱针点刺出血，出血量较多，出血颜色由黯红转为鲜红为止。阿是穴选择较粗的毫针在病变部位散刺属针，约5～7 mm(0.2～0.3寸)深，术后拔火罐，并使其出血。针井穴用三棱针点刺，每穴出血3～5滴。

（5）方义：本证是由于外伤经脉，血溢脉外，弥散络脉之中，阻碍经脉气血的通行，而见局部肿痛。《素问·应象大论》曰：“血实者决之。”《素问·针解》又说：“菀陈则除之者，出恶血也。”即对于瘀血阻滞的实证，治当除恶血以祛瘀通络，故取瘀血集中的阿是穴，刺血拔罐，出瘀血散瘀结；曲泽是心包经穴，心主血脉，刺之出血可祛瘀通脉；井穴是指手三阳经和手三阴经的井穴，临床可根据瘀血的部位选择适当的井穴点刺出血，可祛除弥散于络脉中的瘀血。郄门是心包经的郄穴，功在止血、活血、止痛，有消除肿痛和疏通经络的作用。曲池、合谷属于阳明经，多气多血，可活血通经消肿止痛。四渎、外关属于三焦经，三焦主气，刺之可行气消肿止痛。

2.瘀血凝聚成块（中期）

（1）主症：瘀血形成肿块，并逐渐增大，局部皮温升高、发热、压痛，肌肉僵硬，关节疼痛不明显，关节功能活动障碍。舌红，脉数。

（2）治则：化瘀通络，消散肿块。

（3）处方：大椎、曲池、尺泽、曲泽、阿是穴、郄门、四渎、少海、内关、合谷。

（4）操作法：曲泽、尺泽用三棱针点刺出血，用手压迫穴位的上方，待经脉充分暴露并消毒后，用三棱针刺之，使血缓缓流出，直至血色由黯变红为止。阿是穴用扬刺法，即在阿是穴的中心刺1针，在周边斜刺4针，针尖到达阿是穴的中心。其他穴位均直刺泻法。

（5）方义：本证的病机是由于瘀血郁久化热，故取大椎、曲池通经清热，取曲泽、尺泽放血，既可祛除恶血，又可清热。合谷、四渎行气通经，散瘀通络。郄门、内关、少海分别属于心包经和心经，心主血脉，对三穴针刺泻法，有行瘀通脉的作用。另外，曲池、尺泽、曲泽、少海均属于五输穴中的合穴，是经络气血汇合之处，经气隆盛，有较强的疏通经络气血的作用，有利于瘀血的消散。

3.瘀血与筋骨凝结（后期）

（1）主症：关节强直，肌肉僵硬、萎缩。舌质淡红，脉弦细。

（2）治则：益气养血，濡养筋骨。

（3）处方：大杼、心俞、膈俞、曲池、手三里、尺泽、曲泽、少海、泽前、阿是穴、神门、大陵、太渊、足三里、阳陵泉。

（4）操作法：大杼、心俞、膈俞补法，用25 mm(1寸)长的毫针斜刺8～12 mm (0.3～0.5寸)。曲池、手三里、尺泽、尺前、曲泽、少海直刺平补平泻。神门、大陵、太渊、足三里、阳陵泉直刺补法。阿是穴用扬刺法。

(5)方义:本证的特点是瘀血日久耗伤气血,筋骨失养,取心的背俞穴心俞、心的原穴神门、心包的原穴大陵、血的会穴膈俞补血柔筋。取肺的原穴太渊、胃经的合穴足三里益气养筋。曲池、手三里、尺泽、曲泽、少海、尺前平补平泻疏通经气濡养筋骨和疏散郁结。阿是穴扬刺法祛瘀软坚散结。尺前位于尺泽前2寸,在尺泽与太渊的连线上,是在一位经络敏感人身上发现的,早期用于呼吸和心脑血管病变的治疗,有良好的疏通气血、活血通脉的作用,有利于软坚散结。

九、前臂缺血性肌痉挛

前臂缺血性肌挛缩主要是由于血液供给不足,引起前臂肌群缺血性变性、坏死,机化后形成瘢痕组织,逐渐形成特有的“爪形手”畸形,又称 Volkmanns 缺血性肌挛缩。它是创伤后发生的严重合并症之一。

引起本病的主要病机是前臂骨筋膜室压力增高导致前臂供血不足。前臂骨筋膜室是由骨、骨间膜、肌腱膜和深筋膜形成的一个相对封闭的骨筋膜间区,室内有肌肉、前臂动静脉和前臂神经。造成前臂骨筋膜室压力增高的原因有很多,但大多数由外伤引起。主要是肘部骨折或关节脱位后,固定不当,包扎过紧,或肘部外伤后出血流入骨筋膜室内形成血肿,或肘部软组织损伤后大量液体渗出形成水肿等原因,造成骨筋膜室容量减少,压力增高,导致前臂肌肉、神经的血供障碍。因掌侧骨筋膜室内屈肌数量较多,肌肉血供要求高,又有尺、桡动静脉通过,因此骨筋膜室内压力增高明显,所以掌侧缺血性肌挛缩较常见,故缺血后发生病变的部位主要在前臂屈肌群,特别是指深屈肌和拇长屈肌。

本病属于中医中“伤筋”“筋挛”“筋强”的范畴,主要认为外伤经脉,瘀血阻滞,经络不通,不通则发为肿痛;日久气血不足,筋脉肌肉失于濡养,则筋脉挛缩,屈伸不利。由于本病的病变部位主要在前臂屈肌群,所以本病以手三阴经为主。

(一)诊断要点

(1)有外伤史或肘部、前臂受压史;早期可伴有全身症状。

(2)早期出现前臂持续性疼痛伴进行性加重,被动伸直时疼痛加剧。手指发凉、麻木、苍白、无力。手指呈屈曲状,桡动脉搏动明显减弱或消失。

(3)晚期伤肢可出现典型的 Volkmanns 畸形,即爪形手,即腕背伸时手指屈曲,腕下垂时手指伸直。桡动脉搏动消失。

(4)筋膜间室内压测定,压力明显增高。

(二)病因病机

(1)肘部损伤或骨折后,使用绷带、石膏、夹板固定,包扎过紧,或肿胀的肘关节过度屈曲,造成骨筋膜室容量减少,压力升高,造成离经之血,瘀积不散,阻滞脉络,气血不通,则为肿为痛,肤色青紫。

(2)因损伤日久,一则耗损气血,二则瘀血不除,妨碍气血的生成,气血亏损,筋肉失于荣养则拘挛。

(三)辨证治疗

1.瘀阻脉络

(1)主症:手部显著肿胀,疼痛剧烈,被动活动时疼痛加重,压痛明显,肢端麻木,发凉苍白,屈伸无力。脉微,舌紫。

(2)治则:活血化瘀,疏通经络。

(3)处方:大椎、曲池、尺泽、曲泽、内关、十二井穴、合谷、阿是穴。

(4)操作法:取患侧尺泽、曲泽、十二井穴用三棱针点刺放血,其余穴位取双侧,针刺泻法。在前臂肘部寻找肿胀的阿是穴,刺络拔罐。

(5)方义:本症是由于损伤脉络,血溢脉外,而成瘀血,闭阻经脉发为肿胀疼痛,取尺泽、曲泽及十二井穴出血,祛除瘀血通经止痛。阿是穴是瘀血停滞的枢纽,刺络拔罐,以加强除瘀血通经络的作用。另外,本病的病变部位主要在前臂的掌侧,所以针灸治疗要以阴经穴位为主。内关是心包经络穴通于三焦经,心主血脉,三焦主气,可调理气血行气通脉,有通经止痛的作用。合谷、曲池同属多气多血的阳明经,有较强的通经止痛、通经消肿的作用。

2.筋肉失养

(1)主症：筋脉拘挛，前臂及手部肌肉僵硬，腕关节屈曲，指间关节屈曲挛缩，麻木不仁，活动不利，功能障碍，手呈典型的“爪形手”畸形。脉搏难以触及，舌淡少苔。

(2)治则：补气补血，舒筋通络。

(3)处方：尺泽、曲泽、少海、曲池、手三里、八邪、阿是穴、内关、大陵、太渊、神门、足三里、阳陵泉。

(4)操作法：太渊、大陵、神门、足三里、阳陵泉取双侧，针刺补法。阿是穴针刺泻法。其余穴位均用浅刺补法。

(5)方义：清·沈金鳌《杂病源流犀烛》曰：“跌扑闪挫，卒然身受，由外及内，气血俱伤病也。”故对久伤不愈者，治应益气补血。太渊是手太阴经的原穴，又是八会穴中的脉之会穴，正当桡动脉搏动处，神门是心经的原穴，大陵是心包经的原穴，心主血，肺主气，三穴同用可益气养血，益气通脉。曲泽是心包经合穴，少海是心经的合穴，合穴是本经气血会合的部位。心主血和“心主身之血脉”，是说心气能推动和调控气血的运行，使脉道通利，输送气血。合穴气血旺盛，能加强对脉道的疏通和气血的输送，经脉通畅气血得以运行，筋肉得到气血的濡养则挛缩可解，故是治疗本病的主穴。阿是穴处是瘀血停滞的部位，针刺泻之可产除恶血，以利经脉的通畅。阳陵泉是筋之会穴，有舒筋解痉的作用。足三里补益脾胃以益气血生化之源。诸穴相配舒筋通脉、补益气血、濡养筋肉，可达疏解挛缩的作用。

十、桡侧腕伸肌腱周围炎

桡侧腕伸肌腱周围炎是指因腕关节频繁屈伸，致使肌腱劳损，导致桡侧腕伸肌腱周围组织充血、渗出，引起前臂肿胀疼痛的一种无菌性炎症。

前臂桡侧伸肌群主要有桡侧腕长伸肌、桡侧腕短伸肌、拇长展肌和拇短伸肌。在前臂背侧中、下1/3处拇长展肌和拇短伸肌从桡侧腕长伸肌、桡侧腕短伸肌之上斜行相交，该处没有腱鞘，仅有一层疏松的腱膜覆盖。由于腕伸肌活动频繁又无腱鞘保护，使肌腱间相互摩擦，易造成肌腱周围组织的损伤。

《素问·长刺节论》：“病在筋，筋挛节痛，名曰筋痹。”故桡侧腕伸肌腱周围炎应属于筋痹的范畴。又根据本病位和症状应属于手阳明经筋范围，《灵枢·经筋》手阳明之筋“结于腕，上循臂，结于肘外……”。(其所属肌肉主要有：固有伸食指肌、桡侧伸腕长肌、桡侧伸腕短肌、拇长展肌和拇短伸肌等)，又《灵枢·经筋》说：“其病当所过者支痛及转筋”。所以本病属于手阳明经筋病。

(一)诊断要点

(1)有劳伤史，腕部及前臂有频繁活动史。

(2)前臂背侧下1/3处肿胀、疼痛，屈伸腕关节及旋转前臂时疼痛加重。

(3)检查。①压痛：前臂下1/3的桡背侧有明显的压痛。②捻发音：腕关节或拇指活动时，在前臂下1/3处可听到捻发音，或检查者紧握患者前臂的远端，以掌心贴紧前臂的背侧，嘱患者屈伸腕关节或做握拳动作，可以触到捻发音。

(二)病因病机

1.气血瘀滞

前臂及腕关节活动频繁、急剧的屈伸活动，损伤经脉，气血瘀滞，经脉气血运行受阻，发为肿胀疼痛。

2.外邪阻滞

包装工、木工以及某些运动员等长期做前臂和腕关节活动，耗伤气血，局部卫外不固，风寒湿邪乘虚入侵经脉，经气不通引起前臂疼痛、肿胀。

(三)辨证与治疗

1.气血瘀滞

(1)主症：前臂中下段背桡侧疼痛肿胀急性发作，灼热，压痛，前臂及腕关节活动时疼痛加重。舌红苔薄黄，脉弦数。

(2)治则:活血祛瘀,消肿止痛。

(3)处方:曲池、温溜、偏历、阿是穴、外关、列缺、合谷、商阳。

(4)操作法:曲池、外关、合谷直刺泻法。温溜、偏历沿经向手部斜刺 25 mm(1 寸)左右,捻转泻法。列缺沿经向上斜刺 12~20 mm(0.5~0.8 寸),捻转泻法。刺阿是穴先细心检查确定准确的位置,然后用关刺法,从肌腱的两侧刺在四条肌腱(桡侧腕长伸肌、桡侧腕短伸肌、拇长展肌及拇短伸肌)的交叉点,捻转泻法。刺商阳用三棱针点刺出血。

(5)方义:因本病属于手阳明经筋病,故针灸治疗以阳明经穴为主。本病的病机是劳伤筋脉,瘀血阻滞,故在阿是穴、商阳点刺出血,祛瘀血通经络,消肿止痛。瘀血滞而生热,故取曲池、偏历、外关、合谷用泻法,既可清热,又可行气活血通经止痛。本病属于筋病,故用关刺法,刺在筋结的部位,以解结止痛。但不可在筋结的部位出血,以免伤筋。温溜是手阳明经的郄穴,功善治疗血分病,又有良好的止痛效应,还位于桡侧腕伸肌腱和拇长展肌之间,属于局部取穴范畴。诸穴相配,可达活血祛瘀、疏通经络、止痛消肿的作用。

2. 外邪阻滞

(1)主症:前臂中下段背部桡侧轻度肿胀、疼痛,反复发作,劳累后疼痛加重,休息后好转,得热后痛减。舌苔薄白,脉沉细。

(2)治则:温经祛邪,通经止痛。

(3)处方:曲池、温溜、偏历、阿是穴、合谷、外关、足三里。

(4)操作法:温溜、偏历用 25 mm(1 寸)长毫针,沿经斜刺,得气后行龙虎交战手法。阿是穴用关刺法,并艾条灸法。合谷、外关直刺泻法。曲池、足三里取双侧,直刺捻转补法。

(5)方义:曲池、足三里属于阳明经,气血隆盛,针刺补之,调补气血,养筋通脉,扶正祛邪。温溜、偏历位于病变部位,用龙虎交战手法,补泻兼施,通调经脉,行气和血,通经止痛而不伤正。阿是穴用关刺法乃治筋病的方法,阿是穴的部位又是风寒邪气凝聚之处,针后加灸以温经散寒祛邪,通经止痛。合谷是手阳明经的原穴,外关通于阳维脉,阳维脉主表,二穴相配可祛风散寒通经止痛。

(吴长岩)

第五节　腕、手部筋骨疼痛

一、概述

腕部为前臂与手的连接结构,包括 8 块腕骨以及与其形成关节的桡、尺骨下端和 5 个掌骨的近端,以及固定关节及掌握关节运动的肌肉、肌腱。腕关节的活动非常灵活,可做背屈、掌屈、内收、外展和旋转等运动,是人体生活、工作中应用最多的关节,所以很容易造成损伤和劳损。

(一)腕关节的解剖生理特点

腕部关节从功能上看,腕关节包括:

1. 桡尺远侧关节

主要功能为旋前、旋后运动。一般情况下,尺骨不动,而是桡骨的尺骨切迹围绕尺骨小头制弧形旋转。

2. 桡腕关节

桡腕关节由椭圆形窝与球两部分组成,前者包括桡骨下端的关节面及关节盘之远侧面;后者包括舟骨、月骨及三角骨,借关节囊和侧副韧带连接而成。桡腕关节可做屈伸展收和环转运动。

3. 腕骨间关节

位于近侧列腕骨与远侧列腕骨之间,各骨又借韧带连接成为一个整体。腕间关节只能做轻微的滑动和移动，一般和桡腕关节联合运动。

4.腕掌关节

由远侧列腕骨与5个掌骨底构成。

5.腕关节的肌肉与韧带

(1)腕部掌侧主要有桡侧屈腕肌、掌长肌、尺侧屈腕肌、指浅屈肌、指深屈肌的肌腱通过；背侧主要有桡侧伸腕长、短肌及指总伸肌的肌腱通过。

(2)尺侧有尺侧屈腕肌、尺侧伸腕肌的肌腱通过。桡侧有拇长展肌、拇短伸肌以及桡侧屈腕肌的肌腱通过。

6.腕关节周围的韧带

主要有桡腕掌侧韧带、桡腕背侧韧带、腕桡侧副韧带、腕尺侧副韧带。

7.腕关节的神经

主要分布有桡神经、尺神经和正中神经。

8.腕关节的经络分布

腕关节的背侧有手三阳经，掌侧有手三阴经，而且手三阳经筋和手三阴经筋均结于腕关节。所以腕关节常常会发生伤筋的病证。

9.腕管

腕管为腕骨和腕横韧带构成，此韧带横架于大多角骨和钩骨之间。管的背侧为腕骨，掌侧为腕横韧带，屈指深浅肌腱和正中神经经过腕管。其间隙狭窄，易产生腕骨综合征。

(二)腕关节的检查

1.形态检查

对比检查两侧腕关节及手有无畸形、肿胀和动作异常。腕部畸形：如桡骨远端骨折，常出现银叉样畸形；尺桡远端关节脱位，尺骨茎突向背侧或尺侧突出；腕下垂，见于桡神经损伤；猿形掌常见于正中神经损伤；爪形手常见于尺神经损伤。腕部肿胀如：鼻烟窝肿胀，常见于舟状骨骨折；两侧腕部及近侧指间关节呈梭形肿胀，多见于类风湿关节炎；沿肌腱的肿胀，多见于腱鞘炎或肌腱周围炎。异常动作，如手指震颤，多见于震颤性麻痹、甲状腺功能亢进、慢性酒精中毒及精神紧张等。

2.功能检查

腕关节正常活动范围为：掌屈50°～60°，背伸30°～60°内收30°～40°。两腕关节的活动范围是否正常可用对比法检查，先将两手指及手掌相贴，两腕充分背伸，对比其角度；然后再使两手手背相贴，两腕部充分掌屈，对比其角度。如果一侧运动受限既可明显测出。

3.疼痛检查

腕部和手部软组织较少，检查压痛点对确定病灶部位有重要意义。常见的压痛点有：

(1)“鼻烟窝”压痛多见于腕舟骨骨折。

(2)桡骨茎突处压痛多见于狭窄性腱鞘炎。

(3)尺骨茎突处压痛多见于尺侧腕伸腱鞘炎或尺骨茎突骨折。

(4)掌指关节掌侧面压痛多见于指屈肌腱狭窄性腱鞘炎。

(5)掌横纹正中压痛多见于腕管综合征。

(6)在距掌横纹2～3 cm的小鱼际处压痛，多见于尺侧滑液囊炎。

4.特殊检查

(1)握拳试验：拇指内收，被其他四手指握紧，成握拳状，主动或被动向尺侧位屈腕，引起桡骨茎突处疼痛为阳性。见于桡骨茎突狭窄性腱鞘炎。

(2)腕关节尺侧挤压试验：腕关节呈中立位，被动或主动向尺侧为挤压，关节尺侧出现疼痛为阳性。多见于三角软骨损伤、尺骨茎突骨折。

(3)卡纳夫氏征：手部滑液囊常见于尺侧，压痛点位于小鱼际处，距掌横纹大约2～3 cm。

二、腕部扭挫伤

腕部的结构复杂，活动范围大，可做屈、伸、内收、外展和环转运动，且活动频繁，常因各种运动不慎或用力不当，而造成腕部的扭挫伤，从而手腕部疼痛、肿胀和功能障碍等。

（一）诊断要点

（1）腕关节扭挫伤：主要表现为疼痛、肿胀和功能活动障碍。

（2）受伤轻者腕部仅有酸痛乏力和功能活动受限。

（3）检查：由于受外力不同，损伤的肌腱不同，经筋不同，在临床上表现不同，压痛点不同，针灸治疗也不同。①压痛点位于阳溪穴处：屈伸拇指时疼痛加重，属于拇长展肌、拇短伸肌损伤。②压痛点位于太渊穴处：主动偏桡侧屈腕时或被动偏尺侧伸腕时疼痛加剧，属于桡侧腕屈肌损伤。③压痛点位于神门穴处：主动偏尺侧掌屈或部被动偏桡侧背伸时疼痛加剧，属于尺侧腕屈肌损伤。④压痛点位于阳谷穴处：主动向尺侧屈腕被动向桡侧屈腕时疼痛加重，属于尺侧副韧带损伤。⑤压痛点位于阳池穴处：主动背屈或被动掌屈时疼痛加重，属于指总伸肌腱损伤。⑥压痛点位于大陵穴处：主动掌屈或被动背屈时疼痛加重属于腕屈指肌腱损伤。

（二）病因病机

1.瘀血壅滞

引起腕部扭挫伤多因外伤引起，跌仆闪挫、持重不当、过度扭曲等直接暴力或间接暴力作用于腕部，是关节周围的肌肉、肌腱、韧带过度牵拉，引起腕关节周围的筋肉、脉络受损，瘀血痹阻，气血壅滞，发为肿胀疼痛。

2.邪瘀互结

由于伤后日久不愈，风寒湿邪乘虚而入，瘀血与邪气互结，闭阻经脉，气血不通，则筋肉僵硬酸痛乏力。

（三）、辨证与治疗

1.病因辨证与治疗

（1）瘀血壅滞：主症多见于损伤早期，腕部肿胀疼痛，拒按，皮肤灼热，功能障碍，舌质红，脉弦数。

（2）辨证：瘀血阻滞，经脉不通。

（3）治则：活血祛瘀，疏通经络。

（4）处方：曲池、阳溪、阳池、阳谷、阿是穴、井穴。

（5）操作法：曲池、阳溪、阳池、阳谷、阿是穴针刺泻法，快速捻转提插法，每隔5分钟捻针1次。阿是穴最好在术后出血，井穴用三棱针或较粗的毫针点刺出血。

（6）方义：本证属于瘀血壅滞经气不通证，宗内经“菀陈则除之者，出恶血也”和“血实宜决之”的治疗宗旨，针刺用放血和泻法，阿是穴是瘀血汇聚之处，针刺泻法并出其恶血，以祛瘀通络；取井穴出血，以祛除经络中散在的瘀血；曲池是手阳明经的合穴，阳明经多气多血，而曲池为之最盛，功善疏通经络、行气活血、消肿止痛；阳溪、阳池、阳谷属于局部配穴。本组配穴局部与远端相结合、祛除瘀血与通经活络相结合，既可祛瘀通络，又可消肿止痛，可获良好效果。

2.邪气与瘀血互结

（1）主症：伤后日久不愈，手腕僵硬，沉重冷痛，反复肿胀，屈伸不利，时重时轻。舌质胖淡，脉沉弦。

（2）治则：祛邪除瘀，温通经脉。

（3）处方：曲池、外关、合谷、腕骨、阿是穴。

（4）操作法：曲池、外关、合谷、腕骨针刺龙虎交战手法，阿是穴针刺泻法并用艾条灸5分钟，或艾炷灸7壮。

（5）方义：本证是病久不愈，瘀血未除，正气不足，外邪乘虚而入，属于虚实夹杂证，故采用龙虎交战手法，补泻兼施，扶正祛邪。曲池是手阳明经的合穴，多气多血，功在调补气血，通经祛邪；外关属于手少阳经，又通于阳维脉，阳维脉主表，功在祛邪通经；合谷是手阳明经的原穴，腕骨是手太阳经的原穴，可调理经络中的元气补益经气祛除邪气；阿是穴是瘀血与邪气互结的部位，针刺泻法以通经脉除瘀血、祛邪气，灸法可温经活血，散风祛寒利湿。

3.经络辨证治疗

根据病变部位、功能状态和经络的循行分布，确定病变的经络，然后选取穴位进行治疗。

(1)疼痛位于阳溪穴处，屈伸拇指时疼痛加重。

治则：活血祛瘀，通经止痛，治取手阳明经为主。

处方：曲池、阳溪、合谷、商阳、少商。

操作法：曲池、合谷针刺泻法；商阳、少商用三棱针或较粗的毫针点刺出血；阳溪直刺施以雀啄术法，陈旧性损伤者加用灸法。

(2)疼痛位于太渊穴处，主动偏桡侧屈腕时疼痛明显。

治则：活血祛瘀，通经止痛，治取手太阴经穴为主。

处方：尺泽、孔最、太渊、少商。

操作法：尺泽、孔最针刺泻法；少商用三棱针或较粗的毫针点刺出血；刺太渊时避开动脉，浅刺并施以雀啄术法。

(3)疼痛位于神门穴处，主动偏尺侧掌屈时疼痛明显。

治则：活血祛瘀，通经止痛，治取手少阴经穴为主。

处方：少海、阴郄、神门、少冲。

操作法：少海、阴郄针刺泻法；少冲用三棱针或较粗的毫针点刺出血；神门直刺并施以雀啄术法，陈旧性损伤可加用灸法。

(4)疼痛位于大陵穴处，主动掌屈时疼痛明显。

治则：活血祛瘀，通经止痛，治取手厥阴经穴为主。

处方：曲泽、郄门、大陵、中冲。

操作法：曲泽、郄门直刺泻法；中冲用三棱针或较粗的毫针点刺出血；大陵直刺浅刺并是以雀啄术法。

(5)疼痛位于阳谷穴处，腕关节主动尺屈时疼痛明显。

治则：活血祛瘀，通经止痛，治取手太阳经穴为主。

处方：小海、阳谷、腕骨、少泽。

操作法：小海、腕骨针刺泻法；少泽用三棱针或较粗的毫针点刺出血；阳谷直刺并施以雀啄术法，陈旧性损伤者加用灸法。

(6)疼痛位于阳池穴处，腕关节主动背伸时疼痛明显。

治则：活血祛瘀，通经止痛，治取手少阳经穴为主。

处方：天井、外关、阳池、关冲。

操作法：天井、外关直刺泻法；关冲用三棱针或较粗的毫针点刺出血；阳池直刺并施以雀啄术，陈旧性损伤者加以灸法。

4.特别治疗法

(1)左右相应点治疗法：①取穴法：即左侧疼痛取右侧相应经络和相对应的穴位进行治疗，右侧疼痛取左侧相应的经络和相对应的穴位，如左侧阳溪穴处疼痛，取右侧手阳明经的阳溪穴进行治疗。②操作法：选用0.30 mm×25 mm(1寸)的毫针向心平刺入皮下12 mm(约0.5寸)左右，施以雀啄术，同时令患者活动患肢，留针30分钟，留针期间每5分钟行针1次，并同时活动患肢。

(2)上下相应点治疗法：①取穴法：选取与扭伤部位同侧的肢体，疼痛在腕手部取足踝部相应的经络上相对应的穴位，若疼痛的面积较大先找出对应的部位，然后再找出相应点。

(3)操作法：找出相应点后，选用0.30 mm×25 mm(1寸)的毫针呈向心方向平刺入穴位约12 mm(0.5寸)，施以捻转手法约30秒钟。在捻针的同时令患者活动患肢。留针30分钟，每5～10分钟行针1次。若患处疼痛面积较大，可先在上肢疼痛所属经络的井穴上点刺出血，疼痛面积可缩小，再找相应点。

(4)同经相应取穴治疗法:①取穴法:是上下左右相应取穴法,即左侧手腕部疼痛,在右侧足踝部的相应经络上寻找对应的穴位,如左侧阳溪穴与右侧解溪穴、左侧阳谷穴与右侧昆仑穴、左阳池穴与右丘墟穴、左太渊穴与右商丘穴、左神门穴与右太溪穴、左大陵穴与右中封穴等相对应。②操作法:先在上肢痛点所属经络的井穴用三棱针或较粗的毫针点刺出血,然后再针刺相应的穴位。用0.30 mm×25 mm(1寸)的毫针刺入皮下12 mm(0.5寸)左右,施以雀啄术30秒钟,在行针的同时,令患者活动患肢,留针30分钟,每5～10分钟行针1次。

三、桡骨茎突狭窄性腱鞘炎

拇长展肌和拇短伸肌通过桡骨茎突时有一个共同的腱鞘,腕关节活动较多,拇指活动度较大,腱鞘在桡骨茎突处长时间的摩擦和反复的损伤,引起创伤性充血水肿,腱鞘增厚、粘连或肌腱水肿,使腱鞘管腔变窄,肌腱在腱鞘内滑动困难,导致桡骨狭窄性腱鞘炎。本病多见于女性,与职业有密切的关系,尤其从事频繁腕和掌指活动者。

(一)诊断要点

(1)一般起病缓慢,自觉腕部桡侧疼痛、乏力,持重时明显。

(2)腕背部桡侧及桡骨茎突处疼痛,可向手指及前臂放射。

(3)拇指内收、外展活动受限,或拇指活动乏力。

(4)拇指活动时,桡骨茎突处有摩擦音。

(5)检查:①桡骨茎突处压痛。②桡骨茎突部位肿胀隆起,可触及豆大样的结节。③握拳尺偏试验阳性。

(二)病因病机

(1)本病多见于妇女,多由于操劳过度,劳伤筋脉,卫外乏力,风寒湿邪趁虚侵袭,经脉气血痹阻引起疼痛、活动不利。

(2)桡骨茎突腱鞘位置表浅,且活动度较大,容易受外力撞击,损伤经脉,气血瘀滞,发为本病。

(三)辨证与治疗

1.邪气痹阻

(1)主症:劳损日久,外邪阻滞,腕部疼痛,酸软无力,劳累后加重,遇冷后加重,局部肿胀。舌苔薄白,脉沉细。

(2)治则:温经祛邪,通经止痛。

(3)处方:曲池、列缺、阿是穴、合谷、阳溪。

(4)操作法:曲池、合谷、阳溪直刺,得气后施以龙虎交战手法。列缺用25 mm(1寸)针向病所斜刺,捻转泻法。阿是穴用围刺透针法,先用1针沿僵硬的经筋斜刺,然后再在僵硬经筋的两侧各平刺1～2针,针尖均刺入经筋,得气后隔姜灸5壮。

(5)方义:本证是劳伤日久气血耗伤,复加邪气痹阻,经气不通,虚实并存,故对曲池、合谷、阳溪采用龙虎交战手法,补泻兼施,通经祛邪并兼以扶正养筋。对阿是穴的刺法源于《灵枢·官针》傍针刺法:"傍针刺者,直刺、傍刺各一,以治留痹久居者也。"主要用于局限性顽固性痹证。局部再加用隔姜灸,温通经脉祛除邪气,病痛可愈。

2.气血瘀滞

(1)主症:多见于病变的早期,局部肿胀疼痛,皮肤灼热,活动时疼痛明显,舌苔薄白,脉弦。

(2)治则:活血祛瘀,疏通经络。

(3)处方:曲池、列缺、阳溪、合谷、商阳、商阳、阿是穴。

(4)操作法:曲池、阳溪、合谷直刺泻法;列缺向病变部位斜刺15 mm(0.5寸)左右,捻转泻法;商阳、少商点刺出血;阿是穴用傍针刺法。

(5)方义:本证是瘀血阻滞经脉,气血不通所致,故取曲池、合谷、阳溪等多气多血的阳明经穴,疏通经脉气血。取商阳、少商点刺出血,既可祛瘀通络,又可清除经络中的郁热;列缺、阿是穴位于病变部位,也是瘀血阻滞的部位，泻之可祛瘀通络。诸穴相配可达活血祛瘀、通经止痛的作用。

四、指屈肌腱腱鞘炎

指屈肌腱腱鞘炎是临床常见病，可在任何手指发病，但多见于拇指。病发于拇指者称拇长屈肌腱腱鞘炎，亦称弹响拇。发于其他手指者，为指屈肌腱腱鞘炎，称弹响指或扳机指。本病多见于女性，从事手指工作者。

（一）诊断要点

(1)起病缓慢，最初只是在晨起时患指发僵、疼痛、屈伸困难，活动后好转。

(2)弹响指征，当弯曲手指时，手指停留在半屈位，若用力屈指，就会发生扳机样动作及弹响。当患指由屈曲位伸直时，如此同样。弹响指在睡眠后或工作后较明显。

(3)检查：①掌指关节或指间关节的掌侧有明显压痛。②在掌指关节处可触及豆状硬结。③患指功能受限。

（二）病因病机

掌骨颈及掌指关节的掌面有腱鞘以保护和约束屈指肌腱的屈伸活动。若手指频繁活动或用力过度，或长期用力握持硬物，使肌腱、腱鞘长期受到刺激、摩擦及掌骨头的挤压，导致局部充血、水肿，继而鞘壁肥厚，管腔狭窄。由于狭窄管腔的压迫，使该处的屈指肌腱变细，肌腱未受到挤压的两端膨大，呈葫芦状改变，阻碍了肌腱的滑动。肌腱膨大部位通过狭窄的腱鞘时，发生障碍，停留在半屈位，若强力通过则出现弹响，称作弹响指；膨大的肌腱不能通过狭窄的腱鞘时，手指不能屈伸，成为闭锁。

1.瘀血阻滞

劳伤筋脉，瘀血停滞，气血受阻，经气不通，发为疼痛和功能障碍。

2.外邪阻滞

劳伤气血，卫外不固，寒湿邪气入侵，气血凝滞，发为本病。

（三）辨证与治疗

1.瘀血阻滞

(1)主症：多见于急性损伤后，局部肿胀疼痛、压痛，可触及结节，指屈伸不利，且伴有疼痛，有弹响声或闭锁。舌质偏红，脉弦。

(2)治则：活血祛瘀，通经止痛。

(3)处方：曲池、孔最、郄门、鱼际、阿是穴、井穴。

(4)操作法：曲池、孔最、郄门、鱼际直刺，得气后行捻转泻法；井穴点刺出血；阿是穴采用傍针刺法，即对准结节直刺1针，在结节的两侧各斜刺1针，捻转泻法。

(5)方义：曲池是手阳明经的合穴，阳明经多气多血，又是手阳明经气血汇合之处，功在调理气血通经止痛，又有清热消肿的作用。孔最是手太阴经郄穴，郄门是手厥阴经郄穴，郄穴可活血祛瘀止痛，又可通经止痛。井穴点刺出血意在清除经络中的瘀血。阿是穴是瘀血阻滞的部位，也是病灶的部位，局部采用傍针刺法，可加强祛瘀血通经络的作用。

2.寒湿阻滞

(1)主症：多见于慢性劳损或急性损伤的后期，局部酸痛，触痛，结节，掌指关节不能伸直，有弹响声或闭锁。舌质淡，苔薄白，脉沉细。

(2)治则：温经利湿，益气养筋。

(3)处方：手三里、阳溪、太渊、大陵、足三里、阿是穴。

(4)操作法：手三里、足三里针刺补法，阳溪、太渊、大陵直刺得气后行龙虎交战手法，阿是穴采用傍针刺法，并隔姜灸5～7壮，或艾条灸5分钟。

(5)方义：本证是由于劳伤气血，筋脉失养，卫外不固，寒湿邪气趁虚入侵，凝聚于经筋。方中用手、足三里，补益脾胃，助气血生化之源，濡养筋脉。阳溪是手阳明经经穴，配五行属火，火能生土；太渊是手太阴经原穴、输穴，大陵是手厥阴经原穴、输穴，配五行均属于土，针刺用龙虎交战手法，补泻兼施。补之，能益脾胃生化气血；泻之，能通经利湿。阿是穴是寒湿邪气凝聚之所，采用傍针刺法并隔姜灸法，可加强局部温经散寒祛湿通经的作用。

五、腕部腱鞘囊肿

腱鞘囊肿是发生于关节囊或腱鞘附近的囊肿，囊肿腔壁的外层由纤维组织构成，内层为白色光滑的内皮膜覆盖，囊内充满胶状黏液。囊腔可与关节囊或腱鞘相通，也有成封闭状态者。囊中大部分起源于腱鞘，一部分起源于关节囊。多由于劳累或外伤引起腱鞘内的滑液增多后发生囊性疝，以及结缔组织的黏液性变所致。本病多发于关节部位，关节是经筋结聚的部位，又多见于腕关节，故古称“腕筋结”。

（一）诊断要点

（1）囊肿多发于腕背侧，逐渐发生，成长缓慢。

（2）囊肿表面光滑，呈圆形或椭圆形，触诊时有饱满感或波动感，基地固定，不与皮肤相连。

（3）囊肿局部有酸胀感或酸痛感，或无力感。

（二）病因病机

本病好发于腕背部，女性患者多见。发病原因多由于劳累或外伤经脉，瘀血停滞于筋肉，体液蕴结于筋肉，长久不能疏散而成肿块。

（三）辨证与治疗

（1）主症：多见于腕背部，常位于手阳明经与手少阳经之间，圆形包块，直径大约 1～1.5 cm，触之有波动。

（2）治则：活血通络，消肿解结。

（3）处方：外关、合谷、阿是穴。

（4）操作法：外关、合谷直刺泻法。阿是穴用扬刺法，起针后施以艾条灸 5 分钟，或隔姜灸 7～9 壮，或用三棱针点刺后拔火罐，拔出囊内的胶状物。

（5）方义：外关、合谷疏通经络调理气血，帮助囊肿内瘀血和体液的消除。阿是穴是囊肿的部位，采用扬刺法可消散囊肿；灸法或隔姜灸法，有温通和温散的作用，加强消散囊肿的功能；用三棱针点刺后并挤出囊中的胶状物，或拔火罐拔出囊中胶状物，是直接产出浊邪的方法。

六、腕管综合征

腕管综合征是手部功能失常性疾病，为常见病。多因腕管内压力增高使正中神经受到压迫，从而引起以该神经支配区手指麻木乏力为主的感觉，运动和自主神经功能紊乱的综合征。本病多见于中老年妇女。

腕管系指腕掌侧横韧带与腕骨所构成的骨性纤维管道，它的背面由腕骨构成，掌面由坚韧的腕横韧带构成。腕管内除有正中神经通过外，还有四根指浅屈肌腱、四根指伸屈肌腱及 1 根拇长肌腱通过。管内组织排列紧密，无伸缩余地。在正常情况下，因腕管内有一定容积，屈指肌腱的滑动不会影响到正中神经。但当腕管内容物体积增大，腕管容积相对缩小时，就会挤压腕管内的肌腱和正中神经出现症状。

（一）诊断要点

（1）桡侧三个半手指麻木、疼痛等感觉异常，手指运动无力。

（2）夜间、晨起或用手工作时症状加重，甩手及活动后好转。

（3）握力减弱，拇指外展及对掌无力，大鱼际萎缩。

（4）屈腕试验阳性：使腕关节屈曲 90°，持续 1 分钟，麻痛感加剧。

（5）叩诊试验（Tinel 征）阳性：用手指叩击腕掌部，麻痛感向手指部放射。

（6）电生理检查：正中神经的感觉神经的传导速度改变。

（二）病因病机

1. 瘀血阻滞

腕部扭伤、劳损、骨折、脱位导致腕横韧带增厚，腕管内肌腱肿胀、充血、血瘀，使管腔容积缩小，气血通行不畅，经筋失于濡养而发病。

2.寒湿痹阻

过劳导致正气不足，卫外不固，风寒湿邪乘虚而入，气血凝滞，经筋失养而发病。

3.脾肾阳虚

妊娠期脾肾阳虚，脾阳虚不能运化水湿，肾阳虚则上不能温煦脾阳，下不能温化膀胱，水道不利，水湿停留，溢于肌肤四末则为肢肿。腕管内水液滞留，气血通行不畅，经筋失于濡养而发病。

（三）辨证与治疗

腕管综合征的病变部位主要位于手厥阴经筋，并波及手太阴、手阳明经筋，“手心主之筋，起于中指。与太阴之筋并行”，“手太阴之筋，起于大指之上，循指上行，结于鱼际之后”，“手阳明之筋，起于大指次指之端，结于腕，上循臂”。故本病的治疗应以手厥阴经穴为主。

1.瘀血阻滞

(1)主症：腕部及手指肿胀、麻木、刺痛、压痛，得热痛麻加剧。舌质红，舌苔薄黄，脉弦数。

(2)治则：疏通经脉，祛瘀通络。

2.寒湿痹阻

(1)主症：腕部及手指麻木、疼痛，遇冷麻痛加重，手指发冷、发绀，手指乏力。舌质淡，苔薄白，脉沉迟。

(2)治则：疏通经脉，温散寒湿。

3.脾肾阳虚

(1)主症：是妊娠后期常见的并发症，妊娠24周之后，面目及四肢浮肿，腰部酸痛，手指麻木、疼痛，活动无力，舌质胖淡，苔白腻，脉沉缓无力。

(2)治则：调理气血，温补脾肾。

4.治疗

(1)处方：大陵、内关、劳宫、鱼际、阳溪。①瘀血阻滞者加：少商、商阳、中冲。②寒湿痹阻者加：大陵隔姜灸。③脾肾阳虚者加：太渊、手三里、足三里、复溜。

(2)操作法：内关、劳宫、鱼际、阳溪用1寸长毫针直刺，得气后行龙虎交战手法。大陵用齐刺法，先在穴位的中心直刺1针，捻转得气后，再在其左右各斜刺1针，针尖均达到病变的中心部位，得气后分别捻转，使针感上下传导和扩散。大陵隔姜灸每次7～9壮。少商、商阳、中冲用三棱针或较粗的毫针，点刺出血。太渊、手三里、足三里、复溜针刺补法。

(3)方义：引起本病的主要病机是手厥阴经经气不通，或由于瘀血阻滞，或由于寒湿侵淫，或由于水饮滞留，所以治疗应以疏通手厥阴经经气为主，故取内关、劳宫、大陵等为主穴。大陵是本经的原穴，又位于本病的癥结部位，也是治疗本病的关键部位，针刺采用齐刺法，《灵枢·官针》：“齐刺者，直入一，傍入二，以治寒气小深者。或曰三刺，三刺者治痹气小深者也。”由此可知齐刺法主要用于治疗部位较深的局限性痹证。所以在大陵穴用齐刺法是治疗本病的重要方法。因本病伴有拇食指麻木、大鱼际萎缩，故取鱼际、阳溪疏通手阳明、太阴经经气。少商、大陵、商阳是手太阴经、厥阴经、阳明经的井穴、根穴，又是阴阳经交会的部位，有较强的疏通经气的作用，点刺出血可起到活血祛瘀通经止痛的作用。因于寒湿者，加大陵穴隔姜灸，温经散寒，祛湿通络。因于水饮滞留者，补手太阴肺经原穴太渊，补土生金，通调水道以行水；补手、足三里，补益脾胃运化水湿；补足少阴经“经穴”复溜，即补肺益肾，化气行水。诸穴相配，可达疏通经气，祛邪通络的作用。

七、腕部尺神经管综合征

腕部尺神经管综合征是指尺神经在腕部尺侧骨性纤维管道中，受到卡压而引起的感觉、运动功能障碍的症状和体征，所以本病亦称腕部尺神经卡压综合征。属于中医痹证范畴。

腕尺神经管又称Guyon管，位于腕前区尺侧，尺神经及尺动、静脉经过豌豆骨及钩骨钩之间进入手掌，两骨之间有豆骨钩骨韧带，并为尺侧腕屈肌肌腱的扩张部所覆盖，构成一骨性纤维鞘管称为腕部尺神经管，尺神经在管内分为深支和浅支，即运动支和感觉支。

尺神经管为斜行的短管，近端的内侧壁豌豆骨，远端的内侧壁为钩骨钩；管的底部为豆状三角关节，并被以腕横韧带；管的顶部为尺侧腕屈肌附着部，并有腕掌侧韧带包绕。由此可知尺神经管缺乏伸缩性，神经容易受到损伤。外伤、劳损可造成钩骨钩、豌豆骨等骨折、脱位、韧带撕裂血肿、肥厚、囊肿等均可卡压尺神经综合征。综合征的表现与神经受压的部位有密切的关系，可分为3个类型：

第1型：在尺神经管的近端，尺神经在豌豆骨水平受压，深浅两支均受到损害，在手部尺神经分布区感觉与运动均出现障碍。

第2型：在尺神经管的远端，即尺神经深支在钩骨钩远端受压，主要表现为掌内肌运动障碍。

第3型：在尺神经管远端的内侧，主要压迫尺神经的浅支，主要表现为环小指感觉障碍。

（一）诊断要点

1. 病史

多见于中年男性，有手部尺侧摔伤时、长期使用震动工具史、类风湿病史等。

2. 临床表现

腕及手环指、小指麻木、疼痛、无力，夜间疼痛加重，疼痛可连及肘部。

3. 检查

(1)压痛：常见于腕钩骨区。

(2)屈腕试验：屈腕90°时，环指、小指麻木、刺痛、灼热感加重为阳性。

(3)叩击试验(Tinel征)：用手指叩击近腕部尺神经，环指、小指疼痛加剧，并可有牵扯性麻木感为阳性。

(4)捏纸试验(Froment氏征)：拇指与食指间捏一张纸，掌指关节轻度屈曲末节伸直，若末指节强力屈曲为捏指征阳性。

(5)小指及环指尺侧：感觉异常和手内肌肉萎缩。

(6)肌电图：尺神经传导速度减慢，呈现肌纤维震颤。

（二）病因病机

1. 瘀血阻滞

腕部创伤、骨折等原因，导致尺神经管内充血、肿胀，瘀血阻滞，压迫神经而发病。

2. 劳伤筋骨

腕关节长期高负荷的工作，如长期使用重锤、震颤性工具等，劳伤气血，筋骨失养。

3. 外邪痹阻

腕关节长期过度工作，劳伤气血，卫外不固，风寒湿邪趁虚而入，气血凝滞，卡压经筋而发病。

（三）辨证与治疗

根据腕尺神经管综合征临床的主要表现，应属于手少阴、太阳经筋病，并波及手少阳经筋。在治疗上应以手少阴、太阳经穴为主，配手少阳经穴。

1. 瘀血阻滞

(1)主症：腕部、手掌及环指小指麻木、肿胀、疼痛，夜间疼痛加重，疼痛可连及肘部，腕钩骨区压痛。舌质黯，脉弦。

(2)治则：活血祛瘀，疏通经络。

2. 劳伤筋骨

(1)主症：手腕及环指小指麻木，手骨间肌、小鱼际肌肉萎缩，手指不能分开，握拳无力，腕钩骨区压痛或触及结节。舌质淡，脉沉细。

(2)治则：调理气血，濡养筋骨。

3. 外邪痹阻

(1)主症：腕手部疼痛、麻木无力，夜间疼痛加重，疼痛可放射到肘部尺侧。舌苔白腻，脉弦紧。

(2)治则:祛除邪气,通经止痛。

4.治疗

(1)处方:少海、小海、神门、少府、腕骨、阿是穴。①瘀血阻滞者加少冲、少泽、关冲。②劳伤筋骨者加阳谷、中渚。③外邪痹阻者加阳谷、后溪。

(2)操作法:少海直刺平补平泻法;少海针尖向手部斜刺,有麻感传至小手指;神门针尖向手指斜刺,有麻感传导,并施以龙虎交战手法;少府直刺,平补平泻手法;阿是穴用齐刺法;少冲、少泽、关冲用三棱针点刺出血;腕骨、阳谷、中渚用龙虎交战手法;阳谷、后溪用平补平泻法;劳伤筋骨者在阿是穴加用灸法,每次不少于5分钟;外邪痹阻者,阿是穴加用隔姜灸法,每次不少于9壮。

(3)方义:腕尺神经管综合征属于局部邪气痹阻的病证,其病机或由于瘀血阻滞,或由于瘀血日久不除而成结节,或由于瘀血与邪气互结,阻滞和压迫经筋而成病。因本病主要位于手少阴、太阳经,故治疗以二经穴位为主,调理气血,活血化瘀,温经祛邪,舒筋通络。经络通畅,经筋得到气血荣养,其病可愈。

八、指间关节扭挫伤

指间关节扭挫伤又称"指间关节侧副韧带损伤",临床常见。掌指关节与指间关节的两侧有副韧带加强其稳定,限制关节的侧向活动。当掌指关节屈曲时,侧副韧带紧张;在手指伸直时,指间关节的侧副韧带紧张,屈曲时松弛。因此手指受到暴力冲击,或间接暴力而过度背伸、掌屈和扭转等均可引起损伤。如各种球类运动员,当手指收到侧向的外力冲击,迫使手指远端向侧面过度弯曲,则可引起侧副韧带的撕裂伤。

(一)诊断要点

1.病史

有手指关节扭挫伤史。

2.疼痛

受伤后指间关节剧烈疼痛,并迅速肿胀。

3.功能受限

伤指处于半屈曲状态,屈伸活动时疼痛加重,做被动侧位牵拉时剧痛。若侧副韧带撕裂时可出现侧位异常活动。

4.久病不愈

手指屈伸不利,酸痛乏力,局部压痛和筋结。

(二)病因病机

1.瘀血阻滞

外伤经脉,血溢脉外,气血壅滞,经气不通,发为肿痛。

2.血瘀筋结

损伤日久,瘀血不能消散,气血不通,经筋失养而挛急,发为筋结。

(三)辨证与治疗

本病属于外伤性经筋病,根据病证的部位确定病变所属的经络,选取相应经络的穴位进行治疗。

1.瘀血阻滞

(1)主症:损伤早期,局部肿胀疼痛,皮肤灼热,压痛,指关节活动时疼痛加重。舌质红,脉弦数。

(2)治则:活血祛瘀,疏通经络。

2.血瘀筋结

(1)主症:损伤日久,腕指关节酸痛,屈伸不利,局部触痛,可触及筋结。舌质淡红,脉细涩。

(2)治则:祛瘀解结,舒筋通络。

3.治疗

(1)处方:曲池、外关、合谷、八邪。①瘀血阻滞者加病变经脉的井穴。②血瘀筋结者加阿是穴。③病变位于掌指关节者加上八邪。

(2)操作法:瘀血阻滞者诸穴均用泻法,井穴用三棱针点刺出血。血瘀筋结者用龙虎交战手法,阿是穴针刺加灸法,艾条灸5分钟,或隔姜灸7～9壮。

(3)方义:本病治取曲池、外关、合谷、八邪等穴疏通和调理上肢及手部经络气血,通经止痛。瘀血阻滞者加用井穴点刺出血,井穴是阴阳经脉交会连接的部位,可调节阴阳经络气血,点刺出血可加强血液运行,祛除瘀血;同时放血可泻出血中的热毒和疼痛物质,起到活血止痛、泻热消肿的作用。瘀血筋结者加用灸法,温通经脉,行血散结。上八邪位于掌指关节后缘,属于奇穴,对掌指关节疼痛有较好的效果。

(刘凤强)

第六节　腰骶部筋骨疼痛

一、概述

(一)腰骶部的生理解剖

腰骶部疼痛是临床上常见的病证,可有诸多原因引起,诸如风、寒、湿邪、外伤、劳动姿势以及生活习惯等,此外内科疾病、妇科疾病也可引起腰骶痛。引起腰骶部疼痛的原因不同,导致腰骶痛的部位不同,诊断和治疗方法也各不相同,所以了解腰骶部的生理解剖是非常重要的。

1.腰椎的组成

腰椎有5个,一个典型的脊椎,有1个椎体,2个椎弓根,2个椎板,2个横突,4个关节突和1个棘突,椎体之间有椎间盘,各椎体和椎间盘的前面有纵贯脊柱的前纵韧带,后面有后纵韧带。椎弓间有坚韧而富有弹性的黄纵韧带,棘突间有棘突间韧带,棘突上有棘上韧带。椎体后上、下关节突形成的关节,称椎间后关节,第5腰椎与第1骶椎构成的关节,称腰骶关节,此关节负重较大,容易损伤。

2.腰部的肌肉

可分为背侧组、前侧组和外侧组。背侧肌群的浅层有背阔肌,起于髂嵴后、腰椎棘突和下6个胸椎棘突,其作用是收缩时,使上肢后伸和引体向上;中层为骶棘肌,是纵长的肌群,起于骶骨背面、腰椎棘突、髂嵴等部位,向上止于颈椎横突和乳突等部位,其作用是伸直脊柱;深层为多裂肌和回旋肌,分布在脊柱的横突间,其单侧收缩可使脊柱回旋,双侧收缩,可伸直脊柱。脊柱的外侧肌群有腰大肌,起于第12胸椎、腰椎的椎体和横突,向下联合髂肌止于股骨小转子,其收缩时可屈大腿和旋外,大腿固定时可腰椎屈曲;腰方肌起于髂嵴后和腰椎的横突,止于第12肋骨和胸椎椎体,一侧收缩,使脊椎侧屈,两侧收缩使12肋骨下降。腰椎的前侧肌群为腹,有内外斜肌和腹直肌。

3.腰背筋膜

在腰部肌肉的外面有腰背筋膜,具有保护肌肉和加强腰部支持力的作用。分为浅深两层,浅层在骶棘肌的后面,起于胸、腰及骶椎的棘突,上与胸部的深筋膜相连,下方附于髂嵴。外侧在背部附于肋角,在腰部则沿骶棘肌的外侧缘与深层相结合,构成骶棘肌鞘。深层在骶棘肌前面,止于第12肋骨,即在腰椎横突与髂嵴之间。

4.腰骶部的神经

脊神经共有31对,其中颈神经8对,胸神经12对,腰神经5对,骶神经5对,尾神经1对。腰腿痛与腰神经、骶神经有密切关系。腰神经及骶神经处椎间孔后分为前后两支,前支粗大,组成腰丛和骶丛。

腰丛是由腰椎的1～4前支组成,并包括闭孔神经、髂腹下神经、髂腹股沟神经、股外侧皮神经及股神经。

骶丛是由 $L_{4,5}$ 和 $S_{1\sim5}$ 脊神经组成,并包括臀上神经、臀下神经和坐骨神经等。

5.腰骶部的经络分布

督脉、督脉的络脉(挟膂上项,散于头上)、足太阳经及其经筋、足少阳经及其经筋,在脊柱内的有足太阴经筋,“其内者,著于脊”,足少阴经“贯脊属肾络膀胱”,足少阴经筋“循脊内,挟膂上至项,结于枕骨”。

(二)检查项目

1.姿态检查

检查脊柱有无侧凸、两下肢是否等长、骨盆有否倾斜、两侧髂嵴是否等高、腰椎有无过分前凸等。

2.功能检查,腰部做被动或主动检查

前屈、后伸、侧屈、旋转,可因疼痛而使运动受限。正常的运动范围为:前屈90°,后伸30°,左右侧弯各20°~30°,左右旋转各30°。

3.疼痛检查

检查压痛点,对于诊断和治疗都非常重要,需要仔细反复检查,确定压痛点的位置和深浅。

(三)检查方法

首先检查浅部疼痛,让患者站位,身前屈,或俯卧位。检查时用拇指自上而下顺序按压棘突、棘间韧带、两旁腰背筋膜、肌肉、腰骶关节、骶髂关节、髂腰韧带、骶部、臀部等疼痛好发部位。其次是检查深部疼痛,令患者俯卧床上,并使患者背部肌肉放松,然后做间接按压、叩打检查,使压力达到深层组织,使脊柱产生颤动。如患者有明显压痛,手掌最好避免直接按压在痛点上,而是在痛点的两旁或痛点的上下两端做间接按压,可使脊椎小关节和椎体间关节产生活动,如果这些部位有病变,则必然有深压痛。

在检查压痛点时,应特别注意有否下肢放射痛,对诊断有重要参考价值。

1.腰骶部疾病常见的压痛点

(1)棘突上压痛常见于棘上韧带损伤、棘突骨膜炎、腰椎小关节错缝等。

(2)棘突间压痛常见于肌腱韧带损伤、腰骶关节韧带损伤。

(3)脊椎旁压痛常见于腰椎间盘突出症。

(4)横突上压痛常见于急性腰肌扭伤、第三腰椎横突周围炎、第三腰椎横突综合征。

(5)足太阳经上压痛常见于骶棘肌扭伤、腰肌筋膜炎。

(6)髂嵴压痛常见于腰方肌扭伤、臀上皮神经损伤等。

(7)髂前上棘内方压痛常见于髂腹下神经损伤。

(8)耻骨部压痛常见于髂腹下神经损伤、耻骨联合分离、股内收肌损伤。

(9)髂后上棘压痛常见于骶髂关节半脱位。

(10)髂腰肌角压痛常见于髂腰韧带损伤。

2.临床常用试验检查

(1)拾物试验:正常拾地上物品时,可直接弯腰伸手拾起地面物品。而患有脊柱病变时,则不能弯腰,需要先用一手扶膝关节再蹲下拿物,称拾物试验阳性。常见于脊柱病、脊柱结核等。

(2)直腿抬高试验:患者仰卧,在膝关节伸直的情况下,将下肢被动抬高,不能达到90°即出现坐骨神经放射性疼痛者为阳性。常见于坐骨神经痛、腰椎间盘突出症。

(3)直腿抬高加强试验:在患肢直腿抬高出现疼痛时,将患肢放低5°~10°,再突然用力使足踝背屈,引起腰及大腿后侧疼痛者为阳性。表明腰骶神经根受损,常见于腰椎间盘突出症。

(4)屈颈试验具体方法有2种:①仰卧屈颈试验:患者仰卧,检查者一手压住胸骨,使脊柱不能前屈,另一手从枕部托起患者的头,慢慢地前屈,至下颌部抵达胸部后,持续1分钟,如出现腰腿部疼痛即为阳性。常见于脊柱外伤、脊神经受损,如腰椎间盘突出症等。②站立屈颈试验:患者站立,检查者将其头颈被动前屈,如患者出现腰痛或下肢放射痛,即为阳性。表明坐骨神经根部受压,常见于腰椎间盘突出症。

3.仰卧挺腹试验

患者仰卧,以头枕部和足根部为着力点,将腹部和骨盆向上挺起,若出现腰痛并向患肢放射者为阳性。常见于根性神经痛。在挺腹时,若深呼吸后屏住气或用力咳嗽,以增加腹压,其检查更准确。

4. 颈静脉压迫试验

患者自然仰卧，两下肢伸直，检查者用手指压迫两侧静脉 1～2 分钟，如出现患肢疼痛加重者为阳性。常见于根性坐骨神经痛。

5. 双髋双膝屈曲试验

患者仰卧，用力屈曲双髋双膝，使大腿紧贴腹壁。若活动受限并发生腰痛者，为阳性。表明病变在腰骶关节和椎间关节。若双髋屈曲 90°以下，发生疼痛者，病变在髋部；屈曲 90°以上，120°以下，发生疼痛者，病变在骶髂关节。

6. 骨盆旋转试验

本试验又称双腿屈曲扭腰试验，检查方法以上法为基础，检查者一手按住屈曲的膝关节，一手拿住两足踝部，两手同时用力，使患者腰部与骨盆向左或向右扭转，疼痛者为阳性。表明病变在骶髂关节、腰骶关节、椎间关节。

7. 踇趾背屈试验

患者仰卧，两下肢伸直，检查者以手指按压患者踇趾，并用力背屈，相互对抗，测其肌力大小，并进行两侧对比，踇趾背屈力减弱者为阳性。表明 $L_{4\sim5}$ 椎间神经根受到压迫。

8. 踇趾跖屈试验

检查者用手指顶住患者踇趾掌侧，患者用力跖屈踇趾，相互对抗，测试患者肌力大小，并同时进行两侧对比，趾力减弱者为阳性。表明 L_5 和 S_1 之间的神经根受损。

9. 骨盆挤压试验

患者仰卧或侧卧，检查者用两手掌按压在髂前上棘处，自外向内或自前向后挤压两侧髂嵴，出现疼痛者为阳性。常见于骶髂关节病、骨盆骨折。

10. 4 字试验

患者仰卧，患肢屈髋屈膝，并外展外旋，将患肢外踝放在伸直的另一下肢的膝上部，形成 4 字。检查者一手按在对侧髂前上棘处，以固定骨盆，另一手将屈曲的膝关节向下按压，若出现骶髂关节处疼痛为阳性，常见于骶髂关节病。若不能完成“4”字试验动作，而髋部疼痛者，为髋关节病。

11. 床边检查试验

患者仰卧，将患侧的臀部悬空于床外，下肢垂下，健侧下肢尽量屈髋屈膝，患者用双手抱住膝部，以固定脊柱。检查者一手按住患者屈曲的膝部，另一手按压悬于床边的大腿，骶髂关节出现疼痛者为阳性。表示骶髂关节病变。

12. 伸髋试验

患者俯卧，检查者将患肢屈曲 90°，一手按住患侧骶髂关节，另一手握住患侧踝关节向上提拉小腿，若出现骶髂关节疼痛者为阳性。常见于骶髂关节病变。

13. 唧筒柄试验（又称斜扳试验）

患者侧卧位，先右侧卧，右下肢伸直，左侧髋膝关节屈曲。检查者，一手扶住患者左肩部，另一手扶住髂嵴部，两手同时用力向相反的方向用力按压，发生疼痛者为阳性。常见于骶髂关节和腰部病变。左侧用同样方法试之。

14. 跟臀试验

患者俯卧，两下肢伸直，检查者握住一侧下肢踝部，使其屈曲膝关节，并使足跟接近臀部，正常时可见骨盆前倾，腰椎弧度增大。若腰骶部出现疼痛，骨盆和腰部也随之抬起，为阳性。常见于腰椎病变、骶髂关节病变。

二、急性腰扭伤

（一）概述

急性腰扭伤又称腰部伤筋，俗称“闪腰”。腰部急性扭伤包括肌肉、韧带、筋膜、小关节、椎间盘等组织急性损伤，是临床上的常见病和多发病。

腰部是脊柱负重较大、活动较灵活的部位是支持人体上半部的主要支点，能做前屈、后伸、侧屈和旋转等活动。腰椎的稳定性主要靠韧带、肌肉和关节突等组织的支持，棘上韧带跨过各棘突点，连贯脊柱全长；棘间韧带在两棘突之间，两韧带有防止脊柱过度前屈的作用；黄韧带是毗邻椎板相互连接的黄色弹性组织，在下腰段椎管内整个后壁以及关节囊表层全为韧带所覆盖；前纵韧带位于椎体前方，上自枕骨向下延伸至骶骨，附于椎骨缘、椎间盘，此韧带宽大而坚韧，对支持脊柱起重要作用；后纵韧带位于椎体后缘，是椎管的前壁，它的两侧较薄，中央较厚，并与椎间盘紧密相连；另外，从第5腰椎横突向髂骨嵴有髂腰韧带连接，从横突向骶骨翼有腰骶韧带连接，有稳定骶关节的作用。

（二）诊断要点

1. 有明确的腰部外伤史

腰部剧痛，活动不便，坐卧、翻身困难，甚至不能起床，强迫体位，咳嗽、深呼吸时疼痛加重。也有的患者外伤腰部后，腰部疼痛并不剧烈，还可继续工作，数小时后或1～2天后腰痛才逐渐加重。

2. 检查

(1)压痛点：可触及明显的压痛点，并以此可判断出受损的肌肉、韧带。压痛点位于棘突上，并可触及韧带剥离感，多属于棘上韧带损伤；压痛点位于相邻的两棘突间，多见于棘间韧带损伤；压痛点位于第2～4腰椎横突，多见于腰大肌损伤；压痛点位于髂嵴，多见于腰方肌损伤；压痛点位于腰骶髂三角处，多见于竖脊肌损伤；压痛点为棘突旁，多见于腰椎小关节错位。

(2)功能活动受限：可出现明显的功能活动障碍，可表现为单一方向，也可以出现几个方向，主要与受损的肌肉、韧带有关。

3. 脊柱侧弯

疼痛可引起肌肉保护性痉挛，不对称的肌痉挛可导致脊柱生理曲度的改变，有的是前凸减小，有的是向左右侧弯，通常脊柱多向患侧倾斜。

（三）病因病机

急性腰扭伤多发生在腰骶、骶髂关节和椎间关节等部位。腰骶关节是脊柱的枢纽，骶髂关节是躯干与下肢连接的桥梁，身体的重力以及外来的冲击力多集中在这些部位，故容易受伤。当脊柱屈曲时，两旁的竖脊肌（尤其是骶髂肌）收缩，以抵抗体重和维持躯干的位置，如负重过大，易造成肌纤维撕裂；当脊柱完全屈曲时，主要靠棘上韧带、棘间韧带、后纵韧带、髂腰韧带等来维持躯干的位置，易造成韧带损伤。急性腰扭伤轻者可致竖脊肌和腰背筋膜不同程度的撕裂，较重的可致棘上韧带、棘间韧带撕裂；椎间小关节突过度牵拉或扭转可致骨关节错缝或滑膜嵌顿。急性腰扭伤治疗不当可转为慢性劳损，时常发作。

《灵枢・百病始生》说："用力过度，则络脉伤。阳络伤则血外溢……阴络伤则血内溢。"跌打损伤、猛然搬动过重物体、或姿势不当骤然用力，损伤筋肉、脉络，血脉破损血溢脉外，瘀血凝滞，脉络阻塞，则产生瘀血肿痛、活动受限等症。

（四）辨证与治疗

1. 主症

受伤之后随即感到腰部一侧或两侧剧烈疼痛，不能伸直，屈伸俯仰，转身起坐则疼痛加剧，整个腰部不能活动，呈强直状，严重者不能起床，深呼吸、咳嗽、打喷嚏时疼痛加剧。轻者受伤后尚能继续工作，数小时后或次日疼痛加重。舌质黯红，或有瘀斑，脉弦或涩。

2. 治则

活血祛瘀，通络止痛。

3. 处方

阿是穴、养老、委中。

4. 操作法

通常情况下应先针刺养老穴，一侧腰痛者针健侧，两侧疼痛者针双侧。针刺时患者掌心向胸，采用

0.30 mm×40 mm的毫针，针尖向肘部斜刺，得气后用捻转泻法，并有针感向肘部传导。阿是穴用刺络拔火罐法，委中用三棱针点刺出血，出血由黯红变鲜红为止。

5.方义

本病的病变部位主要位于足太阳经以及督脉，本证是由于瘀血凝滞、脉络阻塞、经络气血不通所致，治当活血祛瘀疏通经脉。养老属于手太阳经，手太阳经通于足太阳经，并交会于督脉；养老又是手太阳经的郄穴，郄穴功善于急性疼痛症和血分疾病的治疗，故养老可用于急性腰扭伤，并且有非常好的效果。阿是穴刺络拔火罐，清除局部瘀血的阻滞，疏通经络气血的闭阻。委中属于足太阳经，又为血之郄穴，善于治疗血分疾病，点刺出血，可产除太阳经的瘀血，通经止痛，正如《素问·刺腰痛》云"足太阳脉令人腰痛，引项脊尻背如重状，刺其郄中太阳正经出血……"。

三、棘上及棘间韧带损伤

棘上韧带和棘间韧带损伤是临床上常见病，通常归属于腰痛范畴，但在针灸治疗上有其特殊性，故单列一节以引起人们的注意和提高治疗效果。

棘上韧带是跨越各棘突点纵贯脊柱全长的索状纤维组织，自上而下，比较坚韧，但在腰部此韧带比较薄弱。棘间韧带处于相邻的棘突之间，其腹侧与黄韧带相连，其背侧与背长肌的筋膜和棘上韧带融合在一起，棘间韧带的纤维较短，较棘上韧带力弱。

（一）诊断要点

（1）有明显的受伤史，受伤时患者常感觉到腰部有一突然响声，随即腰部似有折断样失去支撑感，并出现腰部疼痛。

（2）急性损伤者疼痛剧烈可为断裂样、针刺样或刀割样，慢性损伤者多表现为局部酸痛、不适，不耐久站久立，脊柱前屈时疼痛加重。

（3）检查：①身体屈曲时腰部疼痛。②棘突及棘突间有压痛，棘突上可触及韧带剥离感。棘间韧带损伤压痛点多位于第5腰椎和第1骶椎之间。

（二）病因病机

多因脊椎突然猛烈前屈，使棘上韧带或棘间韧带过度牵拉而造成；或患者在负重时腰肌突然失力，骤然腰部前屈；或长期弯腰工作，使棘上及棘间韧带持续地处于紧张状态等原因，导致韧带撕裂、出血、肿胀，瘀血痹阻，经络气血不通，发为疼痛。

（三）辨证与治疗

1.急性损伤

（1）主症：受伤之后，腰骶部剧烈疼痛，活动受限，弯腰时疼痛加重，棘突上、棘突间有明显压痛。舌质黯红，脉弦或涩。

（2）治则：活血祛瘀，通络止痛。

（3）处方：阿是穴、后溪、水沟、委中。

（4）操作法：先刺后溪，用0.30 mm×25 mm 的毫针，直刺进针，得气后用捻转泻法，在行针的同时令患者活动腰部。针水沟用上述毫针向鼻中隔斜刺，得气后施以捻转泻法。阿是穴用梅花针叩刺出血，再拔火罐，委中用三棱针点刺出血，出血由黯红变鲜红为止。

（5）方义：本病位于督脉，是由于瘀血阻滞所致。后溪是手太阳经中的"输穴"，"俞主体重节痛"，功于通经止痛；后溪又通于督脉，善于治疗位于督脉的急性疼痛。水沟属于督脉，又是手、足阳明经的交会穴，阳明经多气多血，所以水沟有行气行血的作用，是治疗急性腰的经验效穴。阿是穴、委中刺络出血，活血祛瘀，通经止痛。

2.慢性损伤

（1）主症：有急性损伤史，但没有彻底治疗，或长期弯腰工作史，腰部或下腰部酸痛、不适，遇劳则加重，遇寒则发。舌质紫黯，脉沉涩。

(2)治则:益气养血,活血祛瘀。

(3)处方:肾俞、阿是穴、三阴交。

(4)操作法:肾俞、三阴交针刺补法,阿是穴刺络拔火罐,术后加用灸法。

(5)方义。《景岳全书》:“腰痛证,凡悠悠戚戚,屡发不已者,肾之虚也。”故取肾俞补肾气益精血,配三阴交培补肝脾肾,益气养血,濡养筋骨。阿是穴是瘀血闭阻的部位,刺络拔火罐,可祛除瘀血,加用艾灸法,促进血液运行,进一步消除瘀阻,加快病愈过程。

四、腰背部肌筋膜炎

腰背部肌筋膜炎是一种常见的腰背部慢性疼痛性疾病,主要是由于感受风寒湿邪或损伤引起的腰背部肌筋膜及肌组织发生水肿、渗出及纤维性变,而出现的一系列临床症状。本病又称腰背筋膜纤维变性。

(一)诊断要点

(1)多见于中老年人,可有感受风寒湿或劳损病史。

(2)腰部疼痛,多为隐痛、酸痛或胀痛。疼痛时轻时重,一般晨起痛重,日间减轻,傍晚复重,即轻活动后减轻,劳累后加重。

(3)腰痛多位于脊柱两侧的腰肌及髂嵴的上方。

(4)在弥漫的疼痛区有特定的痛点,按压时可产生剧烈的疼痛,并可向周围、臀部及大腿后部传导,但不过膝部。

(5)检查:①激痛点,仔细检查,可触及激痛点。②可触摸到阳性反应物,筋结或索状物。

(二)病因病机

根据本病的疼痛部位,主要涉及足太阳经及其经筋,足少阳经及其经筋,足少阴经及其经筋。

1.外受风寒湿邪

劳力汗出之后,衣着寒湿;或冒雨涉水;或久居寒冷湿地,风寒湿邪侵袭经脉,经络受阻,气血运行不畅,发为腰痛。

2.瘀血阻滞

闪挫跌仆,损伤经脉;或劳力过度,伤及脉络;或长期姿势不当,气血阻滞等,导致瘀血停滞,经络闭阻,发为腰痛。

3.肾精亏损

《素问·脉要精微论》“腰者,肾之府,转摇不能,肾将惫矣”,是说肾虚是造成腰痛的重要原因,素体禀赋不足,或年老精血亏衰;或房劳不节;或大病久病之后,导致肾脏精血亏损,经脉经筋失于濡养,发为腰痛。

(三)辨证与治疗

1.寒湿腰痛

(1)主症:腰部冷痛重着,腰部僵硬,活动转侧不利,得热痛缓,遇阴雨天疼痛加重。舌苔白腻,脉迟缓。

(2)治则:散寒祛湿,温经通络。

(3)处方:肾俞、关元俞、阿是穴、阳陵泉、委中。

(4)操作法:肾俞平补平泻法,术后加用灸法;关元俞平补平泻法;阿是穴处有结节或条索时,用齐刺法,针刺泻法,术后加用灸法;委中、阳陵泉针刺泻法。

(5)方义:《诸病源候论·腰背痛诸候》认为腰痛多是在肾虚的基础上,复感外邪所得,故云:“劳损于肾,动伤经络,又为风冷所侵,血气搏击,故腰痛也。”故取肾俞针刺并灸,扶正祛邪,温经散寒;阿是穴是寒湿邪气凝聚之处,针刺泻法可祛邪通经,艾灸可散寒化湿;本病位于足太阳经、足少阳经,故取足太阳经的关元俞、委中以及足少阳经的阳陵泉,属于循经取穴的方法,正如《灵枢·始终》说“病在腰者取之腘”,此局部与远端相配合,祛邪通经,且阳陵泉为筋之会穴,腰部筋肉拘禁者用之尤为合适。

2.瘀血腰痛

(1)主症:腰痛如刺,痛有定处,昼轻夜重,轻则俯仰不便,重则剧痛不能转侧,痛处拒按。舌质紫黯或有瘀斑,脉涩。

(2)治则:活血化瘀,通经和络。

(3)处方:膈俞、大肠俞、阿是穴、委中、阳陵泉。

(4)操作法:膈俞、阿是穴用刺络拔火罐法,委中是在腘窝部位寻找暴怒的静脉或显露明显的瘀点用三棱针点刺出血,出血量掌握在血的颜色由黯红变鲜红而止。大肠俞、阳陵泉捻转泻法。

(5)方义:本证是由于瘀血痹阻经脉,以致气血运行不畅发生的腰痛。膈俞是血之会穴,委中是血之郄穴,二穴又同属于足太阳经,阿是穴是瘀血凝聚的部位,宗《素问·针解》"菀陈则除之者,出恶血也",用放血的方法,以祛除恶血;《素问·刺腰痛论》"解脉会令人腰痛如引带,常如折腰状,善恐。刺解脉在郄中结络如黍米,刺之血射,以黑见赤血而已",解脉即委中穴处的络脉,可见在委中穴处络脉放血是治疗瘀血性腰痛重要的有效的方法,同时也指出放血量应掌握在血色由黑变赤为止。大肠俞属于局部取穴,可疏通腰部经络气血。阳陵泉疏解少阳经气,并对腰部转侧不利有良好效果。

3.肾虚腰痛

(1)主症:腰痛酸软,隐隐作痛,膝软无力,反复发作,遇劳则甚,卧息则减。阳虚者伴有腰部发冷,手足不温,少腹拘紧,舌质淡,脉沉迟;阴虚者伴有五心烦热,咽干口燥,舌质红,脉细数。

(2)治则:补肾益精,濡养筋骨。

(3)处方:肾俞、关元俞、阿是穴、关元、飞扬、太溪。

(4)操作法:阿是穴用齐刺法和灸法,其余诸穴用捻转补法,阳虚者在肾俞、关元俞、关元加用灸法。

(5)方义:本证是肾精亏损,腰府失养,引起的腰痛,故补肾俞、关元以补肾益精,濡养肾府。本病位于足太阳经及其经筋,故补足少阴经穴原穴太溪和足太阳经络穴飞扬,原络配合,补肾益精,濡养经筋,再配以阿是穴,可加强解痉止痛的效应。关元俞内应关元穴,是人体元气输注的部位,与关元穴配合培补元气,主治肾虚腰痛,正如《针灸大成》所说:关元俞"主风劳腰痛。"

五、第三腰椎横突综合征

第三腰椎横突综合征是指因附着于第3腰椎横突的软组织损伤并发生一系列病理变化而导致的腰痛或腰臀痛,是腰腿痛常见的病证之一。

腰椎横突位于腰椎两侧,是腰背筋膜附着部,是腰大肌、腰方肌的起点,并附有腹内斜肌筋膜,横突间有横突间肌及横突韧带相连。第3腰椎位于腰部中心,是腰生理前凸的顶点,是躯干活动的枢纽,是腰椎侧屈、旋转的核心(第3、4椎间盘髓核)。第3腰椎横突在各腰椎横突中最长、最宽、末端最厚、附着软组织的范围最广,在维持腰部各种姿势及脊柱平衡时,当腰腹部肌肉强力收缩时,所承受的拉应力最大,因此,第3腰椎横突上附着的软组织容易发生牵拉损伤。

(一)诊断要点

(1)有腰部过度用力拉伤或长期不良姿势工作时。

(2)腰背部或腰臀部弥漫性疼痛,以一侧为主,可向大腿后侧腘窝平面以上扩散,晨起时疼痛明显,或长久固定某一体位后直腰困难,稍加活动后疼痛缓解,剧烈活动后疼痛加重。

(3)检查:①第3腰椎横突尖处有明显压痛。②腰肌痉挛,第3腰椎处可触及纤维性软组织结节。按压时可有同侧下肢放射痛,但放射性疼痛范围不超过膝关节。③直腿抬高试验可为阳性,但加强试验为阴性。④X线检查:腰椎生理曲度变直,第3腰椎横突明显过长、过大、左右不对称,或向后倾斜。

(二)病因病机

当腰部肌肉强力收缩或长期不良姿势工作时,易导致骶腰椎附着部的软组织发生过度紧张、牵拉、撕裂等急、慢性损伤,引起肌肉、筋膜、肌腱等组织渗出、出血等病理变化,继而在横突周围形成水肿、瘢痕粘连、筋膜增厚、肌腱挛缩等改变,使其周围神经、血管受到刺激,从而引起腰痛、臀部痛。

根据本病的疼痛部位应属于足太阳经、经筋病证。

1.瘀血阻滞

闪挫扭伤，损伤腰部经脉，血溢脉外，阻滞经络，气血不通，发为疼痛。

2.外邪侵袭

风寒湿邪侵袭腰部经络，气血痹阻，导致腰背部肌紧张或痉挛，引起两侧腰背肌肌力不平衡，久之必造成肌肉、筋膜损伤，引起疼痛的发作。

3.肝肾亏损

肾精匮乏，腰府失养；肝血亏损，则筋肉失养，《素问·举痛论》："脉涩则血虚，血虚则痛"，《临证指南医案》"脉络空乏而痛"等，都指出了"不荣则痛"的理论，肝肾精血不足，筋脉失于温煦、濡养，而引起疼痛。

（三）辨证与治疗

1.瘀血阻滞

（1）主症：腰痛如刺，痛处固定，疼痛拒按，腰肌僵硬，活动受限，动则痛甚。舌质黯红，脉弦。

（2）治则：活血化瘀，通经止痛。

（3）处方：气海俞、阿是穴、关元俞、秩边、委中。

（4）操作法：气海俞、关元俞、秩边直刺捻转泻法；阿是穴先用齐刺法，留针 15 分钟，起针后刺络拔火罐法，留罐8～10 分钟。委中用三棱针点刺出血，出血量如前面所述。

（5）方义：本病证属于足太阳经及其经筋病变，根据："经脉所过，主治所及"的原则，故取气海俞、关元俞、秩边、委中等足太阳经穴，局部、邻近和远端循经配穴，通经止痛，且气海俞、关元俞都位于骶棘肌，对缓解本肌的痉挛有良好作用。本病的病因病机是瘀血阻滞，经络不通，宗"菀陈则除之者，出恶血也"的治疗原则，故在阿是穴刺络拔罐，在委中点刺出血，《素问·刺腰痛论》："解脉会令人腰痛如引带，常如腰折状，善恐。刺解脉在郄中结络如黍米，刺之血射，以黑见赤血而已。"

2.风寒湿邪阻滞

（1）主症：腰部冷痛，转侧俯仰不利，遇寒冷痛增，遇热痛缓，腰肌板硬。舌质淡，太白滑。

（2）治则：祛风散寒，除湿止痛。

（3）处方：天柱、肾俞、阿是穴、次髎、委中、阴陵泉。

（4）操作法：诸穴均用捻转泻法，肾俞加用灸法，阿是穴采用齐刺法并艾条灸 5～8 分钟。

（5）方义：本证的病变部位在足太阳经及其经筋，遵照循经取穴的治疗原则，故治疗取穴以足太阳经穴为主，穴如：天柱、肾俞、次髎、委中等，通经止痛。天柱祛风散寒；肾俞益肾助阳，扶正祛邪；《灵枢·终始》说"病在腰者取之腘"，所以委中是治疗腰痛的主穴；次髎通经利湿，主治"腰痛怏怏不可俛仰……腰背寒。"（《针灸甲乙经》），再配合阿是穴，疏通局部病邪的痹阻，可加强疏通经络的作用。阴陵泉除湿利小便，通经止痛，《针灸甲乙经》："肾腰痛不可俯仰，阴陵泉主之。"

3.肝肾亏损

（1）主症：腰痛日久，酸软无力，遇劳则甚，卧则痛减，腰肌痿软，喜按喜揉。偏阳虚者，腰痛喜热喜暖，手足不温，舌质淡，脉沉迟；偏阴虚者，手足心热，面色潮红，舌质红，脉弦细。

（2）治则：补益肝肾，濡养筋骨。

（3）处方：肾俞、关元俞、阿是穴、飞扬、太溪。

（4）操作法：阿是穴用齐刺法，针刺后加用灸法；肾俞、关元俞直刺捻转补法，并用灸法；飞扬、太溪直刺捻转补法。

（5）方义：本证是肾精亏损，腰府失养，引起的腰痛，故补肾俞、关元以补肾益精，濡养肾府。本病位于足太阳经及其经筋，故补足少阴经穴原穴太溪和足太阳经络穴飞扬，原络配合，补肾益精，濡养经筋，再配以阿是穴，可加强解痉止痛的效应。关元俞内应关元穴，是人体元气输注的部位，与关元穴配合培补元气，主治肾虚腰痛，正如《针灸大成》所说：关元俞"主风劳腰痛。"

六、腰椎间盘突出症

腰椎间盘突出症又称腰椎间盘纤维环破裂髓核突出症。它是腰椎间盘退行性变之后，在外力的作用下，纤维环破裂髓核突出刺激或压迫神经根造成腰痛，并伴有坐骨神经放射性疼痛等症状为特征的一种病变。腰椎间盘突出症是临床常见的腰腿痛疾病之一，好发于20～45岁的青壮年，男性比女性多见，其好发部位多见于$L_{4\sim5}$和L_5S_1之间。

根据本病的疼痛性质应属于中医痛痹范畴，根据本病的疼痛部位应归属于督脉、足太阳经及经筋和足少阳经及经筋的病变。

(一)诊断要点

(1)有急、慢性腰部疼痛史。

(2)下腰部疼痛，疼痛沿着坐骨神经向下肢放射，当行走、站立、咳嗽、打喷嚏、用力大便、负重或劳累时疼痛加重，屈髋、屈膝卧床休息后疼痛缓解。

(3)坐骨神经痛常为单侧，也有双侧者，常交替出现，疼痛沿患肢大腿后面向下放射至小腿外侧、足跟部或足背外侧。

(4)检查：①腰部僵硬，脊柱侧弯，腰椎前凸减小或消失。②压痛点：腰椎间隙旁有深度压痛，并引起或加剧下肢放射痛(即腰椎间盘突出的部位)；环跳、委中、承山、昆仑等部位压痛。③皮肤感觉异常：小腿外侧及足背部感觉减退或麻木表明第5神经根受压；外踝后侧、足底外侧和小趾皮肤感觉减退或麻木，表明S_1神经根受压。④直腿抬高试验阳性、屈颈试验阳性、颈静脉压迫试验阳性、踇趾背屈力减弱(L_5神经根受压)或踇趾跖屈试验性(S_1神经根受压)、腱反射减弱或消失(膝腱反射减弱或消失表示L_4神经根受压，跟腱反射或消失表示骶神经根受压)。⑤X线摄片检查：X线平片可见脊柱侧弯或生理前屈消失，椎间隙前后等宽，或前宽后窄，或椎间隙左右不等宽等。⑥CT、MRI检查：可见腰椎间盘突的部位、大小及与椎管的关系。

(二)病因病机

椎间盘是一种富有弹性的软骨组织，位于两个椎体之间。每个椎间盘有髓核、纤维环和软骨板组成。

椎间盘的主要功能是承担与传达压力；吸收脊髓的震荡；维持脊柱的稳定性和弹性。其中髓核是椎间盘的功能基础，纤维环和软骨板均有保护髓核的作用，而软骨板的膜具有渗透作用，可与椎体进行水分交换，以维持随和正常的含水量，保持髓核的半液体状态。

腰椎间盘容易突出有其生理和解剖的原因，后纵韧带具有保护椎间盘的作用，但下达腰部时逐渐变窄，而腰段椎管比颈段胸段粗大，所以腰部椎间盘的纤维环缺乏有力的保护；椎间盘中的髓核位置偏后外侧，而且纤维环前厚后薄，后面缺乏有力的保护；脊柱腰段是承受压力最大的部位，又是活动量最大的部分，所以椎间盘受到牵拉、挤压的力量较大，而保护的力量较小，所以容易突出。

1.椎间盘退化变性是产生本病的病理基础

随着年龄的增长，以及不断的遭受挤压、牵拉和扭转等外力作用，使椎间盘发生退化变性，髓核含水量逐渐减少而失去弹性，继而使椎间隙变窄、周围韧带松弛或产生纤维环裂隙，形成腰椎间盘突出症的内因。在外力的作用下，髓核可向裂隙出移动或自裂隙处向外突出，刺激或压迫邻近的软组织(脊神经)而引起症状。中医认为“五八肾气衰”，或由于劳伤过度，肝肾亏损，筋骨失养，不在隆盛，易被外力所伤，易受外邪侵袭而发病。

2.外力是引起本病的主要原因

腰在负重的情况下突然旋转，或向前外方的弯腰用力，使腰椎前屈，腹部压力增大，合力向后，推动髓核后移，靠近纤维环后缘。此时，如果向后的合力超过了脊柱后方韧带、肌肉的抵抗力，髓核可突破纤维环的薄弱处而凸出。此种情况多见于从事体力劳动的年轻人。中医认为扭挫闪伤筋脉，血溢脉外，瘀血闭阻，压迫阻滞经络气血的运行，不通而痛，发为本病。

3.腰背肌劳损是引起本病的辅助条件

脊椎的后方主要有后纵韧带、棘上韧带和棘间韧带以及骶棘肌的保护，限制脊柱过度前屈，防止椎间盘后移。长期持续的弯腰工作，容易造成脊柱后侧肌肉韧带劳损和静力拉伤，使肌肉、韧带乏力，保护作用下降。再加上弯腰时髓核后移，长期挤压纤维环后壁而出现裂隙。在某种不大力的作用下，也可导致髓核从纤维环的裂隙处凸出。这种情况多见于40岁后的非体力劳动者，中医认为"五八肾气衰"，腰府失养，易受外力所伤，或劳累过度，耗伤气血，腠理空疏，易受外邪而发病。

4.受寒是本病的主要诱因

寒冷刺激导致局部血液循环变慢，容易引起肌肉的不协调收缩，使椎间盘压力增大，为本整的发生提供了条件。中医认为感受风寒湿邪，痹阻经脉，气血不通而发病，如《素问·举痛论》曰："寒气入经而稽迟泣而不行，……客于脉中则气不通，故卒然而痛"。

（三）辨证与治疗

1.辨经络治疗

（1）主症：疼痛沿足太阳经放射或足少阳经放射。

（2）治则：疏通经络，行气止痛。

（3）处方：①足太阳经证：$L_{2\sim5}$夹脊穴、阿是穴、秩边、环跳、殷门、阳陵泉、委中、承山、昆仑。②足少阳经证：$L_{2\sim5}$夹脊穴、阿是穴、环跳、风市、阳陵泉、悬钟、丘墟。

（4）操作法：针刺夹脊穴时，针尖略向脊柱斜刺，深度在40 mm左右，捻转手法，有针感向下肢传导效果较好。针秩边、环跳进针60 mm左右，行提插捻转手法，得气时，有针感沿足太阳经或足少阳经传导为佳。其余诸穴均直刺捻转平补平泻手法或泻法。

（5）方义：本方是根据疼痛的部位辨经论治，循经取穴，旨在疏通经气，达到通则不痛的目的。夹脊穴邻近病变部位，阿是穴是病变的部位，二穴是治疗本病的主穴。秩边、环跳是治疗腰腿痛的主要穴位，《针灸甲乙经》"腰痛骶寒，俯仰急难……秩边主之"。环跳是足少阳、太阳二脉之会，更是治疗腰腿疼痛、麻木、瘫痪的主要穴位，正如《肘后歌》云："腰腿疼痛十年春，应针环跳便惺惺"。阳陵泉也是治疗本病不可缺少的穴位，因为本穴属足少阳经，为筋之会穴，主治腰腿痛，如《针灸甲乙经》说"髀痹引膝，股外廉痛，不仁，筋急，阳陵泉主之。"且阳陵泉处又有坐骨神经的重要分支腓总神经，本病在此处多有压痛，故阳陵泉是治疗本病的重要穴。其余诸穴均属于循经取穴，疏导经气，通经止痛。

2.病因辨证治疗

（1）瘀血阻滞。

主症：多有腰部外伤史，或腰腿痛经久不愈，疼痛如针刺、刀割，连及腰髋和下肢，难以俛仰，转侧不利，入夜疼痛加剧。舌质紫黯或有瘀点，脉涩。

治则：活血化瘀，通络止痛。

处方：腰椎阿是穴、环跳、阳陵泉、膈俞、委中。

操作法：针阿是穴时，先在其正中刺1针，针尖略斜向脊柱，得气后行捻转泻法，然后在其上下各刺1针，针尖朝向第1针，得气后两针同时捻转，使针感向下肢传导。膈俞用刺络拔火罐法，委中用三棱针点刺出血，所出之血，由黯红变鲜红为止。环跳、阳陵泉直刺捻转泻法。阿是穴与阳陵泉连接电疗机，选择疏密波，强度以患者能忍受为度，持续30分钟。

方义：阿是穴位于病变部位，属于局部取穴。膈俞是血之会穴，委中又称"穴郄"，对于瘀血阻滞者有活血祛瘀，通络止痛的作用，正如《素问·刺腰痛论》："解脉会令人腰痛如引带，常如折腰状，善恐。刺解脉在郄中结络如黍米，刺之血射，以黑见赤血而已。"

（2）寒湿痹阻。

主症：腰腿疼痛剧烈，屈伸不利，喜暖畏寒，遇阴雨寒冷天气疼痛加重，腰腿沉重、麻木、僵硬。舌苔白腻，脉沉迟。

治则：温经散寒，祛湿通络。

处方：腰部阿是穴 肾俞 环跳 次髎 阳陵泉 阴陵泉 跗阳

操作法：阿是穴的刺法同上，加用灸法或温针灸法。肾俞直刺平补平泻手法，加用灸法。其他诸穴均用捻转泻法。

方义：本证是由于寒湿邪气痹阻经脉所致，治当温经散寒，阿是穴的部位是病变的部位，也是寒湿凝结的部位，故温针灸阿是穴除寒湿之凝结。灸肾俞温肾阳祛寒湿。次髎通经利湿，并治腰腿疼，《针灸甲乙经》曰“腰痛怏怏不可以俛仰，腰以下至足不仁，入脊腰背寒，次髎主之。”阴陵泉除湿利尿，疏通腰腿部经脉，足太阴经筋结于髀，著于脊，多用于治疗湿性腰腿痛的治疗，《针灸甲乙经》“肾腰痛不可俯仰，阴陵泉主之”。跗阳位于昆仑直上3寸，主治腰腿疼痛，《针灸甲乙经》跗阳主“腰痛不能久立，坐不能起，痹枢骨衔痛”，本病在跗阳穴处常有压痛、硬结或条索，针灸此穴对缓解腰腿痛有较好的效果。用此穴治疗腰腿痛在《黄帝内经》中即有记载，称之为“肉里脉”，《素问·刺腰痛论》“肉里之脉令人腰痛，不可以咳，咳则筋缩急。刺肉里之脉，为二痏，在太阳之外少阳绝骨之后。”

(3)肝肾亏损。

主症：腰腿疼痛，酸重乏力，缠绵日久，时轻时重，劳累后加重，卧床休息后减轻。偏阳虚者手足不温，腰腿发凉，或有阳痿早泄，妇女有带下清稀，舌质淡，脉沉迟；偏阴虚者面色潮红，心烦失眠，下肢灼热，或有遗精，妇女可有带下色黄，舌红少苔，脉弦细。

治则：补益肝肾，柔筋止痛。

处方：腰部阿是穴、肾俞、肝俞、关元俞、环跳、阳陵泉、悬钟、飞扬、太溪。

操作法：阿是穴针刺平补平泻法，并用灸法；肾俞、关元俞针刺补法并用灸法；环跳平补平泻法；其余诸穴均用捻转补法。偏阴虚者不用灸法。

方义：腰为肾之府，肾精亏损，腰府失养而作痛；肝藏血而主筋，肝血不足，筋失血养而作痛。治取肾俞、肝俞、关元俞补益肝肾濡养筋骨而止痛。太溪配飞扬属于原络配穴，旨在补益肾精调理太阳、少阳经脉以止痛。在飞扬穴处又有小络脉分出，名曰飞扬脉，主治腰痛，《素问·刺腰痛论》“飞扬之脉，令人腰痛，痛上怫怫然，甚则悲以恐，刺飞阳之脉，……少阴之前与阴维之会。”所以说飞扬是治疗肾虚以及肝虚引起腰痛的重要穴位。环跳是足少阳、太阳经的交会穴，位于下肢的枢纽，悬钟乃髓之会穴，阳陵泉乃筋之会穴，三穴同经配合，协同相助，补益精髓濡养筋骨以止痛。

七、腰椎骨质增生症

腰椎骨质增生症又称腰椎退行性脊椎炎、腰椎老年性脊椎炎和腰椎骨关节病等。其特征是关节软骨的退行性变、并在椎体边缘有骨赘形成、退行性变多发生在椎体、椎间盘和椎间关节。本症多见于中年以上的腰痛患者。本症属于中医腰痛范畴。

(一)诊断要点

(1)患者多在40岁以上、男性多于女性。

(2)腰部酸痛、僵硬。

(3)久坐或晨起疼痛加重、稍微活动后疼痛减轻、但活动过多或劳累后疼痛加重；天气寒冷或潮湿时症状加重。

(4)检查：①腰椎生理前凸减小或消失、弯腰活动受限；腰部肌肉僵硬、有压痛；臀上神经和坐骨神经的径路可有轻度压痛。②X线检查是诊断本病的主要依据、可见脊柱正常生理弧度减小或消失；腰椎体边缘有唇状骨质增生、边缘角形成骨赘、严重者形成骨桥。

(二)病因病机

本病多见于中老人、腰骨质增生是一种生理性保护性改变、可以增加脊椎的稳定性、代替软组织限制椎间盘的突出、一般情况下无临床症状。但当脊椎的退行性改变使各椎骨之间的稳定性平衡受到破坏、韧带、关节囊和神经纤维组织受到过度牵拉或挤压时、就会引起腰部疼痛。导致椎骨稳定性失衡的原因主要有以下几个方面。

1.肝肾亏损

人体随着年龄的增长、尤其是40岁以后、机体各组织细胞的含水分和胶体物质逐渐减少、而含钙的物质逐渐增多、组织细胞的生理功能而随之衰退、老化、其中以软骨的退行性变最显著、使脊椎失去稳定性。随着年龄的增长、人体五八、肾气衰、七八肝气衰、或由于禀赋虚弱、或由于房劳过度、精血亏虚、筋骨失养而作痛。腰为肾之府、所以肝肾亏损多见于腰痛。

2.寒湿痹阻

在肾虚的基础上、复感寒湿邪气、经脉痹阻发为腰痛、《诸病源候论·腰背痛诸候》云"劳损于肾、动伤经络、又为风冷所侵、血气搏击、故腰痛也"、或在劳力汗出之后、衣着冷湿、寒湿邪气常趁虚入侵、或久居寒湿之地、或冒雨涉水、寒湿邪气内侵、气血运行不畅、发为腰痛。

3.瘀血阻滞

随着年龄的增长、肾气逐渐虚弱、腰椎的稳定性减低、在腰部受到牵拉、摩擦、挤压的情况下、极易受到损伤、导致瘀血阻滞、经气不通、发为腰痛。

(三)辨证与治疗

1.肝肾亏损

(1)主症:腰痛绵绵、反复发作、喜按喜揉、遇劳则痛甚、卧床休息则痛减、有时伴有耳鸣、阳痿、小便频数等症。舌质淡、脉沉弱。

(2)治则:补益肝肾、濡养筋骨。

(3)处方:肾俞、关元俞、腰阳关、阳陵泉、飞扬、太溪。

(4)操作法:诸穴均采用捻转补法、肾俞、关元俞、腰阳关加用灸法。

(5)方义:腰为肾之府、肾精亏损、腰府失养而作痛;肝藏血而主筋、肾虚则精血不足、筋失精血濡养而作痛。治取肾的背俞穴肾俞补肾气益精血、濡养筋骨而止痛;关元俞内应关元、是人体元气输注之处、补之可补元气、益精血濡筋骨、善于治疗肾虚腰痛、如《针灸大成》曰关元俞"主风劳腰痛"。太溪配飞扬属于原络配穴、旨在培补肾精调理太阳、少阳经脉以止痛。用飞扬治疗肾虚性腰痛由来已久、在飞扬穴处又有小络脉分出、名曰飞扬脉、主治腰痛、《素问·刺腰痛论》:"飞扬之脉、令人腰痛、痛上怫怫然、甚则悲以恐、刺飞阳之脉……少阴之前与阴维之会。"用飞扬配太溪治疗肝肾亏损性腰痛确有良好效果。阳陵泉乃筋之会穴、可缓筋急以止痛。诸穴协同相助、补益精血濡养筋骨以止痛。

2.寒湿腰痛

(1)主症:腰部冷痛、遇寒湿则疼痛加重、得温则痛减、可伴有下肢麻木、沉重感。舌质淡、苔白腻、脉迟缓。

(2)治则:散寒利湿、兼补肾气。

(3)处方:肾俞、大肠俞、腰阳关、委中、阴陵泉。

(4)操作法:肾俞用龙虎交战手法、腰阳关平补平泻法、并用灸法、委中、阴陵泉针刺泻法。

(5)方义:本证的病变部位在督脉、足太阳经及其经筋、遵照循经取穴的治疗原则、故治疗取穴以足太阳经穴肾俞、大肠俞、委中为主、通经止痛。肾俞益肾助阳、扶正祛邪;《灵枢·终始》说"病在腰者取之腘"、所以委中是治疗腰痛的主穴;大肠俞位于腰部、善于治疗腰痛、正如《针灸大成》所说大肠俞"主脊强不得俯仰、腰痛"。腰阳关属于督脉、通阳祛寒、利湿止痛。阴陵泉除湿利小便、通经止痛、《针灸甲乙经》:"肾腰痛不可俯仰、阴陵泉主之。"诸穴相配、可达扶正祛邪、通经止痛的功效。

3.瘀血阻滞

(1)主症:腰部疼痛、痛有定处、转侧不利、行动不便。舌质黯、或有瘀斑。

(2)治则:活血化瘀、通经止痛。

(3)处方:肾俞、阿是穴、膈俞、委中、阳陵泉。

(4)操作:肾俞用龙虎交战手法、阿是穴、膈俞用刺络拔火罐法、委中用三棱针点刺放血、阳陵泉针刺平补平泻法。

(5)方义:肾俞用龙虎交战手法、补泻兼施、扶正祛瘀。阿是穴、膈俞、委中点刺出血、祛瘀生新、通络止痛。阳陵泉是筋之会穴、舒筋止痛、又患者转侧困难、病在少阳转输不利、故阳陵泉可解转输之筋结、腰痛可除。

八、腰椎管狭窄症

任何原因引起的椎管、神经根管、椎间孔的变形或狭窄，使神经根或马尾神经受压迫，引起的一系列临床表现者，统称为腰椎管狭窄症。本病是一个综合征，所以又称腰椎管综合征。神经受压迫可能是局限性的，也可能是节段性的或广泛性的；压迫物可能是骨性的，也可能是软组织。腰椎间盘突出引起的椎管狭窄，因有其独特性，不列入腰椎管狭窄症内，但腰椎管狭窄症可合并有椎间盘突出。

腰椎管狭窄症的主要症状是腰腿痛，所以属于中医腰腿痛的范畴。

（一）诊断要点

本病发展缓慢，病程较长，病情为进行性加重。

（1）主症：腰痛、腿痛和间歇性跛行。

（2）腰腿痛的特征：腰痛位于下腰部和骶部，疼痛在站立或走路过久时发作，躺下或下蹲位或骑自行车时，疼痛多能缓解或自行消失。腰腿痛多在腰后伸、站立或行走而加重，卧床休息后减轻或缓解。

（3）间歇性跛行是本病的重要特征：在站立或行走时，出现腰痛腿痛、下肢麻木无力，若继续行走可有下肢发软或迈步不稳。当停止行走或蹲下休息后，疼痛则随之减轻或缓解，若再行走时症状又会重新出现。

（4）病情严重者，可引起尿急或排尿困难，下肢不全瘫痪，马鞍区麻木，下肢感觉减退。

（5）检查：主诉症状多，阳性体征少是本病的特点。①腰部后伸受限，脊柱可有侧弯、生理前凸减小。②X线检查：常在 $L_{4\sim5}$、L_5 和 S_1 之间见椎间隙狭窄、椎体骨质增生、椎体滑脱、腰骶角增大、小关节突肥大等改变，及椎间孔狭小等。③CT 及 MRI 扫描具有诊断价值。

（二）病因病机

腰椎管狭窄症可分为先天性狭窄和继发性狭窄，导致椎管前后、左右内径缩小或断面形态异常。先天型椎管狭窄多由于椎管发育狭窄、软骨发育不良或骶椎裂等所致；后天性椎管狭窄主要是腰椎骨质增生、黄韧带及椎板肥厚、小关节肥大、陈旧性腰椎间盘突出、脊柱滑脱、腰椎骨折恢复不良和脊椎手术后等。先天性椎管狭窄症多见于青年患者，后天性椎管狭窄症多见于中年以上的患者。

中医认为本病发生的主要原因是：先天肾气不足，肾气衰退，以及劳伤肾气，耗伤气血为其发病的内在因素；反复遭受外伤、慢性劳损以及风寒湿邪的侵袭为其外因。其主要病机是肾气不足，气血虚弱，以及风寒湿邪痹阻，瘀血阻滞，经络气血不通，筋骨失养，发为腰腿疼痛。

（三）辨证与治疗

1. 肾气虚弱

（1）主症：腰部酸痛，腿细无力，遇劳加重，卧床休息后减轻，形羸气短，面色无华。舌质淡，苔薄白，脉沉细。

（2）治则：调补肾气，壮骨益筋。

（3）处方：肾俞、腰阳关、$L_{4、5}$夹脊穴、关元俞、阳陵泉、飞扬、太溪、三阴交。

（4）操作法：$L_{4、5}$夹脊穴用龙虎交战手法，其余诸穴均采用捻转补法，并于肾俞、关元俞、腰阳关加用灸法。

（5）方义：本证是由于肾气虚弱而引起，主症是腰腿痛，病位于督脉、足太阳、足少阴经。腰为肾之府，肾虚则腰府失养，故治取肾的背俞穴补益肾气，濡养腰府及经脉而止痛；关元俞内应关元，是人体元气输注之处，补之可益元气，益精血濡筋骨，善于治疗肾虚腰痛，如《针灸大成》曰关元俞“主风劳腰痛”。太溪配飞扬属于原络配穴，旨在补益肾气调理太阳、少阴经脉以止痛。在飞扬穴处又有小络脉分出，名曰飞扬脉，主治腰痛，《素问·刺腰痛论》：“飞扬之脉，令人腰痛，痛上怫怫然，甚则悲以恐，刺飞阳之脉，……少阴之前与阴维之会。”故飞扬是治疗肾虚以及肝虚引起的腰痛。三阴交补益气血，濡养筋骨。阳陵泉乃筋之会穴，可缓筋急以止痛。诸穴协同相助，补益肾气，养筋壮骨以止痛。

2. 寒湿痹阻

（1）主症：腰腿疼痛重着，自觉拘紧，时轻时重，遇冷加重，得热症减。舌质淡，太白滑，脉沉紧。

(2)治则：祛寒利湿，温通经络。

(3)处方：肾俞、关元俞、$L_{4,5}$夹脊穴、腰阳关、委中、阴陵泉、三阴交。

(4)操作法：肾俞、关元俞、腰阳关均采用龙虎交战手法，并加用灸法。腰部夹脊穴、委中、阴陵泉针刺泻法。三阴交平补平泻法。

(5)方义：本证属于寒湿痹阻，但病之本是肾虚，治疗当用补泻兼施的方法。肾俞、关元俞，补肾气助元气；腰阳关温督脉，通脊骨；采用龙虎交战手法，补泻兼施，扶正祛邪，加用灸法可加强其温补肾气，散寒化湿的作用。腰夹脊穴是病变的症结处，针刺泻法祛除邪气之痹阻，可达痛经止痛的作用。委中通经祛邪，是治疗腰腿痛重要的有效的穴位。阴陵泉除湿利小便，通经止痛，是治疗湿邪痹阻性腰痛的有效穴位，正如《针灸甲乙经》所说："肾腰痛不可俯仰，阴陵泉主之。"三阴交是足三阴经的交会穴，可健脾利湿，可补肝肾壮筋骨，与肾俞、关元俞配合，既可加强补肝肾的作用，又可利肾腰部的湿邪，加快腰腿痛的缓解。

3.气虚血瘀

(1)主症：腰痛绵绵，部位固定，不耐久坐、久立、久行，下肢麻木，面色少华，神疲乏力。舌质黯或有瘀斑，脉细涩。

(2)治则：益气养血，活血化瘀。

(3)处方：膈俞、肝俞、脾俞、肾俞、关元俞、腰阳关、腰夹脊穴、足三里、三阴交。

(4)操作法：膈俞、腰夹脊穴针刺泻法，并刺络拔火罐法。其余诸穴用捻转补法，病在肾俞、关元俞、腰阳关加用灸法。

(5)方义：本证是在肾虚的基础上，复加劳损经脉，瘀血阻滞以及劳作日久耗伤气血，筋脉失养所致。选取血之会穴膈俞及病变之症结夹脊穴，刺络拔火罐，产除瘀血之阻滞，以利气血的通行及筋脉濡养。取肾俞、关元俞、肝俞补肝肾益筋骨。腰阳关温通督脉，通畅脊骨。脾俞、足三里、三阴交温补脾胃，益气血生化之源。诸穴相配，补后天益先天，除瘀血阻滞，可达益气养血，活血化瘀的功效。

九、腰椎椎弓峡部裂并腰椎滑脱

腰椎椎弓上下关节突之间称为峡部。椎弓峡部裂是指椎弓峡部骨质连续性中断，第5腰椎受累最多。腰椎滑脱是指腰椎逐渐向前或后方滑动移位，椎弓峡部裂的存在，可在一定的条件下是导致腰椎滑脱。本病多见于40岁以上的男性，年龄越大发病率越高，发病部位以第5腰椎最多，第4腰椎次之，是引起腰腿痛的常见疾病。

(一)诊断要点

(1)患者可能有腰部外伤或劳损史。

(2)慢性腰痛，站立或弯腰时疼痛加重，卧床休息后减轻；有时疼痛可放射到骶髂部甚至下肢。

(3)滑脱影响到马尾神经时可见下肢乏力，感觉异常，大小便障碍等。

(4)检查：①下腰段前突增加，腰骶交界处可出现凹陷或横纹，或腰部呈现保护性强直。②滑脱棘突有压痛，重压、叩击腰骶部可引起腰腿痛；部分患者可见直腿抬高试验和加强试验阳性。③X线检查应包括腰椎的正侧位片、左右双斜位片、过伸过屈位片；斜位片能显示"狗颈"及峡部的缺损；CT可帮助确定峡部裂的性质；MRI可帮助判断椎间盘的情况。

(二)病因病机

腰椎的骨质结构由两部分组成，即前面的椎体和后面的椎弓。椎弓包括椎弓根、椎板、上下关节突、棘突和横突。腰椎峡部位于上下关节突之间，有一条狭窄的皮质骨桥构成将椎板和下关节突与椎弓根和上关节突连接在一起。所以腰椎峡部是椎弓最薄弱的部分，腰部外伤后容易造成损伤；或由于积累性劳损，导致腰椎峡部静力性骨折。一旦双侧腰椎峡部发生骨折，由于剪切力的作用腰椎就可能产生移位。

1.瘀血阻滞

中医认为本病由于跌仆闪挫，损伤腰部筋骨，瘀血阻滞，筋骨失养，长久不能愈合，酿成本病。

2.寒湿阻滞

由于劳伤气血，卫外不固，风寒湿邪趁虚而入，痹阻腰部经脉，气血不通，筋骨长久失养，酿成本病。

3.肾精亏损

由于先天不足，或由于房劳过度，肾气虚弱，精血亏损，筋骨失养，是引起本病的内在因素。

（三）辨证与治疗

1.瘀血阻滞

（1）主症：有明显的外伤史，腰骶痛骤作，疼痛剧烈，呈刺痛性，痛有定处，日轻夜重，俯仰受限，步履艰难。舌质紫黯，脉弦。

（2）治则：活血化瘀，通经止痛。

（3）处方：腰阳关、阿是穴、肾俞、后溪、委中。

（4）操作法：先针刺后溪穴，直刺捻转泻法，在行针的同时，令患者轻轻活动腰部，疼痛好转后再针刺其他穴位。阿是穴用刺络拔火罐法，委中用三棱针点刺出血，出血量有黯红变鲜红为止。腰阳关针刺捻转泻法，肾俞用龙虎交战手法。

（5）方义：本病证是由于瘀血阻滞所致，病变位于督脉，连及足太阳经，故治疗以督脉和足太阳经为主。腰阳关属于督脉，针刺泻法，疏通阳气，行气活血。后溪是手太阳经的“输穴”，功于通经止痛，本穴又交会于督脉，是治疗急性督脉性腰痛的重要穴位。阿是穴位于病变部位，属于局部取穴，刺络拔罐出血，清除恶血，通经止痛。委中又称“穴郄”，对于瘀血阻滞者有活血祛瘀，通络止痛的作用，正如《素问·刺腰痛论》：“解脉会令人腰痛如引带，常如折腰状，善恐。刺解脉在郄中结络如黍米，刺之血射，以黑见赤血而已。”解脉即是指位于腘窝委中部位的血脉，点刺放血对瘀血性腰痛有良好效果，出血由黑红变赤红为止。

2.风寒湿邪阻滞

（1）主症：腰骶部重着疼痛，时重时轻，喜温喜暖，得温痛减，肢体麻木。舌苔白腻，脉沉紧。

（2）治则：祛风散寒，除湿通络。

（3）处方：肾俞、十七椎穴、次髎、后溪、阴陵泉、委中、承山。

（4）操作法：肾俞、次髎、十七椎针刺龙虎交战手法，先泻后补，即先拇指向后捻转6次，再拇指向前捻转9次，如此反复进行，针刺后并用灸法。后溪、阴陵泉也用龙虎交战法。委中、承山针刺捻转泻法。

（5）方义：本证是风寒湿邪阻滞督脉及足太阳经所致，故治疗以督脉及太阳经穴为主；本病的内在原因是肾气虚弱，外邪趁之，所以扶正祛邪是治疗本病的大法。肾俞是肾的背俞穴，十七椎穴隶属督脉，针刺补泻兼施，扶正祛邪；针刺后加用灸法，既可温经助阳，又可祛寒除湿。次髎属于足太阳经，有利湿止痛的功效，是治疗寒湿性腰骶痛的主要穴位，正如《针灸甲乙经》所说：“腰痛怏怏不可以俛仰，腰以下至足不仁，入脊腰背寒，次髎主之。”如针刺后再加用灸法可助其温阳利湿的作用。阴陵泉属于足太阴脾经，补之可健脾益肾，泻之可渗湿利尿，善于治疗湿浊性腰痛，如《针灸甲乙经》云：“肾腰痛不可俯仰，阴陵泉主之。”后溪属于手太阳经的“输穴”，又交会于督脉，“俞主体重节痛”，可用于湿浊性腰痛的治疗；后溪配五行属于木，“木主风”，风可胜湿，所以后溪又有祛风止痛、祛湿止痛的功效。委中配承山疏通足太阳经脉，是治疗腰痛的重要组合。以上诸穴配合，可达祛除邪气通经止痛的作用。

3.肾精亏损

（1）主症：腰骶部酸痛，喜按喜揉，下肢乏力，遇劳则甚，卧床休息后减轻。舌质淡，脉沉细。

（2）治则：补肾益精，濡养筋骨。

（3）处方：肾俞、命门、关元俞、关元、飞扬、太溪。

（4）操作法：飞扬针刺龙虎交战手法，其余诸穴均直刺捻转补法，并在肾俞、命门、关元俞、关元加用灸法。

（5）方义：本证是由于肾气虚弱精血亏损而引起，主症是腰腿痛，病位于督脉、足太阳、足少阴经。腰为肾之府，肾虚则腰府失养，故治取肾的背俞穴肾俞及命门补益肾气，濡养腰府及经脉而止痛；关元是人体元阴元阳关藏之处，关元俞内应关元，是人体元气输注之处，补之可益元气，益精血濡筋骨，善于治疗肾虚腰痛，如《针灸大成》曰关元俞"主风劳腰痛。"太溪配飞扬属于原络配穴，旨在补益肾气调理太阳、少阴经脉以止痛。在飞扬穴处又有小络脉分出，名曰飞扬脉，主治腰痛，《素问・刺腰痛论》："飞扬之脉，令人腰痛，痛上怫怫然，甚则悲以恐，刺飞阳之脉，……少阴之前与阴维之会。"故飞扬功在治疗肾虚以及肝虚引起的腰痛。诸穴协同相助，补益肾气，养筋壮骨以止痛。

十、骶髂关节扭伤

骶髂关节扭伤使骶髂关节周围韧带被牵拉而引起的损伤，临床较多见，常造成腰痛，甚至坐骨神经痛，多见于中年以上患者。本病属于中医腰腿痛范畴。

(一)诊断要点

(1)有急慢性腰腿痛史或外伤史，或慢性下腰部劳损史。

(2)骶髂关节疼痛，疼痛可放射到臀部、股外侧，甚至放射到小腿外侧。

(3)患侧下肢不敢负重，或不能支持体重，走路跛行，并用手扶撑患侧骶髂部，上下阶梯时需健侧下肢先行。

(4)站立时弯腰疼痛加剧，坐位时弯腰不甚疼痛，平卧时腰骶部有不适感，翻身困难。

(5)检查：①腰椎向健侧侧弯，髂后上、下棘之间有明显压痛。②旋腰试验：患者坐位，两手扶在项部，检查者站在患者背后，双手扶其两肩做左右旋转，使患者的腰部左右旋转，若患者骶髂部有明显疼痛者为阳性。③骨盆分离试验：患者仰卧位，检查着双手按在左右髂前上棘，并向后用力挤压，若患者骶髂关节疼痛加剧者为阳性。④屈髋屈膝试验：患者仰卧位，健侧下肢伸直，将患侧下肢髋、膝关节屈曲，使骶髂关节韧带紧张，患侧疼痛加剧者为阳性。⑤"4"字试验阳性、床边试验阳性。⑥X线检查：急性骶髂关节扭伤X线常无特殊改变；慢性扭伤或劳损，可有骨性关节炎改变，关节边缘骨质密度增加。

(二)病因病机

骶髂关节是一个极稳定的关节。骶结节韧带、骶棘韧带和骶髂前韧带，能稳定骶椎，限制骶椎向骨盆内移动，因而骶髂关节只有极小量的有限活动。但当弯腰拿取重物时，下肢腘绳肌紧张，牵拉坐骨向下向前，髂骨被旋向后，易引起骶髂关节损伤。女性在妊娠期间，由于内分泌的改变，骶髂关节附近的肌腱和韧带变得松弛，体重和腰椎前凸增加，容易导致骶髂关节的慢性损伤。解剖结构的变异，如第5腰椎横突骶化，特别在单侧横突骶化的情况下，常因用力不平衡而使一侧骶髂关节发生急性损伤或慢性劳损。

1.瘀血阻滞

《灵枢・百病始生》说："用力过度，则络脉伤。阳络伤则血外溢……阴络伤则血内溢。"跌打损伤、猛然搬动过重物体、或姿势不当骤然用力，损伤筋肉、脉络，血脉破损血溢脉外，瘀血凝滞，脉络阻塞，则产生瘀血性痛、活动受限等症。

2.气血虚弱

劳力过度或长久弯腰工作，耗伤气血，筋骨失于气血的温煦、濡养，即因虚而不荣，因不荣而不通，因不通而生痛。

3.肝肾亏虚

先天不足，或房劳过度，或久行伤筋，久坐伤骨，导致精血亏损，筋骨失养发为腰骶部疼痛。

(三)辨证与治疗

1.瘀血阻滞

(1)主症：扭伤之后，腰骶部骤然疼痛，疼痛激烈，呈刺痛或胀痛性质，痛有定处，日轻夜重，俯仰受限，转侧步履困难。舌紫黯，脉弦细。

(2)治则：活血化瘀，通经止痛。

(3)处方：十七椎、关元俞、次髎、阿是穴、委中、殷门、阳陵泉。

(4)操作法：阿是穴、委中、殷门寻找血脉明显处用三棱针点刺出血，病在出血后加拔火罐。其余诸穴均直刺捻转泻法。

(5)方义:本证属于瘀血阻滞引起的腰骶部疼痛,位于足太阳经,治疗当活血化瘀,以太阳经穴为主。《素问·针解》:"菀陈则除之者,出恶血也。"所以取瘀血结聚处阿是穴、血之郄穴委中和衡络殷门点刺出其恶血,通络止痛。殷门位于腘横纹上8寸,主治腰骶部疼痛,《针灸大成》殷门"主腰脊不可俯仰举重,恶血泄注,外股肿。"殷门穴位于股后浮郄穴之上,衡络处,《素问·刺腰痛论》:"衡络之脉,令人腰痛,不可以俯仰,仰即恐仆,得之举重伤腰,衡络绝,恶血归之,刺之在郄阳筋之间,上郄属寸,衡居为二痏出血。"所以衡络应属于股后殷门附近横行的脉络,点刺出血可治疗扭伤性腰骶部疼痛。十七椎穴、关元俞位于腰骶连接处,可疏通此关节的瘀血阻滞。阳陵泉属于足少阳经,其经筋"结于尻",可治疗腰骶部的疼痛,尤其善于治疗腰骶部左右转侧困难的证候。

2.气血虚弱

(1)主症:腰骶部酸痛,连及臀部和下肢,痛而隐隐,遇劳则甚,体倦乏力,面色无华。舌质淡,脉沉细。

(2)治则:补益气血,养筋通脉。

(3)处方:膈俞、肝俞、脾俞、肾俞、关元俞、次髎、秩边、三阴交。

(4)操作法:膈俞、肝俞、脾俞、肾俞均浅刺补法,关元俞、次髎、秩边均采用龙虎交战手法,三阴交直刺捻转补法。

(5)方义:膈俞为血之会,肝俞补肝益肝,二穴配合,调理营血濡养筋骨。脾俞、肾俞、三阴交调后天补先天,益气血生化之源,温煦筋骨。关元俞、次髎、秩边补泻兼施,补法可调气血濡筋养骨,泻法可通经止痛。以上诸穴相配,可达补益气血,濡养筋骨,通脉止痛的功效。

3.肝肾亏虚

(1)主症:腰骶部酸软疼痛,腰背乏力,遇劳则甚,卧则减轻,喜按喜揉。舌质淡,脉沉细。

(2)治则:补益肝肾,濡养筋骨。

(3)处方:肾俞、肝俞、关元俞、关元、次髎、阳陵泉、悬钟、太溪。

(4)操作法:次髎直刺采用平补平泻手法,其余诸穴均用捻转补法,并在肾俞、关元俞、次髎加用灸法,每穴艾灸3~5分钟。

(5)方义:肾俞是肾的背俞穴,肝俞是肝的背俞穴,太溪是足少阴肾经的原穴,旨在补肝肾益精血。关元是任脉与足三阴经的交会穴,有补益元气的作用,关元俞是元气输注的部位,二穴前后配合,补元气益精血,善于治疗虚性腰痛,《针灸大成》关元俞:"主风劳腰痛"。阳陵泉乃筋之会穴,悬钟乃髓之会穴,补之可柔筋养骨而止痛。、

(龚重九)

第七节 髋部筋骨疼痛

一、概述

(一)髋部的解剖生理

(1)髋关节是全身最深的关节,也是最完善的杵臼关节,它的主要功能是负重和维持相当大范围的运动。因此,髋关节的特点是稳定、有力、灵活。当髋部损伤时,以上功能就会减弱或消失。治疗的目的是恢复髋关节负重的稳定性和运动功能。

(2)髋关节主要由髋臼和股骨头组成,及其周围强有力的关节囊、肌肉、韧带。髋臼由髂骨、坐骨、耻骨三骨汇合而成,位于骨盆的两侧,髋臼的开口斜向前、向外和向下。其软骨面略呈马蹄形,可容纳股骨头的2/3。股骨头呈多半个球形,约占圆球的2/3,股骨头的方向朝上、内、前。如此结构可保证髋关节的稳定和活动。

(3)髋关节的稳定除了关节骨形的特点外,关节囊和韧带的附着也起重要作用。关节囊很坚固,起于髋臼边缘及髋臼唇,前面止于粗隆间线,后面止于股骨颈中1/3与远侧1/3交界处。因此股骨颈前面全部在关节囊内,后面只有内侧2/3部分在关节内。关节囊的前后均有韧带加强,这些韧带与关节囊的纤维层紧密交错,以至不能互相分离。有髂骨韧带、坐骨韧带、耻骨韧带和圆韧带,其中最强大者是髂骨韧带,可维持人体直立时的平衡和防止关节过伸。

(4)髋关节活动有关的肌肉:髋关节周围的肌肉很丰富,能产生很大的活动幅度。髋前屈动作由髂腰肌、股直肌和缝匠肌控制;髋后伸由臀大肌控制;髋外展由臀中肌、臀小肌和阔筋膜张肌控制;髋内收主要由内收长肌群控制;髋内旋主要由臀中肌、臀小肌、阔筋膜张肌、梨状肌等控制;外旋主要由梨状肌、大、小孖肌、闭孔内肌和股方肌控制。

(5)血运和神经联系:股骨头的血运主要来自股骨干滋养动脉、关节囊和支持带的动脉、圆韧带的小动脉,上述血运遭到破坏,则可引起股骨头的缺血性坏死。髋关节的神经联系主要来源于坐骨神经和闭孔神经的前支,后者有一分支分布到膝关节,故髋部疾病往往会引起膝关节疼痛。

(6)大腿部的主要肌肉:前群主要有缝匠肌、股四头肌、阔筋膜张肌,内侧群主要有股薄肌、长收肌、短收肌、大收肌,后群主要有股二头肌、半腱肌、半膜肌,这三群肌肉的协同作用,支配下肢的屈伸、外展、内收等动作。

(7)髋部的经络分布:髋部前面、外侧面、后面分布有足三阳经的经络和经筋;髋部的内侧面分布有足三阴经的经脉和经筋。

(8)髋关节周围的肌肉、韧带虽然坚实牢固,但髋关节的功能是负重和较大范围的活动,若从事不正常体位的工作及活动或受外力的影响,常可造成肌腱、肌肉的损伤。《医宗金鉴·正骨心法要旨》曰:"胯骨,即髋骨也,又名髁骨。若素受风寒湿气,再遇跌打损伤,瘀血凝结,肿硬筋翻,足不能行。"说明髋部在损伤后再感受外邪侵袭,则会加重损伤的症状。

(二)髋关节的检查

1.形态检查

(1)站位检查:观察髋关节有无挛缩,大腿有无内收、外展或内外旋转畸形,有无下肢短缩或增长。

从患者前面观察两侧髂骨是否在一水平线上。如右髋有外展畸形,则站立时骨盆向右倾斜,同时并有代偿性的腰脊柱左突。凡遇这类畸形时,应鉴别是原发的,还是代偿性的。

注意臀部是否向后方凸出。先天性髋关节脱位时可见臀部后凸。髋关节后脱位或屈曲挛缩,腰椎有代偿性前凸。双侧先天性髋关节脱位,可见臀部向侧方突出加宽,同时会阴部加宽。要注意两侧臀皱襞是否在同一水平线上及有无臀肌萎缩。

(2)仰卧位检查:股骨颈或粗隆间骨折时,患肢均呈外旋畸形(多合并有短缩),但后一种骨折在大粗隆处有肿胀及压痛。髋关节后脱位,呈屈曲、内收、内旋畸形,伤肢缩短,且在臀部可摸到股骨头,髋关节前方触诊有空虚感。髋关节前脱位时下肢外展、外旋,在耻骨或闭孔部可触到股骨头。

2.疼痛检查

闭孔神经的感觉支,一支支配髋关节囊,另一支支配膝关节的内上方皮肤。如果病变侵犯髋关节时,患者常自觉有膝痛。因此,有膝痛的患者,除检查膝关节外,还要系统检查腰椎和髋关节。

(1)压痛点:确定压痛点的位置有利于病灶的诊断。检查者的两拇指用同样的力量压迫两侧腹股沟韧带中点向外向下各2.5厘米处,因此处是股骨颈和关节囊的前方,当股骨颈骨折、髋关节有炎症时,此处均有不同程度的压痛。外侧大转子的浅压痛,往往是大转子滑囊炎的体征。

(2)髋关节的活动痛:要仔细分析,以判断疼痛的确切位置。一般在轻度旋转时即出现疼痛,多由于关节面的不平滑所引起。强度旋转,软组织被牵拉,所以肌肉、筋膜有病也能引起疼痛。这时结合疼痛部位和旋转方向,就可以推测是哪一侧软组织受牵拉引起的疼痛。检查旋转有两个体位:一是髋关节伸直旋转,检查关节面有无摩擦痛,如果轻微旋转即有疼痛,证明是关节面摩擦痛,可以排除髂腰肌的牵拉痛。二是髋关节屈曲位旋转,因为髋关节屈曲能使髂腰肌紧张,如果稍有旋转就更使髂腰肌紧张起来,此时的旋转痛并不代表关节面的摩擦痛，就可以排除关节内病变，而怀疑是软组织挛缩所引起的关节外的病变。髋关节是负重关节，反复轻伤或年老退化，极易发展成为骨关节炎。其疼痛特点是：行走开始痛，稍走又觉减轻，稍多走，由于机械摩擦发生的刺激而疼痛加重。此时，休息后再重新行走，则疼痛剧烈。

3. 功能检查

髋关节有屈曲、后伸、内收、外展、内旋和外旋的功能。髋关节的正常活动幅度：屈曲为 130°～140°；后伸 10°～30°；内收 20°～30°；外展 45°～60°；内旋 30～45°；外旋 40°～50°。

二、股骨大转子滑囊炎

股骨大转子滑囊炎是髋关节周围滑囊炎中的一种，是指髋关节周围滑囊的水肿、积液及无菌性炎症。

髋关节结构相当稳定，一般伤筋的机会较少，但小儿急性髋关节滑囊炎临床并不少见。

髋部周围有很多滑囊，且多与关节腔相通，比较重要的有三个：股骨大转子滑囊（大粗隆滑囊）、坐骨结节滑囊、髂腰肌滑囊。

中医学认为本病多因髋关节部的软组织受到持久或反复多次而连续的摩擦、扭转，使筋肉的负荷超过了生理限度，损伤经筋，气血凝滞，痰湿蕴结，导致本病。

（一）诊断要点

大转子滑囊位于臀大肌与股骨大转子之间，是多房性的滑囊。由于臀大肌与股骨在大转子部，长期持续地互相摩擦而引起滑囊炎。

（1）髋部外侧方疼痛，尤以患侧卧、跑跳或走路多时明显，跛行。

（2）患肢常处于屈曲、外展、外旋位，以使臀部肌肉放松，缓解疼痛。若使髋关节内旋，使臀大肌紧张压迫滑囊时，可使疼痛加剧。

（3）大转子部位明显肿胀时，其后外侧凹陷消失，有压痛，严重时可有囊性感触及。

（4）被动内旋患肢可引起疼痛，髋关节屈伸活动不受限。

（5）X 线检查有时可见钙化斑。

（二）病因病理

急性创伤、明显劳损或感染、类风湿病变等，均可导致滑囊的水肿、渗出、肿胀而出现无菌性炎症以及失治误治等。足少阳经经髀厌中，足少阳经筋“上走髀，前者结于伏兔之上，后结于尻。”所以髋骨大转子滑囊炎应属于足少阳经病证。

1. 瘀血阻滞

股骨大转子滑囊因位置浅，而且位于臀大肌与大转子之间，所以髋关节的过度活动、轻度的直接或间接外伤，即可伤及经脉，血溢脉外，导致外伤性臀大肌转子滑囊损伤性炎症。

2. 痰瘀阻滞

瘀血长久痹阻，或劳伤筋脉，血行瘀滞，经气不通，湿浊留滞化为痰浊，导致滑囊、肥厚肿胀。

（三）辨证与治疗

1. 瘀血阻滞

（1）主症：有明显的外伤史，局部肿胀疼痛，可有瘀斑，疼痛拒按，触之又波动感，髋关节活动受限。舌黯红或瘀斑，脉弦。

（2）治则：活血散瘀，通经止痛。

（3）处方：环跳、居髎、阿是穴、阳陵泉、足窍阴。

（4）操作法：用三棱针在足窍阴点刺出血，用 0.30 mm×60 mm（5 寸）毫针在阿是穴中心直刺 1 针，在其上下左右各斜刺 1 针，针尖达囊肿的中心，行捻转泻法，起针后再刺络拔罐。其余诸穴均用捻转泻法。

（5）方义：本病变位于足少阳经，故治疗以足少阳经穴为主，疏通少阳经气，通络止痛。本病由外伤引起，外伤经脉，血溢脉外，瘀血阻滞，发为肿痛。阿是穴是瘀血汇聚之处，局部围刺加刺络拔罐祛除恶血，通络止痛。刺井穴出血，可清除弥散在经络中的瘀血，可增强通络止痛的作用。

2.痰瘀阻滞

(1)主症:病变日久,反复发作,大转子部肿胀压痛,每因劳累后加重。舌质胖淡,舌苔白腻,脉沉细。

(2)治则:化痰祛瘀,疏通经络。

(3)处方:居髎、环跳、阿是穴、阳陵泉、脾俞、胃俞、次髎。

(4)操作法:居髎、环跳、阳陵泉均直刺,并有触电感传导。阿是穴刺法同上,脾俞、胃俞向脊柱斜刺并达到脊柱骨,平补平泻法。次髎直刺,平补平泻法。

(5)方义:本证多属于慢性,由于急性外伤长久不愈转为慢性;或由于瘀血长久痹阻经络,津液淤滞化为痰浊,痰瘀互结,而成痼疾。本病变位于足少阳经,病因源于痰瘀互结,故治疗取足少阳经穴居髎、环跳、阳陵泉疏通少阳经气,调理气血以止痛;阳陵泉配五行属于土,又有调脾胃化痰浊的功效。取阿是穴围刺加隔姜灸,以温散痰瘀之结节。次髎可清除下焦之湿浊。脾俞、胃俞补益脾胃,运化痰浊。诸穴相配可达化痰祛瘀疏通经络的作用。

3.同经相应取穴法

本病的病变部位在髋关节部位,属于足少阳经,邻近环跳穴位处,与其相对应的是肩关节手少阳经肩髎穴。故本病可取手少阳经的肩髎治疗,对于急性发作者有良好效果。具体操作法见总论。

三、坐骨结节滑囊炎

坐骨结节滑囊又称坐骨臀肌滑囊,位于臀大肌的深面,附着在坐骨结节上。此滑囊能间接帮助髋关节运动,减少肌腱与关节的摩擦。坐骨结节滑囊炎是一种常见病,多见于老年人,常因长期坐于硬座位而引起。

(一)诊断要点

(1)患者有长期坐着工作的历史,多见于中、老年人,尤其是体质较瘦弱者。

(2)患者坐椅子,尤其是硬椅子时,立即发生疼痛,起立时即消失。

(3)坐骨结节压痛是本病唯一的阳性体征。

(4)检查腹部、骶髂关节、髋关节及其周围组织无阳性体征。

(二)病因病机

1.痰瘀互结

由于长期坐着工作,坐骨结节滑囊长期被压迫和摩擦,囊内充血、水肿,囊壁渐渐增厚或纤维化,导致炎症的发生。足太阳经筋“结于臀,上夹脊”。中医认为久坐伤肉,久坐则人体气机失于畅达,脾胃功能活动呆滞不振,久之则失于运化,不能生化气血,气虚则血行滞缓而成瘀;脾失运化则津液代谢紊乱,痰湿内生,痰瘀互结,结于臀部足太阳经筋,酿成本病。

2.瘀血滞留

可见于臀部蹲伤,损伤脉络,血溢脉外,凝聚在臀部太阳经筋而成本病。临床较少见。

(三)辨证与治疗

1.痰瘀互结

(1)主症:体质瘦弱,每当坐椅子时臀部疼痛,在坐骨结节有压痛,并可触及阳性结节或囊肿。舌胖质黯,脉沉细。

(2)治则:补益脾胃,活血化痰。

(3)处方:脾俞、胃俞、秩边、阿是穴、委中、三阴交。

(4)操作法:脾俞、胃俞用横向斜刺法,针尖直达脊柱,并有针感传到臀部。秩边深刺,针尖斜向病变处,行龙虎交战手法。委中、三阴交直刺平补平泻手法。阿是穴用齐刺法,针尖均到达病所,得气后加用温针灸法。将艾条剪成 2 cm 长,插在针柄上,然后从艾条的下端点燃,每次 2～3 壮。

(5)方义:本证是痰瘀结聚在太阳经所致,故治疗以太阳经穴为主。脾俞、胃俞、三阴交补益脾胃,运化痰浊;委中是太阳经合穴,可疏通太阳经气,委中又是血之郄穴,配三阴交,可活血化瘀;秩边和阿是穴属于局部取穴，行齐刺手法，直达病所，再配以温针灸，温经活血祛散痰瘀。

2. 瘀血滞留

(1)主症：臀部蹲伤之后疼痛，不敢坐椅子，坐则痛剧，坐骨结节处有明显的压痛，舌质紫暗，脉弦。

(2)治则：活血化瘀，疏通经脉。

(3)处方：大肠俞、次髎、秩边、阿是穴、委中。

(4)操作法：大肠俞、次髎、秩边直刺泻法，阿是穴用 0.30 mm×75 mm(3 寸)长的毫针行齐刺法，使针尖直达病所，委中用三棱针点刺出血。

(5)方义：本症的病变部位在太阳经，故治取太阳经穴为主。大肠俞、次髎、秩边调理气血疏通太阳经气；委中是血之郄穴，点刺放血，祛除瘀血疏通经脉；阿是穴行齐刺法直达病所，使用三针刺可加强活血祛瘀疏通经络的作用。

四、髂腰肌滑囊炎

髂腰肌滑囊炎又称髂耻滑囊炎，位于髂腰肌与耻骨之间，与髋关节相通，与股神经关系密切。病变多为慢性过程，主要表现为滑囊积液和疼痛。

(一)诊断要点

(1)股三角区肿胀、疼痛和局部压痛。

(2)疼痛可因股神经受刺激而放射到股前侧及小腿内及小腿内侧。

(3)大腿经常处于屈曲位，若将大腿伸直、外展或内旋时，即可引起疼痛。若髋关节同时受累，则向各个方向运动均受限和疼痛。

(二)病因病机

髂腰肌由腰大肌和髂肌组成，主要作用使髋关节前屈和外旋。本病多见于足球运动员，以及从事跨栏、网球、举重等运动者，反复的使髋关节屈曲和外旋，髂腰肌滑囊与耻骨受到反复的摩擦、挤压，导致滑囊充血、水肿，形成慢性炎症发作。

本病的部位隶属于足阳明经和足太阴经，长期反复地屈髋运动，劳伤筋骨与气血，气伤则津液代谢障碍，引起水湿滞留；血伤则血滞为瘀血，气血损伤筋骨失养则运动障碍。

(三)辨证与治疗

1. 主症

腹股沟部压痛，有时可扪及肿块，动则引痛，腰部疼痛，髋关节活动受限，股前面及小腿内侧疼痛。舌质黯红，舌苔白腻，脉弦滑。

2. 治则

活血化瘀，健脾利湿。

3. 处方

冲门、髀关、血海、足三里、阴陵泉、三阴交。

(1)腰部疼痛者加：肾俞、大肠俞。

(2)髋关节活动障碍者加：居髎、环跳。

4. 操作法

针刺冲门时避开股动脉，直刺 12 mm(0.5 寸)左右。髀关直刺泻法。血海、足三里、阴陵泉、三阴交、肾俞、大肠俞均直刺平补平泻法。刺居髎、环跳，针尖刺向关节腔，深达 2～2.5 寸。

5. 方义

本病隶属于足阳明经和足太阴经，故治疗以二经穴位为主。冲门、髀关位于股三角，属于局部取穴范畴。足三里、血海、阴陵泉、三阴交属于循经取穴，又有活血化瘀，健脾利湿的作用，是治疗本病的主穴。本病缘于髂腰肌的反复屈伸，髂肌起于髂窝，位于腰大肌的外侧；腰大肌起自腰椎体的侧面和横突，受 $L_{2\sim4}$ 及神经支配，长期反复运动必劳伤气血，筋肌失于气血的荣养则挛缩。针刺肾俞、大肠俞可疏通经络，调理下焦气血，解除髂腰肌的痉挛，缓解对滑囊的挤压，有利病情的恢复。

五、髋关节骨性关节炎

髋关节骨性关节炎是一种慢性髋部关节病，又称增生性关节炎，或肥大性关节炎等。其病理特点是髋关节软骨变性，并在软骨下及关节周围有新骨形成，关节腔狭窄，导致关节活动受限、疼痛等症。属于中医"骨痹"范畴，是骨科、针灸科常见病。

(一)诊断要点

(1)多见于50岁以上的中老年人。

(2)主要临床表现是疼痛、跛行、晨僵和功能限制，休息后好转。

(3)疼痛的部位在髋关节前面，或侧面，或大腿内侧，常连及膝关节内侧。

(4)疼痛常因寒冷、潮湿、劳累加重。

(5)X线检查：关节间隙狭窄，股骨头变扁肥大，股骨颈变粗变短，头颈交界处有骨赘形成，髋臼部密度增高，外上缘有骨赘形成。

(二)病因病机

本病位于髋关节，隶属于足三阳经，足少阳经筋"上走髀，前者结于伏兔之上，后者结于尻"，足阳明经筋"直上结于髀枢"，足太阳经筋"结于臀"。髋关节是下肢运动的枢纽，常因劳伤和跌打损伤而患病。

1.体质虚弱，外邪痹阻

年老肾精亏损，气血虚弱，卫外不固，风寒湿邪趁虚而入痹阻经脉。本病多发生于老年人，老年人多肾气亏损、气血虚弱，正如《灵枢・营卫生会》说："老人气血衰，其肌肉枯，气道涩，五脏之气相搏，其营气衰少卫气内伐……"。腠理空虚，受风寒湿邪而成痹。

2.劳伤气血，瘀血闭阻

反复劳损，耗伤气血，筋骨失养；或跌打损伤伤及血脉，瘀血停滞，气血闭阻而成痹。

(三)辨证与治疗

1.体质虚弱，外邪痹阻

(1)主症：髋关节疼痛，跛行，休息后疼痛缓解，晨起髋关节僵硬，寒冷天疼痛加重。舌质胖淡，脉沉细。

(2)治则：补肾益精，祛邪通经。

2.劳伤气血，瘀血阻滞

(1)主症：肢体倦怠，髋关节疼痛，跛行，晨起髋关节僵硬，开始活动疼痛，活动后好转，走路多时疼痛加重。舌质紫黯，脉弦细。

(2)治则：调理气血，祛瘀通络。

3.治疗

(1)处方：环跳、居髎、髀关、阳陵泉、足三里。①肾气虚弱，外邪痹阻加肾俞、悬钟、太溪、后溪。②气血虚弱加脾俞、胃俞、关元俞、三阴交。③劳伤气血，筋骨失养加肝俞、脾俞、肾俞、悬钟、三阴交。④瘀血阻滞加膈俞、肝俞、阿是穴、委中、三阴交。

(2)操作法：针刺环跳、居髎、髀关用0.30 mm×75 mm(3寸)的毫针深刺至关节腔附近，捻转泻法，因于体虚感受外邪者，加温针灸3壮。阳陵泉、足三里均直刺平补平泻手法。后溪直刺，捻转泻法。肾俞、悬钟、太溪捻转补法。肝俞、脾俞、胃俞、关元俞、悬钟、三阴交浅刺补法。膈俞、阿是穴刺络拔罐，委中点刺出血。病变因于瘀血者，在环跳、阳陵泉加用电针，疏密波，通电20～30分钟。

(3)方义：本病属于足三阳经范畴，所以治疗取穴以足三阳经经穴为主。本病的病变在关节腔，病变部位较深，遵照《素问・刺要论》："病有浮沉，刺有深浅"的针刺原则，所以髋关节周围的穴位均用深刺法，使针感直达病所。肾虚者加肾的背俞穴肾俞、髓之会穴悬钟、肾经原穴太溪补益肾精荣养筋骨，加手太阳经输穴后溪，祛除邪气通经止痛。气血虚弱者加脾俞、胃俞、足三里、三阴交，补益脾胃以益气血生化之源。瘀血者宗"菀陈则除之者，出恶血也"的治疗原则，点刺出血，放出恶血，疏通经气，除旧生新，濡养筋骨。

六、扁平髋(股骨头骨骺炎)

扁平髋是髋关节病的一种,主要是由于股骨头骨骺的缺血性坏死引起的临床症状,又称股骨头骨骺炎、股骨头软骨炎、股骨头缺血性坏死、股骨头无菌性坏死等。本病好发于3～12岁儿童,其中以4～8岁更为多见,男多于女,男性约为女性的4～5倍。大多为单侧性,少数为双侧(约占15%)。本病的病因不明,可能与外伤、慢性损伤、先天性缺陷、内分泌紊乱等诸多因素有关,引起股骨头血液供应障碍,导致股骨头缺血性坏死。儿童缺血性坏死的自愈率较高,股骨头在经历坏死、吸收、重建的过程,股骨头出现扁平状畸形。此时的股骨头软骨仍光滑,在日常生活、工作、学习中没有太大的影响,但已扁平的股骨头,不能像正常的股骨头那样承受正常的压力,应该及时地进行治疗。若不然过度饮酒、过多的使用激素或过度劳累及髋关节外伤,引起股骨头及其周围组织缺血,再次引发股骨头坏死,而且发生率很高。

(一)诊断要点

1.早期有疼痛性跛行

髋部、大腿或膝部酸痛和僵硬。活动后疼痛加剧,休息后缓解。

2.压痛

髋部和腹股沟内侧压痛,股内收肌痉挛。可见大腿及臀部肌肉萎缩。

3.活动受限

髋关节活动受限,尤以外展、屈曲、内旋活动受限明显。

4.X线摄片检查

早期髋关节囊球形肿胀,股骨头骨骺变小,骺线增宽,与颈部相连区域有不规则骨质疏松或囊性变,同时可有“新月征”及软骨下骨折(股骨头前外侧软骨下出现一个界限清楚的条形密度减低区),骨骺出现碎块或颗粒状影,股骨头扁平和股骨颈变宽短,且进行性加重。最后,疏松区重新钙化、碎块融合,再现骨小梁结构,股骨头呈扁平、宽大、半脱位和股骨颈呈宽而短畸形。晚期出现骨性关节炎改变。

(1)股骨头的变化:早期股骨头密度均匀一致地减低,或中央致密,边缘萎缩,高度略降低但不宽。碎裂及扁平化,骨骺破碎成点片状,有囊状间隙,形状及大小均不一致,与对侧对比密度增高,同时股骨头进一步扁平化。碎裂骨核的融合,标志愈合期的开始,骨核融合在一起,密度均匀一致。头扁平变大,病已愈但遗留有大而扁平的股骨头。除很少一部分严格不负重的可得到较正常的股骨头外,大部分病例股骨头畸形。

(2)骨骼颈的变化:早期,甚至股骨头发生畸形之前颈部即可出现畸形。颈部上端扩大,变短但不弯曲。上端在早期有疏松区,但在活动期变成规则的花纹状。

(3)关节腔的改变:早期关节间隙增宽,有时股骨头与坐骨的影像不再重叠而有间隙,正常时两者之间有少许重叠。

(4)髋臼的改变:由于股骨头形状改变引起髋臼底的改变,成不规则的凹陷,是由于膨大的圆韧带压迫引起。另外有不规则的骨疏松区及致密区。

(二)病因病机

1.瘀血阻滞

髋关节创伤,脉络损伤,血溢脉外,瘀血阻滞,气血不通,筋骨失养。

2.脾肾虚损

某些慢性疾病,或长期使用肾上腺皮质激素,或饮酒过度,内伤脾肾,筋骨失养。

(三)辨证与治疗

1.瘀血阻滞

(1)主症:有髋关节创伤时,髋关节疼痛,运动受限,活动后疼痛加重,髋部及股内侧有压痛。舌质紫黯,脉弦。

(2)治则:活血化瘀,通经止痛。

2.脾肾虚损

(1)主症:髋关节疼痛,活动受限,腰膝酸痛,不耐劳累,肌肉萎缩。舌质淡,脉沉细。

(2)治则:补益脾肾,濡养筋骨。

3.治疗

(1)处方:肾俞、居髎、环跳、髀关、足三里、三阴交。①瘀血阻滞者加膈俞、次髎、委中。②脾肾虚弱者加脾俞、肾俞、关元俞、太溪。

(2)操作法:肾俞、足三里、三阴交直刺补法;居髎针尖向斜下方深刺,髀关针尖向斜上方深刺,环跳针尖向斜上方深刺;膈俞、次髎刺络拔罐,委中点刺出血;脾俞、关元俞、太溪针刺捻转补法;瘀血阻滞者在环跳与髀关或居髎与足三里用电针法,采用疏密波,通电15～20分钟;脾肾虚损者,灸脾俞、肾俞、足三里,并在居髎或环跳温针灸1～3壮。

(3)方义:本处方的作用是解除和缓解疼痛,减少或避免肢体畸形的发生,恢复髋关节的功能。居髎、环跳、髀关属于局部取穴范畴,深刺使针感直达关节腔,疏通局部经络气血,促进血液循环,改善股骨头供血,有利于股骨头的恢复。瘀血阻滞者取膈俞、次髎刺络拔罐,活血化瘀,瘀血清除则新血可生,经脉通达,股骨头可得到精血濡养,有助于股骨头功能的恢复。脾肾损伤者取脾俞、肾俞、足三里、太溪针刺补法并灸,补脾胃以益气血生化之源,补肾气化生精髓,濡养筋骨。通过本治疗方案,疏通经络调理气血,改善股骨头的血液循环,使股骨头得到气血的荣养,精髓的濡养,有利于股骨头的再生和恢复。

七、弹响髋

弹响髋是指髋关节在做某些动作时,在髋部出现听得到或患者感觉到的弹响声,称为弹响髋。本病有关节内外之分,属于关节内者少见。本病多发生于青壮年,以长期站立者居多。

本病主要是由于紧张和肥厚的髂颈束与大转子发生摩擦所致。髂胫束是由阔筋膜(上端附着于尾骨、骶骨、髂嵴等部位)与阔筋膜张肌(起自髂前上棘)深浅两层筋膜以及臀大肌筋膜交织组成,向下越过股骨大转子后方与大腿外侧肌间隔密切相连,再向下止于胫骨外侧髁。

当长期站立行走可使髂颈束发生紧张而增厚时,其张力就明显增大,因此当髋关节做屈伸时,紧张肥厚的髂颈束与大转子发生摩擦,而发出弹响声。

(一)诊断要点

(1)有长期站立等慢性劳损史。

(2)本病一般无明显体征,疼痛多不明显,亦不影响关节活动。但在步履时,髋部随着髋关节的活动出现明显的弹响声,给患者造成心理上的压力。

(3)主动屈伸髋关节时,或做髋关节内收内旋时,能在粗隆处摸到粗硬的肌腱从上滑过。

(4)X线排除外骨关节病后变。

(二)病因病机

《素问·宣明五气》说:"久立伤骨,久行伤筋。"长期的站立行走,伤气耗血,气血亏损,筋骨失养;或由于气血凝滞,筋骨失养,造成髂胫束紧张、痉挛、肥厚,增厚的髂胫束或臀大肌肌腱在髋关节做屈伸、内收或外旋时,勉强滑过股骨大粗隆,从而引起弹响声。

(三)辨证与治疗

1.主症

病程迁延日久,髋部酸痛,肌肉萎缩,腿软无力,动则弹响,可触及僵硬的经筋。舌质淡,脉沉细。

2.治则

益气养血,疏通经络,濡养筋骨。

3.处方

脾俞、肾俞、关元俞、次髎、居髎、环跳、阿是穴、风市、阳陵泉、足三里。

4.操作法

脾俞、肾俞、足三里针刺补法;关元俞向脊柱斜刺,次髎、风市、阳陵泉平补平泻法;居髎、环跳刺向僵硬的髂胫束;阿是穴用刺络拔罐法。

5.方义

本病属于足少阳经筋病证。脾俞、足三里可补脾胃,益气血生化之源;肾俞可益肾气,生精血,濡养筋骨。关元俞、次髎、环跳、居髎、风市、阳陵泉疏通经络,调理气血,濡养少阳经筋,缓解痉挛。阿是穴是气血凝结的筋结之处,施以刺络拔罐法,可除瘀血的阻滞,疏通经络,除经筋之挛缩。

八、梨状肌综合征

梨状肌综合征是指因梨状肌损伤后其肿胀、痉挛的肌肉刺激、压迫周围血管和神经,尤其是坐骨神经而引起的综合征。梨状肌起始于骶骨前面的骶前孔外侧,经坐骨大孔向外达臀部,止于股骨大转子,有外旋髋关节的功能。梨状肌把坐骨大孔分为梨状肌上孔及梨状肌下孔。梨状肌上孔有臀上神经通过,梨状肌下孔则有坐骨神经、臀下神经、股后神经、阴部神经及臀下动、静脉通过。故当梨状肌损伤后肌肉充血、肿胀,挤压、刺激神经,尤其是粗大的坐骨神经而引起腰腿疼痛等症。

梨状肌起于骨盆经臀部止于大转子,属于足三阴经、足太阳经、足少阳经及其经筋分布区。

(一)诊断要点

(1)有明显的外伤史或受寒着凉史,或有肩扛重物、或有久蹲、久站后下肢扭伤史。

(2)臀部或腰骶部疼痛与跛行。患者自觉腰臀部或单侧臀部疼痛或酸胀或冷痛,重者如“刀割样”疼痛,疼痛可放射到大腿后侧和小腿外侧。疼痛严重时不能入睡,行走不便或跛行。有时疼痛连及大腿后外侧、睾丸、会阴部;有时会阴部有坠胀感或排尿异常或阳痿。

(3)检查。①压痛:在梨状肌体表投影区有明显压痛,并可触摸到紧张、痉挛的肌腹。②患侧下肢直腿抬高小于60°时疼痛明显,超过60°时疼痛反而减轻。③梨状肌紧张试验阳性。患者仰卧,健肢伸直,患肢屈膝屈髋,足跟着床,使患肢过度内旋内收,牵拉梨状肌出现疼痛者为阳性。

(二)病因病机

根据本病的梨状肌解剖部位和临床表现,臀部、腰骶部、大腿后侧、小腿外侧疼痛,病及足太阳经和足少阳经;疼痛可连及会阴部、睾丸,以及排尿异常、阳痿等,病及足三阴经。

1.风寒湿邪痹阻经脉

风寒湿邪侵袭经脉,寒性凝滞,经络气血凝滞不通,不通则痛;湿性黏滞而属阴,黏滞使气血难以疏通则见局部肿胀;风性善行,则疼痛由髋部连及下肢膝踝部。

2.扭伤经脉

当外展外旋位久蹲久站,或负重后外展外旋由蹲位站起时,用力过猛,扭伤经脉,血溢经外,血瘀气滞,导致梨状肌的充血、肿胀,阻滞足三阳经与足三阴气血的运行而发病。

(三)辨证与治疗

1.寒湿痹阻

(1)主症:腰骶部、髋部疼痛,遇冷加剧,夜间加重,喜热畏寒,髋关节活动受限,走路跛行,甚或会阴部疼痛。舌质淡,苔薄白,脉弦紧。

(2)治则:散寒除湿,祛风通络。

(3)处方:大肠俞、次髎、阿是穴、环跳、殷门、阳陵泉、昆仑、三阴交。

(4)操作法:诸穴均直刺捻转泻法,阿是穴用0.30 mm×75 mm(3寸)的毫针齐刺法深刺直达病所,环跳深刺并有触电感传导,次髎、阿是穴和环跳加用艾条灸5分钟,或温针灸3壮。留针30分钟。

(5)方义:治疗本病根据“以痛为腧”和循经取穴的治疗原则,主要选取足太阳经和足少阳经经穴为主,祛除邪气疏通经络,疼痛可解。加用灸法,温经祛寒,加强调理气血疏通经络的作用。血得热则行,温灸可改善微循环,调整毛细血管的通透性,促进疼痛物质的吸收,从而缓解疼痛。会阴部疼痛,病及足三阴经,配三阴交既可治疗三阴经病痛，又可除湿利尿。

2. 血瘀气滞

(1)主症：损伤之后，髋部疼痛，肿胀刺痛，动则痛甚，痛及下肢。舌质有瘀点，脉弦。

(2)治则：活血祛瘀，疏通经脉。

(3)处方：大肠俞、次髎、阿是穴、环跳、殷门、委中、阳陵泉、三阴交。

(4)操作法：诸穴均直刺泻法，大肠俞、次髎、委中刺络拔罐，阿是穴用齐刺法，环跳深刺并有触电感传导，加用电针，选用疏密波，通电 30 分钟。

(5)方义：本病是瘀血阻滞经脉所致，宗《素问・针解》"菀陈则除之者，出恶血也"，故于大肠俞、次髎、委中刺络拔罐祛除恶血，疏通经络。加用电针，使用疏密波，可促进血液循环，改善组织营养，增强新陈代谢，帮助组织修复，消除疼痛有良好作用。

九、臀上皮神经疼痛综合征

臀上皮神经疼痛综合征是腰腿痛中见的病，是该神经病变后产生的一种疼痛症状。臀上皮神经多数认为由 $L_{1\sim3}$ 脊神经后支所发出的一组皮肤分支。它穿过腰部的肌层、背阔肌腱膜，向下越过髂嵴中部，穿出臀筋膜到表层分布在臀上部皮肤。腰骶部扭转、屈伸导致臀上皮神经损伤、离位，引起本病，中医称"筋出槽"。隶属于足太阳经与足少阳经病证。

臀上皮神经从起始到终止，大部行走在软组织中。在腰神经穿出椎间孔后，经横突部、骶棘肌、腰背筋膜，跨越髂嵴，进入臀部。臀上皮神经在髂嵴部位有骨纤维性管所固定，神经由此孔道穿过，该孔道对神经起保护作用，以免遭受挤压。但该孔道因病理情况而致缩窄时，也能导致压迫神经而出现臀部疼痛。臀上皮神经在进入臀部后仍在浅筋膜中走行，向下可达到腘窝平面之上。

(一)诊断要点

(1)大部分患者有腰骶部的急性损伤或慢性劳损史。部分患者有感受"风寒"史。

(2)疼痛是本病的主要症状，所有患者均有下腰部及臀部疼痛，及大腿后侧部牵拉样疼痛，但多不超过膝关节。

(3)活动障碍，患者弯腰、转腰活动受限。起坐困难，由端坐位改为直立位或由直立位坐下时，感到腰部"用不上力"，多不能直接站起或坐下，常需双手支撑膝部或扶持他物勉强坐起。

(4)检查：①患侧腰肌紧张或呈板状痉挛，无固定压痛点。②髂嵴中点直下 3～4 cm 处可触及自上而下走行的条索状物，按压时疼痛难忍，疼痛可向下肢放射，一般不超越膝关节。③臀上神经分布区有压痛。④直腿抬高试验阳性，加强实验阴性。⑤X 线检查腰椎生理曲度可改变。CT、MRI 无明显神经受压征象。

(二)病因病机

根据臀上皮神经损伤的临床表现，下腰部、髋关节部、下肢后外侧疼痛，可知本病的病变部位主要在足太阳和足少阳经筋。足太阳经筋结于臀，上夹脊；足少阳经筋结于骶部，经髋关节上胁肋。足太阳经筋约束腰骶部的屈伸，足少阳经筋约束腰、髋关节的旋转，所以弯腰旋转时易造成损伤。

1. 瘀血阻滞

扭挫伤或创伤损伤经脉、经筋，血溢脉外，瘀血阻滞，经气不通则痛。若瘀血经久不散，淤积为块，按之则成绳索状。

2. 寒湿痹阻

寒湿痹阻足太阳、少阳经筋，寒主凝滞，气血运行迟缓，筋肉僵硬，当弯腰旋转时，容易造成经筋、经脉损伤。

总之，寒湿痹阻是本病的诱因，扭挫创伤，瘀血阻滞是本病的主要病因病机。

(三)辨证治疗

1. 瘀血阻滞

(1)主症：腰髋部疼痛，疼痛连及大腿股部，疼痛剧烈难忍，腰部屈伸和旋转受限，站起和下坐困难，有扭挫伤史，舌质黯或有瘀点，脉弦。

(2)治则：活血祛瘀，疏通经络。

(3)处方：夹脊 L_2、肾俞、大肠俞、阿是穴、委中、阳陵泉。

(4)操作法：夹脊穴直刺 1.1 寸左右，得气后有麻感向臀部传导，捻转泻法；大肠俞、肾俞直刺捻转泻法；阿是穴用刺络拔罐法，委中用三棱针点刺出血，出血量掌握在血的颜色由黯红变鲜红为止；阳陵泉直刺捻转泻法。大肠俞与阳陵泉或阿是穴与阳陵泉加用电针，疏密波，通电 30 分钟。

(5)方义：本证是由于瘀血阻滞太阳少阳经脉所致，故治取阿是穴刺络拔罐出血、取委中点刺出血，清除恶血，通络止痛，为治疗本病的主穴和主法。阳陵泉是足少阳经的"合"穴，又是筋之会穴，有疏解少阳经气，主治筋病的作用，为治疗本病的主要配穴。夹脊穴、肾俞、大肠俞是臀上皮神经出于脊髓和经过的部位，属于局部取穴范畴。

2. 寒湿痹阻

(1)主症：腰髋部疼痛，疼痛连及大腿和股部，疼痛剧烈，痛而拘紧，腰腿部喜热恶寒，遇热痛减，腰髋部活动受限，起坐困难，髂嵴下有明显的压痛、条索和结节。舌苔薄白，脉弦紧。

(2)治则：温经散寒，祛湿止痛。

(3)处方：夹脊穴 L_2、肾俞、大肠俞、次髎、阿是穴、阳陵泉、委中。

(4)操作法：阿是穴用齐刺法，术后艾条灸 5 分钟，或用温针灸。温针灸的方法，取艾条剪成 1.5 cm 长的小段，在小段的中央扎一个小洞，然后插在针柄上，从艾条的下端点燃，患者感到烧灼时，在穴位上垫纸片，每次灸 2～3 壮。阳陵泉直刺泻法，肾俞、委中用龙虎交战手法，术后再用艾条灸肾俞 5 分钟。夹脊穴和大肠俞直刺泻法。4 穴配合，温通足太阳、少阳经脉，是治疗本病的主穴。

(5)方义：本证是寒湿邪气入侵足太阳、少阳经脉所致，治取肾俞与委中、阿是穴(位于少阳经)与阳陵泉，并加用灸法，温经祛寒利湿通络，是治疗本病的主穴，温可祛寒散结，正如《素问·调经论》说："血气者，喜温而恶寒，寒则泣不能流，温则消而去之。"夹脊穴与大肠俞位于臀上皮神经出于脊髓部位的出口和行走处，属于局部取穴范畴。

十、股内收肌综合征

股内收肌综合征是临床常见的运动损伤性疾病，多因髋关节过度外展、骤然牵拉或反复牵拉股内收肌群，形成损伤。该病以大腿内侧疼痛、活动受限为主要症状。

股内收肌群位于大腿内侧，共有五块，浅层有耻骨肌、长收肌、股薄肌，中层有短收肌以及深层的大内收肌，共同完成大腿的内收运动。所以本病属于足三阴经脉、经筋病证。

(一)诊断要点

(1)有股内收肌外伤史，或因劳累后感受风寒湿邪而引发。

(2)大腿内侧、耻骨部疼痛，内收外展时疼痛加重，甚或功能障碍。

(3)站立、下蹲时疼痛剧增，行走跛行，脚尖不敢着地。

(4)检查：①内收肌紧张并有广泛压痛，耻骨部及内收肌起点处压痛明显。②屈膝、屈髋分腿试验阳性；患侧"4"字试验阳性；股内收肌抗阻力试验阳性。③X 线检查：早期无异常发现，可排除肌肉起始部的骨块撕脱，当内收肌处显示有钙化阴影时，表示内收肌已发生骨化性肌炎。

(二)病因病机

(1)大腿突然强力外展，骤然外展，如在练习劈腿、跨木马等动作时，使大腿过度外展，损伤经脉，瘀血痹阻，发为疼痛。

(2)反复用力内收大腿，引起内收肌劳损，卫外不固，风寒湿邪乘虚而入，气血痹阻，经筋失养而痉挛，发为疼痛。

(3)本病位于大腿的内侧，根据《灵枢·经筋》记载应属于足三阴经脉、经筋病证。足太阴经筋"络于膝内辅骨，上循股阴，结于髀，聚于阴器，上腹结于脐。"足少阴经筋"上结于内辅之下，并太阴之筋，而上循股阴，结于阴器，循脊内……”。足厥阴经筋“上结内辅之下，上循阴股，结于阴器，络诸筋。”

（三）辨证治疗

1.瘀血痹阻

（1）主症：髋关节拉伤之后，股内侧突然疼痛，走路跛行，足尖不敢着地，耻骨部及大腿内侧有明显的压痛，外生殖器疼痛。舌苔薄白，脉弦。

（2）治则：活血祛瘀，舒筋通络。

（3）处方：中极、足五里、阴包、血海、三阴交、太冲、隐白、大敦。

（4）操作法：先用三棱针在隐白、大敦点刺出血，每穴挤出血3～5滴，再于阴包、血海穴用刺络拔罐法，即用梅花针叩刺出血，然后再拔罐6～10分钟。足五里与血海链接电疗机，用疏密波，通电20～30分钟，强度以患者能忍受为度。其余诸穴均用捻转泻法，留针30分钟。

（5）方义：本证是由于瘀血痹阻经脉所致，病及足三阴经，所以取足太阴经井穴隐白、足厥阴经井穴大敦点刺出血祛瘀通络，井穴是阴阳经交会之所，有较强的调理气血和疏通经络的作用，再配以病变局部刺络拔罐增强祛瘀通络的作用。本证病及足三阴经故取足三阴经的交会穴中极、三阴交活络祛瘀通经止痛。

2.寒湿痹阻

（1）主症：股内侧疼痛，走路跛行，足尖不敢着地，腹部疼痛，生殖器官疼痛，会阴部疼痛，尿频带下，腰骶疼痛，舌苔白腻，脉弦而紧。

（2）治则：温经散寒，祛湿止痛。

（3）处方：中极、急脉、箕门、曲泉、阴陵泉、三阴交、太白、次髎。

（4）操作法：诸穴均用直刺泻法，其中急脉、箕门、曲泉、次髎用龙虎交战手法，留针30分钟。术后在次髎、中极、箕门、急脉用艾条灸3～5分钟。

（5）方义：本证是风寒湿邪痹阻足三阴经，遵“经脉所过，主治所及”的原则故治取足三阴经穴为主。诸穴的主要作用是祛湿通经止痛，在配以灸法温散风寒。诸穴相配可达祛除邪气通经止痛的功效。

（陈昌韬）

第八节　膝部筋骨疼痛

一、概述

膝关节是全身关节中结构最复杂、最大、所受杠杆作用最强，负重较多，不太稳定，容易损伤的屈戎关节，所以膝关节病为临床常见病。

（一）解剖生理

1.关节与韧带

膝关节由股骨、胫骨和髌骨构成。关节的稳定性则由骨、韧带和肌肉来维持。

膝关节包括由股骨下端和胫骨上端构成的内侧和外侧胫股关节以及由髌骨和股骨滑车构成的髌股关节。股骨下端分为内、外髁和髁间窝；胫骨上端有内外胫骨平台和髁间隆起；髌骨位于股骨内、外髁的前面。三骨被韧带、关节囊和关节外部肌肉、肌腱紧密联系，构成坚强有力的膝关节。

膝关节的韧带和关节囊是保护膝关节及其稳定的重要结构。膝关节的韧带坚强柔韧，不易断裂，关节囊内面有滑膜覆盖，为人体最大的滑膜腔，髌上方为滑膜的反折部，对维护膝关节的屈伸活动有重要作用。

半月板是位于股骨踝与胫骨平台之间的纤维软骨，附着于胫骨内外踝的边缘，因其边缘较厚而中央部较薄，故能加深胫骨踝的凹度，以适应股骨踝的凸度，使膝关节稳定。

髌下脂肪垫为三角形，位于髌韧带与胫骨前上端所形成的三角形区域之间，有充填空隙，滑润关节的功能。脂肪垫肥厚或与周围组织发生粘连时，可侵入关节间隙，引起膝关节内的功能紊乱。

膝关节内有前后十字韧带，关节外为内、外侧副韧带。

十字韧带在股骨内、外髁之间，两者相互交叉，故名为十字韧带。前十字韧带起于胫骨棘的前侧，向后、上、外，止于股骨外髁的内面。后十字韧带起于胫骨棘的后侧，向后、上、内，止于股骨内髁的外面。当膝关节完全伸直时，该二韧带完全紧张，将膝关节拉紧，到达最后稳定。前十字韧带防止胫骨向前移位，后十字韧带则防止胫骨向后移位。

内侧副韧带呈三角形，桥架于股骨内髁与胫骨内髁之间，其内面与内半月板的中后部的外缘紧密相连。当膝关节伸屈活动时，韧带在股骨内髁上前后滑动。膝关节完全伸直与完全屈曲时，韧带均保持紧张，但半屈位时，韧带松弛，关节不稳定，易受损伤。

外侧副韧带起于股骨外上髁，止于腓骨头，韧带与半月板之间无联系，被疏松结缔组织相隔。屈膝时，此韧带松弛，伸至150°时，开始紧张，完全伸直时最紧张，可防止小腿内收及旋转活动。

膝关节的韧带坚强柔韧，不易断裂，在功能活动中，总有一个或一个以上的韧带保持紧张，以维护膝关节的稳定。

2.肌肉与神经

膝部肌肉，以股四头肌最为重要，主要是伸膝功能，由股直肌、股外侧肌、股中肌和股内侧肌构成，并以腱联合部止于髌骨上缘，借髌腱止抵于胫骨结节，为伸直膝关节重要的装置。其拮抗肌为腘绳肌，主要功能时屈膝。髌骨位于髌腱的上方、膝关节的前侧，有增强股四头肌的伸膝功能。当股四头肌收缩时，牵拉髌骨向上，既可防止髌骨向外滑脱，又能拉紧膝前筋膜，防止脂肪垫嵌入关节间隙。故治疗膝关节损伤时，须注意加强股四头肌锻炼，防止肌肉萎缩，是保护膝关节功能的关键。

膝关节附近的神经为胫神经和腓总神经，此二神经为坐骨神经在腘窝上部的分支。胫神经分出后，向下在腘肌的下缘进入比目鱼肌，发出肌支。腓总神经自坐骨神经分出后，向下在股二头肌与腓肠肌外侧头之间离开腘窝。在深筋膜的下方绕过腓骨头外侧，向前内穿过腓骨长肌的起点，分为浅、深二支。由于解剖上的特点，在外侧副韧带损伤或胫骨内髁骨折时，腓神经易遭受牵拉性损伤，且损伤以后不易恢复。

中医称膝关节为“膝骱”，由于膝关节周围筋肌结构甚多，故古人称“膝为筋之府”。临床上膝关节筋伤最为多见，对膝关节损伤的处理，应从全局观点出发，既要合理地治疗原发性局部损伤，又要从整体出发辨证论治，以及功能的锻炼，这样才能使膝关节的功能得以恢复。

(二)检查

1.形态检查

(1)站位检查：正常人立正姿势时，两膝两踝皆能靠拢。若站立时两侧股骨内侧髁靠拢，两内踝分离，为膝外翻；若站立时两足内踝靠拢，两膝分离，为膝内翻。膝内翻或膝外翻畸形常见于佝偻病、股骨下端骨折、胫骨上端骨折、大骨节病等。站立时膝关节明显过伸，称膝反张，常见于小儿麻痹症、膝十字韧带断裂、坐骨神经麻痹等。

(2)仰卧位检查：主要检查膝关节有无肿胀，关节内有无积液，若有积液浮髌试验阳性。

(3)俯卧位检查：检查腘窝有无压痛和肿物，腘窝囊肿是常见的疾病。

2.疼痛检查

检查时使膝关节伸直并产生疼痛是关节面的病变，若最大限度的屈曲膝关节产生胀痛是膝关节水肿或滑膜炎病证。检查时使膝关节内翻，若膝关节外侧疼痛是膝外侧软组织病变；使膝关节外翻时内侧疼痛，是内侧软组织病变。当膝关节外翻时并伸直下肢，若产生外侧疼痛，表明股骨外髁或外侧半月板病变；反之，膝关节内翻并伸直下肢时膝内侧疼痛，表明股骨内髁或内侧半月板病变。

膝关节表面软组织较少，压痛点的位置往往就是病变的位置，所以检查压痛点对病变的定位有重大的意义。膝关节常见的压痛点有：①内侧副韧带压痛点，在股骨内上髁结节处。②外侧副韧带压痛点，在腓骨小头上方的索条上。③半月板损伤压痛点，在膝眼处。④脂肪墊损伤压痛点，在髌韧带两侧。⑤髌韧带损伤压痛点，在胫骨粗隆上方。⑥胫骨结节软骨炎压痛点，在胫骨粗隆处。⑦髌上囊的压痛点，在髌骨上缘。

3.功能检查

(1)膝关节自动运动检查:①中位即膝关节伸直位,髌骨朝前,为0°。②屈位:即小腿后部与股骨后部相贴,约120°~150°,在下蹲位时较清楚。③伸位:在站立位较清楚,可伸至0°。女性可有轻度过伸运动,约为5°~10°。

(2)膝关节被动运动检查:①过伸试验:患者仰卧位,下肢伸直,检查者一手压住股骨下端,另一手抬起小腿,使膝关节伸直或过伸。如膝关节出现疼痛,可怀疑半月板前角损伤或髌下脂肪垫损伤。③屈位试验:患者仰卧位,检查者一手固定其大腿下端,另一手推压小腿下端,使其屈膝,直至足跟接触到臀部为止。如膝关节出现疼痛,可怀疑半月板后角损伤或膝关节滑膜炎。④膝关节屈伸运动受限,主要见于膝内疾患。

4.特殊检查

(1)浮髌试验:患者平卧,患肢伸直放松,一手按在髌骨上方并向髌骨下方挤压,另一手食指按压髌骨,一压一放,反复数次。若按压髌骨有浮动感,说明关节腔内有积液。

(2)半蹲试验:患者站立并逐渐下蹲,如有髌骨软骨病则会出现膝痛、膝软的感觉。

(3)侧方推拉试验:此试验是诊断膝关节侧副韧带损伤或断裂的方法。检查外侧副韧带时,将大腿向外推,小腿向内拉,使外侧副韧带紧张,如膝外侧出现疼痛即可诊断。检查内侧副韧带损伤时,将大腿向内拉,小腿向外推,如膝内侧出现疼痛即可诊断。

(4)研磨试验:此试验是鉴别侧副韧带损伤与半月板损伤的方法。检查时,患者取俯卧位,健侧下肢伸直,患侧屈膝90°。助手将大腿固定,检查者两手握住患足,按下列顺序进行检查:①旋转:将小腿向内外旋转,侧副韧带损伤或半月板损伤都可能产生疼痛。②研磨:先将小腿向下压,使侧副韧带松弛,半月板处于受挤压状态,然后旋转小腿。如果有半月板损伤,则会出现剧痛;而侧副韧带损伤则不会出现疼痛。③提腿:将小腿提起,此时侧副韧带处于紧张状态,而半月板则减少了挤压。然后旋转小腿,若有侧副韧带损伤则会产生剧痛,而半月板则不会产生疼痛。

(5)抽屉试验:主要用于检查膝关节内十字韧带的断裂,因十字韧带断裂后,胫骨可发生前后脱位,称为抽屉征。检查时,患者仰卧,患侧膝关节屈曲90°,并固定其足不可移动,再将小腿上端置于正常位置,然后开始检查。将小腿向前拉或向后推,如果小腿上端能向前拉动,即为前抽屉试验阳性,表明前十字韧带断裂;如果小腿上端能向后推移,即为后抽屉试验阳性,表明后十字韧带断裂。

二、半月板损伤

半月板损伤是膝关节中最常见的损伤。多发生于青年人。

半月板位于膝关节间隙,有内侧半月板和外侧半月板。内侧半月板为"C"形,其后半部连于胫侧副韧带,故前半部松弛,后半部固定,扭转外力易造成交界处损伤。外半月板近似环形"O"。其前角附着于胫骨髁间隆起的后方,在内侧半月板后角附着点的前方。前后二角的附着点比较接近,且其外侧不与外侧副韧带相连,因而外侧半月板活动度较大;而正常膝关节有轻度外翻,所以外侧半月板受的压力亦大,故股骨外髁做前后滑动及旋转活动时,易发生损伤。

半月板随膝关节活动而发生移动,膝关节伸直时,半月板向前移动;屈曲时,半月板向后滑动;旋转时,半月板一个向前,一个向后。膝关节屈伸时,半月板紧贴胫骨平台关节面上,股骨内外踝关节面在半月板上面做前后运动。膝关节旋转时,半月板与股骨内外踝关节面紧紧相贴,胫骨平台在半月板下面做旋转活动,容易造成损伤。

(一)诊断要点

(1)患者多有膝关节急性损伤史。受伤当时,膝关节有响声与撕裂感,随后立即疼痛。

(2)患肢肿胀、疼痛,不能主动伸直。

(3)患者行走时,膝软,乏力,自感关节稳定性差,在上、下楼或在高低不平的道路上行走时,多有险些摔倒的现象。

(4)部分患者有关节交锁现象,即行走时突然感觉有异物卡在关节内,不能屈曲与行走,需自己慢慢活动膝关节或由他人按摩解锁后,才能继续行走。

(5)在关节间隙平面内侧或外侧有压痛点。慢性患者膝关节屈伸时,有弹响声。

(6)慢性期有肌肉萎缩,以股四头肌萎缩最为突出。

(7)检查。①急性期膝关节肿大,慢性期股四头肌萎缩,以股内侧肌最明显。②关节间隙有固定压痛:当压痛发生在主诉疼痛部位与半月板解剖部位相符时,具有较大的诊断意义。③麦克茂来氏试验(半月板弹性试验)阳性:检查者一手掌放患膝前面,另一手握足跟,外旋足部内收小腿,做屈伸膝关节活动,膝内侧有弹响与疼痛者,为内侧半月板破裂;反之,内旋足部,外展小腿,屈伸膝关节活动,膝外侧有弹响和疼痛者,为外侧半月板损伤。膝关节在全屈位弹响和疼痛,为后角损伤;屈膝 90°弹响和疼痛,为全部破裂。④指压试验(克勒吉一布德氏检查法):这是检查半月板前角和边缘撕裂的较好办法。检查者给患者做膝关节的屈伸、旋转活动,拇指尖给半月板一定的压力,压痛点即为半月板损伤部。膝眼压痛为前角损伤;膝关节内、外侧间隙压痛,应考虑半月板边缘撕裂。

(二)病因病机

在足部固定的情况下,膝关节在半屈曲位时,做内收、外展,或内外旋转,这时半月板卡在股骨髁和胫骨平台之间,若突然伸直或屈曲膝关节,半月板受到股骨和胫骨的夹挤、研磨,造成损伤。

半月板损伤的主要病因病机是扭伤筋肉,损伤血脉,血溢脉外痹阻经络发为疼痛、肿胀和功能障碍。或因瘀血阻滞脉络,卫外不固,湿浊入侵,蕴结成痰,痰瘀互结,病变日久不愈。或素体肝肾亏损,复加瘀血阻滞,筋骨失养,日久不愈。根据半月板病变的部位,外侧半月板损伤应属于足阳明经病证,内侧半月板损伤应属于足太阴经病证。

(三)辨证与治疗

1.瘀血阻滞

(1)主症:膝关节肿痛,关节交锁,局部明显压痛,按之痛甚,屈伸受限,舌质黯红,脉弦。

(2)治则:活血祛瘀,疏通经络。

(3)处方:鹤顶、膝眼、足三里、阳陵泉。加减:外侧半月板损伤加梁丘、厉兑;内侧半月板损伤加血海、三阴交、隐白。

(4)操作法:屈膝 120°,针鹤顶用 40 mm(1.5 寸)毫针,向髌骨下斜刺 25 mm(1.0 寸)左右,有针感向膝关节内传到,捻转泻法。针膝眼时应使针尖直达病变部位,捻转泻法。足三里、阳陵泉、梁丘、血海、三阴交直刺泻法。厉兑、隐白用三棱针点刺出血。

(5)方义:本证是由于扭伤筋脉、瘀血阻滞所致,所以治疗的关键是活血祛瘀,取厉兑、隐白用三棱针点刺出血,意在破血祛瘀疏通经脉。厉兑配五行属于金,内应于肺,宗气藏于胸中以贯心脉,行血通脉,行血可祛瘀,通脉可除瘀血之痹阻。隐白配五行属于木,内应于肝,肝藏血,肝主疏泄,有疏通、调理全身气机的作用,进而促进气血的运行,气行则血行,故隐白有活血祛瘀的作用。外侧半月板损伤者病在阳明经,故治取阳明经穴为主;内侧半月板损伤者,病在足太阴经,故治取太阴经穴为主。其他穴位均属于局部取穴范畴。

2.痰瘀互结

(1)主症:损伤日久不愈,或手术之后,症见膝关节肿胀,酸痛乏力,屈伸受限,肌肉萎缩,舌质胖大色黯,舌苔白腻,脉滑。

(2)治则:温化痰浊,祛瘀通络。

(3)处方:鹤顶、血海、膝眼、足三里、阳陵泉、气海、丰隆、三阴交、太白。

(4)操作法:鹤顶、膝眼、足三里、阳陵泉的操作法见瘀血痹阻证。血海直刺泻法并加刺络拔罐。气海直刺捻转补法,丰隆捻转泻法,三阴交、太白平补平泻法。膝眼加用灸法。

(5)方义:本方的宗旨是活血祛瘀、健脾化痰、通经止痛。血海刺络拔罐破血祛瘀,三阴交活血化瘀,气海、足三里、太白益气健脾利湿化痰，丰隆功专豁痰通络。

3.肝肾亏损

(1)主症：损伤日久，肌肉萎缩，膝关节有轻度肿痛，静止时疼痛较明显，腰膝酸软乏力，舌质淡红，脉沉细。

(2)治则：补益肝肾，濡养筋骨。

(3)处方：鹤顶、膝眼、足三里、阳陵泉、关元、肾俞、太溪。

(4)操作法：诸穴均针刺补法，并于关元、膝眼、足三里加用灸法。

(5)方义：鹤顶、膝眼、足三里、阳陵泉属于局部取穴范畴。"膝乃筋之府"，膝关节关系到肝脾肾的功能，本证取用肾俞、太溪属于背俞穴与原穴组合配穴法，补肾壮骨；关元是任脉和足三阴交的交会穴，针刺补法并灸，可健脾益气，培补肝肾，补筋肉壮筋骨。

三、膝关节创伤性滑膜炎

膝关节创伤性滑膜炎是指膝关节损伤后引起的滑膜非感染性炎症反应。临床上分急性创伤性炎症和慢性劳损性炎症两种。

膝关节是全身关节中滑膜最丰富的关节，滑膜富有血管，血运丰富，滑膜细胞分泌滑液，可保持关节软骨面滑润，增加关节活动范围，并能吸收营养、散出关节活动时所产生的热力。一旦滑膜受损，如处理不当，滑膜必发生功能障碍，影响关节活动，甚或成为慢性滑膜炎，逐渐变成增生性关节炎。

(一)诊断要点

(1)膝关节疼痛、肿胀、乏力，活动不灵便。

(2)疼痛的特点是：膝关节主动极度伸直时，特别是抗阻力时髌下部疼痛；被动极度屈曲时疼痛加重。

(3)压痛点不固定，可在原发受伤处有压痛，局部皮温可增高。

(4)浮髌试验阳性。

(5)慢性滑膜炎患者，常有膝关节粘连，可有股四头肌萎缩。

(二)病因病机

急性滑膜炎多因暴力打击、跌打损伤、扭伤、挫伤、使滑膜受伤充血，迅速产生大量积液所致。慢性滑膜炎一般由急性创伤性滑膜炎失治转化而成，或由于过度劳损，导致滑膜的炎性渗出，产生关节积液而成。由于渗出物增多，关节内压力增高，阻碍淋巴回流，形成恶性循环。同时滑液积聚日久，纤维素沉着，造成纤维性机化，且关节滑膜在长期慢性刺激下逐渐增厚，引起关节粘连，影响正常活动。

中医认为急性滑膜炎是由于跌打损伤，血溢脉外，痹阻经络，导致肿胀疼痛。或由于瘀血痹阻日久，或由于劳损气血，卫外不固，风寒湿邪相杂而至，致使病情缠绵不愈。

(三)辨证与治疗

1.瘀血阻滞

(1)主症：跌打损伤之后膝关节逐渐肿胀、疼痛、膝关节屈伸功能受限，局部按之有波动感。舌质黯红，脉弦。

(2)治则：活血祛瘀，消肿止痛。

(3)处方：梁丘、血海、膝眼、阴陵泉、足三里、厉兑、隐白。

(4)操作法：血海刺络拔罐，厉兑、隐白用三棱针点刺出血。梁丘、膝眼、足三里、阴陵泉针刺泻法。

(5)方义：本方采用血海刺络拔罐和井穴点刺出血意在破血祛瘀、通经消肿、止痛。其余诸穴旨在疏通膝关节经络气血，消肿止痛。

2.风寒湿阻

(1)主症：膝关节肿胀疼痛，喜热恶寒，遇寒加重，触之发凉，舌苔白，脉沉迟。

(2)治则：温经散寒，祛邪通络。

(3)处方：梁丘、膝眼、阴陵泉、足三里、商丘、太白、风市。

(4)操作法:诸穴仅采用龙虎交战手法,并于梁丘、足三里、膝眼施以隔姜灸法。

(5)方义:伤于下者多湿,且本病肿胀明显,湿邪较重,故治疗以足阳明、太阴经穴为主,旨在健脾运化水湿,加用灸法可温化水湿,治取风市散风通络。总之,健脾可运湿,温灸可化湿,祛风可散湿。

四、髌下脂肪垫损伤

髌下脂肪垫位于髌骨下面、髌韧带后面与关节囊之间。膝关节的滑膜在髌骨下方两侧向后突,形成皱襞,其内夹有脂肪组织,称为脂肪垫。

髌下脂肪垫充填于髌骨、股骨踝下部、胫骨踝前上缘及髌韧带之间,位于髌韧带的深面,占居股骨、髌骨及胫骨间的间隙。

髌下脂肪垫有加强膝关节稳定性的作用和减少摩擦与刺激。

(一)诊断要点

多发生于30岁以上、经常爬山、下蹲或膝关节运动较多者。

(1)患者自觉膝部疼痛,膝关节完全伸直时疼痛加重,劳累后症状加重。

(2)髌韧带两侧(相当于内、外膝眼部位)有轻度肿胀、膨隆,并有压痛、膝痛。

(3)过伸试验阳性。

(4)髌腱松弛压痛试验阳性。患者仰卧,膝关节放松伸直,术者一手拇指压在髌韧带的内侧或外侧,另一手掌根放在前拇指背上,并让患者放松股四头肌,逐渐用力下压,出现明显疼痛,此时令患者收缩股四头肌,若疼痛减轻者,为髌腱松弛压痛试验阳性。

(二)病因病机

髌下脂肪垫损伤一般认为与外伤或劳损有关。外伤或劳损引起脂肪垫充血、水肿,发生无菌性炎症,使渗出液增加,从而导致脂肪垫的肥厚,日久脂肪垫与髌韧带发生粘连,引起疼痛,甚至膝关节功能障碍。

中医认为本病主要由于跌打损伤瘀血阻滞所致,或由于劳伤气血,卫外不固,寒湿邪气客于膝内,经气痹阻所致。

(三)辨证与治疗

1.瘀血阻滞

(1)主症:膝关节疼痛,伸直时疼痛加重,膝关节乏力,在走路时有打软现象,膝眼肿胀,舌质黯红,脉弦。

(2)治则:舒筋通络,活血化瘀。

(3)处方:梁丘、血海、膝眼、足三里、阳陵泉、阴陵泉、三阴交。

(4)操作法:患者仰卧屈膝,针膝眼时两根针呈八字形,针向髌韧带的后方,行龙虎交战手法,使膝关节内有明显的酸胀感。血海、阴陵泉刺络拔罐。其余诸穴均采用捻转泻法。

(5)方义:梁丘、膝眼、足三里、阴陵泉疏通膝部经络,舒筋止痛;血海、三阴交、阴陵泉刺络拔罐,活血祛瘀,消肿止痛。

2.寒湿痹阻

(1)主症:膝关节肿胀疼痛,膝眼隆起,沉重乏力,膝部发凉,得热痛减。舌质胖淡,脉沉缓。

(2)治则:温经散寒,利湿止痛。

(3)处方:梁丘、血海、膝眼、阴陵泉、阳陵泉、足三里、三阴交。

(4)操作法:膝眼的刺法见瘀血阻滞,其余诸穴均用龙虎交战手法。本证的重点是灸法,用大艾炷隔姜灸膝眼、梁丘,最少9壮,或用艾条灸,直至膝内有热感。

(5)方义:寒湿邪气黏滞凝固,非热寒邪不能散,湿邪非燥热不能祛,故本证重用灸法以温经散寒、温经燥湿。湿邪非健脾不能渗利,非健脾不能消肿,故本证治取足阳明经和足太阴经为主调补脾胃,利湿消肿。

五、膝关节侧副韧带损伤

侧副韧带是内侧副韧带和外侧副韧带的总称。膝关节的内侧和外侧各有坚强的副韧带附着,是膝关节组织的主要支柱。内侧副韧带位于股骨内上髁与胫骨内侧髁之间，其功能是具有稳定膝关节，限制膝关节外翻、外旋的作用。外侧副韧带起于股骨外上髁，止于腓骨小头，呈索条状，其主要作用是防止膝内翻。

侧副韧带损伤，有部分和完全性损伤之分。内侧副韧带损伤较常见，膝外侧副韧带断裂很少发生。

膝关节内、外侧副韧带损伤，中医分别称之为“虎眼里缝伤筋”（内侧副韧带损伤）、“虎眼外缝伤筋”（外侧副韧带损伤）。

（一）诊断要点

（1）膝关节有过度外翻或内翻的损伤史。

（2）膝关节疼痛：内侧副韧带损伤时，有膝关节内侧疼痛，小腿外翻时疼痛加重。外侧副韧带损伤时，膝关节外侧疼痛。

（3）局部压痛：内侧损伤时压痛点在股骨内上踝，内侧副韧带完全断裂时，局部肿胀、剧痛，可摸到断裂韧带的间隙，皮下瘀斑；外侧损伤时压痛点在腓骨小头或股骨外上髁，局部肿胀、瘀斑。

（4）膝关节侧向推拉试验阳性。

（5）合并症：内侧副韧带损伤常合并半月板损伤，膝部出现交锁痛；外侧副韧带损伤易合并腓总神经损伤，临床可见足下垂及小腿外下 1/3 处及足背感觉障碍。

（二）病因病机

当膝关节微屈时，膝关节的稳定性较差，此时如突然受到外翻或内翻应力，即可引起内侧或外侧副韧带损伤。由于膝关节呈轻度生理性外翻，且膝外侧易受到外力的冲击，使膝过度外翻，故临床上内侧副韧带损伤占绝大多数。

中医认为外力损伤筋脉，瘀血阻滞，发为肿胀疼痛；或病久不愈，瘀血阻滞经脉，经筋失养，疼痛经久不愈。

（三）辨证与治疗

1.瘀血阻滞

（1）主症：膝部外伤之后，肿胀疼痛，活动障碍，膝关节的内侧或外侧有明显压痛，局部有瘀斑，舌质黯红，脉弦或涩。

（2）治则：活血祛瘀，理筋通络。适用于韧带拉伤或部分撕裂者。韧带完全断裂须尽早手术缝合或修补。

（3）处方：①内侧副韧带损伤：血海、阿是穴、曲泉、阴陵泉、三阴交、太冲、大敦。②外侧副韧带损伤：梁丘、膝阳关、阿是穴、阳陵泉、足窍阴。

（4）操作法：诸穴均用直刺泻法，血海、阿是穴、刺络拔罐，大敦、足窍阴用三棱针点刺出血。

（5）方义：本证属于瘀血阻滞，治疗应活血祛瘀。内侧副韧带损伤病在足太阴经筋和足厥阴经筋，故选取足太阴经的血海、阴陵泉、三阴交活血祛瘀理筋通络，消肿止痛；选取足厥阴经的曲泉、太冲行血理筋。血海、三阴交、太冲是治疗血分病的重要穴位，有调血、活血、行血的作用；血海、阿是穴、大敦放血是破血祛瘀通经止痛的方法。

外侧副韧带损伤病在足少阳经筋，故选取足少阳经穴为主，如膝阳关、阳陵泉、足窍阴活血祛瘀、理筋通络。阿是穴位于足少阳经，是病变的反应点，也是瘀血汇聚的部位，点刺出血有很好的活血祛瘀、通络止痛的作用，配足窍阴点刺出血，可增强活血止痛的作用。

2.经筋失养

（1）主症：膝关节受伤之后长久不愈，酸楚疼痛，劳累后加重，局部拘紧无明显肿胀，舌质黯红，脉弦细。

（2）治则：益气养血，肉筋通络。

（3）处方：梁丘、血海、阿是穴、三阴交、太冲、阳陵泉。内侧副韧带损伤加商丘、太白。外侧副韧带损伤加足三里、悬钟、丘墟。

（4）操作法：阿是穴先刺络拔罐，然后艾条温和灸 5 分钟。三阴交、太冲、太白、足三里、悬钟针刺捻转补法。其余诸穴用龙虎交战法。

（5）方义：本证治疗的重点是益气养血，故选取足三里、三阴交、太白调补脾胃补益气血生化之源，补三阴交、太冲调血柔筋。阿是穴刺络拔罐并艾灸，以祛除残留的瘀血。其余诸穴才用龙虎交战法，补泻兼施，泻经脉之瘀血阻滞，补经气以养筋。

六、髌骨软化症

髌骨软化症是髌骨关节面软骨因明显劳损而导致的退行性病变，是膝关节较常见的一种疾病，好发于运动员及体力劳动者。

（一）诊断要点

（1）有受伤史，或有长期反复过劳受伤史，或有膝关节重创史。

（2）膝关节疼痛，初期自觉膝前部酸困疼痛，患肢乏力，继而膝外侧及腘窝亦出现疼痛，劳累后加重，上下楼梯、或蹲下站起时疼痛更为明显。

（3）检查：①压痛，髌骨周缘尤其是髌骨内缘可查及压痛。②膝关节过伸试验阳性。③髌骨研磨阳性，患者仰卧伸直患肢，股四头肌放松，按压髌骨并转动，如感到手下有摩擦音而患者自觉疼痛为阳性。④单腿半蹲为试验阳性。⑤X线检查早期无明显异常，后期的侧卧及切位片可见到髌骨边缘骨质增生，髌骨关节面粗糙不平，髌骨关节间隙变窄等改变。

（二）病因病机

本病常因慢性损伤引起。当膝关节在长期劳损或局部外伤，使髌骨软骨面长期磨损，软骨逐步发生退行性变，出现软骨粗糙、软化、纤维化。严重者可累及滑膜、脂肪垫、发生渗出、出血、肥厚等改变，引起膝关节慢性疼痛。

中医认为劳伤气血，卫外不固，寒湿邪气入侵膝部，或体内湿浊下注，凝聚膝部，痹阻经气发为疼痛。或由于肝肾亏损，筋骨失养发为疼痛。

（三）辨证与治疗

1.痰湿痹阻

（1）主症：膝关节酸软不适、疼痛，疼痛部位不确切，上下楼梯或下蹲时疼痛加重，局部肿胀，肢体疲倦，食少纳呆，舌苔白腻，脉弦滑。

（2）治则：燥湿化痰，活血通络。

（3）处方：鹤顶、膝眼、血海、足三里、阴陵泉、太白。

（4）操作法：鹤顶针刺用龙虎交战手法，膝眼、血海平补平泻手法，其余诸穴针刺补法。

（5）方义：鹤顶、膝眼属于局部取穴，疏通局部经络的痹阻；血海疏通膝部气血，兼有活血通络的作用；足三里、阴陵泉、太白健脾利湿、化痰通络。太白是脾经的原穴既可健脾化痰，又能消关节的肿痛，因为太白是脾经的“输穴”，“俞主体重节痛”。

2.肝肾亏虚

（1）主症：膝软乏力，上下楼梯时可出现“软腿”或“假交锁征”，推挤髌骨有压痛，大腿肌肉萎缩。舌淡苔薄白，脉细无力。

（2）治则：补养肝肾、温经通络。

（3）处方：鹤顶、膝眼、阳陵泉、足三里、肾俞、太溪。

（4）操作法：针刺鹤顶、膝眼用龙虎交战手法，其余诸穴用捻转补法。

（5）方义：鹤顶、膝眼属于局部取穴，疏通局部气血的瘀阻；肾俞、太溪属于俞原配穴法，旨在补肾精养筋骨；足三里补脾胃益气血，养先天益筋骨；阳陵泉是筋之会穴，“膝乃筋之府”，是治疗膝关节病的重要穴位。

七、膝部滑囊炎

滑囊是一种缓冲结构，有减轻压力、增加润滑、减轻摩擦、增加运动灵活性、散发热量的作用。膝关节前侧的滑囊主要有髌上囊、髌前皮下囊和髌韧带下囊。髌上囊位于股四头肌与股骨之间，体积较大；髌前皮下囊位于皮下与深筋膜之间；髌韧带下囊位于髌韧带与胫骨之间。滑囊若遭受急性损伤或慢性劳损时可引起滑囊炎。

（一）诊断要点

（1）膝关节有创伤史，或剧烈运动、反复摩擦、压迫病史。

（2）髌骨上缘或髌骨下缘的深层疼痛、酸楚、肿胀。

（3）病变部位可见圆形或椭圆形肿块，有轻度压痛，按之有波动感。

（4）过度被动屈膝或抗阻力过伸膝关节引起股四头肌收缩或牵拉时疼痛加剧。膝关节功能活动不受限。

（二）病因病机

膝部滑囊炎有急性、慢性之分，又有伴有感染和不伴有感染的区别。一般急性滑囊炎常因创伤或感染引起滑囊滑膜渗出液增多，滑囊肿大。慢性滑囊炎多因膝关节长期反复的屈伸活动、剧烈运动，或长时间的摩擦或压迫刺激引起滑囊肿大疼痛。

中医认为膝部创伤，血溢脉外而郁结；或湿热蕴结膝部，经脉痹阻，发为膝关节肿痛。或由于劳伤气血，寒湿痰浊阻滞，发为膝部疼痛。

（三）辨证与治疗

1.瘀血阻滞

（1）主症：有明显外伤史，伤后膝关节肿胀疼痛明显，局部有广泛瘀斑，压痛，膝关节活动受限，可触及囊性状物，有波动感。舌质黯，脉弦。

（2）治则：消肿散瘀，活络止痛。

（3）处方：鹤顶、血海、膝眼、足三里、厉兑。

（4）操作法：诸穴均采用捻转泻法，血海、足三里并刺络拔罐，厉兑用三棱针点刺出血。

（5）方义：主穴采用泻法通经祛瘀，泻其实。血海、足三里、厉兑刺血放血，有活血破血通经消肿的作用，此即“血实宜决之”（《素问・阴阳应象大论》）之意。

2.湿热壅盛

（1）主症：有感染病灶，局部红肿灼热，疼痛较剧，压痛，按之有波动感，或有发热、口渴等症。舌质红，舌苔黄腻。

（2）治则：清热消肿，活血止痛。

（3）处方：梁丘、血海、膝眼、上巨虚、阴陵泉、内庭、厉兑、曲池。

（4）操作法：诸穴均用捻转泻法，血海刺络拔罐，厉兑用三棱针点刺出血。

（5）方义：本证是由于湿热蕴结膝关节所致，治当清热利湿消肿；本病的病变主要位于髌上囊、髌前皮下囊和髌韧带下囊，而这些囊均属于足阳明经范畴，故本证的治疗以阳明经穴为主。血海、阴陵泉利湿消肿；血海、厉兑刺络放血破血逐瘀并兼清热；梁丘、外膝眼、上巨虚、内庭疏通阳明经脉，清热止痛；上巨虚善于治疗膝部肿痛，正如《针灸甲乙经》所云：“风水膝肿，巨虚上廉主之。”

3.气虚湿阻

（1）主症：损伤日久，关节局部呈局限性肿胀压痛，反复发作，劳累后加重。舌质胖淡，舌苔白腻，脉沉缓。

（2）治则：健脾利湿，温灸散寒。

（3）处方：关元、梁丘、膝眼、足三里、上巨虚、太白。

（4）操作法：关元、太白针刺补法；梁丘、膝眼、上巨虚用龙虎交战法；梁丘、膝眼、足三里并用灸法。

（5）方义：本病的部位在足阳明经，故治疗以阳明经穴为主，补泻兼施，扶正祛邪；且足三里、上巨虚对治疗膝关节肿痛有良好的效果；针刺的同时配以灸法，温经散寒，温热燥湿，加强治疗效果。针补关元、太白益气健脾利湿消肿。

八、腘窝囊肿

腘窝囊肿又名贝克囊肿(Baker)，是腘窝深部滑囊肿大或膝关节滑膜向后膨出的总称。腘窝囊肿多数来自腓肠肌内侧滑囊或半膜肌滑囊，位置较深且多与关节腔相连。本病的发生与膝关节内压力升高致使关节囊在薄弱处突出有关，实际为关节囊后疝。

(一)诊断要点

(1)初期仅有腘窝部不适或酸胀感，有时伴有下肢酸沉。

(2)腘窝部囊肿，呈圆形或椭圆形，囊性有张力，表面光滑，无压痛或轻压痛。伸膝时肿块较明显而表面变硬，屈膝时肿块不明显且较软。对囊中持续加压后可使囊肿缩小。

(3)膝关节活动不受限，患者在上下楼梯时及用力骑自行车时，最易引起疼痛，常因此引起重视而就医。

(二)病因病机

膝部劳伤，气血运行迟缓而瘀滞，津液停滞，蕴结成痰，痰瘀互结酿成本病。

(三)辨证与治疗

1.主症

腘窝部囊肿，按之柔软有弹性，有轻度压痛，膝关节酸痛，下肢酸沉。舌质黯，苔白腻，脉滑。

2.治则

通经祛痰，活血消肿。

3.处方

委中、合阳、膝阳关、曲泉、丰隆、三阴交、合谷。

4.操作法

针刺委中应针刺在囊肿的正中，然后对囊肿施行围刺针法，并灸法。合阳、丰隆、三阴交、合谷捻转泻法。针膝阳关、曲泉用 0.30 mm×75 mm(3 寸)的毫针，针膝阳关透向曲泉，针曲泉透向膝阳关，捻转泻法。

5.方义

委中、合阳、膝阳关、曲泉针刺泻法，疏通经络，通经祛痰，通经活血；丰隆、三阴交调脾胃以化痰；合谷配丰隆行气化痰；合谷配三阴交行气化瘀。

九、胫骨结节骨骺炎

胫骨结节骨骺炎是指髌韧带附着点胫骨粗隆处的无菌性炎症，此症多见于 10～15 岁的男孩，患者喜欢剧烈运动，特别是足球运动。

(一)诊断要点

(1)多见于青少年男性，多喜欢剧烈运动，特别是踢球运动。

(2)膝关节前面疼痛，行走时明显，上下楼时加重。

(3)一侧或双侧胫骨结节上端肿胀、压痛，晚期胫骨结节肥大突起。

(二)病因病机

青少年时期胫骨结节尚未与胫骨融合，而股四头肌发展较快，肌肉和髌韧带的收缩易使胫骨结节被撕脱拉开，影响血液循环，致使胫骨结节发生缺血坏死，或产生纤维软骨骨化，肌腱内压力增高发生疼痛。

中医认为本病主要是由于劳伤筋脉，瘀血阻滞所致。

(三)辨证与治疗

1.主症

膝关节下胫骨结节处疼痛，运动后疼痛加重，休息后减轻，局部压痛、肿胀，纳食欠佳，舌质淡，脉沉细。

2. 治则

活血祛瘀，益气养血。

3. 处方

梁丘、血海、足三里、阿是穴、阳陵泉。

4. 操作法

梁丘、血海、足三里、阳陵泉针刺用龙虎交战手法，针阿是穴时，先用毫针沿胫骨脊由上向下平刺，再在胫骨结节的两旁各刺 1 针，行捻转泻法，术后艾条灸 5 分钟。

5. 方义

本病位于足阳明经所以治疗以阳明经穴为主，取梁丘、足三里、血海施以龙虎交战手法，补泻兼施，泻其瘀血阻滞，补脾胃生化气血。本病属于经筋病，所以取筋会阳陵泉，舒筋柔筋以止痛。本病的病位在胫骨结节，在结节处的针刺法属于关刺法，是专门治疗筋痹的刺法，"关刺者，直刺左右尽筋上以取筋痹。"

（阮士国）

第九节　踝及足部筋骨疼痛

一、概述

足关节包括踝关节、跗骨关节、跗跖关节、跖骨关节、跖趾关节和足趾关节。踝关节是由胫骨、腓骨下端和距骨组成的屈戎关节。胫骨下端内侧向下的骨突称为内踝，胫骨下端后缘也稍向下突出，称后踝，腓骨下端的突出部分称为外踝。外踝比内踝窄，但较长，其尖端在内踝端下 0.5 cm，且位于内踝后约 1 cm。由于内踝较短，外踝较长并且位置偏低，故踝关节内翻的可能性较大。

踝关节主要有内、外侧副韧带和胫腓韧带加强联系，维持约束踝关节的活动。跗骨关节为跗骨诸骨之间的关节，其中主要的有距跟关节（距下关节）、距跟舟关节和跟骰关节。诸跗骨关节借韧带相连接，协同踝关节做内外翻运动。

（一）踝足部的经络分布

足跟腱和足的外侧分布有足太阳经及其经筋，足背部从外向内依次为足少阳经、足阳明经、足厥阴经及其经筋，足内侧为足太阴经及其经筋，跟腱内侧和足底部有足少阴经及其经筋。

（二）检查

1. 形态检查

主要有足内翻、足外翻、马蹄足、扁平足、高弓足、足踇趾外翻、锤状趾等。

2. 功能检查

（1）背伸：从中立位背屈约 35°，主要检查胫前肌和伸趾肌的肌力。

（2）跖屈：从中立位跖屈约 45°，主要检查腓肠肌和屈趾肌的肌力。

（3）足内翻：跟骨向胫侧移动，而足长轴不变称内翻，大约 45°左右，主要检查胫后肌的功能。

（4）足外翻：足长轴不变，跟骨向腓侧移动称外翻，大约 20°左右，主要检查腓骨长、短肌的功能。

（5）足趾背屈：检查伸肌的功能。

（6）足趾跖屈：检查屈趾肌的功能。

3. 压痛点检查

（1）跟腱压痛点（跟腱腱鞘炎）。

（2）跟腱止点压痛点（跟腱滑囊炎）。

（3）跟骨跖面正中压痛（跟骨棘与脂肪垫病变）。

(4)跟骨结节前缘压痛(跖筋膜炎)。

(5)跟骨内侧压痛(跟骨骨刺)。

(6)第2、3趾骨头压痛(跖痛症)。

二、踝关节扭伤

踝关节周围主要的韧带有内侧副韧带、外侧副韧带和下胫腓韧带。内侧为三角韧带,从内踝尖开始向下呈扇形展开,附着于距骨、跟骨和足舟骨,很坚韧不易损伤。外侧副韧带不如三角韧带坚韧,起自外踝,分为三个独立的韧带,止于距骨前外侧的前为距腓前韧带,止于跟骨外侧的为跟腓韧带,止于距骨后外侧的为距腓后韧带。下胫腓韧带又称胫腓联合韧带,是保持踝关节稳定的重要韧带。

踝关节扭伤为临床常见病,可发生于任何年龄,青壮年活动量较大,发病较多。本病占全身关节扭伤的80%以上。临床上一般分为内翻扭伤和外翻扭伤两大类,内翻性扭伤多见。

(一)诊断要点

(1)有明显的踝关节扭伤史。

(2)伤后踝部明显疼痛,不能着地,活动功能障碍。损伤轻者仅局部肿胀,损伤严重者整个踝关节均可肿胀,并有明显的皮下瘀斑,伤处有明显压痛,跛行步态,活动时疼痛加重。

(3)外踝扭伤时,将踝关节内翻时外踝疼痛加剧,外踝前下方有明显压痛。内踝扭伤时内踝前下方有明显压痛,被动外翻踝关节则内踝前下方剧痛。

(4)X线检查可排除内外踝的撕脱性骨折。

(二)病因病机

踝关节扭伤多因在不平的路面行走、跑步、跳跃,或下楼梯、下坡时,踝跖屈位突然向外或向内翻转,外侧或内侧副韧带受到强大的张力作用所致。损伤轻者韧带捩伤或部分撕裂,重者韧带完全断裂或伴踝部骨折。足部活动失当,扭伤经筋及血脉,血溢脉外,瘀血阻滞,发为肿痛。

(三)辨证与治疗

1. 经络辨证法

(1)主症:扭伤之后,踝关节肿痛,或在外踝下方,或在内踝下方,局部有瘀斑,有明显压痛,走路跛行。舌质黯,脉弦。

(2)治则:活血祛瘀,消肿止痛。

(3)处方:①外踝扭伤:阳陵泉、丘墟、申脉、阿是穴、足临泣、至阴。②内踝扭伤:三阴交、照海、商丘、然谷、阿是穴、隐白。

(4)操作法:足临泣、至阴、隐白用三棱针点刺出血,阿是穴用皮肤针叩刺出血,或用毫针点刺出血。其余诸穴均用捻转泻法。

(5)方义:本病外踝扭伤病在足太阳经、少阳经,治取二经穴位为主,内踝扭伤病在足太阴经、少阴经,治疗取太阴、少阴经穴为主。诸穴针刺捻转泻法,有活血祛瘀、消肿止痛的作用。点刺出血或三棱针放血,乃破血祛瘀、消肿止痛的重通法。

2. 同经相应取穴法

(1)主穴:①外踝扭伤:患侧至阴、足窍阴;健侧与病变部位相对应的穴位,如:阳池、阳谷、腕骨等。②内踝扭伤:患侧隐白、大敦;健侧与病变部位对应的穴位,如:太渊、神门等。

(2)操作法:先取患侧井穴用三棱针点刺出血,出血5～7滴,血的颜色由黯红转变为鲜红。然后浅刺健侧与病变位置相对应的穴位,行雀啄术手法,同时令患者活动患肢和足踝部。留针30分钟,留针期间,每5分钟操作1次。

三、踝管综合征

踝管是踝关节内侧之纤维骨性隧道,踝管综合征是指胫后神经在经过踝关节内侧之纤维骨性隧道时受压而产生的一组症状。

踝管也称跖管,位于踝关节内侧,它的浅面为屈肌支持带,起于内踝尖,向后下止于跟骨内侧结节,深部为跟骨、距骨和关节囊,管内有肌腱(由前外向后内,排列的顺序为:胫后肌腱、趾长屈肌腱和踇长肌腱)和神经(胫后神经)通过,肌腱周围有腱鞘。胫神经在出跖管时分出足底和足内外侧跖内、外侧神经。足底神经分布于足跟内侧,跖内、外侧神经分布于足底内外侧及足趾部。本病主要见于青壮年,男性多见,多数为从事体力劳动或体育运动者。

(一)诊断要点

(1)多见于青壮年男性,从事体力劳动或体育活动者。

(2)早期常因行走、站立过久而出现足底和内踝后部不适感,休息后即可改善。

(3)随着病情的加重,上述症状反复出现,发作时间延长,患者有足底灼痛,晨起加重,跟骨内侧和足底麻木感或蚁行感。

(4)重者可出现足趾皮肤干燥、发亮,汗毛脱落及足底内在肌的萎缩。

(5)检查:踝管部位有梭形肿块,有叩击痛,并向足底扩散,足背伸时疼痛加剧。

(二)病因病机

引起本病的主要原因是足部活动突然增加,踝关节反复扭伤,骨折畸形愈合;或局部慢性劳损,使踝管内肌腱因摩擦而产生腱鞘炎;或足外翻畸形,使支持韧带紧张、肥厚,加深了对胫后神经的压迫。上述种种原因导致腱鞘充血、水肿、肥厚,使管腔狭窄,压迫管内胫后神经而发病。

中医认为本病主要是由于筋脉损伤,瘀血阻滞,经脉不通而发病;或由于劳伤气血,经筋失养所致。病变位于足少阴、太阴经,因为足少阴经筋"起于小趾之下,并足太阴之筋,邪走内踝之下结于踵。"

(三)辨证与治疗

1.瘀血阻滞

(1)主症:足底及内踝后方酸楚疼痛,行走或站久后加重,足底部灼痛,日轻夜重。舌黯红,舌苔薄白,脉弦。

(2)治则:舒筋通络,活血祛瘀。

(3)处方:三阴交、太溪、照海、然谷、阿是穴。

(4)操作法:诸穴均用捻转泻法,针三阴交、太溪得气后,并使针感向足心、足趾传导。阿是穴先点刺出血,后用齐刺法。

(5)方义:本病位于足少阴经,故治疗以少阴经穴为主,针刺泻法旨在活血祛瘀、通经止痛。阿是穴是瘀血凝结处,点刺出血,意在破血祛瘀,再于局部施以齐刺法,可加强祛瘀通经的作用。

2.气血不足

(1)主症:足内踝后方酸胀疼痛,局部皮肤发白、发凉、干燥,有梭形肿块,足底肌肉萎缩,有麻木感。舌质淡,脉弦细。

(2)治则:益气养血,柔筋养筋。

(3)处方:三阴交、太溪、照海、阿是穴、足三里。

(4)操作法:诸穴均采用捻转补法,阿是穴用齐刺法,术后并用灸法。

(5)方义:本病位于足少阴经,故治取足少阴经穴为主,取其原穴太溪补益肾精濡养筋骨;取八脉交会穴照海调阴柔筋;取三阴交、足三里补益气血,濡养经筋;取阿是穴用齐刺法并用灸法,医治病之筋结,疏解病之根源。

四、跟腱周围炎

跟腱由腓肠肌与比目鱼肌肌腱组成,是人体最强有力的肌腱之一,止于跟腱结节,能使踝关节做跖屈运动,承受负重步行、跳跃、奔跑等的强烈牵拉力量而不易被拉伤。小腿腓肠肌起自股骨内、外踝,两头于小腿后面的中、上部结合在一起,并向下移行成腱,再与其深层的比目鱼肌肌腱相合组成跟腱。

跟腱应隶属于足太阳经筋与足少阴经筋，因为足太阳之筋"结于踵，上循跟，结于腘"，足少阴经筋"起于小指之下，并足太阴之筋，走内踝之下，结于踵，与太阳之筋合，而上结于内辅之下，并太阴之筋。"

（一）诊断要点

(1)有急性扭伤史。

(2)踝部明显肿胀疼痛，不能着地，伤处有明显压痛、局部皮下瘀血。

(3)足跖屈抗阻力试验疼痛加重。

(4)慢性病者，跟腱周围变硬，踝关节屈伸疼痛减轻，屈伸活动受限，上下楼梯时不方便。

（二）病因病机

本病多因急性拉伤引起，如准备活动不充分即做猛力踏跳或急速起跑动作，往往因肌肉急剧收缩而拉伤腱围组织。也可因反复做超过本人活动能力的跑、跳运动，逐渐劳损而发病。或慢性劳损，跟腱周围组织变性，导致腱围组织与跟腱之间产生粘连。

中医认为急性发作者多由于挫伤筋脉瘀血阻滞所致；慢性发作者，多由于劳伤气血经筋失养，或由于局部瘀血长期阻滞，气血通行不利，经筋失于濡养所致。

（三）辨证与治疗

1 瘀血阻滞

(1)主症：跟腱周围肿胀、疼痛，不能着地走路，局部皮下瘀斑，有明显压痛。舌质黯，脉弦。

(2)治则：活血祛瘀，消肿止痛。

(3)处方：委中、委阳、承山、昆仑、太溪、阿是穴、至阴。

(4)操作法：委中、至阴用三棱针点刺放血，其余诸穴用捻转泻法。阿是穴采用关刺法，直刺跟腱的两旁，每侧各刺2～3针。

(5)方义：本病位于足太阳、少阴经，故治疗以二经穴位为主。所取诸穴采用针刺泻法，活血祛瘀；点刺委中、至阴放血，旨在破血祛瘀，消肿止痛；本病属于经筋病证，故对阿是穴用关刺法，关刺法乃针刺筋病之法。

2.经筋失养

(1)主症：病情日久不愈，跟腱酸楚僵硬，踝关节屈伸不利，触之跟腱变硬。舌质黯，脉弦细。

(2)治则：养血柔筋，活血祛瘀。

(3)处方：承山、昆仑、三阴交、太溪、大钟、阿是穴。

(4)操作法：承山、昆仑针刺用龙虎交战手法，三阴交、大钟、太溪针刺捻转补法，阿是穴采用关刺法。

(5)方义：本病位于足太阳经筋与足少阴经筋，故选取二经穴位为主。承山、昆仑采用龙虎交战手法，补泻兼施，泻可去实，活血祛瘀，疏通经脉瘀血阻滞，又可调补气血养筋柔筋，解经筋之僵硬。针补三阴交、大钟、太溪补气血、益肾精以养筋柔筋，缓解经筋的挛急。

五、腓肠肌损伤

腓肠肌为小腿后侧强有力的肌肉，起始于股骨内外髁的后侧，止于跟骨的后部，腓肠肌损伤是临床常见病证。

（一）诊断要点

(1)患者多有急性外伤或慢性劳损的病史。

(2)急性外伤者于伤后局部疼痛，有明显压痛，数小时局部即见肿胀。压痛点为确定损伤所在位置的依据。若肌腱断裂，必有广泛性皮下出血，肿胀疼痛，并可摸到断裂部的间隙。

(3)若为慢性劳损则只有局部疼痛，无明显肿胀。

(4)被动性牵拉或主动性收缩腓肠肌时，小腿后部肌肉损伤部位疼痛，患者多以足尖着地走路，不敢用全足负重。

(5)如全部撕裂，在急性期必丧失走路的功能。部分纤维断裂者由于局部出血，肌肉痉挛，亦能引起功能障碍。

(二)病因病机

常因肌肉强力收缩,踝关节过度背伸,或长期慢性劳损而致损伤。轻者为小腿腓肠肌牵拉性损伤。重者可造成部分或全部断裂。其损伤部位可发生于腓肠肌股骨内外髁的附着部、肌肉与肌腱联合部或在跟腱附着部三个部位。

中医认为本病多由于挫伤筋脉,瘀血阻滞,经气不通;或由于劳伤气血,筋肉失养所致。

(三)辨证与治疗

1. 瘀血阻滞

(1)主症:有急性扭挫伤史,伤后局部肿胀疼痛,有明显压痛,走路跛行,足尖不能着地。舌质黯,脉弦。

(2)治则:活血祛瘀,通经止痛。

(3)处方:委中、委阳、承山、昆仑、阿是穴、至阴。

(4)操作法:委中、至阴、阿是穴用三棱针点刺出血,其余诸穴用捻转泻法。如阿是穴位于跟腱部位不可用三棱针点刺出血,可用梅花针或毫针点刺出血。

(5)方义:委中、至阴、阿是穴点刺出血,旨在破血祛瘀;其余诸穴针刺泻法,疏通经络,消肿止痛。

2. 气血失养

(1)主症:腓肠肌疼痛已久,走路时疼痛明显,有明显压痛点,舌质红,脉弦细。

(2)治则:养血柔筋,通经止痛。

(3)处方:委中、阴谷、承山、筑宾、三阴交、阿是穴。

(4)操作法:委中、阴谷、承山针刺龙虎交战手法,筑宾、三阴交针刺补法,阿是穴针刺泻法,术后艾灸5分钟。

(5)方义:本病取委中、阴谷、承山采用龙虎交战手法,补泻兼施,补气血之亏损,祛邪气之阻滞;补足少阴经穴筑宾、足三阴经交会穴三阴交,益阴养血,揉筋止痛;阿是穴是瘀血汇聚的部位,针刺泻法或点刺出血,祛瘀通络。

3. 同经相应取穴法

(1)主穴:患侧至阴,健侧支正。

(2)操作法:先在患侧至阴穴用三棱针点刺出血,出血5～7滴,出血的颜色由黯红变为鲜红为止。然后针刺健侧的支正穴,行雀啄术手法,同时令患者活动患肢。留针30分钟,在留针期间,每5分钟操作1次。

六、足跟痛

足跟痛包括跟痛和跟下痛。多见于40～60岁的中、老年人。足跟部是人体负重的主要部分,从解剖上看,跟下部皮肤是人体中最厚的部位,因皮下脂肪致密而发达,在脂肪与跟骨之间有滑液囊存在,并有跖筋膜及趾短屈肌附着于跟骨结节前方。另外,足底纵弓是由跟、距、舟、第一楔骨和第一跖骨组成,而维持纵弓的跖腱膜,起自跟骨跖面结节,跖趾关节背屈、趾短屈肌收缩、体重下压之重压力,均将集中于跟骨跖面结节上。

足跟痛为临床较常见,针灸治疗有良好效果。

(一)诊断要点

临床常见的有:①跟后痛,主要有跟后滑囊炎、跟腱止点撕裂伤。②跟下痛,主要有跖腱起点筋膜炎、跟骨下滑囊炎、跟骨脂肪垫炎。

1. 跟后滑囊炎

(1)跟腱附着部位肿胀、疼痛、压痛,走路时可因鞋的摩擦而使疼痛加剧。

(2)跟骨后上方有软骨样隆起,按之有囊性弹性感,压痛阳性。

(3)皮肤表面增厚,皮肤色红。

2.跟腱止点牵拉伤

(1)跟腱附着点处疼痛、肿胀、压痛。

(2)足尖着地无力。

(3)足跖屈抗阻力减弱。

3.跖腱起点筋膜炎

(1)站立或走路时,跟骨下面偏足心处疼痛,疼痛可沿跟骨内侧行前扩散。

(2)早晨起床后,或久坐后开始走路时疼痛更加明显,活动后疼痛反而减轻,但走路较多后疼痛又加重。

(3)压痛点在跟骨跖面结节处,有时可触及硬结。

(4)X线片可见跟骨前缘跖腱附着点处有钙化影。

4.跟下滑囊炎及跟骨脂肪垫炎

(1)走路或站立时跟下面疼痛。

(2)跟骨结节下肿胀、局部压痛。

(3)跟下滑囊炎按之有囊性感;跟骨脂肪垫炎按压时有肿胀性硬块感以及压痛。

跟骨骨刺常发生在两足,疼痛与骨刺的方向有关系。骨刺的方向如与跟骨底平行,可能没有疼痛;如斜向下方,则常有疼痛。

(二)病因病机

经常站立及在硬地上行走,跟下滑囊或皮下脂肪垫受外力刺激,而发生损伤性炎症引起足跟疼痛。跖筋膜位于足底部,附着在跟骨结节上,长期负重行走,长途跋涉,局部挫伤等各种急慢性外伤,或寒湿入络,均可引起跖筋膜劳损及促进其退行性变。跖筋膜弹性减弱,在站立、行走时对其附着点的牵拉力就增大,从而引起跟骨结节的附着点处发生慢性损伤性炎症而出现足跟痛,进而促使跟骨骨刺的形成。

中医认为本病的发生主要由两个方面:

(1)劳伤机体,肾气亏损,复感风寒湿邪气,或劳伤过度,局部挫伤,经络痹阻,气血不通,发为足痛肿胀等症。

(2)年老体弱或久病不起,以致肝肾不足,筋骨失养,发为足跟疼痛。

(三)辨证与治疗

1.邪气与瘀血痹阻

(1)主症:足跟部肿胀、疼痛、压痛,局部皮肤色红,舌红,脉弦。

(2)治则:通经祛邪,活血祛瘀。

(3)处方:委中、承山、昆仑、阿是穴、仆参、至阴。

(4)操作法:诸穴均用捻转泻法,委中、至阴用三棱针点刺出血。阿是穴若邻近肌腱用关刺法,若邻近跟后滑囊、跟下滑囊或跟骨下脂肪垫用齐刺法。本证因于风寒湿邪者,阿是穴并用灸法。

(5)方义:本病位于足太阳经和足少阴经穴,实证治疗以足太阳经穴为主,虚证以足少阴经穴为主。本证属于实证,所取足太阳经诸穴针刺泻法,可祛除邪气,通经止痛;因于寒湿邪气者,加用灸法,可增强温经散寒、祛湿通经止痛的作用;有瘀血者,取委中、至阴点刺出血,破血祛瘀,通经止痛。

2.肝肾不足

(1)主症:行走、站立时感觉双腿酸软无力,双跟部酸痛,走路越长酸痛越明显。X线片可见跟骨有脱钙,皮质变薄。舌淡红,舌苔薄白。

(2)治则:补肾益精,强筋壮骨。

(3)处方:肾俞、太溪、阿是穴。跟后滑囊炎加大钟、水泉;跟腱周围炎加大钟、昆仑;跟骨骨刺加:照海。

(4)操作法:诸穴均采用捻转补法,并用灸法。大钟、昆仑用关刺法。

(5)方义:本证书于虚证,故治疗以足少阴经穴为主。肾俞与太溪属于俞原配穴法,补益肾精濡养筋骨,是治疗本证的主穴,其余诸穴均邻近病变部位,又属于足少阴经,既可增强补益肾精的作用,又可输送肾精和气血到达病变部位，加快病变的愈合。

七、跖痛症

跖骨头挤压趾神经所引起的跖部疼痛称跖痛症，又称跖神经痛。本病好发于中老年体弱的妇女和非体力工作的男性，或者某些慢性消耗性疾病之后。青少年较少见。

足有两个弓：一个是横弓，由五个跖骨头组成，以第一和第五跖骨头为基石。另一个是纵弓，由跟、距、舟、第一楔骨和第一跖骨组成，形成拱桥，以跟骨和第一跖骨头为基石。二弓均由足部肌肉、韧带、筋膜维持弓形。站立时主要由跟骨、第一和第三跖骨头三点负重。跖骨头下有趾神经通过，如果跖骨头挤压或压迫趾神经，即可引起疼痛。

（一）诊断要点

(1)足底前部跖骨头跖面横韧带上有持续性灼痛，或阵发性放射痛，不负重时疼痛立即减轻或消失。严重时患者行走或站立时患足跖部不能着地，有时需改变着力点方能减轻疼痛。

(2)松弛性跖痛症，在侧方挤压跖骨头，可减轻疼痛；压迫性跖痛症在侧方挤压跖骨头，可诱发或加重疼痛。

(3)局部有明显压痛。

(4)X线检查可见第一、二跖骨头之间的间隙增宽，第一跖骨头内翻。

（二）病因病机

本病可因足部的骨性结构异常，韧带缺乏弹性或韧带太松，或因骨间肌与蚓状肌萎缩或失去弹性，人体在承重时横弓塌陷，第二、三、四跖头下垂，挤压趾神经，引起跖部疼痛（松弛性跖痛症）。或因跖骨头遭受外力挤压刺激，发生间质性神经炎或神经纤维瘤所致，如经常穿高跟鞋、紧窄瘦小鞋；长期在坚硬地面上站立、行走等（压迫性跖痛症）。

临床上以松弛性跖痛症多见，其常见的诱因为慢性劳损。本病好发于中、老年体弱的妇女，非体力工作的男性，或慢性消耗性疾病之后。

中医认为本病主要是由于气血虚弱筋脉失养，或肾精亏损筋骨失养，经筋拘挛所致；或由于外力压迫经脉，瘀血阻滞所致。

（三）辨证与治疗

1.精血亏损

(1)主症：腰膝酸痛，足踝乏力，足底前部疼痛，感觉异常，行走时明显。舌质淡，脉弦细。

(2)治则：补益肾精，濡养筋骨。

(3)处方：肾俞、太溪、三阴交、阿是穴。

(4)操作法：肾俞、太溪、三阴交捻转补法，阿是穴采用齐刺法，捻转泻法。

(5)方义：肾俞是肾的背俞穴，太溪是肾的原穴，二穴结合属于俞原配穴法，补益肾精；三阴交益气养血；阿是穴疏通局部经络的痹阻，促使气血运行濡养患处筋骨。

2.瘀血阻滞

(1)症状：足底前部跖骨头部位灼热疼痛，走路时明显，局部按压疼痛。舌质黯红，脉弦。

(2)治则：活血化瘀，通经止痛。

(3)处方：委中、三阴交、然谷、阿是穴、井穴。

(4)操作法：委中、井穴用三棱针点刺出血，三阴交、然谷捻转泻法，阿是穴用齐刺法，捻转泻法。

(5)方义：三阴交、然谷、阿是穴针刺泻法，通经祛瘀，且然谷可除足底的灼热；委中、井穴点刺出血可破血祛瘀，疏通经脉，除热止痛。

（边福军）

第十节　全身性疾病引起筋骨疼痛

一、类风湿关节炎

（一）概述

类风湿关节炎是一种以关节病变为主，以多个关节肿胀、疼痛反复发作，病程缓慢，逐渐引起关节畸形的全身性自身免疫性疾病。

关节性类风湿病的主要病变是从关节滑膜开始，形成滑膜炎，以后炎性肉芽组织逐渐侵犯关节软骨、软骨下组织、关节囊、韧带和肌腱，使关节挛缩，造成关节脱位畸形，肌肉萎缩，关节功能进一步丧失。不仅如此，还常常累及其他器官，如皮肤、心脏、血管、神经等其他器官和组织。

主要临床表现为对称性反复发作性关节炎，手足小关节最易受累。早期或急性发病期，关节多呈红、肿、热、痛和活动障碍；晚期可导致关节骨质破坏、强直和畸形，并有骨和骨骼肌萎缩。在整个病程中，可伴有发热、贫血、体重减轻、血管炎和皮下结节等病变，也可累及全身多个器官。

本病为常见病、多发病。好发年龄20～45岁。女性发病率高于男性，男女比例约为3∶1。目前西医学对本病的发病原因尚不十分清楚。

类风湿关节炎属于中医“痹证”范畴。根据该病的临床表现，本病可属于古代医籍中的周痹、历节、历节风、白虎病及白虎历节的范畴。近代焦树德老中医把痹证中久治不愈、关节肿大、僵硬、畸形，骨质改变，筋缩肉蜷，肢体不能屈伸等症状者，统称之谓“尪痹”。

（二）诊断要点

（1）多发生于青壮年，发病年龄在20岁左右，高峰在35～45岁之间，以女性为多。

（2）多数起病隐匿，发病缓慢而渐进，病变发展与缓解交替出现，但常有急性发作，病程可长达数年乃至数十年。

（3）晨僵是类风关节炎的重要诊断依据之一，晨僵首先发生在手关节，僵硬不适，不能握拳，其后随着病情进展，可出现全身关节的僵直感，可持续30分钟左右，持续时间长短与病情程度成正比。

（4）疼痛：对称性游走性关节疼痛，受累关节为指、腕、趾、踝等小关节。随着病情进展，相继累及肘、肩、膝、髋等关节。

（5）局部症状：关节疼痛、肿胀、功能受限，有明显的关节僵硬现象。

（6）活动障碍：早期可因疼痛肿胀而出现活动受限，病情继续发展，关节纤维增生及骨性融合，使关节活动完全丧失。

（7）局部体征：①早期受累关节红、肿、热、痛，功能障碍，压痛，活动时疼痛加重。②受累关节主动活动和被动活动均受限。③受累关节呈对称性发病。④病变累及手足肌腱和腱鞘，早期肌肉可出现有保护性痉挛，以后发生肌肉萎缩、造成关节畸形，或加剧关节畸形。⑤关节囊和关节韧带松弛和继发挛缩，造成关节的病理性半脱位和完全性脱位；关节软骨和软骨下骨质的破坏，发生关节骨性强直和畸形。

（8）辅助检查。①实验室检查：血红蛋白减少，白细胞计数正常或降低，淋巴细胞计数增加；病变活动期血沉增快，久病者可正常。类风湿因子实验阳性占70％～80％。滑液较浑浊，黏稠度降低，黏蛋白凝固力差，滑液糖含量降低。②X线检查：早期，骨质疏松，骨皮质密度减少，正常骨小梁排列消失，关节肿胀；中期，关节间隙轻度狭窄，骨质疏松，个别局限性软骨侵蚀破坏。继而关节间隙明显狭窄，骨质广泛疏松，多处软骨侵蚀破坏，关节变形；晚期，关节严重破坏，关节间隙消失，关节融合，呈骨性强直，或出现病理性脱位或各种畸形。

（三）病因病机

痹证的发生与体质因素、气候条件、生活环境及饮食习惯有密切关系，正虚卫外不固是痹症发生的内在基础，感受外邪是痹证发生的外在条件，邪气痹阻经脉为其病机的根本。病变多累及肢体筋骨、肌肉、关节，甚则影响内脏。

1.感受风、寒、湿、热之邪

风为阳邪性疏散，可穿发腠理，具有较强的穿透力，寒邪借此力内犯，风又借寒凝之性，使邪附病位，成为伤人致病之基础。湿邪借风邪的疏泄之力，寒邪的收引之性，风寒又借湿邪黏着、胶固之性，造成经络壅塞，气血运行不畅，则筋脉失养，绌急而痛。

风、寒、湿、热之邪虽常相杂为害，但在发病过程中却常有以某种邪气为主的不同，如风邪偏胜者为行痹，寒邪偏盛者为痛痹，湿邪偏胜者为着痹，热邪偏重者为热痹。这在临床表现上各有不同的症状和体征。热痹的发生，或因素体阳盛，感受外邪后易从热化；或因虽为风寒湿痹，郁久也可从阳化热，热邪与气血相搏而见关节红、肿、疼痛、发热等而为热痹。

2.痰瘀阻滞

素体脾胃虚弱，运化不及，水湿内停，内湿招引外湿，两湿相合，凝聚为痰浊。又痰浊为阴邪，必伤营络之血，营血伤则为血瘀，痰瘀互结流注关节，病理上便形成痰瘀相结，经络痹阻，筋骨失荣，疼痛不已而成痼疾。

3.气血亏损

劳逸过度，将息失宜，耗伤气血，外邪乘虚而入；或邪气久羁经脉，耗伤气血，内伤脾胃，气血生化不足，致气血亏损。气血虚弱祛邪乏力，致使邪气进一步稽留而成痼疾。

4.肝肾亏损

素体虚弱，肝肾不足，邪气内及肝肾；或痹证日久，损及肝肾，肝主筋、肾主骨，邪滞于筋脉，则筋脉拘急，屈伸不利；邪浊深入骨骼，导致关节僵硬、变形，而致成骨痹，是痹证发展较深阶段，表现为骨节沉重、活动不利，关节变形等特征。

总之，本病的发生，系由机体正气不足，卫外不固，或先天禀赋不足，外无御邪之能，内乏抗病之力，复因久住湿地、汗出当风、冒雨涉水，风、寒、湿、热之邪，得以内侵于肌肉、筋骨、关节之间，致使邪气留恋，或壅滞于经，或郁塞于络，气血凝滞，脉络痹阻而成。虽邪气不同，病机、证候各异，然风、寒、湿、热之邪伤人往往相互为虐而病。

（四）治疗方法

1.辨证与治疗

1)风寒湿痹。

(1)主症：肢体关节、肌肉疼痛酸楚，肿胀，局部畏寒，遇寒加重，得温痛减，形寒怕冷，口淡不渴。舌质淡有齿痕，舌苔白腻，脉紧。

(2)治则：散风祛寒，除湿通络。

(3)处方。

全身取穴：大椎、气海、足三里。

局部取穴：①肩关节：肩髃、肩髎、臑俞、曲池、外关、后溪。②肘关节：曲池、尺泽、天井、外关、合谷。③腕关节：阳溪、阳池、阳谷、腕骨、合谷。④掌指关节：八邪、三间、后溪、外关、曲池。⑤髋关节：环跳、秩边、居髎、阳陵泉。⑥膝关节：梁丘、鹤顶、膝眼、阳陵泉、阴陵泉。⑦踝关节：昆仑、丘墟、解溪、商丘、太溪。⑧跖趾关节：八风、内庭、太冲、解溪、商丘、丘墟。⑨行痹：风气胜者为行痹，关节疼痛游走不定，痛无定处，治疗时加风池、风门、风市、膈俞、三阴交。⑩痛痹：寒气胜者为痛痹，肢体关节紧痛，痛势较剧，痛有定处，得热痛减，遇寒加重，治疗时加命门、神阙，重用灸法。⑪着痹：湿气胜者为着痹，肢体关节肿胀疼痛，重着不移，阴雨天加重，治疗时加中脘、阴陵泉、太白等。以上诸穴根据疼痛的部位，体质情况，每次选择6～10个穴位，轮换使用。

(4)操作法：足三里、气海用补法，余穴均用泻法。大椎、气海、足三里和疼痛的部位加用灸法。

(5)方义：阳气虚弱，卫外不固，风寒湿邪乘虚而入，发为风寒湿痹，故取气海、足三里温补之，以温阳益气，卫外固表。大椎乃手足三阳与督脉之交会穴，既能祛散外邪，又能调和诸阳经之气机，佐以艾灸，调节卫气并温经祛寒。关节局部及其周围的穴位，均有疏通经络气血、祛风除湿、散寒止痛的功效。风邪胜者加风池、风门、风市以祛风通络，加膈俞、三阴交以养血息风；寒邪胜者加命门、神阙以壮元阳益元气，温经祛寒；湿邪胜者加中脘、阴陵泉、太白调补脾胃，通利湿浊。

2)风热湿痹。

(1)主症：肢体关节疼痛，痛处焮红灼热，肿胀疼痛剧烈，得冷稍舒，筋脉拘急，日轻夜重。患者多兼有发热、口渴、心烦、喜冷恶热，烦闷不安等症状。舌质红，舌苔黄燥少津，脉滑数。

(2)治则：清热除湿，祛风通络。

(3)处方。①全身治疗：大椎、曲池、风池。②局部治疗：用于疼痛的关节，选取穴位同风寒湿痹。

(4)操作法：先针大椎、风池、曲池，针刺泻法，并于大椎拔火罐。然后针刺病变部位的穴位，捻转泻法，并在红肿的部位施以刺络拔罐法。

(5)方义：风热湿痹是由于风热湿毒邪气乘体虚侵入人体；由于风寒湿邪痹阻经脉日久化热；由于素体阳盛，感受外邪后从阳而化，故取风池、大椎、曲池清热散风，除湿通络；病变关节部位的穴位，佐以刺络拔罐，可清泻病变部位的风热湿邪，并能活血通络，疏经止痛。

3)痰瘀痹阻。

(1)主症：痹证日久不愈，病证日益加重，关节疼痛固定不移，关节呈梭形肿胀，或为鹤膝状，屈伸不利，关节周围肌肉僵硬，压之痛甚，皮下可触及硬结，面色晦滞，舌黯红，舌苔厚腻，脉细涩。

(2)治则：化痰祛湿，祛瘀通络。

(3)处方。①全身治疗：膈俞、合谷、血海、丰隆、太白、太冲。②局部治疗：取穴同风寒湿痹。

(4)操作法：膈俞、合谷、血海、丰隆、太冲针刺泻法，术后可在膈俞、血海施以刺络拔罐法，太白行龙虎交战手法。关节局部的穴位，针刺捻转泻法，并深刺直至筋骨。若指关节呈梭形肿胀，可在关节的屈侧横纹处，如四缝穴等处，用三棱针点刺出血，或点刺放出液体。

(5)方义：痹证日久不愈，导致痰瘀互结痹阻经络，流注关节，故泻膈俞、血海以活血化瘀；泻合谷、太冲以行气化瘀，通经止痛；泻丰隆以化痰通络；取太白行龙虎交战手法，补泻兼施，健脾利湿，化痰通络，本《难经・六十八难》“俞主体重节痛”之意。关节肿痛者宗“菀陈则除之”之法，予以刺络出血法。

4)气血亏损证。

(1)主症：病程日久，耗伤气血，筋骨失养，四肢乏力，关节肿胀，酸沉疼痛，麻木尤甚，汗出畏寒，时见心悸，纳呆，颜面微青而白，形体虚弱，舌质淡红欠润滑，苔薄白，脉沉无力或兼缓。

(2)治法：益气养血，活络舒筋。

(3)处方。①全身治疗：心俞、脾俞、气海、足三里、三阴交、太溪。②关节局部治疗：同风寒湿痹。

(4)操作法：心俞、脾俞、气海、足三里、三阴交针刺补法，并可酌情施以灸法。病变关节部位的穴位采用龙虎交战手法，并可加灸法。

(5)方义：本证属于气血亏损经络痹阻证，故取心俞、脾俞、气海益气补血，取足三里、三阴交扶正祛邪，健运脾胃，补益气血生化之源。由于邪阻经脉流注关节，故于关节病变部位行龙虎交战手法，补泻兼施，扶正祛邪。

5)肝肾亏损证。

(1)主症：肢体关节疼痛，屈伸不利，关节肿大、僵硬、变形，甚则肌肉萎缩，筋脉拘急，肘膝不能伸，或尻以代踵、脊以代头而成残疾人，舌质黯红，脉沉细。

(2)治则：补益肝肾，柔筋通络。

(3)处方。①全身治疗：筋缩、肝俞、肾俞、关元、神阙、太溪。②病变关节部位：同风寒湿痹。

(4)操作法：筋缩、肝俞、肾俞、关元、神阙、太溪针刺补法，并可加用灸法。病变关节部位的穴位针刺采用龙虎交战手法，并可加灸法。

(5)方义：病程日久，诸邪久居不越，与痰浊瘀血凝聚，痹阻经络，侵蚀筋骨，内客脏腑，伤及肝肾，筋骨受损严重，病呈胶痼顽疾。治取肝的背俞穴肝俞、肾的背俞穴肾俞以及肾的原穴太溪补益肝肾，濡养筋骨；关元内藏元阴元阳，补之，可回阳救逆，补益精血，濡养筋骨；神阙是元神的门户，灸之，可回阳固脱，温经通脉。在病变关节部位，邪气与痰浊瘀血互结，故采用补泻兼施的方法，泻其邪浊，补其气血，扶正以祛邪。

2.灸法

灸法对本病的治疗有一定的效果，常用的方法有以下几种。

(1)温针灸法：①常用穴位：曲池、外关、八邪、足三里、阳陵泉、解溪、八风、关元、肾俞。②方法：每次选用2～3穴，针刺得气后，行温针灸法。选取太乙艾灸药条，剪成1.5～2.0 cm长，在其中心打洞，插在针炳上，然后在其下端点燃，每穴灸2～3壮。每周2～3次，连续治疗不少于3个月。

(2)隔姜灸法：①常用穴位：大椎、命门、肾俞、神阙、气海、足三里、手三里、阿是穴。②方法：每次选取2～3穴，切取姜片0.2 cm厚，置穴位上，用大艾炷灸之，每穴灸5～7壮。每周2～3次，10次为一疗程。

(3)长蛇灸法方法：患者俯卧，先在大椎至腰俞之间常规消毒，取紫皮蒜适量，去皮捣成泥状，平铺在大椎至腰俞之间，约2.5 cm宽，周围以纸封固，防止蒜汁外流。然后中等大艾炷分别放在大椎、身柱、筋缩、脊中、命门、腰俞等穴灸之，每穴灸3～5壮。每次除大椎、腰俞外，再选取1～2穴。灸后如局部穴位皮肤起水泡者，可用无菌三棱针挑破引流，然后辅以消毒药膏，并覆一消毒纱布。每周治疗2～3次，10次为一疗程，每一疗程间隔7天。

二、风湿性多肌痛

(一)概述

风湿性多肌痛是一种临床综合征，其主要特点为颈、肩胛带与骨盆带疼痛和僵硬。发病时肩胛带、骨盆带、颈部三处中多有两处累及。本病呈明显区域性分布，欧美发病率较高，多见于50岁以上老年人，男女发病率约为1∶2，本病与巨细胞动脉炎有密切关系。

西医学对风湿性多肌痛的病因与发病机制尚不清楚。其病因可能是多因素的。内在因素和环境因素共同作用下，通过免疫机制致病。多数学者认为与遗传因素、环境因素、免疫因素、年龄及内分泌因素有关。

风湿性多肌痛是一种常见病，针灸治疗有很好的效果。本病在中医学中无此病名，但中医学中的“痹证”“历节”“肌痹”的症状与其极为相似。其病因多为素体虚弱复感外邪所致。

(二)诊断要点

风湿性多肌痛完全为一临床诊断，其临床指标中无一项具有特异性，诊断应严格符合定义中的表现。

(1)发病年龄超过50岁，多见于女性。

(2)肌肉疼痛分布在四肢近侧端，呈对称性，在颈、肩胛带及骨盆带三处易患部位中，至少两处出现肌肉疼痛，病程应持续一周以上。

(3)肌肉疼痛呈对称性分布和晨起僵硬。

(4)肌肉无红、肿、热，无肌力减退或肌萎缩。

(5)对小剂量糖皮质激素反应良好。

(6)实验室检查血沉明显增快，多在50 mm/h以上。

(三)病因病机

其病因多为素体虚弱，卫外不固，复感外邪所致。

1.外感风寒湿邪

自然界气候乖异，冷热无常、或居处潮湿、或汗出当风、或酒后当寒，或冒雨涉水，风寒湿邪袭于经脉，流注肌肉、关节，气血闭阻，发为痹证。风寒湿邪常各有偏胜，若以风邪偏胜，疼痛多走窜经络；若以湿邪为主，则肌肉酸痛，重浊乏力；若以寒邪为重，则疼痛剧烈，部位固定。

2.气血虚弱

气血化生不足，卫外不固，无力抵御外邪入侵，风寒湿邪乘虚内侵筋肉，发为痹证。

3. 肾气虚弱

腰为肾之府，若肾精亏损，肾府及其膀胱经失于濡养，风寒湿邪乘虚而入，经络痹阻发为痹证。

（四）辨证与治疗

1. 风寒湿证

（1）主症：颈项部、肩胛部、腰骶部、腰髋部肌肉疼痛，或痛无定处、或痛处不移、或痛而兼有重浊感，常因天气变化而加剧，晨起肌肉僵硬。舌淡、苔薄白，脉沉弦或紧。

（2）治则：温经散寒、祛风除湿。

2. 气血虚弱证

（1）主症：颈项部、肩胛部、腰骶部、腰髋部肌肉疼痛绵绵，喜按恶风寒，不耐疲劳，心悸乏力，纳食不馨，腹胀便溏，面色㿠白。舌质淡而胖大，舌边有齿痕，舌苔白腻，脉沉弱。

（2）治则：补益脾胃，生化气血，祛邪通经。

3. 肾气虚弱

（1）主症：颈项部、肩胛部、腰骶部、腰髋部肌肉酸痛，喜欢按压，喜热恶风寒，腰膝酸软，舌质淡，脉沉弱。

（2）治则：补益肾气，祛邪通络。

4. 治疗

（1）处方：①基本穴位：大椎、风门、曲池、昆仑。②随证选穴：风寒湿证加：天柱、后溪、束骨。③气血虚弱证加：心俞、膈俞、脾俞、手三里、足三里。④肾气虚弱证加：肾俞、腰眼、飞扬、太溪。⑤颈肩胛部位疼痛为主加：颈百劳、天宗、承山。⑥腰髋部、腰骶部疼痛为主加：肾俞、关元俞、腰眼、委中。

（2）操作法：祛邪通络的穴位如：大椎、曲池、昆仑、天柱、后溪、束骨、颈百劳、天宗、承山均针刺泻法，并可加灸。大椎、天宗针刺后拔火罐。余穴均用补法。

（3）方义：本病是由于感受外邪闭阻经筋引起的病证，治疗应当祛除邪气，舒筋通络。基本处方中首选诸阳之会大椎，通达阳气，祛除邪气；曲池是手阳明经的合穴，为本经气血汇聚之处，其盛大如海，阳明经又多气多血，故本穴功善调气血通经络，有走而不收之称，是通经止痛的主要穴位。

本病的病变部位在太阳经，这是因为足太阳经和足太阳经筋的循行部位和其病变相吻合，如《灵枢·经脉》足太阳经“是动则病……项似拔，脊痛，腰似折，髀不可以曲，腘如结”，《灵枢·经筋》足太阳经筋为病“腘挛，脊反折，项筋急，肩不举，腋支，缺盆中纽痛，不可左右摇。”足太阳经又“主筋所生病”，所以在治疗中以太阳经穴为主，取风门属于局部取穴范畴，又可加强大椎祛邪散风之力；昆仑穴是足太阳经经穴，“所行为经”主通行气血，又有通表祛邪散风的作用；天柱属于局部取穴范畴，又有祛风通络的作用；束骨、后溪同属太阳经，属于同名经配穴，上下呼应，有协同的作用，二穴在五输穴中同属“输穴”，“俞主体重节痛”，配五行属于木，木主风，故二穴配合既可通经止痛，又可散风祛邪；委中、承山基于“经脉所过，主治所及”的原理，又是治疗腰背痛的重要穴位；心俞、膈俞、脾俞健脾补心，补益气血；肾俞、关元俞、腰眼补益肾气，扶正祛邪。

三、银屑病关节炎

（一）概述

银屑病关节炎是一种与银屑病相关的炎性关节炎，早在150年前就有人提出了银屑病关节炎这一病名，但人们一直将银屑病关节炎与类风湿关节炎混为一谈，直到20世纪60年代发现了类风湿因子，才知道绝大多数银屑病关节炎患者类风湿因子阴性，而且这类患者具有银屑病皮疹、不对称关节炎，既可累及远端指间关节，亦可波及骶髂关节和脊柱等特征。多数患者先出现皮肤病变，继而出现关节炎；也可以皮肤病变与关节病变同时发生。在整个病程中，两者常同步发展或减轻。

本病病因不明，属于自身免疫病的范畴。一般认为是因为皮肤的病变产生的毒素引起关节病变；也有人认为系同一病因先后作用于皮肤或关节这两个不同的器官所致。

银屑病关节炎在中医学中属于“痹证”范畴，尤其是与“尪痹”“历节病”相似，其皮肤损害相当于中医之“白疕”。

（二）诊断要点

(1)好发于青壮年男性，男女之比为3：2，有一定的季节性，部分患者春夏加重，秋冬减轻；部分患者春夏减轻，秋冬加重。

(2)关节炎多发生在银屑病之后，或银屑病治疗不当之后。远端指、趾关节最早受累，渐渐波及腕、膝、髋、脊柱等关节。

(3)关节病变早期似类风湿关节炎，病变关节疼痛、肿胀、反复发作。银屑病进行期关节炎加重，静止期关节炎缓解；逐渐出现关节功能障碍、活动受限、甚至引起关节强直、畸形等。

(4)皮肤损害，寻常型银屑病皮肤损害好发于头部和四肢伸侧，尤其是肘关节伸侧，重者可泛发全身，起初是红色丘疹，后可扩大融合成大小不等的斑块，表面覆以多层银白色鳞屑，刮去后可露出半透明薄膜，再刮去此膜后，可有点状出血。因活动期治疗不当，或使用刺激性较强的外用药后，可引起皮损迅速扩展，以至全身皮肤潮红、浸润、表面有大量鳞，可伴发热、恶寒(称红皮病型银屑病)。

(5)X线摄片可见明确关节受损程度，常见关节面侵蚀、软骨消失、关节间隙变窄、骨质溶解和强直，严重时末节远端骨质溶解成铅笔头样。

（三）病因病机

银屑病性关节炎在中医中无此病名。银屑病在中医中称之为“白疕”。《医宗金鉴》有“白疕之形如疹疥，色白而痒多不快。固由风邪客于肌肤，亦由血燥难容外。”又如《外科证治全书·卷四·发无定处》说：“白疕，皮肤燥痒，起如疹疥而色白，搔之屑起，渐至肢体枯燥拆裂，血出痛楚”。因此银屑病性关节炎属于中医白疕关节炎型。

1.血热风湿痹阻

身患白疕，血虚燥热，卫外力减，风寒湿邪乘虚而入，与血相搏而化热，流注肌肉、关节发为关节疼痛。

2.湿热兼风湿痹阻

身患白疕湿热内蕴，风热湿邪乘之，内外邪气相搏，流注关节，经络痹阻发为痹证。

3.肝肾亏损

身患白疕，邪毒日久不除，与血相搏，耗伤精血，外伤肌肤，内蚀筋骨，关节强直，活动艰难，发为尪痹。

（四）辨证与治疗

银屑病关节炎的发作与银屑病的病程有关，故可根据银屑病的发作过程进行辨证治疗。

1.血热风湿痹阻

(1)主症：关节肿痛与银屑病的皮损程度同时存在。皮损不断增多、干燥脱屑皮，皮肤色红皲裂、可伴有筛状出血点。舌红、苔薄黄，脉滑数。

(2)治则：清热凉血，祛邪通络。

2.湿热兼风湿痹阻

(1)主症：关节红肿疼痛，皮损多在腋窝、腹股沟等屈侧部位，有红斑、糜烂渗液，或掌跖部出现脓疱，或皮损上有脓点。舌红苔黄腻，脉濡或滑。

(2)治则：清热利湿，祛邪通络。

3.肝肾不足兼外邪痹阻

(1)主症：腰酸肢软，关节疼痛，头晕目眩，皮损色淡，鳞屑少。女子有月经不调。舌淡苔薄，或舌淡体胖边有齿痕，脉细或濡细。

(2)治则：补益肝肾，祛邪通络。

4.处方

(1)基本穴位：曲池、血海、膈俞。

(2)随证选穴：①肘关节痛加：尺泽、曲泽、少海。②腕关节痛加：阳溪、阳池、阳谷、腕骨。③指关节痛加：八邪、三间、后溪。④骶髂关节痛加：八髎、秩边、环跳。⑤膝关节痛加：梁丘、膝眼、阳陵泉、足三里、阴陵泉。⑥踝关节痛加：昆仑、丘墟、解溪、商丘。⑦跖趾关节痛加：八风、太白、束骨。⑧血热风湿痹阻加：曲泽、委中、三阴交。⑨湿热兼风湿痹阻加：大椎、中脘、中极、阴陵泉。⑩肝肾不足兼外邪痹阻：肾俞、肝俞、太溪、太冲、悬钟。

(3)操作法：曲池、血海直刺泻法；膈俞刺络拔罐法，曲泽、委中用三棱针刺脉出血；肝俞、肾俞、太溪、太冲、悬钟、三阴交针刺补法。其余穴位均用泻法。

(4)方义：曲池是手阳明经的合穴，手阳明经多气多血，又是本经气血会聚之处，功于通经止痛，是治疗筋骨疼痛的主要穴位。曲池配五行属于土，土乃火之子，故本穴又功善清热。曲池与血海配合，长于治疗皮肤病，皮肤病多因邪热入于血分、蕴结肌肤所致。手阳明经与手太阴经相表里，肺主表；手阳明大肠经与足阳明胃经同名相通，血海属于足太阴脾经，脾主肌肉；又血海善于治疗血分病，所以曲池与血海相配既可清血分之热，又可治疗邪气蕴结于肌肤的皮肤病。膈俞是血之会穴，刺络出血并拔火罐，既可清除血分之热，又可活血通络，清除瘀热，还可调血息风，因为血热必伤阴，阴伤则燥热生风，或血热外风乘之；膈俞刺络拔罐治疗皮肤病宗“治风先治血，血行风自灭”的法则。曲泽与委中刺脉出血，其意也是清除血热，活血祛瘀，因为曲泽属于心包经，心主血，委中乃血之郄穴。其余穴位大椎清热，中脘、中极、阴陵泉清热利湿，肾俞、肝俞、太溪、太冲、悬钟调补肝肾，濡养筋骨。关节部位的穴位属于局部取穴，主要作用是通经止痛。

四、强直性脊柱炎

(一)概述

强直性脊柱炎是慢性多发性自身免疫性关节炎的一种类型。本病的特征是从骶髂关节开始，逐步上行性蔓延至脊柱的棘突、关节旁突的软组织及外围的关节炎。早期极易误诊为坐骨神经痛、骨膜炎等疾病，晚期可造成脊柱骨性强直及残疾，成为严重危害人类健康的疾病。针灸对强直性脊柱炎进行个体化辨证论治有悠久的历史和良好的效果。

本病曾被称为“类风湿性脊柱炎”“类风湿关节炎中枢型”，现已统一明确认识到本病与类风湿关节炎不是同一种疾病。本病发病率比类风湿关节炎低，多发于15～30岁青年男性，男女之比约为14：1，其中16～25岁为发病高峰。发病部位主要在躯干关节。本病的发病原因迄今尚未十分明了，认为可能与感染、自身免疫、内分泌失调、代谢障碍、遗传等因素有关。中医历代医家对本病病名认识不一，有肾痹、骨痹、腰痛、龟背、大偻等不同的名称。医学家焦树德教授称之为“尪痹”。1997年中国国家标准《中医病证治法术语》将其归属于“脊痹”。

(二)诊断要点

(1)多发于15～30岁的男性青年，有家族遗传倾向。病变多从骶髂关节开始，逐渐向上蔓延至脊柱，造成脊柱关节的骨性强直。部分患者可出现坐骨神经痛症状，膝关节肿痛等。

(2)发病缓慢，病程长久，发展与缓解交替进行，病程可长达数年或数十年，受凉、受潮可诱发本病。

(3)疼痛、活动受限是其主要临床表现。病变早期主要表现为两侧骶髂部及下腰部疼痛，腰部僵硬不能久站，活动时疼痛加剧，休息后缓解，腰部活动范围受到很大限制；病变累及胸椎和肋椎关节时，胸部的扩张活动受限，并可有束带状胸痛、咳嗽、喷嚏时加重等；本病累及颈椎时头部转动不便，旋转受限。

(4)畸形，病变后期整个脊柱发生强直、疼痛消失，后遗驼背畸形，病变累及髋关节时，出现髋畸形，严重者脊柱可强直于90°向前屈位，患者站立或行走时目不能平视。

(5)约有20%患者合并虹膜炎(眼痛及视力减退)。

(6)实验室检查，患者多有贫血，早期和活动期血沉增快，抗“O”和类风湿因子阴性。淋巴组织相容抗原(HLA-B27或W27)明显增高。

(7)X线片表现，双侧骶髂关节骨性改变最早出现，是诊断本病的主要依据。

(三)病因病机

强直性脊柱炎不少医家认为应属于中医痹证中“肾痹”范畴，因为早在《素问·痹论》中就有记载“骨痹不已，复感于邪，内舍于肾……肾痹者，善胀，尻以代踵，脊以代头”，形象地描述了强直性脊柱炎的晚期症状。并认为肾虚是其发病的内因，外邪或外伤为其发病的外因、诱因。强直性脊柱炎的病位在脊柱，然而诸多脏腑经络与脊柱相联系，如督脉“贯脊属肾”；任脉“起于胞中，上循脊里”；足少阴肾经“贯脊属肾络膀胱”，足少阴经筋“循脊内挟膂上至项，结于枕骨”；足太阳经“夹脊抵腰中，络肾属膀胱”，足太阳经筋“上挟脊上项”；手阳明经筋“其支者，绕肩胛，夹脊”；足阳明经筋“直上结于髀枢，上循胁属脊”；足太阴经筋“聚于阴器，上腹结于脐，循腹里结于肋，散于胸中，其内者，著于脊”。以上脏腑及其所属的经脉若发生病变均可影响脊柱的功能，但其中以肾最为重要，因为足少阴经、足少阴经筋、督脉、任脉、足太阳经、足太阳经筋均隶属于肾。

1. 肾气虚弱

先天禀赋不足，加上后天调摄不当，饮食不节，涉水冒雨，或房劳过度，内伤于肾，肝肾亏损，脊督失养，卫外不固，风寒湿邪趁虚入侵；或脾肾两虚，寒湿内蕴，阻塞经络气血，流注经络关节、肌肉、脊柱而成本病。

2. 脾胃虚弱

脾胃虚弱，后天亏损，下不能补益肾精，上不能生金补肺，肾虚则督脉空虚，肺虚则卫气不固，风寒湿邪趁虚入侵督脉，发为本病。

3. 痰瘀阻滞

肾虚内寒，阳气不足，或脾虚失于运化，寒湿内蕴化为痰浊，滞留脊柱；阳气不足，则生内寒，寒主凝，则气血失于正常运行，血涩气滞，久必成瘀；风寒湿邪滞留脊柱关节，日久不除，致气血闭阻，久而成瘀。痰浊与瘀血胶滞，终成顽痹，《类证治裁》说“久痹，必有湿痰败血瘀滞经络”，即是此意。

（四）辨证与治疗

1. 寒湿痹阻

（1）主症：腰骶、脊背酸楚疼痛，痛连项背，伴僵硬和沉重感，转侧不利，阴雨潮冷天加重，得温痛减，或伴双膝冷痛，或畏寒怕冷。舌质淡，苔薄白腻，脉沉弛。

（2）治则：散风祛寒，除湿通络，温经益肾。

（3）处方：天柱、大椎、命门、次髎、肾俞、华佗夹脊穴、后溪、昆仑。

（4）操作法：针天柱向脊柱斜刺 1.0 寸左右，使针感向肩背传导，捻转泻法。大椎针尖略向上直刺 0.8 寸左右，使针感沿脊柱传导，捻转泻法。次髎直刺 1.5 寸左右，使针感向两髋部或下肢传导，针刺泻法。后溪、昆仑直刺泻法。命门、肾俞直刺补法。华佗夹脊穴每次选择 3～4 对，略向脊柱直刺，直达骨部，使针感沿脊柱或向两肋传导。大艾炷隔姜灸大椎、命门、肾俞、次髎，每穴不少于 9 壮；或用艾条灸，每穴 5 分钟。

（5）方义：该病之本在肾虚，故针补命门、肾俞，并灸，以温补肾阳，抗御寒邪。取大椎、次髎、华佗夹脊穴温通督脉和诸经脉，祛邪止痛。天柱、后溪、昆仑同属太阳经，太阳经通达脊柱和督脉，三穴功专祛邪通经止痛，对感受风寒湿邪引起的项背痛、腰骶痛、脊柱痛有良好的效果。

2. 脾胃虚弱

（1）主症：腰骶、脊背、髋部酸痛，僵硬、重着，乏力，活动不利，或伴膝、踝等关节肿痛，脘腹胀满，胸痛胸闷，舌苔白腻，脉沉弱。

（2）治则：健脾益气，祛邪通络。

（3）处方：天柱、大椎、命门、华佗夹脊穴、中脘、神阙、关元、足三里。

（4）操作法：天柱、大椎、命门、华佗夹脊穴均用龙虎交战手法，并使针感沿督脉传导或向腹部传导。中脘、关元、足三里针刺补法并灸。神阙用艾条或大艾炷隔姜重灸法。

（5）方义：《素问·骨空论》说，“督脉生病治督脉，治在骨上，甚者在脐下营”。这就是说督脉病可治在督脉，也可治在任脉，如耻骨上的中极、关元，脐中神阙，脐下气海、关元。大艾炷重灸神阙、关元，或用艾条灸不少于 10 分钟。任脉通于督脉，并内联脊里，从任脉治疗督脉病，是针灸治疗中的重要方法，即“阳病治阴”。中脘、气海、关元、神阙有益胃健脾、补肾强脊的作用，内可补脾胃，强肝肾，增强人体的免疫功能，外可疏通督脉祛除邪浊。因为足太阴经“挟脊”，足少阴经“贯脊”，足太阴经筋“内者著于脊”，足少阴之筋“循脊里”，足阳明之筋“上循胁属脊”。所以胃脾肾与任脉、督脉、脊柱有着紧密地联系，增强脏腑的功能，即可补督脉之虚，加强脊柱和督脉的功能，加强督脉祛除邪浊，加快脊柱病变的愈合。

3.瘀血阻络

(1)主症：腰背疼痛剧烈，固定不移，转侧不能，夜间尤甚，有时需下床活动后才能重新入睡，晨起肢体僵硬肿胀。或有关节屈曲变形，脊柱两侧有压痛、结节、条索，舌质黯或有瘀斑，苔薄白，脉弦涩。

(2)治则：活血祛瘀，通络止痛。

(3)处方：天柱、大椎、筋缩、华佗夹脊(阿是穴)、次髎、膈俞、委中、三阴交、丰隆。

(4)操作法：天柱、大椎、筋缩、次髎用龙虎交战手法，使针感沿脊柱传导。针次髎使针感向两髋骨或下肢传导。阿是穴、膈俞、次髎、委中点刺出血，出血后并拔火罐，以增加其出血量。三阴交用捻转补法，丰隆平补平泻法。

(5)方义：《素问·针解》说“菀陈则除之者，出恶血液也”。故瘀血闭阻经络，必刺血脉清除瘀血，以疏通经络；结节者，瘀血结聚也，也必活血化瘀，方可疏通经脉，正如《灵枢·经脉》说“刺诸络脉者，必刺其结上甚血者”。膈俞是血之会穴，委中是血之郄穴，阿是穴是瘀血与痰浊结聚之处，次髎祛湿通络，诸穴均有活血化瘀除痰通络的作用，出血后加以拔罐，可加强其通经祛邪的力量。三阴交、丰隆意在健脾化痰，调血柔筋，分解痰瘀血互结，有利于疏通经络。

五、痛风性关节炎

(一)概述

痛风是由于体内嘌呤代谢障碍，尿酸产生过多或因尿酸排泄不良而致血中尿酸升高，尿酸盐结晶沉积在关节滑膜、滑囊、软骨等的一种代谢性疾病。其临床特点是高尿酸血症，反复发作的急性单关节炎，尿酸盐沉积形成痛风石，导致慢性痛风性关节炎，严重者可形成骨关节畸形。若未及时治疗可累及肾脏，形成痛风性肾病。

西医对本病多采用秋水仙碱、别嘌呤醇、激素等药物治疗，有较好的止痛效果，但其不良反应大，易损伤肝肾，使人望而生畏。在中医学医籍中属于“痹证”“白虎历节风”病的范畴。近年来本病的发作有增多的趋势，采用针灸治疗有良好的效果，且无不良反应。

(二)诊断要点

(1)约30%～50%的患者有家族史，好发于30～50岁的中青年男性，肥胖或饮食条件优良者发病率高。

(2)跖趾关节、踝和膝关节剧烈疼痛是最常见的的临床症状。首次发作常始于凌晨，多起病急骤，患者常在夜间无缘无故的关节肿胀剧痛，皮色潮红。局部症状迅速加重，数小时内可达高峰，常伴有全身不适，甚至恶寒、颤抖，发烧，多尿等症状。初次发作后，轻者在数小时或1～2日内自行缓解，重者持续数日或数周后消退。本病常以第一跖趾关节最先受累，逐渐累及腕、肘、踝、膝关节。

(3)痛风反复发作可见痛风结节：突出皮肤呈淡黄色或白色圆形或椭圆形结节，大小和数目不等，质地硬韧或较柔软。

(4)实验室检查：血尿酸增高，白细胞计数增高，关节液检查可见尿酸盐针状结晶，皮下痛风石穿刺抽吸物亦可见尿酸盐结晶、痛风石，尿酸盐实验可呈阳性反应。

(5)X线片表现：痛风早期多无阳性表现，晚期可出现软骨和骨破坏，关节间隙变窄或消失，关节面不规则，继发骨赘，痛风结节钙化等。

(三)病因病机

痛风性关节炎是一种代谢障碍性疾病，本病多起于下肢足部，中医认为下肢疼痛性疾病多为湿邪所致；本病发作时局部肿胀、红肿、痛如虎噬，肿痛、红肿乃湿邪或湿热所致；本病多见于足第一跖趾关节或第2、3跖跗关节，这些部位隶属于足太阴脾经、足厥阴肝经、足阳明胃经；本病多见于嗜食膏粱厚味或贪欲酒浆者，此人群极易形成痰湿内蕴，痰湿流注关节形成本病，正如《张氏医通》中说“肥人肢节痛，多是风湿痰饮流注”。痰湿痹阻经络气血，痹久则有瘀血，痰瘀互结，反复发作，终成痼疾。

（四）辨证治疗

痛风性关节炎的急性期多由风湿热邪痹阻经络；慢性期多为寒湿之邪内侵，病久经络阻塞，气血凝滞，甚至有瘀血形成。

1.湿热痹阻

（1）主症：关节疼痛，突然发作，疼痛剧烈难忍，关节红肿，皮色发亮，局部发热，得凉则舒，全身不适或寒热。舌红，苔黄腻，脉滑数。

（2）治则：清热利湿，通经止痛。

（3）处方：曲池、足三里、三阴交、阿是穴。①第1跖趾关节痛加：隐白、太白、太冲。②第2跖趾关节痛加：陷谷、内庭、厉兑。③跖跗关节痛加：陷谷、厉兑、商丘。④踝关节痛加：商丘、解溪、丘墟、太溪。⑤膝关节痛加：鹤顶、阳陵泉、阴陵泉。⑥腕关节痛加：外关、阳池、阳溪、合谷。

（4）操作法：诸穴均用捻转泻法；隐白、厉兑等井穴用点刺出血法；针阿是穴先用三棱针点刺出血，再拔火罐，或点刺后用手挤压出如白色颗粒状物，然后再与局部行围刺法，即在局部的周边向中心斜刺4～5针。

（5）方义：本病的内在原因是湿热内蕴，湿邪源于脾胃，故以足三里、三阴交为主穴，调理脾胃，化湿除浊；加曲池以清热；加隐白、厉兑点刺出血清除足太阴脾经和足阳明胃经之邪热；加太白、陷谷乃五输穴中的“输穴”，“俞主体重节痛”，可除湿止痛；阿是穴点刺出血，并挤出痰浊之物，可清除局部的邪热和痰浊，有利于局部气血通畅，是止痛的有效方法；其余穴位均属局部配穴法。本处方是全身调节与局部相结合的方法，是治疗本病的有效方法。

2.寒湿阻滞

（1）主症：关节疼痛，活动不便，遇寒发作或加重，得热则减，局部皮色不红不热。舌淡苔白腻，脉濡。

（2）治则：散寒利湿，除邪通痹。

（3）处方：脾俞、肾俞、足三里、三阴交、阿是穴。随症加减参见湿热痹阻。

（4）操作法：脾俞、肾俞针刺补法并灸法，足三里、三阴交、病变局部穴位针刺用龙虎交战手法，阿是穴先用三棱针点刺，挤出乳白色颗粒状物，之后施以围刺法，并在阿是穴的中心用艾条灸之，或用艾柱隔姜灸之。

（5）方义：本证是由寒湿痹阻所致，故针补脾俞健脾利湿、补肾俞温肾阳化湿浊。足三里、三阴交补泻兼施，补益脾胃化湿降浊，通经止痛。点刺阿是穴挤出白浊，排除污浊疏通经脉，增以灸法，温经祛寒，通经止痛。其余诸穴均属于局部取穴。本法也属于全身调节与局部相结合的方法。

3.瘀血闭阻

（1）主症：病变关节疼痛，固定不移，压痛明显，皮色紫黯，关节附近可触及结节，甚至关节畸形、僵硬，舌质紫黯或有瘀斑，脉弦涩。

（2）治则：活血化瘀，通络除痹。

（3）处方：合谷、足三里、三阴交、太冲、阿是穴。

（4）操作法：针合谷、足三里、三阴交、太冲均用捻转泻法，针阿是穴用三棱针点刺出血，或寻找随病情显现的较大的静脉，出血应在5～10 mL。阿是穴先用三棱针点刺，挤出乳白色颗粒状物，再施以扬刺法。

（5）方义：《灵枢·九针十二原》曰“菀陈则除之，邪胜则虚之”，今有瘀血闭阻，故应用放血的方法，祛除恶血。经验证明，刺血疗法是治疗痛风性关节炎的有效方法，而且疗效与出血量有密切关系（出血量在10 mL组止痛效果最好），刺血疗法的作用机制是抑制血尿酸的合成和促进尿酸的排泄。

六、反应性关节炎

（一）概述

反应性关节炎又称莱特综合征，是继身体其他部位发生微生物感染后，引起远处关节的一种无菌性关节病，主要表现为关节疼痛、肿胀、发热等。多见于尿道炎、宫颈炎、细菌性腹泻、链球菌感染等引起的关节炎。其发病原因目前尚不完全清楚，可能与感染、免疫、遗传有关。有人认为可能是外界因子和遗传因子相互作用所致，即病原体感染后与人体白细胞组织相容性抗体 HLA-B27 相结合，形成复合物，导致异常免疫反应，从而引起关节炎。

中医无“反应性关节炎”的名称，但根据其临床表现应属于“热痹”范畴，其病因病机多为湿热邪毒流注关节所致。针灸对本病的治疗有良好效果。

（二）诊断要点

1.全身症状

全身不适，疲乏，肌痛及低热。

2.关节痛

不对称的单关节痛，多为负重的关节，多见于下肢，如骶髂关节、膝关节、踝关节、肩关节、肘关节、腕关节等。关节痛局部红肿热痛，或伴有皮肤红斑，也有关节肿痛苍白者。

3.肌腱端炎

肌腱端炎是反应性关节炎比较常见的症状，表现为肌腱在骨骼附着点疼痛和压痛，以跟腱、足底肌腱、髌肌腱附着点最易受累。

4.关节痛发作前有感染病史

如非淋球菌性尿道炎、细菌性腹泻、链球菌感染，或反复发作的扁桃体炎等。

5.眼损害

眼损害也是反应性关节炎的常见症状，主要表现为结膜炎、巩膜炎及角膜炎等。

6.实验室检查

急性期白细胞总数增高；血沉（ESR）增快；C-反应蛋白（CRP）升高；类风湿因子和抗核抗体阴性；HLA-B27 阳性。

（三）病因病机

反应性关节炎的病因病机其内因主要是湿邪内蕴，其外因主要是外感风热湿邪，外邪与内湿相结合流注关节所致。

1.风热湿邪

外感风热肺气失宣，风热与内湿互结，成风热湿邪，流注肌肉关节，形成本病。

2.胃肠湿热

外感风热，肺失宣发，下入胃肠，胃失和降，肠失传导，湿邪内蕴，风热与内湿相结合，流注肌肉、关节而成本病。

3.下焦湿热

外感风热，内入下焦，与内湿相结合，或蕴结于膀胱，或蕴结于胞宫，流注肌肉关节而成本病。

（四）辨证与治疗

1.风热湿邪

（1）主症：先见咽喉疼痛，咳嗽发热，全身不适，而后出现肘部、腕部或膝关节、踝关节红肿疼痛，两眼红肿，疼痛，舌苔黄腻，脉滑数。

（2）治则：清热利湿，散风通络。

（3）处方：曲池、足三里、外关、阿是穴。①发热者加：大椎。②眼睛红肿疼痛加：太阳、攒竹。③肘关节痛加：尺泽、手三里。④腕关节痛加：合谷、阳池、后溪、商阳、关冲。⑤膝关节痛加：梁丘、膝眼、阴陵泉、厉兑、足窍阴。⑥踝关节痛加：丘墟、解溪、商丘、太白、厉兑、足窍阴。

（4）操作法：诸穴皆用捻转泻法，阿是穴多位于肌腱附着于骨的部位，按之压痛，针刺泻法并拔火罐；大椎用刺络拔罐法；尺泽、商阳、关冲、厉兑、足窍阴用点刺出血法。

（5）方义：反应性关节炎是一种全身性疾病，是由于湿热邪毒夹风邪蕴结于肌肉关节，经络气血闭阻所致。方用曲池、足三里清热利湿、通经止痛，因为曲池、足三里分别属于手足阳明经，阳明经多气多血，并且曲池、足三里又属于本经的合穴，是经气汇聚之处，有极强的调理气血和疏通经络的作用，功善通经止痛；曲池善于清热，足三里又善于调胃健脾利湿，所以二穴是治疗本病的主穴。外关属于三焦经，又通于阳维脉，阳维脉维系诸阳经，三焦主持诸气，故外关主治邪气在表在经在络的病证，功善祛邪通经。阿是穴是邪毒会聚之处，针刺拔火罐有很好的祛邪通经的作用。大椎、尺泽、商阳、关冲、厉兑、足窍阴点刺出血，清热祛邪，再配以病变部位诸穴通经止痛，诸穴相配，共达清热利湿、除邪通经止痛的作用。

2. 胃肠湿热

(1)主症：先见胃痛，腹痛，泄泻，小便灼热，而后出现膝关节、踝关节、髋关节等关节疼痛，红肿拒按，触之灼热，或见眼睛红肿疼痛，舌红苔黄腻，脉滑数。

(2)治则：清热利湿，通经止痛。

(3)处方：曲池、足三里、中脘、天枢、阿是穴。①眼睛红肿疼痛加：太阳、外关。②各关节的疼痛参见风热湿邪。

(4)操作法：参见风热湿邪。

(5)方义：曲池、足三里有清热祛湿、通经止痛的作用，已如前述。本症是由于胃肠湿热流注关节、经络气血闭阻所致，故加用中脘、天枢，中脘是腑之会穴、胃之募穴，位于中焦，又是小肠经、三焦经与任脉的交会穴，有斡旋气机、升清降浊、理气化湿的作用；天枢属于足阳明经，又是大肠的募穴，功于调理胃肠，清理湿邪。阿是穴是湿热的蕴结点，针刺泻法并拔火罐，意在祛除邪毒、疏通经络。

3. 下焦湿热

(1)主症：先见尿频、尿急、尿痛或见阴痒、带下、眼睛红肿疼痛等症，而后出现膝关节、骶髂关节、踝关节等关节红肿热痛，拒按，皮肤温度升高，舌红，舌苔黄腻。

(2)治则：清热利湿，通经止痛。

(3)处方：曲池、足三里、中极、三阴交、阿是穴。①骶髂关节痛加次髎、秩边。②其他部位关节痛参见风热湿邪证。

(4)操作法：中极直刺泻法，使针感直达会阴部。三阴交直刺泻法，使针感达足趾部。次髎、秩边直刺2寸左右，使针感下达膝关节、足踝关节。其他穴位的针刺法参见风热证。

(5)方义：本证是由于下焦湿热流注关节气血闭阻所致，故取中极、三阴交清理下焦湿热。中极位于下焦，是膀胱的募穴，又是足三阴经和任脉的交会穴，针刺泻法，可使下焦湿热从膀胱排除。三阴交是足三阴经的交会穴，针刺泻法，可清利下焦湿热。因足太阴脾经交会于任脉，又可健脾利湿；足厥阴肝经环绕阴器，交会于任脉；足少阴肾经交会于任脉，并络于膀胱，所以三阴交是治疗下焦病证的重要穴位。其他穴位均属于局部取穴。

七、原发性骨质疏松症

(一)概述

原发性骨质疏松是以骨质减少、骨的微观结构退化，导致骨的脆性增加，易于发生骨折的一种全身骨骼性疾病。原发性骨质疏松症妇女多见于绝经后和65岁以上的老年人。骨质疏松的严重后果是易发生骨质疏松性骨折。临床症状多见腰背部慢性、广泛性钝痛及四肢痛，疼痛常因脊柱侧弯、椎体压缩性骨折和椎体后突引起。椎体压缩性骨折引起身高缩短和脊柱后突，脊柱后突又可引起驼背、胸廓畸形，影响心肺的功能。骨折的部位以椎体、髋骨和桡骨远端为多见。

本病与中医学类似的名称有“痿证”“骨枯”“骨痹”等病名，比较贴切的当属“骨痿”。中医学认为：肾为先天之本，主骨生髓。也就是说骨的生长、发育、强劲、衰弱均与肾精盛衰有密切关系，肾精充足则骨髓生化有源，骨骼得以滋养而强健有力；肾精亏虚则骨髓生化乏源，骨骼失养则骨矿物质含量下降，骨密度降低而发生骨质疏松。原发性骨质疏松症采用针灸治疗有良好的效果。

(二)诊断要点

1.痛

最常见的疼痛是腰背痛,多见于胸段及下腰段,或周身骨骼疼痛。负荷增加时疼痛加重,活动受限,严重时翻身、起坐及行走困难。

2.畸形

椎体骨质疏松,不耐重力下压,逐渐导致椎体缩短或压缩性骨折,可见身长缩短,胸椎压缩性骨折可导致驼背,使胸廓活动受限,影响心肺的功能;腰椎压缩性骨折使骨盆向前曲,髋关节屈曲,改变腹部的解剖结构,引起便秘、腹痛、食欲不振、胃脘饱胀以及双腿活动不便等症。

3.骨折

随着骨质疏松的发展,产生椎体压缩性骨折;肋骨和长骨亦可发生骨折。

4.X线片表现

腰椎和骨盆是最明显的脱钙区。椎体所见骨密度减低以及沿应力线保存的稀疏骨小梁呈垂直栅状排列;椎体受椎间盘压迫而出现双凹畸形,常可见椎体有楔形压缩性骨折,亦可见其他部位的骨折,如肋骨、坐骨、耻骨等。

5.骨密度低下

骨质疏松症主要是骨的强度下降,骨的强度是由骨的密度和质量决定的,骨的密度基本上反映了骨的强度(70%)。骨密度的测定常用的方法是双能X线吸收法(DXA测定),是目前国际公认的骨密度检查法,其测定值作为骨质疏松症的诊断标准。以同性别、同种族健康人的骨峰值为准。现在通常用T-Score(T值)表示,即T值≥1.0为正常,T值≤2.5为骨质疏松症。

(三)病因病机

原发性骨质疏松症在中医文籍中无此病名,但根据其临床表现主要为腰背及全身酸痛、易骨折、驼背等症状,可以归入"骨痿""骨痹"的范畴。《素问·长刺节论》:"……病在骨,骨重不可举,骨髓酸痛,气至,名骨痹。"《素问·痿论》:"肾主身之骨髓,……肾气热,则腰脊不举,骨枯而髓减,发为骨痿。"所以原发性骨质疏松症的病位在骨,而以脊柱为主,"肾主骨生髓"其充在骨,故病之本是肾虚,与肝、脾、胃也有密切的关系。因为这些脏腑的经脉系于脊柱,如督脉"贯脊属肾"任脉"起于胞中,上循脊里"、足少阴经"贯脊属肾络膀胱"、足少阴经筋"循脊里挟膂上至项"、足太阳经"贯脊抵腰中,络肾属膀胱"、足太阳经筋"上夹脊上项"、足阳明经筋"直上结于髀枢,上循胁属脊"、足太阴经筋"聚于阴器,上腹结于脐,循腹里结于肋,散于胸中,其内者著于脊"。脊柱被广泛的经筋所固定,肝主诸筋。足少阴经与经筋、足太阳经与经筋、督脉、任脉均隶属于肾,所以本病肾虚为病之本,并与脾胃、肝有密切的关系。

1.肾虚是发病之本

肾为先天之本,主骨生髓,骨质强劲与脆弱是肾精盛衰的主要表现之一,肾中精气充盈则骨髓生化有源,骨得髓养,则强劲有力,反之,肾精虚少,骨髓化源不足不能营养骨骼,就会发生骨质疏松或骨折。现代研究表明,肾虚可导致神经内分泌系统特别是下丘脑—垂体—性腺三个靶腺轴的功能紊乱,影响骨的代谢与合成,导致骨质疏松的发生。同时用补肾的方法,可抑制和纠正下丘脑—垂体—性腺靶腺轴的功能减退或紊乱,增加成骨细胞的活性和数量,从而改善骨质疏松症。

2.脾虚是发病的主要因素

脾胃是后天之本,气血生化之源,先天必赖后天的滋养,不断地补充肾精才能充足。若脾胃虚弱,则肾精乏源,骨髓不足,骨失濡养,则骨骼脆弱、乏力,终成骨痿。中医历有"治痿独取阳明"之说,倡导健脾益气治疗痿证及骨质疏松症。现代研究表明,脾胃虚弱可影响胃肠对钙、磷等微量元素、蛋白质及氨基酸等营养物质的吸收。健脾养胃法可促进骨化三醇的生成,是钙离子吸收增加,改善骨质疏松。邹氏等人的研究发现补脾制剂能显著增加骨质疏松大鼠的骨小梁体积及表面积密度、升高成骨细胞及降低破骨细胞指数,有效地阻止骨质疏松的发展。

3.肝失条达是发病的重要机制

肝主疏泄，可调畅全身气机，促进气血津液的运行输布和脾胃的运化。若肝失疏泄，就会影响气血津液的生成和运化，从而影响筋骨的营养，导致骨质疏松的发生。正如《诸病源候论・卷三・虚劳病诸候》："肝主筋而藏血，肾主骨而生髓。虚劳损血耗精，故伤筋骨也。"《格致余论・阳有余阴不足论》："主闭藏者肾也，司疏泄者肝也。"是说女子的排卵与月经，男子精液的储藏与排泄，是肝肾二脏之气的闭藏于疏泄的作用相互协调的结果。若肝的疏泄功能失常，则女子月经紊乱，或经闭或经乱；男子则遗精早泄，或阳痿不起，最终导致肾气衰弱，骨失肾精濡养，发为骨痿。现代研究也证明了这一点，袁静等人用养血调肝法能明显地增加去卵巢后大鼠骨密度和骨矿物质的含量，升高血清骨钙素碱性磷酸酶水平，降低抗酒石酸性磷酸酶的水平。

4.瘀血是发病的促进因素

《素问・调经论》："……是故血和，则经脉流行，营复阴阳，筋骨强劲，关节清利矣。"原发性骨质疏松症中年起病，老年成疾，老年人活动少，加之脏腑功能减退，气血运行不畅，易停滞为瘀，瘀血既成，阻滞经脉气血，不通则痛，产生疼痛症状。进而骨失气血营养，脆性增加，终成骨痿。有的学者发现，雌激素水平下降时，患者血液流变学出现粘、浓、凝聚状态，而雌激素水平和原发性骨质疏松的发生有密切的关系。另外，张荣华等人发现，活血化瘀方药不仅可以改善微循环和血液流变，而且具有类激素作用，对骨质疏松病具有良好作用。可见瘀血是促进原发性骨质疏松症重要因素。

（四）辨证与治疗

1.肾精虚弱

（1）主症：腰背酸痛，膝关节酸痛乏力，久立久站后疼痛加重，头晕耳鸣，若有脊椎压缩性骨折，则病变部位有明显压痛。舌质淡，脉沉。

（2）治则：补益肾精，强筋壮骨。

（3）处方：肾俞、命门、阿是穴、飞扬、太溪、悬钟。

（4）操作法：阿是穴用直刺龙虎交战手法，其余诸穴均用捻转补法，肾俞、命门、阿是穴并加用灸法。

（5）方义：《素问・脉要精微论》："膝者，筋之府"，肾精亏损不能濡养筋骨，导致本证，方中肾俞配太溪，属于俞原配穴法，功在补益肾精濡养筋骨，是本处方的主穴，治本之法。命门位于第二腰椎下，两肾之间，当肾间动气处，内系于肾，生命的门户，有固精壮阳的作用，主治腰脊痛。飞扬配太溪属于原络配穴法，除了可加强补肾益精主治脊柱疼痛的作用外，尚可治疗腰背痛，而腰背痛多隶属于足太阳经。悬钟是髓之会穴，有益髓养骨的作用，既可治疗腰脊痛、膝关节痛，又可治疗头晕耳鸣。阿是穴是治标之法，在于疏通经络而止痛。

2.脾肾虚弱

（1）主症：腰背酸痛，膝关节酸痛肿胀，四肢乏力，腹胀便溏，饮食无味。舌质胖淡，脉沉细。

（2）治则：健脾益肾，濡养筋骨。

（3）处方：气海、关元、足三里、三阴交、阿是穴。

（4）操作法：气海、关元、足三里、三阴交针刺补法，并重灸关元穴。阿是穴针刺施以龙虎交战法。

（5）方义：本证属于脾肾虚弱，是由于脾胃虚弱，不能运化水谷精微濡养先天，肾精乏源而虚弱，导致脾肾两虚证。治疗本证以气海、关元为主穴。《医经理解》曰气海为"肓之原，生气之海"，《铜人》又说气海主治"脏气虚惫，真气不足，一切气疾久不差。"所以气海为强壮要穴，是主治脾肾虚证的重要穴位。关元是足三阴经与任脉的交会穴，是元阴元阳关藏之处，强壮要穴，可健脾益气培补元气。所以气海与关元相配是健脾补肾的重要穴位，为治疗本病的主穴。气海配关元也是治疗腰脊痛的重要穴位，正如《素问・阴阳应象大论》说"故善用针者，从阴引阳，从阳引阴，以左治右，以右治左"以达到阴平阳秘的目的。临床上用气海、关元治疗肾虚性腰痛确有很好的效果。方中配足三里、三阴交以增强健脾利湿通络止痛的效应。欧阳钢等人研究表明：针灸足三里、三阴交、关元等穴不但能改善临床症状，还能显著提高患者血钙水平及腰椎骨密度。

3.肝气郁结

（1）主症：腰背疼痛，背痛连及胁肋，肢体胀痛，胸闷气短，脘腹胀痛，月经不调。舌质黯，苔薄白，脉弦。

(2)治则:疏肝理气,调理气机。

(3)处方:肝俞、脾俞、肾俞、关元、阳陵泉、太冲。

(4)操作法:肝俞用1寸毫针沿经斜刺0.3寸左右,阳陵泉、太冲直刺平补平泻法。脾俞、肾俞、关元针刺补法。

(5)方义:肝主疏泄,调畅全身气机,使脏腑经络之气运行畅通无阻,使脾胃能正常运化精微。故治疗当以疏肝解郁为主旨。肝俞是肝的背俞穴,太冲是肝经的原穴,二穴同用属于俞原配穴法,功在调肝疏利气机,是治疗本证的主穴。配阳陵泉加强疏肝调理气机的作用,阳陵泉又是筋之会穴,是治疗筋骨疼痛的主要穴位。脾俞、关元、肾俞健脾益肾濡养筋骨。

4.瘀血闭阻

(1)主症:腰背膝疼痛,夜间痛重,有刺痛感,活动受限,按压腰背部有明显的疼痛点。舌质紫黯,舌下静脉曲张,牙龈黯红,脉弦细。

(2)治则:疏通经脉,活血祛瘀。

(3)处方:膈俞、肝俞、阿是穴、肾俞、委中、太冲。

(4)操作法:膈俞、阿是穴刺络拔罐法,委中用三棱针点刺出血。肝俞、太冲用平补平泻法。肾俞针刺捻转补法。

(5)方义:《素问·针解》"菀陈则除之者,出恶血也。"现瘀血阻滞经络,故取血之会穴膈俞、血之郄穴委中刺络拔罐,清除恶血疏通经络。阿是穴是恶血凝聚之处,三棱针点刺放出恶血,使经络通畅,疼痛可解。肝俞、太冲促进肝的疏泄功能,调节气机,使气血津液下输于肾,以养肾精。补肾俞加强肾精的产生,以濡养筋骨。

(刘　鹏)

第十一章　妇产科病证的针灸治疗

第一节　月经不调

月经不调是指月经的周期、经量、经色等有了改变,并且出现其他症状而言。常见的有经行先期、经行后期、经行先后无定期等。

一、病因病机

经行先期,由于忧思气结,久郁化火,或热蕴胞宫引起经期超前;经行后期,由寒邪留滞胞宫,致功能不振,运行无力,经血不能应期来潮;如有因生育过多,房事劳倦,或长期患有失血疾病,或脾胃素弱等,影响肝肾,损伤冲任,气血亏虚,均可导致月经至无定期。

二、辨证

(一)经早

月经先期而至,甚至一月经行两次,经色或赤或紫,伴有烦热、口干渴、喜冷饮等症,脉数,舌赤苔黄。

(二)经迟

月经后期而至,甚至四五十天始行经一次,经色淡晦,形寒喜热,脉迟,舌淡。

(三)经乱

经来先后无定期,经量或多或少,经色或紫或淡,体质虚弱,面色萎黄,脉象细涩,舌淡。

三、治疗

治法:取任脉、足三阴经穴为主。经早宜针不灸,用平补泻法;经迟、经乱,针灸并用。

处方:气海、三阴交。经早加太冲、太溪;经迟加天枢、归来;经乱加肾俞、交信、脾俞、足三里。

方义:本方配穴的主要作用是通调冲任,理气和血。任主胞胎,任脉之气畅旺,则月事调和。气海为任脉经穴,可调一身元气,以气为血帅,气足则能统血而经自调;脾胃为生血之本,脾气充则血有所统,故配取三阴交穴。血热经早,加太冲清肝热,太溪益肾水而调经;血寒经迟,刺灸天枢、归来以温气血,因阳明多气多血之故;经乱是先天肾气和后天气血均虚,故配肾俞、交信以培本固元,脾俞、足三里以培中焦而资气血生化之源。

(李焕民)

第二节　痛　经

一、病因病机

痛经可分虚实两类,其发病原因:实证多由于行经之时,受寒饮冷,以致血得寒而凝滞,瘀血停滞于胞中，经行受阻，不通而痛，或因七情郁结，气滞不宣而成；虚证多由于体质素弱，气血不足，以致血海渐虚，胞脉失养而成。

二、辨证

痛经即是经期腹痛。以经期或行经前后少腹疼痛为主症，并随着月经的周期持续发作。辨证须分虚实。

（一）实证

经行不畅，经前或行经时少腹疼痛。如少腹疼痛拒按，经色紫而挟有血块，下血块后痛即缓解，脉象沉涩的为血瘀；胀甚于痛，或胀连胸胁，胸闷泛恶，脉弦的为气滞。

（二）虚证

腹痛多在经后，痛势绵绵不休。少腹柔软喜按，经量减少，每伴见腰酸肢倦，纳食减少，头旋心悸，脉象细弱，舌淡等。

三、治疗

（一）实证

治法：取任脉、足太阴经穴为主。毫针刺用泻法，酌量用灸。

处方：中极、次髎、地机。

方义：本方配穴目的是通调冲任，行瘀止痛。中极是任脉经穴，可通调冲任脉气；地机是脾经郄穴，能调脾脏而行血气；次髎是治疗痛经的经验有效穴位，故三穴合用，有通经止痛的功效。

（二）虚证

治法：取任、督脉、足少阴和足阳明经穴。毫针刺用补法，并灸。

处方：命门、肾俞、关元、足三里、大赫。

方义：本方配穴的主要作用是补血补气，温调冲任。命门属督脉，督脉总督一身之阳经，故取命门以补真阳；肾俞为肾之背俞，大赫亦为肾经穴，灸二穴有益肾壮阳之功；关元是任脉经穴，可温补下焦元气而理冲任，取足三里补脾胃而益气血。气血充足，冲任调和，则经痛自止。

加减法：本方亦可加取归来、脾俞、三阴交、太冲。

（李焕民）

第三节　经　闭

一、病因病机

本病分虚实两类。由于多产、思虑过度、素体亏虚、久病体弱等原因致使脾胃生化的功能减弱，阴血消耗太甚，因而血源枯竭，无血以下，即成血枯经闭；由于受寒饮冷，邪气客于胞门，或情志郁抑，气机不畅，瘀血凝结，经脉阻滞，而成血滞经闭。

二、辨证

妇女在行经年龄，既非妊娠，又不在哺乳期中，而月经不至的，称为经闭。分血枯经闭与血滞经闭二类。

（一）血枯经闭

经量逐渐减少，终于闭止。多见消化不良，便溏，唇爪色泽不荣，头眩心悸，精神疲倦，脉象细涩，舌淡。

(二)血滞经闭

月经停闭,少腹作胀或兼疼痛,伴有烦热、胸闷等症;重证每于腹部出现癥瘕,大便燥结,皮肤甲错,口干,舌质暗红或有紫点,脉象沉弦而涩。

三、治疗

(一)血枯经闭

治法:取任脉经穴及脾肾背俞穴为主。毫针刺用补法,并灸。

处方:脾俞、肾俞、气海、足三里。

方义:本方的作用是调理脾胃、补益肾气。脾胃为后天之本,主消化水谷,化精微而为气血,血源充足,则经闭自通,故取脾俞、足三里以健脾胃;肾为先天之本,肾气足,则精血自充,故取肾俞、气海以补肾气。

(二)血滞经闭

治法:取任脉和足太阴、足厥阴经穴为主。毫针刺用泻法,一般不灸。

处方:中极、合谷、血海、三阴交、行间。

方义:本方有退热舒郁,去瘀生新的作用。中极能理冲任调下焦,血海为足太阴脾经输穴,行间是足厥阴肝经输穴,二穴通调肝脾之气,能奏行瘀化滞的功效;合谷、三阴交可使气血下行而达通经的目的。

(李焕民)

第四节 崩 漏

崩漏是以妇女的经血妄行,非时而下为主症。凡发病急骤,暴下如注,大量出血为崩;发病势缓,血流量少,淋漓不断为漏。崩与漏往往互为因果,崩久不愈,可以转漏,漏久不止,也可转崩。

一、病因病机

本病的原因多由冲任损伤,肝脾失调所致。如房劳过度,脏腑气血俱虚,损伤冲任,不能固摄血脉,因此,经血非时而下;如情志不舒,肝失调达,气血壅滞,郁结生热,藏血失职,以致邪热迫血妄行;如饮食不节,或久思积虑,脾虚不能统血,病轻的则漏下淋漓不止,病重的则崩注大量血出。

二、辨证

崩漏的辨证是依据血量多少,浓稀程度,血色气味,并审辨脉象舌苔和全身症状,以判断其寒热虚实。

(一)实热

新病崩证,大量出血,颜色紫红,秽臭难闻,血浓兼有瘀块,腹痛拒按,大便秘结,日干作渴,脉象弦数有力,舌红苔黄。

(二)阴虚

血色鲜红,兼有头晕耳鸣,心悸失眠,午后潮热,脉象细数无力,舌红无苔。

(三)气虚

病久漏下,血色淡或暗晦,少腹冷痛,喜热欲按,面色皖白,形寒畏冷,倦怠嗜卧,胃纳减少,脉象沉细迟弱,舌苔白滑。

(四)虚脱

漏久不止,或崩证下血过多,则出现昏厥,面色苍白,汗出如油,呼吸气促,四肢厥逆,脉微欲绝。

三、治疗

治法:取任脉、足太阴经穴为主。偏热针用泻法,不灸;虚寒针用补法,多灸。

处方：关元、三阴交、隐白。实热加血海、水泉；阴虚加内关、太溪；气虚加脾俞、足三里；虚脱加百会、气海。

方义：本方主要作用，以调补冲任之气为主，并佐以清热化瘀，而血自止。关元为足三阴、冲任之会，可以调补冲脉、任脉之气，以加强固摄，约制经血妄行；三阴交为足三阴之交会，有补脾统血之作用，为治疗妇科病的要穴；隐白是脾经之井穴，用治崩漏，效果良好。

偏热加针血海、水泉，可泄血中之热，以止血热之妄行；气虚并针补艾灸足三里、脾俞，以培补中气，使气足而能摄血；阴虚加内关、太溪，调养心肾而退虚热；灸百会、气海以扶元气，而收回阳固脱之功。

（李焕民）

第五节 带下病

一、病因病机

带下病的病因，多由任脉不固，带脉失约，以致水湿浊液下注而成；或饮食劳倦，损伤脾胃，运化失职，湿气下行，故成带下。其中黄带多因脾热，白带多因虚寒，也有因情志不舒，肝气郁结，郁久化热，致血与热相搏，湿热下注，则成赤带或赤白带下。

二、辨证

带下一证，以阴道渗出一种黏腻液体，绵绵不绝为主症。以白黄二带最为多见，赤带则每兼见于白黄带之中。辨证分湿热与寒湿两类。

（一）湿热

新病带下，黏腻色黄，并有秽臭，大便干燥，小便短赤，脉象濡数，舌苔黄腻；或带色兼红，口苦咽干，五心烦热，心悸失眠，情绪急躁易怒，脉象弦数，苔黄。

（二）寒湿

久病带下，稀薄色白，气腥而不秽臭，伴有腰重酸痛，头晕无神，肢体疲惫，食欲不振，便溏肢冷，脉象缓弱或沉迟，舌苔薄白滑润等症。

三、治疗

治法：取任脉、带脉和足三阴经穴为主。湿热针用泻法，不灸；寒湿针用平补平泻法，多灸。

处方：带脉、白环俞、气海、三阴交。湿热偏盛加行间、阴陵泉；寒湿偏盛加关元、足三里。

方义：本方有健脾渗湿，调补任脉、带脉之作用。取带脉固经气以治带病；白环俞、气海可通调任脉与膀胱之气而化湿邪；三阴交为足三阴之会穴，有健脾渗湿，调理肝肾之力。

湿热偏盛加针行间以泄肝经之郁热，阴陵泉以清利脾经之湿热。寒湿偏盛加灸关元、足三里，既可温固下元，又可健脾渗湿，二穴长期温灸，有增强体质，扶正祛邪之功。

（李焕民）

第六节 胎位不正

胎位不正是指妊娠30星期后，经产前检查发现臀位、横位、枕后位、颜面位胎位等，其中以臀位为常见异常胎位。本证多见于经产妇或腹壁松弛的孕妇，胎位不正如不纠正，在临产时常表现为宫颈扩张缓慢、宫缩不强、产程延长，或胎膜早破、脐带脱出、胎儿窘迫或死亡，有的可发生子宫破裂或产道损伤等。

一、辨证要点

(一)主症

妊娠30星期后，发现胎位不正。本证在临床上多无自觉症状，可通过妊娠后期妇科检查而发现。

(二)气血虚弱

兼见神疲乏力，少气懒言，心悸气短，食少便溏，舌淡苔薄白，脉滑无力。

(三)肝气郁滞

兼见情志抑郁，烦躁易怒，胸胁胀满，嗳气，苔薄白，脉弦滑。

二、治疗

(一)基本治疗

治法：益气养血，疏肝理气，调整胎位。取足太阳经井穴为主。

主穴：至阴。

配穴：气血虚弱者配足三里、三阴交、肾俞；肝气郁滞者配肝俞、行间。

方义：妇女以血为本，孕妇气血充沛、气机通畅则胎位正常。肾藏精，主生殖，肾阴、肾阳调和，则气顺血和，胎正产顺。至阴是足太阳经井穴，与足少阴经相连，灸之可调理足少阴经经气、调和冲任、调整阴阳，至阴穴也是治疗胎位不正的经验穴。

操作：至阴用艾条温和灸。操作时嘱孕妇平卧位，解松腰带，每次灸双侧15～20 min，每日1～2次，3日后复查，至胎位转正为止。也可用艾炷灸，用黄豆大艾炷放置于双侧至阴穴，燃至局部有灼热感，即除去艾灰，每次灸7～9壮，每日1次，3日后复查，至胎位转正为止。配穴用补法，肾俞不宜深刺，或用灸法。

(二)其他治疗

穴位激光照射法：选至阴穴。用医用氦一氖激光仪，功率5 mW，直接照射穴位，每侧5～8 min，每日1次，3～5次为1个疗程。

三、按语

(1)艾灸至阴穴矫正胎位成功率较高，一般在治疗1个星期内见效。艾灸矫正胎位简便、安全，对孕妇、胎儿均无不良影响。

(2)灸法应注意治疗时机，妊娠7～8个月(30～32妊娠周)是转胎最佳时机。

(3)现代研究表明，针灸可以使子宫的紧张性增高，能兴奋垂体一肾上腺皮质系统，通过某些激素的分泌增多，使子宫平滑肌收缩，从而增强子宫的活动，使胎动增多，胎位不正得以矫正。

(4)因子宫畸形、骨盆狭窄、肿瘤，或胎儿本身因素引起的胎位不正，或习惯性早产、妊娠毒血症，不宜采用针灸治疗，应尽快转产科处理，以免发生意外。

(李焕民)

第七节　滞　产

自分娩开始至宫口完全张开为第一产程，在此期间如果子宫收缩不能逐渐增强，使第一产程时间超过24 h，称为滞产。古代称“产难”“子难”等。本证多因孕妇素体虚弱，正气不足；或产时用力过早，耗气伤力；或临产胞水早破，浆血枯干，导致气血虚弱，分娩时久产不下；或临产过度紧张，或产前过度安逸，气不运行，血不流畅，或感受寒邪，血寒凝滞，气机不利，气滞血瘀而致。

西医学中，滞产多见于子宫收缩无力。

一、辨证要点

（一）主症

临产浆水已下，胎儿久久不能娩出。

（二）气血虚弱

兼见阵痛微弱，坠胀不甚，或下血量多，色淡，面色苍白，神疲肢软，心悸气短，舌淡苔白，脉沉弱而细。

（三）气滞血瘀

兼见腰腹剧痛、拒按，或下血量多、色暗，精神紧张，胸脘胀闷，舌暗或有瘀斑，脉弦大或紧涩。

二、治疗

（一）基本治疗

治法：调理气血，催产。以手阳明、足太阴、足太阳经穴为主。

主穴：合谷、三阴交、至阴、肩井。

配穴：气血虚弱者配足三里、太溪、气海；气滞血瘀者配次谬、昆仑、太冲。

方义：合谷为手阳明经原穴，三阴交为足三阴经之交会穴，两穴相配可理气行血以致胎下；至阴是足太阳经井穴，与肩井同为催产之经验要穴。

操作：毫针刺，补合谷，泻三阴交，至阴、肩井穴斜刺，行泻法。得气后持续行针 5 min，并间歇行针。配穴按虚补实泻法操作。

（二）其他治疗

1. 灸法

选合谷、气海、关元、上髎、次谬、三阴交、复溜、至阴。每次用2～3 穴，用艾条温和灸，灸治时间不限，以娩下胎儿为止。或在神阙穴填上适量的细盐，上置黄豆大艾炷点燃，共灸 5～7 壮。

2. 穴位注射法

选合谷、三阴交。用 5%当归注射液，每穴注射 0.5 mL，可根据子宫收缩情况间隔 15～30 min 重复 1 次。

3. 穴位敷贴法

选神阙、涌泉。将蓖麻叶捣烂，做成药饼，或用巴豆 2 粒去壳，加麝香 0.3 g，研制成药饼，贴于穴位上再盖上敷料，产后则去除贴药。

4. 耳针法

选内生殖器、子宫、肾、皮质下、交感、内分泌。每次用 2～3 穴，毫针刺，用中等刺激，每隔 3～5 min 捻转行针 1 次，直到胎儿娩出为止。

三、按语

（1）针灸对宫缩无力的滞产有催产作用。如因子宫畸形、盆腔狭窄等引起的滞产，应转产科处理。

（2）针灸用于处理滞产，方法简便有效，对孕妇、胎儿的调整作用缓和，无不良影响，且有良好的镇痛作用。

（3）现代研究表明，针灸可通过调节垂体一肾上腺皮质系统功能，促进某些激素的分泌（如雌激素），使子宫的紧张性及活动性增强，但使子宫收缩，达到催产的作用。同时，针刺还可缓解疼痛，解除患者的紧张因素，协同子宫收缩，以达到顺利生产的目的。

（4）消除产妇紧张情绪，注意饮食、情志、劳逸，保持充沛精力。若大量出血而出现虚脱晕厥者，应采用中西医结合综合治疗措施。

（李焕民）

第八节 乳 少

乳少是指产后乳汁分泌甚少或全无,不能满足婴儿需要的病证。本证多因素体脾胃虚弱,生化不足,气血虚弱,或分娩失血过多,气血耗损,乳汁化源不足;或产后七情所伤,情志不调,肝失调达,气机不畅,乳汁运行不畅,甚则乳脉不通所致。

一、辨证要点

(一)主症

产后乳汁分泌量过少或无乳汁分泌,或在哺乳期乳汁正行之际,乳汁分泌减少或全无。

(二)气血虚弱

产后乳少,乳汁清稀,甚或全无,乳房柔软无胀感,面色苍白,唇甲无华,神疲乏力,食少便溏,舌淡苔薄白,脉虚细。

(三)肝气郁滞

产后乳汁不行或乳少,乳房胀满疼痛,甚至身有微热,情志抑郁不乐,胸胁胀闷,脘痞食少,舌红苔薄黄,脉弦。

二、治疗

(一)基本治疗

治法:调理气血,疏通乳络。取足阳明经、任脉穴为主。

主穴:乳根、膻中、少泽。

配穴:气血虚弱者配足三里、脾俞、胃俞;肝气郁滞者配太冲、内关。

方义:乳根可调理阳明气血,疏通乳络。膻中为气会,功在调气通络。少泽为通乳的经验效穴。

操作:少泽实证点刺出血,虚证用灸法,其余主穴用平补平泻法,可加灸。配穴按虚补实泻法操作。

(二)其他治疗

1. 耳针法

选胸、内分泌、交感、肝、肾、脾。毫针刺,用中等刺激,每次15~20 min。或用揿针埋藏或用王不留行籽贴压。

2. 皮肤针

背部从肺俞至三焦俞及乳房周围,叩刺强度根据证候的虚实决定轻重,一般多用轻刺激或中等刺激。背部从上而下每隔 2 cm 叩打一处,并可沿肋间向左右两侧斜行叩刺,叩打 5~7 次;乳房周围作放射状叩刺,乳晕部作环形叩刺,每次叩刺 10 min,每日 1 次。

3. 穴位注射法

选乳根、膻中、肝俞、脾俞。用维生素 B_1、维生素 C 注射液各10 mL,每穴注射 1~2 mL,每日 1 次。

三、按语

(1)针灸治疗产后乳少疗效较好。针刺膻中时,宜向乳房两侧平刺;乳根宜沿乳房向上平刺,使针感向乳房扩散。同时,还应积极早期治疗,发病时间越短,则针灸治疗效果越好。

(2)现代研究表明,针灸通过对下丘脑一垂体轴功能的双向良性调节,使催产素、催乳素分泌增多,有利于乳汁的分泌。同时,针刺通过抑制雌激素、孕激素的分泌,以减少这些激素所产生的抑制乳汁分泌的作用。

(3)哺乳期产妇应保持心情舒畅,避免过度疲劳,保证充足睡眠,掌握正确哺乳方法,多食高蛋白质流质食物。

(李焕民)

第十二章　儿科病证的针灸治疗

第一节　遗　尿

遗尿是指3岁以上的小儿睡眠中小便自遗、醒后方觉的一种病证，又称尿床、遗溲、遗溺、夜尿症。3岁以下的小儿，由于脑髓未充，智力未健，正常的排尿习惯尚未养成，或因白天嬉戏过度，精神兴奋，过度疲劳，或睡前多饮等偶有尿床者，此不属病态。若3岁以上幼儿，尚不能自控排尿，每睡即遗，形成惯例，则应视为病态。

中医学认为，多因肾气未充，下元虚寒，或脾肺气虚，固摄无权等导致膀胱气化不利，约束无权而夜间尿床。西医学认为，本病因大脑皮质、皮质下中枢功能失调引起。

一、辨证

本病的诊断要注意排除器质性病变所致者，临床上应做一些必要的检查，如大便找寄生虫卵、X线检查脊柱裂等。

（一）肾阳不足

每夜遗尿1次或数次，或数夜1次，白天小便亦多，甚至难以控制。面色㿠白，精神疲乏，或肢冷畏寒，智力迟钝，腰腿乏力，舌淡，脉沉细。

（二）肺脾气虚

睡中遗尿，白天小便频而量少，劳累后遗尿加重。面白气短，四肢无力，食欲不振，大便易溏，舌淡、苔白，脉细无力。

二、论治

（一）针灸

治则：温补肾阳、补益肺脾。针灸并用，补法。

处方：关元、中极、膀胱俞、三阴交。

方义：关元是任脉穴，可培元补肾；中极、膀胱俞分别是膀胱的募穴和俞穴，二穴伍用可振奋膀胱功能，以助对尿液的约束能力；三阴交为足三阴经交会穴，以疏调脾、肝、肾三经之经气而止遗尿。

加减：肾气不足加肾俞以补肾培元；肺脾气虚加肺俞、脾俞、足三里健脾益肺；夜梦多配百会、神门宁心益脑。

操作：中极、关元针前排空小便，采用直刺或向下斜刺，行针后令针感下达阴部为宜，行热补法；肾俞、关元可行温针灸或隔附子灸；其余穴位常规针刺。

（二）皮肤针法

取夹脊穴、气海、关元、中极、膀胱俞、八髎。用皮肤针轻叩，使皮肤微微潮红，也可叩刺后再加拔火罐。每天1次。

（三）耳针疗法

取肾、膀胱、脾、肺、皮质下、内分泌、尿道。每次选用3～4穴，毫针浅刺，中等刺激，留针20分钟，每天

1次。或埋针、贴压药丸，于睡前按压以加强刺激。两耳交替。

（四）穴位注射

选中极、膀胱俞、气海、肾俞、关元、关元俞。每次选用2穴，用当归注射液或维生素 B_1、维生素 B_{12}、胎盘注射液，硝酸士的宁等，每次每穴注入药液2 mL，每天1次。

三、按语

（1）针灸治疗遗尿疗效较好，特别是大脑皮质功能失调、营养不良、感受风寒等引起者，针灸可作为临床首选治疗方法。

（2）培养孩子良好习惯，纠正贪玩，避免过度疲劳，晚间限制进水量，夜间定时叫醒孩子起床排尿。

（3）应解除患儿心理负担和紧张情绪，树立信心，消除自卑、怕羞心理。

四、现代研究

小儿年满3周岁，夜间不能自控排尿，大多属于功能性遗尿。多因小儿大脑皮质和皮质下等排尿中枢的控制功能及膀胱功能未发育完善所引起。有一部分小儿是因白天受到惊吓，或过于疲劳，睡眠太深，不能对排尿产生觉醒而引发。针灸治疗本病的作用机制为：针刺产生的信号通过周围神经传入高级神经中枢，使患儿排尿中枢的控制功能得到加强和改善，并通过中枢反射性信号的下传，促进了膀胱与中枢间的协调关系，产生正常的排尿活动；针刺改善了脑部的供血状况，使脑组织得到充分的血氧供应，促进小儿大脑的发育，使排尿中枢功能不断得到完善。此外，针灸良好的心理调节作用，以及注意夜间定时叫醒小儿排尿，养成良好的生活习惯等，在治疗中亦起到重要作用。

（孙　波）

第二节　急惊风

惊风是以四肢抽搐，口噤不开，角弓反张和意识不清为特征的一种儿科常见病，又称抽搐。其中发病迅速，症情急暴者称为急惊风。急惊风在很多疾病中均可发生，以5岁以内婴幼儿最为常见，年龄越小发病率越高，7岁以后逐渐减少。由于急惊风病势突然，症情凶险，变化迅速，往往威胁小儿生命，故为小儿危重急证之一。

本病相当于西医学的小儿抽搐，可见于多种疾病如高热、乙型脑炎、流行性脑膜炎（或脑炎、脑膜炎后遗症）、原发性癫痫等。

急惊风病因复杂，以外感时邪、痰热内蕴或暴受惊恐为主要因素。感邪后，从热化火，热极可以生痰生风，食滞痰郁也可化火动风，其主要病机为热闭心窍，热极动风，痰盛发搐。热、痰、风、惊四证是急惊风的主要病理表现。病变部位在心、肝两脏。

一、辨证

急惊风发病急骤，临床表现多为实证。其以四肢抽搐，口噤不开，角弓反张和意识不清为特征。

（一）外感惊风

起病急骤，先有高热头痛，咳嗽咽红，面红唇赤，气急鼻煽，或恶心呕吐，或口渴烦躁，继而神志昏迷，四肢抽搐，两目上视，牙关紧闭，颈项强直，甚则角弓反张，舌红、苔薄黄或燥黄，脉浮数。

（二）痰热惊风

先纳呆呕吐，腹痛，便秘，痰多色黄，咳吐不利，继而发热神呆，迅即出现昏迷，抽搐，两目上视，牙关紧闭，甚至角弓反张，喉中痰鸣，呼吸气粗，腹部胀满，舌红、苔黄厚而腻，脉弦滑而数。

(三)惊恐惊风

不发热或微发热,四肢欠温,夜寐不安或昏睡不醒,惊惕频作,醒后啼哭,面色时青时赤,甚则惊厥,舌苔薄,脉沉细。

二、论治

(一)针灸

治则:清热熄风,豁痰开窍,镇惊宁神。只针不灸,泻法,或点刺出血。

处方:水沟、印堂、合谷、太冲。

方义:水沟为督脉穴,与印堂穴伍用可开窍醒神;合谷为手阳明经原穴,太冲为足厥阴肝经原穴,两穴合用谓之"四关",可熄风镇惊,调理气血。

加减:外感惊风加外关、风池解表退热;痰热惊风加中脘、丰隆清热涤痰;惊恐惊风加神门宁心镇惊;高热加大椎、十宣泄热镇惊;头痛加风池、太阳祛邪通络止痛;牙关紧闭加下关、颊车启闭开窍。

操作:水沟刺向鼻中隔,用强刺激;十宣可点刺出血;余穴常规针刺。

(二)指针疗法

用拇指指甲重掐水沟、印堂、四关穴,至抽搐停止为止。

(三)三棱针法

取水沟、十宣或十二井、合谷、太冲。诸穴消毒后,用三棱针点刺放血,每穴出血3滴。

(四)耳针疗法

取心、肝、交感、神门、皮质下、缘中、枕。每次选用2～3穴,用捻转泻法强刺激,不留针。高热不退者,在耳尖部点刺出血。

(五)皮肤针法

取大椎、曲池、涌泉、百会、十宣、印堂。常规消毒后,用皮肤针强刺激,以皮肤出血为度。

三、按语

(1)针灸治疗急惊风有一定疗效,但由于急惊风可见于多种疾病,必须查明原因,针对病因治疗。对频发或抽搐较久患者要密切观察呼吸、血压、瞳孔、面色等,注意采用综合措施。

(2)在发作时针灸治疗首应止惊。当患儿四肢抽搐时,切勿把持手脚,强制牵住,以免扭伤筋骨。抽搐不止伴痰涎过多者,应使患儿侧卧,注意保持呼吸道通畅;并将压舌板缠上多层纱布塞入患儿上、下臼齿之间,防止咬伤舌头,或发生窒息。

(3)保持室内安静,避免刺激患儿。

四、现代研究

针灸治疗急惊风可能与针刺能抑制大脑细胞的异常状态,以及针灸所具有的抗菌消炎,退热止痛等作用有关。

(孙　波)

第三节　食　积

小儿食积是指小儿乳食停聚不化、滞而不消所致的一种胃肠疾病。本证多因喂养不当,乳食过度,脾胃受损,致使脾胃运化失调,气机升降失常;或因小儿脾胃素虚,饮食不当,食物停滞不消所致。

西医学中,小儿食积多见于胃肠消化不良性等疾病。

一、辨证要点

主症：不思饮食，脘腹胀满或疼痛，伴烦躁，夜啼或呕吐，大便酸臭或溏薄，苔腻，脉沉细而滑。

乳食内积：烦躁多啼，夜卧不安，纳呆，呕吐乳块或酸馊食物，苔白厚或黄腻，脉滑。

脾胃虚弱：面色萎黄，形体较瘦，困倦乏力，夜卧不安，纳呆厌食，腹满喜按，大便稀溏，夹有乳食残渣，苔白腻，脉细滑。

二、治疗

（一）基本治疗

治法：健脾和胃，化积消滞。取足阳明经穴为主。

主穴：天枢、足三里。

配穴：乳食内积者配中脘、梁门；脾胃虚弱者配胃俞、脾俞。

方义：天枢为大肠募穴，足三里为胃之合穴，两穴合用能通调肠道，健脾和胃，以消积滞。

操作：天枢用毫针平补平泻法，足三里用补法。配穴按虚补实泻法操作。

（二）其他治疗

皮肤针法：选脾俞、胃俞、三焦俞、华佗夹脊穴（第7～17椎）。轻轻叩打，每日1次，每次叩打20 min。

三、按语

（1）针灸治疗本病效果明显，临床应用时还可配合推拿捏脊法以增强疗效。

（2）现代研究表明，针灸可增强胃肠的蠕动功能和小肠的吸收功能，有助于积食的消化吸收，并对机体各种消化液的分泌有促进作用。

（3）饮食调节是预防本病发生的主要原因，故临床治疗时应对小儿的喂养定时定量，不宜过饥过饱，更不宜偏食或过食油腻、生冷。

（孙　波）

第四节　小儿脑性瘫痪

小儿脑性瘫痪简称小儿脑瘫，是以小儿大脑发育不全、智力低下、四肢运动障碍为主要症状的一种疾病。本病属中医儿科“五软”、“五迟”的范畴。本证多因先天禀赋不足，肝肾亏虚，精血不能注于筋骨；或元阳不振，阳气不能温煦肌肤、营于四末；或平素乳食不足，哺养失调，或久病、大病后失于调养，以致脾胃亏损，气血虚弱，筋骨、肌肉失于滋养；或因感受热毒，内陷厥阴，后期阶段导致耗气伤阴，日久气血失调，筋脉失养；或风痰留阻络道，气滞血瘀，筋脉失利。

西医学中，小儿脑性瘫痪多见于先天性大脑发育不良或多种原因引起脑损伤而致的后遗症。

一、辨证要点

主症：智力低下，发育迟缓，四肢运动功能障碍。

肝肾不足：筋骨瘦弱，发育迟缓，站立、行走或长齿等明显迟于正常同龄小儿，目无神采，面色不华，疲倦喜卧，智力迟钝，舌淡苔薄白，脉细。

气血虚弱：筋肉痿软，头项无力，精神倦怠，神情呆滞，语言发育迟缓，流涎不禁，食少便溏，舌淡苔白，脉细弱。

痰瘀阻络：反应迟钝，失语痴呆，手足软而不用，肢体麻木，舌淡紫或边有瘀点，苔腻，脉弦滑或涩。

二、治疗

（一）基本治疗

治法：滋养肝肾，益气养血，化瘀通络。取督脉及足少阳、足阳明经穴为主。

主穴：百会、四神聪、悬钟、足三里、合谷。

配穴：肝肾不足者配肝俞、肾俞；气血虚弱者配心俞、脾俞；痰瘀阻络者配膈俞、血海、丰隆。

方义：百会属于督脉，为诸阳之会穴，督脉入络脑，故能健脑调神开窍。四神聪为经外奇穴，有宁神醒脑益智之功。悬钟为髓会，可益髓补脑，强壮筋骨。阳明经多气多血，足三里培补后天之本，化生气血，滋养筋骨、脑髓。合谷调理气血，化瘀通络。

操作：主穴毫针刺，用补法或平补平泻法，或速刺不留针。配穴按虚补实泻法操作。

（二）其他治疗

1. 头针法

选额中线、顶颞前斜线、顶旁1线、顶旁2线、顶中线、颞后线、枕下旁线。用1.5寸毫针迅速刺入帽状腱膜下，然后将针体与头皮平行，推送至所需的刺激区，留针2～4 h，留针时可以自由活动，隔日1次。

2. 穴位注射法

选大椎、足三里、阳陵泉、曲池、合谷、手三里、丰隆。每次选2～4穴，用5%当归注射液或维生素B_1、维生素B_{12}注射液等，每穴注射0.5～1 mL，隔日1次。

3. 耳针法

选枕、皮质下、心、肾、肝、脾、神门。每次选2～4穴，毫针刺，用中等强度刺激，每次留针20～30 min。或用王不留行籽贴压，每3～5日更换1次。

三、按语

（1）针灸治疗本病应重视早期治疗；针灸对轻型者有一定效果，可以改善症状。方法多采用体针、头针、穴位注射法等。治疗时疗程应长，同时注意加强智力训练，以提高疗效。

（2）小儿脑性瘫痪的诊断主要根据病史及临床表现，注意与佝偻病相鉴别。

（3）现代研究表明，针灸治疗对改善脑代谢有积极作用，可以增加脑血流量，纠正缺血、缺氧状态，有利于脑组织的恢复。

（孙　波）

第十三章　五官科病证的针灸治疗

第一节　目赤肿痛

一、病因病机

本证多因外感风热，郁而不宣；或因肝胆火盛，循经上扰，致经脉闭阻，血壅气滞而发。

二、辨证

目赤肿痛，畏光，流泪，眼涩难开。并兼有头痛，发热，脉浮数等症为风热；如兼有口苦，烦热，脉弦等症为肝胆火盛。

三、治疗

治法：取手阳明、足厥阴经穴为主。针用泻法。

处方：合谷、太冲、睛明、太阳（奇穴）、上星。

方义：本方有清泄风热、消肿定痛的作用。因目为肝窍，阳明、太阳、少阳的经脉均循行于目部，故取合谷调阳明经气以泄风热，太冲导厥阴经气而降肝火，睛明为太阳、阳明交会穴，能宣泄患部之郁热，上星、太阳，点刺出血，则清火泻热之功尤著。

加减法：风热加少商、上星；肝胆火盛加行间、侠溪。

（李焕民）

第二节　睑腺炎

睑腺炎又称麦粒肿、针眼、偷针，是以睑缘局部红肿、硬结、疼痛，形如麦粒为特征的病证。常易单眼患病，也可两目同时并发。它是眼睑组织受细菌感染形成的眼腺组织化脓性炎症。

中医认为本病多因外感风热，客于眼睑；或过食辛辣等物，以致脾胃湿热上攻于目，导致营卫失调，气血凝滞，热毒阻滞于眼睑皮肤之间而发病。

一、辨证

本病初起较轻，胞睑皮肤微有红肿痒痛，继则形成局限性硬结，形如麦粒，推之不移，按之疼痛，全身伴有发热，微恶风寒，头痛，耳前可触及肿核，重者局部红肿热痛，甚则肿核大而消散，眼缘毛根或眼睑内出现黄白脓点，脓成溃破排脓始愈。

（一）外感风热

兼见恶寒、发热、头痛、咳嗽，舌苔薄、脉浮数。

(二)脾胃湿热

兼见口臭、口干、口渴、便秘、心烦,舌苔黄腻、脉濡数。

二、论治

(一)针灸

治则:疏风清热消肿,利湿和中止痛。

处方:鱼腰、太阳、四白、风池、合谷、阴陵泉。

方义:鱼腰、太阳、四白为局部取穴以疏导眼睑局部之郁热;合谷为手阳明大肠经之原穴以疏风清热消肿;风池取之以疏散风邪;阴陵泉取之以清脾胃湿热。

加减:外感风热者加攒竹、行间祛风清热;热毒炽盛者加大椎、曲池清热解毒;脾胃湿热者加三阴交、阴陵泉健脾利湿。

操作:毫针刺用泻法,太阳可点刺出血,风池穴刺向鼻尖,切记不能向上深刺,以上诸穴每天1次,每次20～30分钟。

(二)耳针疗法

取眼、肝、脾、目,强刺激,每天1次;耳尖点刺出血。

(三)拔罐疗法

取大椎,用三棱针点刺出血后拔罐。

(四)梅花针法

叩刺以病变局部出现灼热感或红晕为度。

三、按语

(1)针灸治疗本病,炎症初期可使其吸收、消肿,并有止痛作用,疗效较好。

(2)脓未溃时,可做热敷,以干净毛巾浸入热水后拧干敷患处。酿脓之后,患处切勿挤压,以免脓毒扩散,变生他证。

(3)平时应注意眼部卫生,增强体质,防止发病。

四、现代研究

麦粒肿是眼科常见病,采用传统的针刺治疗方法,可收到较满意的临床效果。其作用机制是针刺具有退热、消炎、镇静、止痛之功能,能激发和增强人体的免疫力,促进炎症消退和脓头迅速排出,伤口结痂愈合。

(李焕民)

第三节 近 视

近视是以视近清楚、视远模糊为主症的眼病,又称“能近怯远症”。近视发生的原因有先天禀赋不足致肝肾亏虚,久视伤血使气血受损,以及不良用眼习惯使眼过度疲劳,目络瘀阻,目失所养致视物昏花。

本病即西医学近视眼,为屈光不正的疾病之一,多发于青少年时期。

一、辨证要点

主症:视物昏花,能近怯远。

肝肾阴虚:失眠,健忘,腰酸,目干涩,舌红,脉细。

心脾两虚：神疲乏力，纳呆便溏，头晕心悸，面色无华，舌淡，脉细。

二、治疗

(一)基本治疗

治法：补益肝肾、养血明目。以调节眼部经气为主，穴位近取和远取相结合。

主穴：睛明、承泣、风池、光明。

配穴：肝肾阴虚者加肝俞肾俞；心脾两虚者加心俞、脾俞；用眼过度、视物昏花者加四白、足三里、三阴交。

方义：睛明、承泣可疏通眼部经气，是治疗眼疾的常用穴，为局部取穴。风池为足少阳与阳维脉之交会穴，内与眼络相连；光明为足少阳经之络穴，与肝经相通，两穴相配有通经活络、养肝明目之功。

操作：毫针刺，平补平泻。肝俞、肾俞、心俞、脾俞用补法，可加灸，睛明应注意针刺深度，避免伤及眼球和血管。

(二)其他治疗

1. 皮肤针法

轻度或中度叩刺眼周围穴及风池穴，也可中度叩刺颈椎旁至大椎穴。

2. 耳针法

选眼、肝、肾、心、脾。毫针刺或王不留行籽贴压。

三、按语

(1)针灸对假性近视效果显著，年龄越小效果越好。

(2)针灸治疗同时，应注意用眼卫生，坚持做眼保健操，以辅助治疗。

(李焕民)

第四节　耳鸣、耳聋

耳鸣、耳聋是指听觉异常的两种症状，可由多种疾病引起。耳鸣以自觉耳内鸣响为主症，耳聋以听力减退或听觉丧失为主症。耳鸣、耳聋的病因病机大致相同，实证多因风邪侵袭、肝胆火盛、痰火郁结上扰清窍；虚证多因肾精亏损、脾胃虚弱而致气血生化不足，经脉空虚不能上承于耳而发病。

西医学中，耳鸣、耳聋可见于多种疾病，包括耳科疾病、脑血管病、高血压病、动脉硬化、贫血、红细胞增多症、糖尿病、感染性疾病、药物中毒、外伤性疾病等。

一、辨证要点

(一)实证

主症：暴病耳聋，或耳中溃胀，鸣声隆隆不断，按之不减。

外感风邪：开始多有感冒症状，继之卒然耳鸣、耳聋、耳闷胀，伴头痛恶风，发热口干，舌红苔薄白或薄黄，脉浮数。

肝胆火盛：兼见头胀，面赤，咽干，烦躁善怒，脉弦。

痰热郁久：耳内憋气感明显，兼见头昏头痛，胸闷痰多，舌红苔黄腻，脉弦滑。

(二)虚证

主症：久病耳聋，耳中如蝉鸣，时作时止，劳累则加剧，按之鸣声减弱。

肾精亏损：兼见头晕，腰腿酸软乏力，遗精，带下，脉虚细。

脾胃虚弱：兼见神疲乏力，食少腹胀，大便溏，脉细弱。

二、治疗

（一）基本治疗

治法：清肝泻火，豁痰开窍，补肾健脾。取手、足少阳经穴为主。

主穴：听宫、耳门、听会、翳风、中渚、侠溪。

配穴：外感风邪者加外关、合谷；肝胆火盛者加太冲、丘墟；痰热郁久者加丰隆、阴陵泉；肾精亏虚者加肾俞、太溪；脾胃虚弱者加气海、足三里。

方义：耳门、听宫、听会为耳前三穴，主治耳疾。手、足少阳两经经脉均绕行于耳之前后，取手少阳之耳门、翳风和足少阳之听会疏导局部少阳经气。听宫为手太阳与手少阳经之交会穴，疏散风热，聪耳启闭。循经远取侠溪、中渚，通上达下，疏导少阳经气，宣通耳窍。

操作：实证毫针刺用泻法，虚证毫针刺用补法，耳前三穴可交替使用。

（二）其他治疗

1. 穴位注射法

选翳风、完骨、肾俞、阳陵泉。每次选 2 穴，交替使用。用丹参注射液或维生素 B_{12} 注射液，每穴 0.5～1 mL，每日或隔日 1 次。

2. 耳针法

选肝、肾、胆、内耳、皮质下、神门。毫针刺或王不留行籽贴压。

3. 电针法

选耳门、听宫、听会、翳风，每次 2 穴，交替使用，强度以患者能耐受为度，每次 30 min。

三、按语

（1）针灸对神经性耳鸣、感音性耳聋有一定效果，应早期治疗，但对鼓膜损伤致听力完全丧失者疗效不佳。

（2）引起耳鸣、耳聋的原因很复杂，治疗中应明确诊断，并治疗原发病。

（李焕民）

第五节　鼻　衄

一、病因病机

肺气通于鼻，足阳明之脉，起于鼻之交頞中。如肺蕴风热或胃有火邪，上迫鼻窍，均能导致血热妄行而为鼻衄，亦有因外伤而致者。

二、辨证

鼻衄出血而伴有发热咳嗽等症者，为肺经有热；如兼有口渴、烦热、便秘等症者，是胃经有热。

三、治疗

治法：取手阳明、督脉经穴为主。针用泻法。

处方：合谷、上星。

方义：手阳明与手太阴表里相合，又与足阳明经脉相接，故取合谷以清泄诸经之热而止血；督脉为阳脉之海，阳热迫血妄行，故用上星清泻督脉，使亢热渐平而衄自止。

加减法：热在肺者加少商；热在胃者加内庭。本证虽多属热，灸法并非绝不可用，古有灸上星二七壮的验方，是用灸法以引郁热之气外发。其次，凡因外伤等原因而致鼻衄不止者，指针甚验，其法用两手拇、示二指同时对掐昆仑、太溪四穴，往往奏效。

（李焕民）

第六节　牙　痛

牙痛是指牙齿因某种原因引起的疼痛，为口腔疾患中常见的症状，遇冷、热、酸、甜等刺激时发作或加重，归属于中医学“牙宣”“骨槽风”等的范畴。牙痛的常见原因有胃火、风火和肾阴不足。

西医学中，牙痛常见于各种牙病，如龋齿、牙髓炎、冠周炎、根尖周炎、牙周炎等。

一、辨证要点

主症：牙齿疼痛。

风火牙痛：牙痛阵发性加重，痛甚则龈肿，兼形寒身热，脉浮数。

胃火牙痛：牙痛剧烈，兼有口臭，齿龈红肿或出脓血，口渴口臭，便秘，舌红苔黄燥，脉弦数。

虚火牙痛：如隐作痛，时作时止，牙龈微红肿，久则牙龈萎缩，牙齿松动，口不臭，腰脊酸软，手足心热，舌红少苔，脉细数。

二、治疗

（一）基本治疗

治法：风火牙痛、胃火牙痛者清热泻火，消肿止痛；虚火牙痛者养阴清热止痛。取手、足阳明经穴为主。

主穴：合谷、颊车、内庭、下关。

配穴：风火牙痛者加外关、风池；胃火牙痛者加厉兑、二间；虚火牙痛者加太溪、行间；龋齿牙痛加偏历。

方义：手足阳明经入上下齿，阳明郁热，循经上扰而为牙痛。取合谷清手阳明之热。取颊车、内庭、下关疏导足阳明经气，通经止痛。

操作：毫针刺用泻法，循经远取可左右交叉刺。虚火牙痛太溪用补法。

（二）其他治疗

1.耳针法

选口、神门、牙、胃、大肠、肾。毫针刺或王不留行籽贴压。

2.电针法

选颊车、下关、合谷。先行毫针刺，得气后选用密波，通电20～30 min。每日1～2次，直至缓解为止。

3.穴位注射法

取合谷、颊车、翳风、下关。每次2穴，交替使用。用阿尼利注射液或柴胡注射液，每穴注射0.5～1 mL，隔日1次。

4.穴位敷贴法

将大蒜捣烂，于睡前贴敷双侧阳溪穴，至发疱后取下，用于龋齿牙痛者。

三、按语

(1)针刺治疗牙痛效果良好，但对龋齿只能暂时止痛。

(2)引起牙痛的原因很多，应针对不同的原发病进行治疗。

(3)注意口腔卫生和避免冷、热、酸、甜的刺激。

(4)应与三叉神经痛相鉴别。

(李焕民)

第七节　口　疮

口疮是口舌表面溃烂,形若黄豆的一种病证,又称“口疡”“口疳”,本证多由心脾积热,外感邪热,或阴虚阳亢,或虚阳浮越等,致邪热上蒸、虚火上浮,发为口疮。

西医学中,口疮多见于溃疡性口炎、复发性口疮。

一、辨证要点

主症:口舌表面溃烂。

心脾积热:唇、颊、上腭及舌面等处见绿豆大小黄白色溃疡,周围鲜红微肿,灼热作痛,舌红苔黄腻,脉滑数。

阴虚火旺:口疮灰白,周围色淡红,溃疡面积小而少,每因劳累而诱发,此愈彼起,反复绵延,舌红苔少,脉细数。

二、治疗

(一)基本治疗

治法:清热泻火。以手、足阳明经穴为主。

主穴:地仓、廉泉、曲池、合谷、劳宫。

配穴:心脾积热者加腕骨;阴虚火旺者加通里、照海;痛甚者加金津、玉液点刺出血。

方义:地仓为手、足阳明与阳跻脉之会,可清泻阳明邪热。廉泉为阴维脉、任脉之会,联系舌本,疏通口腔气机,为局部取穴。曲池为手阳明经合穴、合谷为手阳明经原穴,两穴合用以泻阳明之热。劳宫为手厥阴荥穴,可清心火而止痛。

操作:心脾积热者,毫针刺用泻法,刺激宜强;阴虚火旺者,毫针刺用平补平泻。

(二)其他治疗

1. 耳针法

选心、口、脾、胃、三焦。毫针刺或王不留行籽贴压。

2. 挑治法

用三棱针在大椎穴及大椎旁开 1.5～2 cm 处皮下上下划动,划断皮下纤维 2～3 根,刺后挤压针孔,令少量出血,最后用碘酒涂于伤口。

三、按语

针刺治疗口疮有一定效果。平时注意口腔卫生,少食刺激性食物。

(李焕民)

第八节　咽喉肿痛、喉蛾

咽喉肿痛和喉蛾均是常见的咽喉疾病,因两者的证治有其共同之处,故合并叙述。

一、病因病机

咽接食道，通于胃；喉连气管，通于肺。如因外感风热等邪熏灼肺系，或肺、胃二经郁热上壅，致生咽喉肿痛或喉蛾，此属实证。

如肾阴亏耗，虚热上炎，亦可致咽喉肿痛，此属虚证。

二、辨证

（一）咽喉肿痛

1.实热证

咽喉间轻度红肿疼痛，如兼咳嗽、口渴、便秘、时有寒热头痛者，多属外感风热与肺胃郁热。

2.阴虚证

咽喉红肿疼痛不剧烈，入夜较重。

（二）喉蛾

生于咽喉之旁，或单侧，或双侧，状如蚕蛾，红肿疼痛。

三、治疗

（一）实热证

治法：实热证以取手太阴、手足阳明经穴为主，针用泻法。

处方：少商、尺泽、合谷、陷谷、关冲。

方义：本方通治咽喉肿痛、喉蛾之属于热证者。咽是胃窍，喉是肺窍，一属太阴，一属阳明，为二经经脉循行的部位。少商系手太阴经的井穴，点刺出血，泄肺中之热，为治喉证的主穴。尺泽是手太阴经的合穴，泻肺经实热，取实则泻其子之意。合谷、陷谷，系手足阳明经输穴，可清阳明郁热。再配合三焦经井穴关冲，点刺出血，使上中二焦之热清，肺胃同治，以达到消肿定痛的作用。

（二）阴虚证

治法：阴虚证以足少阴经穴为主，针用平补平泻法。

处方：太溪、照海、鱼际。

太溪是足少阴经原穴，照海为足少阴经和阴跷脉的交会穴，二脉均循行于喉咙，故用之能调二经经气。鱼际为手太阴荥穴，可清肺热。三穴同用，使虚火得清，不致灼伤阴液，故适用于阴虚的咽喉肿痛。

加减法：便秘加丰隆。

（李焕民）

推拿篇

第十四章　推拿治疗原则

推拿的治疗原则是在中医基础理论指导下，针对推拿学科的特点而制定的具有普遍意义的大纲领和总原则。

一、治病求本

“本”的本义是树木的根，引申为本质、本原。治病求本，就是寻求疾病的根本原因，并做针对性的治疗。《素问·阴阳应象大论》曰：“治病必求于本。”这是中医和中医推拿辨证施治最基本的治疗原则。“本”是相对于“标”而言。“本”与“标”是一对相对的概念，含义多端。如从正气与邪气来看，正气为本，邪气为标；从病因与症状、体征来看，病因为本，症状、体征为标；从疾病的先后来看，原发病、旧病为本，继发病、新病为标。症状和体征是疾病的外在表现，但是并不一定能反映其本质，有的甚至是假象，临床上必须明察。本为病之源，标为病之变。病本唯一，隐而难明，病变多端，显而易见，以致推拿临证，多有不知根本而唯据现象，或不图治愈之功，但求一时之效者。因此，必须尽可能充分地收集疾病的全部信息，通过综合分析，透过现象看到本质，找到病本之所在，以确定相应的治疗方法。

如推拿治疗软组织疼痛，若能找到原发性疼痛病灶而治之，往往事半功倍。若将继发性疼痛部位或传导性疼痛区域误当做原发病灶，舍本逐末，见痛镇痛，则很难取效或根治。又如腰椎滑膜嵌顿性急性腰痛，如果了解了发病机制，明确其症结所在，选用合适的治疗体位和针对性治疗手法，就能立竿见影。如果按常规急性腰扭伤的方法处理，则不但难以见效，数日不愈，甚至有可能加重病情。

“治病求本”应与“急则治其标，缓则治其本”和“标本同治”原则兼顾。病有标证甚急、标本并重和标本不明之分，因此，应根据标本缓急，灵活变通应用。当标证甚急时，理应“急则治其标”。如治疗急性病证时，标急不治，其本难除。这时的治标只是在应急情况下的临时措施，或是为治本创造条件的权宜之计。再如在旅游途中突发急性胆绞痛，在一时无法确诊是急性胆囊炎还是胆石症，又没有其他医疗条件时，可临时采用按压胆囊穴或右侧背部相应节段压痛点以镇痛，为其他治疗争取时间。只有在标急缓解后，才能实施“缓则治其本”。在标本并重时，当应“标本同治”。如治疗脊柱紊乱所致的肌痉挛疼痛，肌痉挛疼痛不消除，则脊柱紊乱难以纠正；脊柱紊乱不纠正，则肌痉挛疼痛难以消除。而标本不明时，则宜对症处理，先治其标，以利去伪存真，由标及本，达到治本的目的。

二、扶正祛邪

自从《素问·至真要大论》提出了“盛者泻之，虚者补之”之后，补虚（扶正）泻实（祛邪）一直是中医内治法和外治法的基本理念。疾病不外是正气不足的虚证或邪气亢盛的实证。治疗疾病的实质，就是运用各种方法扶助正气，祛除邪气，改变邪正双方的力量抗衡，使之朝着有利于疾病痊愈和康复的方向转化。

扶正和祛邪法则的基本内容是补虚与泻实。《素问·至真要大论》曰：“高者抑之，下者举之，有余折之，不足补之，佐以所利，和以所宜，必安其主客，适其寒温，同者逆之，异者从之。”《内经》提出的补虚泻实的原则，普遍适用于所有的中医临床实践。但是，包括推拿在内的中医外治法的补泻与中医内治法的补泻是有所区别的。

（一）扶正

扶正是指扶助正气，增强体质，提高机体抗病能力和自然修复能力的治疗法则。适用于以正气虚为主要矛盾的虚证。推拿扶正补虚主要体现在以下几个方面：

1.通过流通气血而补虚

推拿补虚，重在活血行气。《素问·举痛论》记载："寒气客于背俞之脉则脉泣，脉泣则血虚，血虚则痛，其俞注于心，故相引而痛，按之则热气至，热气至则痛止矣。"通过按压背部心俞穴而活血补血，达到治疗血虚疼痛的目的。清代吴师机的《理瀹骈文》进一步提出了外治法"气血流通即是补，非必以参苓为补也"的命题。以常见的眩晕来说，《灵枢》有"髓海不足""上气不足"和"上虚则眩"之说。临床常归咎于椎一基底动脉供血不足，通过颈项部软组织放松手法和颈椎拔伸手法治疗，可有效增加脑部的血液供应，虽然没有增加全身的血容量，但由于改善"上虚"状态，同样达到了"补虚"的目的。

2.通过特殊部位而补虚

由于一些腧穴和部位的补虚特异性，推拿可以通过刺激这些腧穴或部位发挥扶正补虚作用。常用的补虚腧穴如关元、气海、命门、肾俞、膏肓俞等，部位有丹田、腰部等。《圣济总录》记载治疗虚劳须腰部常摩擦，"每摩须至三千余遍，兼理肾虚"。《居家宜忌》曰："每夜以手握擦涌泉穴，左右各三百，甚益下元。"实验也证明，这些特殊腧穴和部位具有补虚的作用。

3.借助药物外用而补虚

内服的补虚药物可以通过膏摩法经皮吸收而发挥补虚作用。《理瀹骈文》认为："外治之理即内治之理，外治之药即内治之药，所异者法耳……治在外则无禁制，无窒碍，无牵掣，无沾滞。"如《韩氏医通》以"外鹿髓丸"摩腰补肾；《圣济总录》记载："治五劳七伤，腰膝疼痛，鬓发早白，面色萎黄，水脏久冷，疝气下坠，耳聋眼暗，痔漏肠风。凡百疾病，悉能疗除。兼治女人子脏久冷，头鬓疏薄，面生䵟黯，风劳血气，产后诸疾，赤白带下"，宜用"大补益摩膏"，"久用之，血脉舒畅，容颜悦泽。"

4.辅以自我按摩而补虚

通过指导患者自我按摩来扶正补虚，是中医推拿的一大特色。自我按摩操作法有擦肾俞、摩丹田、运膏肓、摩涌泉等。《理瀹骈文》有"按摩补五脏法"，即以自我按摩头面五官来补养相应的五脏。吴师机认为："面属足阳明胃，晨起擦面，非徒为光泽也，和血气而升阳益胃也。"《寿世青编》也认为："擦面十四遍，健脾。"古人还认为自我摩擦肾俞可以"生精固阳补肾"(《养生须知》)；"治肾堂虚冷"(《赤凤髓》)；"肾俞暖，则肾水自升"(《道法会元》)。《玄机口诀》云："古人有言：肾暖则生精。向背后摩擦肾堂、命门两穴，使其大热，则精自生。"《养生须知》还认为自我按摩涌泉，"久久行之，补肾固精，百病不生"。

(二)祛邪

祛邪是指祛除病邪，消除致病因素及其作用，使邪去而正安的治疗法则。适用于以邪气盛为主要矛盾的实证。邪气，可以是自外而入的"风、寒、暑、湿、燥、火"六淫，也可以是由内而生的痰浊、瘀血、宿食、郁气等。祛邪要注意"给出路"，就是说要提供将病邪排出体外的途径。祛邪外出的途径，无非通过大便、小便、痰液、汗液和呼吸。于是就有了通便、利尿、排痰、发汗和调息等各种治法。推拿对于通过上述途径的排毒祛邪，均有直接或间接的作用。推拿祛邪，可以弥补药物疗法的不足，有些作用甚至是药物内治法无法达到的。例如，阻塞性肺部疾病，或肺系邪热壅盛，痰色深黄而黏稠，咳痰不出，单纯用大剂量抗生素或中药内服可能因药力无法到达肺部病灶而无效，此时如果能配合运用拍法、振法在上背部和胸部操作，通过促进气道内的纤毛运动，将有助于稀释和排出痰液。痰液顺利排出，中药或西药才能更好地发挥作用。

三、调整阴阳

阴阳失衡是一切疾病发生、发展的普遍规律。各种致病因素导致机体的阴阳消长失去动态的平衡，都会形成阴阳偏盛、偏衰、阴不制阳、阳不制阴等阴阳失衡的病理状态。阴阳失衡的结果是人体脏腑、经络、气血、营卫及气机升降出入等相互关系失调。一切疾病皆可以阴阳失衡概括之。阴阳是中医辨证的总纲。《内经》已将调整阴阳作为中医临床防治疾病的根本法则之一，有诸多论述。如《素问·至真要大论》曰："谨察阴阳所在而调之，以平为期。"《素问·汤液醪醴论》指出："平治于权衡。"《素问·经脉别论》指出："气归于权衡，权衡以平。"《素问·玉版论要》也指出："阴阳反他，治在权衡相夺。"可见调整阴阳是治疗一切疾病的总则，在治疗过程中应针对疾病过程中阴阳失衡的病理状态，损其偏盛，补其偏衰，使之恢复相对平衡，达到“阴平阳秘，精神乃治”（《素问·生气通天论》）。

调整阴阳，同样也是推拿治疗的基本原则。王冰在注释《素问·血气形志》“治之以按摩醪药”时说：“夫按摩者，所以开通闭塞，导引阴阳。”推拿调整阴阳，既可以调整五脏六腑的阴阳失衡，更可以调整骨节经筋的阴阳失衡。人体躯干是以脊柱为中轴而左右对称平衡，不良的生活习惯、失衡的身体姿势、过度疲劳等慢性劳损因素，既可造成椎周软组织损害，引起脊柱、骨骼肌的阴阳失衡。症见慢性腰腿痛，腰骶、臀、股等骨骼肌出现硬节、痉挛、压痛点，脊柱侧凸，骨盆旋移，两肩高低，双下肢不等长，左右关节活动功能不对称等；也可影响与脊柱相关脏腑的功能，可以出现头痛、眩晕、腹泻、痛经、月经不调等内、妇科征象。推拿可运用点按、拔伸、旋转复位等手法予以调整，使之恢复平衡。

四、因时、因地、因人制宜

（一）因时制宜

因时制宜即根据季节、气候、时辰等时间因素，制定或调整推拿治疗方案。

人与天地相应。人的生理、病理活动会因自然界不同的时间而产生相应的变化，其中有一定的规律可循。一般而言，春夏季节，阳气升发，人的腠理疏松开泄，即使患有外感风寒，也不宜过用辛温发散的手法和药物，以免耗津伤阴；秋冬之际，阳气内敛，此时若非大热之证，当慎用寒凉手法和药物，以防耗气伤阳。《易筋经》有“揉有节候”之说。根据一日十二时辰人体气血的盛衰、气穴的开阖来推拿。古代有“子午按摩法”“十二时辰点穴法”等顺时而治的推拿法可供借鉴。气温偏低时，推拿操作中和操作后要注意保暖防风。

（二）因地制宜

因地制宜即根据自然环境和地理特点，考虑推拿治疗措施。本来中医各种疗法的起源就与地域密切相关，《素问·异法方宜论》认为导引按摩起源于“其地平以湿”的中原地区。地理环境的差异导致了不同地域人群生活习惯的不同和疾病谱的不同，推拿治疗方法和操作方式也应当有所区别。如西藏高原多发高原性心肌缺氧；经济发达地区多高血压、糖尿病、痛风；亚洲人不习惯暴露皮肤推拿，而西方人最喜欢裸露肌肤的油性按摩，日本人习惯在地上或很低的按摩床上指压，西方按摩则喜欢在较高的按摩床上操作，推拿临证应该考虑到地域的特点。

（三）因人制宜

因人制宜即根据患者的年龄、性别、体质、职业、生活习惯的不同，采取不同的推拿治疗措施。以手法刺激强弱而言，体质强壮者手法可稍重，体质柔弱者手法宜稍轻。初次接受推拿治疗的患者手法宜轻，长期反复推拿的患者手法可逐渐加重。小儿气血未充，肌肤娇嫩，推拿时可使用润滑介质，且力量要轻，时间宜短。妇女有经、带、胎、产的生理特点，推拿时应酌情选用合适的手法和刺激量。老年人多骨质疏松，关节活动度减小，应当慎用扳法等运动关节类手法。头面胸腹之处手法宜轻，臀股等肌肉丰厚之处手法宜重。病在皮部等病位较浅者手法宜稍轻，病在筋骨关节等病位较深者手法宜稍重。慢性亚健康疾病手法宜轻柔，急性痛证患者手法宜稍重。亚洲人较为耐痛，手法可偏重；欧美人一般痛感较低，手法宜轻柔。

在推拿时，手法作用的方式，作用力的大小、深浅、方向、角度，刺激的频率，刺激方式（持续或断续），刺激时间长短以及刺激部位（穴位），应根据患者的病情合理运用。在手法运用过程中，还须根据患者的反应，如通过观察患者的表情、听患者发出的声音、推拿受力部位的“回避”现象、手下的感觉等，来调整手法的轻重、作用的方式、作用力的强度和刺激频率，寻求最佳的操作手法。

五、治未病

从《内经》开始，“治未病”一直是中医防治疾病的指导思想，为历代医家所推崇。《灵枢·逆顺》提出：“上工治未病，不治已病。”《素问·四气调神大论》云：

“是故圣人不治已病治未病，不治已乱治未乱，此之谓也。夫病已成而后药之，乱已成而后治之，譬犹渴而穿井，斗而铸锥，不亦晚乎！”《素问·八正神明论》也指出：“上工救其萌芽……下工救其已成。”《金匮要略》对按摩疗法参与治未病做了进一步的阐发,“若人能养慎,不令邪风干忤经络。适中经络,未流传脏腑,即医治之。四肢才觉重滞,即导引、吐纳、针灸、膏摩,勿令九窍闭塞。”明确了按摩是治未病的外治法之一,并且提出了按摩治未病的最佳时机是在外邪侵犯经络而未深入脏腑之时。《千金要方》以五物甘草生摩膏治疗小儿感冒风邪,但同时又提出:“小儿虽无病,早起常以膏摩囟上及手足心,甚辟寒风。”还强调了自我按摩预防疾病的重要性,“每日须调气补泻,按摩导引为佳。勿以康健便为常然。常须安不忘危,预防诸病也”。这种在未病的平时就运用膏摩或自我导引按摩法预防疾病的理念,是对《内经》按摩治未病思想的发展。推拿治未病主要体现在以下几个方面:

(一)未病先防

推拿未病先防的学术思想主要体现在中医保健推拿和自我导引按摩两个方面。

1.中医保健推拿

是在中医理论指导下的预防保健性的推拿,与一般的肢体放松按摩有本质的区别。它运用了中医的整体观念、经络学说、藏象学说、气血学说理论,通过全面调整脏腑、经络机能,防止受术者由亚健康状态向疾病状态发展。

2.自我导引按摩

是在中医养生思想指导下,运用自我操作的传统导引或养生按摩方法,以达到强身健体、预防疾病的目的。《寿世传真》指出:“延年却病,以按摩导引为先……与其疾痛临身,呻吟卧榻,寄命于庸瞽之疗治,乞灵于冥漠之祈祷,何如平时习片刻之勤,免后日受诸般之苦。”《修昆仑证验》指出自我揉法“非但可以自治已病,并可以治病之未生”。传统自我按摩导引术,有在全身各部位操作的“分行”之法,如摩面、擦鼻、鸣天鼓、洒腿、干浴等,也有几千年来总结出的“合行”套路。经典的自我按摩导引套路有“八段锦”“十二段锦”“按摩十术”“却病八则”“十二段动功”“延年九转法”等。

(二)将病先治

在预见到某些疾病将要发生,或有周期性发作规律的疾病即将发作,可在发病之前,予以针对性的推拿干预以预防其发病。如《验方新编》治疗哮喘十分强调时辰,“治哮吼妙法:病发先一时,用凤仙花(又名指甲花)连根带叶,熬出浓汁。乘热蘸汁,在背心上用力擦洗,冷则随换,以擦至极热为止。无则用生姜擦之。”再配合背部药物敷贴,“轻则贴一二日,重则贴三四日或五六日,永不再发”。再如推拿治疗痛经,也强调在月经来潮前数日就开始治疗。

(三)既病防变

已经得病之后,除了针对性地及时治疗以外,还应预见到疾病可能发展转移的方向,积极采取预防性治疗措施,截断其传变途径,避免其加重恶化。《金匮要略》云:“问曰:上工治未病,何也?师曰:夫治未病者,见肝之病,知肝传脾,当先实脾。”推拿治病,同样应重视预防并发症和后遗症问题。如推拿治疗中风患者,可用背部拍法预防因长期卧床不起可能并发的坠积性肺炎;用踝关节摇法和扳法预防跟腱挛缩;用髋关节摇法预防髋关节外旋畸形等。

(四)瘥后防复

“瘥”,古人也写作“差”。瘥后,是指疾病初愈到完全康复的一段时间。处于这一阶段的患者,炉烟虽熄,灰火尚存,正虚邪恋,阴阳未和。如果调养不当,往往导致旧病复起,或滋生新疾,称为复病,如中风初愈之后的复中。推拿治病,不应满足于减轻症状,而应致力于治疗引起疾病的原发因素,这是预防瘥后复病的根本。治疗初见成效之后,往往还需继续推拿一个疗程,以巩固疗效,这充分体现了瘥后防复的原则。指导患者配合自我导引疗法和自我按摩方法,纠正患者不良生活习惯,也有助于瘥后防复。

(潘　龙)

第十五章　推拿治疗方法

治法是在治则的指导下根据不同的病因、病情所采取的治疗大法。治法从属于治则，而比治则更具体，但比起针对具体病证的具体操作又原则得多。推拿治法针对推拿适宜病证特定的病因、病情而制定的包括手法和操作在内的治疗法则，对推拿临床起着指导作用。

中医学的治法很多。清代程国彭将其归纳为“汗、和、下、消、吐、清、温、补”八种基本治法，即所谓“医门八法”。推拿疗法作为一种外治法，治疗大法必然有其特殊性。《厘正按摩要术》将上述八法中的“消”法改为“泻”法。1960年上海中医学院附属推拿学校编写的《推拿学》针对推拿手法的特点总结出“温、通、补、泻、汗、和、散、清”八法，是目前推拿界普遍公认的推拿治法。

第一节　补　法

补法是补益机体诸多不足的治法。补法适用于虚证。《内经》曰：“虚则补之”“损者益之”。补法能焕发或振奋人体各部器官组织，使其机能旺盛。推拿作为一种外治法，其补法的机制与中药内服之补法的补气、养血、滋阴、壮阳、益精有所不同。

一、整体调整脏腑

通过经络的整体调整作用和腧穴的特异性作用，起到益肾、健脾等振奋脏腑机能的作用。典型的推拿操作法有摩腹，摩丹田，掌振丹田，掌振心俞，按揉肾俞、脾俞、心俞、肺俞、肾俞、中脘、气海、关元等。一指禅推拿流派治疗“劳倦内伤”，内功推拿流派治疗“虚劳”“肺痨”，都体现了扶正补虚的整体观。

二、局部流通气血

通过推拿手法的行气活血作用，使全身血液重新分配，解决局部血虚症状。《素问・调经论》曰：“神不足者，视其虚络，按而致之……按摩勿释，著针勿斥，移气于不足，神气乃得复。”《素问・举痛论》曰：“寒气客于背俞之脉则脉泣，脉泣则血虚，血虚则痛，其俞注于心，故相引而痛，按之则热气至，热气至则痛止矣。”针对“脉泣则血虚”的病机，推拿“虚络”或特定腧穴以补虚，即通过推拿治疗局部气血不足之虚证。清代吴师机《理瀹骈文》更进一步明确提出了“气血流通即是补，非必以参苓为补也”的观点。如颈项部的一指禅推法、拿法、拔伸法可改善脑部的血液供应，治疗椎基底动脉供血不足之眩晕等。

三、借助药物外治

借助药物外治，以达到补益的目的是推拿学的特色之一。选用具有补益作用的药物，炼制成膏，以手法操作助药力渗透，使药物经皮吸收，起到补益作用，最典型的是膏摩法。如《圣济总录》的“大补益摩膏”，《韩氏医通》的“外鹿髓丸”。《兰台轨范》亦有“有人专用丹溪摩腰方治形体之病，老人虚人极验”的记载。

实施补法，可以运用一指禅推法、缠法、摩法、擦法等推拿手法。

至于手法与补法的关系，《按摩十法》指出：“按摩诸术，与金针之迎随补泻无二理。”即与针灸的“迎随”“九六”补泻法没有两样。而摸法、推法、剁法、敲法等均有补泻之分。如推法中的补法，就是顺经络方向推之为补，即《内经》“随而济之”之意。清代小儿推拿著作多强调“缓摩为补”。《一指禅推拿说明书》认为缠法属于补法。

（孙　波）

第二节　泻　法

《灵枢·经脉》的“盛则泻之”，也称实则泻之，是广义的泻法，泛指驱邪外出之法。驱邪的途径有多种，发汗、催吐、排痰、通便、利尿均为泻法。《按摩十法》说：“补泻不明，则按摩不灵。”古人认为按摩推拿主要有泻的作用。《圣济总录》论述按摩的作用时指出：“大抵按摩法，每以开达抑遏为义。开达则壅蔽者以之发散，抑遏则剽悍者有所归宿。”《景岳全书》记载：“导引可逐客邪于关节，按摩可驱浮淫于肌肉。”

推拿之泻法，一些内容已包含在本节的汗法、散法、清法等治法中，这里重点介绍针对里实证的泻下（攻下）法，主要有通便法和利尿法。

一、通便法

通便法是一种通过增强肠蠕动，促进大便排出的治法。《素问·阴阳应象大论》曰：“中满者，泻之于内。”通便法针对胃肠实热积滞，燥屎内结，便秘不通、腹内结块、腹中疼痛、形体肥胖等里实之证，有通腑导滞、泄热排毒、减肥瘦身等功效。推拿通便主要通过两条途径：一是在腹部操作，直接刺激胃肠道，以顺时针方向摩揉腹部为主，重点在乙状结肠部操作，或选用抄腹震荡等手法；二是刺激有通腑排便作用的腧穴，如足三里、支沟、天枢、八髎、大肠俞等，通过增强胃肠道的蠕动功能来实现。

二、利尿法

利尿法是通过手法刺激，促进排尿的治法。利尿法针对小便不畅、小便不通之证，如小儿癃闭、术后、产后尿潴留等，也可通过促进小便而祛邪排毒。推拿利尿主要通过三条途径：

(1)是在下腹部操作，揉摩小腹，按压关元、中极、水道、归来，从上往下推压腹部中线，直接刺激膀胱，以利膀胱收缩而排尿。

(2)是在骶部操作，按揉腰骶角，按揉八髎、小肠俞、膀胱俞、中膂俞，通过神经－经络反射作用，调节膀胱括约肌与逼尿肌的协同作用，来实现排尿。

(3)是按揉股内收肌群和手法刺激三阴交、阴陵泉、昆仑等腧穴，通过经络系统增强泌尿功能。

（孙　波）

第三节　温　法

《素问·至真要大论》提出“寒者热之”“劳者温之”“损者温之”。温法是指温散寒邪、回复阳气的治法。前者针对实寒，后者针对虚寒，故温法适用于一切寒证，主要指虚寒证、里寒证。如为表寒证，当以辛温解表的汗法治之。里寒证又可分为里实寒和里虚寒。里实寒证多因外寒循经络入里，客于脏腑或过食生冷而成，治宜温通、温散之法。里虚寒证每因素体阳虚，或久病伤阳所致，治宜温补、温振阳气。

适用于温法的手法，应选用产热效应高的手法，如擦法、摩法、振法，以及熨法、热敷法等。具体的治法有：

一、温经止痛

温经止痛是温经通络，发散经脉寒邪的治法。常用推拿操作法有按压压痛点法、擦四肢法等。适用于以手足厥冷、肢体麻木、疼痛为主症的经脉虚寒证。《圣济总录》云:“血气得温则宣通,得寒则凝泣。”《素问·举痛论》曰:“按之则热气至,热气至则痛止矣。”王冰注云:“手按之,则寒气散,小络缓,故痛止。”阐明了手法有温经散寒而止痛的作用。

二、温肺化痰

推拿操作可运用内功推拿流派的平推(擦)前胸后背法及按揉肺俞、定喘等。《幼幼集成》药物推熨胸背“暖痰法”亦可采用。主治咳嗽不止、痰涎稀白者。

三、温通心阳

推拿操作有按压心俞、掌振心俞、擦上背部等法。主治心律不齐、胸闷气短者。

四、温运脾胃

是温振脾胃阳气,祛除中焦寒邪的治法。治疗脾胃虚寒,胃寒痉挛、脘腹冷痛、呕吐溏泻、四肢不温等。推拿操作法有摩腹,摩中脘,擦脾俞、胃俞等。

五、温补肾阳

推拿操作法有擦八髎、擦命门、按揉肾俞、摩关元、推上三关等。主治子宫下垂、膀胱下垂、阳痿遗精、腰膝酸软、畏寒肢冷、性欲冷淡、耳鸣耳聋诸症。

六、温阳调经

推拿操作法有摩气海、关元,按曲骨、横骨,擦八髎、气海俞,热敷腰骶部等。主治女子痛经、月经不调、闭经、小腹冷痛。

(孙　波)

第四节　通　法

通法是推拿的特色治法。《素问·血气形志》曰:“形数惊恐,经络不通,病生于不仁,治之以按摩醪药。”《医宗金鉴·正骨心法要旨》曰:“按摩法:按者,谓以手往下抑之也。摩者,谓徐徐揉摩之也……按其经络,以通郁闭之气;摩其壅聚,以散瘀结之肿,其患可愈。”推拿应用通法主要针对的病机是经络之气不通、脏腑之气不通和诸窍闭塞不通而言。

一、通血脉

通血脉是针对血脉不通的治法。张志聪注《素问·金匮真言论》曰:“按跻者,按摩导引阳气之通畅于四肢也。”《石室秘录》在论述摩法的作用时指出:“法当以人手为之按摩,则气血流通,疾病易愈。”脉络瘀滞,血流不畅而致四肢肿胀者,以向心性手法通脉消肿,推而通之;经脉不畅,不能濡养脏腑、四肢,以按压动脉法、㨰法、离心性手法,推而通之。

二、通经筋

通经筋是针对经筋不通的治法。《太素·经筋》曰:“筋自受病,通之为难,寒热自在于筋,病以痛为输(腧),不依余输(腧)也。”治之“以痛为腧”,以压痛点按压手法和㨰法为主,结合拉伸肌肉的拔伸法,可放松肌肉,治疗急慢性软组织疼痛及其相关征象。

三、通关节

通关节是针对关节不通的治法。邪侵关节，凝结不通，关节功能障碍，活动不利者，治宜通利关节。推拿治疗以摇法、屈伸法等被动运动手法为主，动而通之；或在做㨰法的同时配合有规律的关节被动运动；可运用拔伸法，拉伸关节周围的肌肉软组织，扩大关节间隙；可结合特殊的关节松动类手法，并指导患者做主动的关节活动锻炼。

四、通肺气

通肺气是针对肺气不通的治法。清代李用粹在《证治汇补》中指出："哮即痰喘之久而常发者，因内有壅塞之气，外有非时之感，膈有胶固之痰，三者相合，闭拒气道，搏击有声，发为哮病。"老年慢性支气管炎等慢性阻塞性呼吸道疾病，有一个显著的特点，就是痰阻气道，肺气不畅。推拿在化痰、排痰方面有其他疗法所不及的特点，其以背部的掌振法、掌拍法为主，借以振荡气道内的分泌物。张锡纯的《医学衷中参西录》有治疗"痰厥"的"点天突穴法"和"捏结喉法"。《幼科铁镜》还有一种指抵气海穴治喉内痰壅的手法。

五、通腑气

通腑气是针对腑气不通的治法。用于饮食积滞，大便秘结、肥胖、口臭、苔黄腻等。腑以通为顺，推拿通腑气宜顺脏腑运动方向予以摩腹、抄腹等法，能消食导滞，运而通之。

六、通乳腺

通乳腺是针对乳腺不通的治法。产后乳汁不下或乳少，可用手法通络催乳。金代医家张从正已经采用梳法通乳。《儒门事亲》云："用木梳梳乳，周回百余遍，则乳汁自下也。"通乳手法也适用于乳腺小叶增生、乳房发育不良、乳房松弛下垂。

七、通喉窍

通喉窍是针对喉窍不通的治法。推拿操作法中有一种特殊的喉科擒拿法，其模仿武术擒拿动作，拿捏患者的虎口、腋窝或锁骨上窝等处，并同时用力擎举上肢或做扩胸扳法，以减轻喉头水肿和疼痛，有利于呼吸、进药与饮食。主治急性乳蛾（腭扁桃体炎、水肿）等喉科急症。此法已濒于失传。

八、通鼻窍

通鼻窍是针对鼻窍不通的治法。传统推拿治疗鼻塞不通，一是局部取穴，按揉鼻和鼻窦附近的腧穴，如迎香、颧髎、睛明、山根、印堂、攒竹、神庭、上星等；二是采取摩顶法，《千金要方》和《外台秘要》均以摩顶、摩囟上治疗鼻塞流涕。《太平圣惠方》也以摩顶膏治疗成人和小儿的鼻塞。

九、通脑窍

通脑窍是针对清窍不通的治法。汉代张仲景的《金匮要略》就已记载以手法为主抢救自缢死。《肘后方》以掐人中（水沟穴）取醒抢救卒死尸厥。小儿推拿中抢救急惊风往往采用掐老龙、十宣、端正、威灵息风开窍。中医临床救治中风的实践，也证实早期推拿干预能醒脑开窍，对脑血管意外患者预后有重要作用。

十、通毛窍

通毛窍是针对腠理不通的治法。《万寿仙书》指出："按摩法能疏通毛窍，能运旋荣卫。"皮肤毛窍是人体内外物质交换的途径之一，也是祛邪外出的通道。毛囊、皮脂腺堵塞不通，会引起粉刺、疮疖等皮肤疾病。推法、擦法、摩法、拍法、膏摩等法均有助于宣通腠理。

（孙　波）

第五节　汗　法

汗法是指通过开泄腠理、调和营卫、发汗祛邪以解除表证的治疗方法，亦称解表法。汗法还有退热、透疹、祛风湿等作用。最初的汗法，用于外感表证。《厘正按摩要术》认为："是法于风寒外感最宜。"随着适应范围不断扩大，凡一切病邪在肌表，腠理闭塞之证，皆可用汗法治之。

《素问》有"其在皮者，汗而发之""体若燔炭，汗出而散"的记载。《素问·热论》曰："伤寒一日，巨阳受之，故头项痛，腰脊强。二日阳明受之，阳明主肉，其脉侠鼻络于目，故身热目疼而鼻干，不得卧也。三日少阳受之，少阳主胆，其脉循胁络于耳，故胸胁痛而耳聋。三阳经络皆受其病，而未入于脏者，故可汗而已""其未满三日者，可汗而已；其满三日者，可泄而已。"金元四大家之一的张从正力主攻邪，认为汗吐下三法可以赅尽治病之法。并将按摩、导引、针刺、灸、蒸、熏等有解表作用的疗法均列为汗法，扩大了汗法的范围。

汗法的适应病证，主要是表实证（太阳表证）：表现为脉浮紧无汗、恶寒发热、头项强痛、身疼腰痛，通过发汗，开泄腠理，疏通毛窍，可使病从表解。汗法还可以用于邪郁肌表的痱子、毛囊炎等皮部病证。

推拿疗法中的汗法，常采用擦法、推法、点法、拿法、熨法等刺激较强的手法，直接取汗，一般多在背部足太阳膀胱经、项部等部位操作，也采用膏摩的方法，或配合冬青膏、麻油、葱姜汁等介质推拿。汗法操作后腠理疏松，应注意温覆避风。

（孙　波）

第六节　和　法

和者，调和也。"和"是人体阴阳、气血、营卫、筋骨、脏腑、情志的动态平衡与和谐状态。《素问·生气通天论》云："是以圣人陈阴阳，筋脉和同，骨髓坚固，气血皆从。如是则内外调和，邪不能害，耳目聪明，气立如故。"《灵枢·本脏》云："血和则经脉流行，营覆阴阳，筋骨劲强，关节清利矣。卫气和则分肉解利，皮肤调柔，腠理致密矣。志意和则精神专直，魂魄不散，悔怒不起，五脏不受邪矣。寒温和则六腑化谷，风痹不作，经脉通利，肢节得安矣。此人之常平也。"

"常平"是生命的理想状态。人一旦脏腑功能失衡，气血阴阳不调，升降出入紊乱，即失去或偏离了"常平"状态，就是病态了。其治疗大法，就是"和法"。即使偏离和谐功能状态的矛盾双方复归于"常平"。故《素问·至真要大论》曰："谨察阴阳所在而调之，以平为期。"《素问·汤液醪醴论》曰："平治于权衡。"也就是《汉书·艺文志》方技略经方类小序说的"以通闭解结，反之于平"。

广义的"和法"，比较抽象。凡平衡阴阳，双向调节，均为和法。因推拿八法中已单列"补法""泻法"，且有形之邪，可以温、通、汗、清诸法治之，所以这里的"和法"适用于既非正气虚损，又非邪气侵害，也无内生的痰浊、瘀血、食积之类，主要针对无形之邪，或单纯性脏腑功能失调性疾病，也可用于调整亚健康状态。和法的推拿手法，一般宜柔和、温和、平稳、均匀，先重后轻，由重入轻，轻重有度，徐疾适中，平补平泻。

一、调和气血

《素问·调经论》曰："血气不和，百病乃变化而生。"《灵枢·终始》曰："故泻者迎之，补者随之，知迎知随，气可令和。和气之方，必通阴阳。"《厘正按摩要术》云："周于蕃曰：'揉以和之。'揉法，以手宛转回环，宜轻宜缓，绕于其上也。是从摩法生出者。可以和气血，可以活筋络，而脏腑无闭塞之虞矣。"常用调和气血的手法有推法、摩法、揉法、动脉按压法、摇法等。

二、和络舒筋

或久病入络，或劳损伤筋，而致筋急筋挛，筋翻筋短，牵掣作痛，甚则进一步引起内、妇科等诸多病证。当以推拿手法舒而缓之，松以和之，恢复经筋的正常弹性和运动功能，达到《素问·生气通天论》所说的"筋脉和同"状态。推拿治疗肌肉痉挛疼痛等经筋病证，通常直接刺激病变肌群，有时也采用治疗拮抗肌的办法。常用的缓急舒筋手法有按压法、㨰法、拔伸法、拿法、弹拨法、叩击法等。

三、整复骨缝

脊柱、关节因各种原因而偏离常位，其微小者中医称为骨错缝。其急性者可能由单纯性的外力所致，而慢性者多与椎管外软组织损害关系密切。这种错缝能产生急慢性疼痛，或刺激周围的神经而产生类似于内脏疾病的征象。而X线或CT检查都无异常改变，临床可见局部的关节失和，更常见多关节、多脊柱节段的失和。推拿治疗之法，急性者可直接以关节复位手法或松动手法矫正，慢性者则往往需要治疗特定部位的软组织，达到筋柔骨正，动态平衡。

四、和解少阳

病在半表半里，寒热往来，古有和解少阳之法。推拿亦有类似小柴胡汤的功用。《推拿捷径》"推拿代药骈言"云："往来寒热，分阴阳，则汤代柴胡。"《理瀹骈文》则有"疟用柴胡擦背"法。推拿操作可取手足少阳经和章门、期门、间使等腧穴，搓胁、擦胁肋，小儿推拿复合操作法中的按弦走搓摩亦可采用。

五、调和胃肠

适用于胃肠不和之证。《素问·逆调论》曰："胃不和则卧不安。"推拿对于胃肠运动功能的作用，可用双向调节来概括。可使因胃肠蠕动亢进而便溏泄泻者止泻，亦可使胃肠蠕动抑制而便秘不通者通便。推拿对于消化腺的分泌也有双向调节作用。手法多取揉法、摩腹法、搓法、擦胁肋法；《石室秘录》主张摩腹"不可缓，不可急，不可重，不可轻，最难之事，总以中和为主"。

六、和气安神

推拿有很好的调和情志、宁心安神作用，对失眠证疗效颇佳。其治疗方法除了取具有宁心安神作用的腧穴，如神门、心俞等外，更重要的是通过放松全身肌肉来放松情绪，最后集中在头面部或腹部操作。手法宜由重到轻，平稳轻柔。

（孙　波）

第七节　散　法

《素问·至真要大论》有"抑者散之""结者散之"的记载。《素问·阴阳应象大论》曰："其实者，散而泻之"《景岳全书·论治》云："散者能驱散风邪暑湿之气，摅阴寒湿浊之毒，发散四肢之壅滞，除剪五脏(之)结伏，开肠和胃，行脉通经，莫过于散也。"

散，消散，发散也。散法既针对有形之结，如包块、瘰疬、积聚，为"结者散之"；亦可治疗无形之结，如肝气郁结、忧郁症，所谓"抑者散之"。

一、散气血凝结

《修昆仑证验》有"揉积"专论，认为病之稍显者，如皮紧、面鼓、项粗，稍重者如手足麻木、瘫痪、瘰疬、噎膈、耳聋、目糊，以及头尖、背驼、肩耸、手足痿癖等衰老症状，其病根皆在于“气血凝结”之“积”。而消“积”之法，莫过于“揉”。“凡有积滞，无不宜揉”，“通则无积”。揉的部位，主要在头面部，尤以颊车为重点，其次有眉心、百会、目眦、耳门、山根、颧髎，另外也很重视海底（会阴部）。《医宗金鉴》云：“气血郁滞，为肿为痛，宜用按摩法，按其经络，以通郁闭之气，摩其壅聚，以散瘀结之肿，其患可愈。”并提出了用“振梃”拍击治疗“受伤之处，气血凝结，疼痛肿硬”的具体方法。

二、散经筋之结

筋结，主要指肌肉、肌筋膜张力过高之肌紧张、肌痉挛。一般可用手法触摸确诊，可见僵硬、结节、条索、肿胀等。治疗主要在压痛点、反应点行按压、揉、拿、缠、拔伸、弹拨、拍打等法。除了严重的肌挛缩无法逆转以外，大多数筋结均可经推拿而软坚散结。

三、散脏腑癥结

《石室秘录》云：“脏腑癥结之法，以一人按其小腹揉之，不可缓，不可急，不可重，不可轻，最难之事，总以中和为主。揉之数千下乃止，觉腹中滚热，乃自家心中注定病，口微微嗽津，送下丹田气海，七次乃止。如是七日，癥结可消。”

清代《按摩经》记载：“脐下气海穴，按之如石，此寒结气聚，积而不散，令人身困肢弱，昼夜不安。用手法按、摩、揉、振之引腰痛、外肾紧，按切无度，觉气发散，有余热投四肢，病块消矣。”

四、散肝气郁结

针对无形之结，如肝气郁结，情志抑郁，其推拿治疗，亦宜散法主之。手法有拍打法、搓法、揉法、摩法、擦法、缠法等。

（孙　波）

第八节　清　法

《素问·至真要大论》曰：“热者寒之”，“温者清之。”清者，清其热也。清法是针对热邪，通过清热泻火，以清除外感、内生之热邪的治法。清法适用于外感热邪入里；或风、寒、湿之邪入里化热；或七情过极，气机失调，郁而化火；或痰湿瘀血，饮食积滞，积蓄化热；或阴液不足，阴虚阳亢等所致的里热证。不同的里热证临床表现虽然不尽相同，但都常见有发热、口渴、面红目赤、烦躁不宁、小便短赤、大便干燥、舌红苔黄而干燥、脉数等症状。

推拿清热，无药物苦寒伤及脾胃之虞。手法多以摩擦类、挤压类为主。介质多取凉开水、葱汁、滑石粉等。《幼幼集成》有以手法为主治疗小儿里热的“清里法”，“一切诸热，皆能退去”。外感表证中表热证的推拿治法，参见本节的“汗法”。

一、清营凉血

适用于里热证中属于营血热盛者。推拿操作有逆经重推脊柱，退下六腑等。清代《按摩经》有一种特殊的按压动脉法，按压或踩踏股动脉、腋动脉等大动脉搏动处片刻后突然抬起，以引“邪热下行”，患者可感觉“热气下降”“邪热下行如风”，以达到“止沸去薪”之目的。

二、清热祛暑

适用于伤寒、温病及暑病气分热盛之里热证。以大热、大汗、大渴、脉洪大为临床要点。推拿操作选用按揉风池、太阳、大椎、肩井、推天柱骨等。

三、清腑导滞

适用于脏腑及其经脉热盛之里热证，包括心肺热盛、肝胆湿热、胃肠实热等。推拿操作时，应根据病变脏腑选择性的按揉心俞、肺俞、肝俞、胆俞、胃俞、大肠俞，顺时针方向摩腹，按揉次髎，小儿推拿中的“清五经”“退下六腑”等操作法，均可选用。

四、滋阴清热

适用于阴虚火旺之虚热证。虚热与劳倦内伤、气血虚弱有关。推拿治疗，可借鉴一指禅推拿流派治疗劳倦内伤法和内功推拿法治疗，以肾经、脾经、任脉为主，取涌泉、太溪、气海、关元、丹田、背部五脏俞和膏肓俞等。小儿推拿中的“水底捞月”“清天河水”亦可选用。

推拿治疗八法是推拿临床的总治法，每一治法各有其特定的含义，针对特定的病机。但推拿临床的病证是复杂多端的，病机的复杂性决定了绝大多数病证都不可能仅靠一法取效。通过法与法之间的关联配合，可以衍生出适应各种具体证候的治法。所以应用“推拿八法”必须灵活，而且往往需要组合为用。

（孙　波）

第十六章　脊柱躯干部病证的推拿治疗

第一节　落　枕

落枕又名“失枕”，是以晨起时出现颈部酸胀、疼痛、活动不利为主症的颈部软组织损伤疾病。本病多见于青壮年，男多于女，冬春季发病率较高。轻者4～5天可自愈，重者疼痛剧烈，并向头部及上肢部放射，迁延数周不愈。

一、病因病理

本病多由睡眠时枕头过高、过低或过硬，以及躺卧姿势不良等因素，使头枕部长时间处于偏歪姿势，导致颈部一侧肌群受到过度伸展牵拉，在过度紧张状态下而发生静力性损伤，临床上以一侧胸锁乳突肌、斜方肌及肩胛提肌痉挛多见。

中医认为，本病多因素体亏虚，气血不足，循行不畅，筋肉舒缩活动失调，或夜寐肩部外露，颈肩受风寒侵袭，致使气血凝滞，肌筋不舒，经络痹阻，僵凝疼痛而发病。《伤科汇纂·旋台骨》有“因挫闪及失枕而项强痛者”的记载，因此，颈部突然扭转闪挫损伤，或肩扛重物致局部筋肌扭伤、痉挛也是导致本病的原因之一。

二、诊断

（一）症状

（1）晨起后即感一侧颈部疼痛，颈项僵滞，头常歪向患侧，不能自由旋转，转头视物时往往连同身体转动。

（2）疼痛可向肩部、项背部放射。

（3）颈部活动受限，常受限于某个方位上，主动、被动活动均受牵掣，动则症状加重。

（二）体征

（1）颈部肌肉疼痛痉挛，触之呈条索状。

（2）压痛。在胸锁乳突肌处有肌张力增高感和压痛者，为胸锁乳突肌痉挛；在锁骨外1/3处（肩井穴）或肩胛骨内侧缘有肌紧张感和压痛者，为斜方肌痉挛；在上三个颈椎棘突旁和同侧肩胛骨内上角处有肌紧张感和压痛者，为肩胛提肌痉挛。

（3）活动障碍。轻者向某一方位转动障碍，严重时各方位活动均受限制。

（三）辅助检查

X线片检查：一般颈椎骨质无明显变化。少数患者可有椎体前缘增生，颈椎生理弧度改变、序列不整、侧弯等。

三、治疗

（一）治疗原则

舒筋活血，温经通络，解痉止痛。

（二）手法

一指禅推法、㨰法、按法、揉法、拿法、拔伸法、擦法等。

（三）取穴与部位

风池、风府、肩井、天宗、肩外俞等穴及受累部位。

（四）操作

1. 舒筋活血

患者取坐位，术者立于其身后，用一指禅推法、按揉法沿督脉颈段、两侧颈夹脊穴上下往返操作 3～5 遍。自两侧肩胛带、颈根部、颈夹脊线用㨰法操作，时间 3～5 分钟。

2. 疏通经络

用拇指或中指点按风池、风府、天宗、肩井、肩外俞等穴，每穴按压半分钟；用拿法提拿颈椎两侧软组织，以患侧为重点部位，并弹拨紧张的肌肉，使之逐渐放松。

3. 解痉止痛

根据压痛点及肌痉挛部位，分别在痉挛肌肉的起止点及肌腹部用按揉法、抹法、弹拨法操作，时间 2～3 分钟。

4. 拔伸摇颈

嘱患者自然放松颈项部肌肉，术者左手持续托起下颌，右手扶持后枕部，维持在颈略前屈、下颌内收姿势，双手同时用力向上牵拉拔伸片刻，再缓慢左右摇颈 10～15 次，以活动颈椎小关节。

5. 整复错缝

对颈椎后关节有侧偏、压痛者，在颈部微前屈的状态下，以一手拇指按于压痛点处，另 手托住其下颌部，做向患侧的旋转扳法，以整复后关节错缝。手法要稳而快，切忌暴力蛮劲，以防发生意外。在患部沿肌纤维方向做擦法、摩肩、拍打、叩击肩背部数次，结束治疗。

四、注意事项

(1)推拿治疗本病过程中，手法宜轻柔，切忌施用强刺激手法，防止发生意外。

(2)对症状持续 1 周以上不缓解，短期内有两次以上发作者，必须做 X 线检查，以明确诊断。

(3)注意颈项部的保暖，科学用枕，参照颈椎间盘突出症。

五、功能锻炼

(1)患者应有意识放松颈部肌肉，疼痛缓解后，应积极进行颈部功能锻炼，可做颈部前屈后仰、左右侧弯、左右旋转等活动，各做3～5 次，每天 1～2 次。

(2)坚持做颈部保健操，参照颈椎病。

六、疗效评定

（一）治愈

颈项部疼痛、酸胀消失，压痛点消失，颈部功能活动恢复正常。

（二）好转

颈项部疼痛减轻，颈部活动改善。

（三）未愈

症状无改善。

（边福军）

第二节　颈椎病

颈椎病是发生在颈段脊柱的慢性退行性疾病，是由于颈椎骨质增生、椎间盘退行性改变以及颈部损伤等原因引起脊柱内、外平衡失调，刺激或压迫颈神经根、椎动脉、脊髓或交感神经而引起的一组综合征，又称颈椎综合征。多见于中老年人群，男性多于女性，近年来有明显低龄化趋势。本病临床表现为头、颈、肩臂麻木疼痛，肢体酸软无力，病变累及椎动脉、交感神经、脊髓时则可出现头晕、心慌、大小便失禁、瘫痪等症状。

一、病因病理

颈椎间盘退变是本病的内因，各种急慢性颈部损伤是导致本病的外因。

（一）内因

在一般情况下颈椎椎间盘从30岁以后开始退变，退变从软骨板开始并逐渐骨化，通透性随之降低，髓核中的水分逐渐减少，最终形成纤维化，缩小变硬成为一个纤维软骨性实体，进而导致椎间盘厚度变薄，椎间隙变窄。由于椎间隙变窄，使前、后纵韧带松弛，椎体失稳及继发性炎症，后关节囊松弛，关节腔变窄，关节面长时间磨损而导致增生。椎体后关节、钩椎关节等部位的骨质增生以及椎间孔变窄或椎管前后径变窄是造成脊髓、颈神经根、椎动脉及交感神经受压的主要病理基础。

（二）外因

由于跌仆闪挫或长期从事低头伏案工作，平时姿势不良、枕头和睡姿不当，均可使颈椎间盘、后关节、钩椎关节、椎体周围各韧带及其附近软组织不同程度的损伤，从而破坏了颈椎的稳定性，促使颈椎发生代偿性骨质增生。若增生物刺激或压迫邻近的神经、血管和软组织则引起各种相应的临床症状和体征。

此外，颈项部受寒，肌肉痉挛致使局部组织缺血缺氧，也可引起临床症状。

中医学关于颈椎病的论述多记载于“痹证”“痿证”“头痛”“眩晕”“项强”“项筋急”和“项肩痛”等病证中。中医认为颈椎病与人的年龄及气血盛衰、筋骨强弱有关。年过四十肾气始衰，年过五十肝气始衰，年过六十筋肌懈惰，骨骸稀疏。年老体弱，肝肾、气血亏虚，筋肌骸节失却滋养；或被风寒湿邪所侵，气血凝滞痹阻；或反复积劳损伤，瘀聚凝结于脊窍，发为本病。

二、诊断

（一）颈型颈椎病

颈型颈椎病由于颈椎过度运动、外伤或长期不良姿势，而造成椎旁软组织劳损、颈椎活动节段轻度错缝，颈椎的稳定性下降，从而导致椎间盘代偿性退变。这种退变尚处于退变的早期阶段，表现为椎间盘纤维环结构的部分破坏、椎间盘组织的轻度膨出及椎骨骨质的轻度增生，这些膨出及增生的结构尚未构成对神经、血管组织的实质性压迫，但可刺激分布于其间的椎窦神经感觉纤维。后者则向中枢发出传入冲动，经脊髓节段反射及近节段反射的途径，导致颈项部和肩胛骨间区肌肉处于持续紧张的状态，出现该区域的刺激症状。

1.症状

(1)表现为患者颈部前屈、旋转幅度明显减小，颈夹肌、半棘肌、斜方肌等出现肌紧张性疼痛。

(2)颈部有僵硬感，易于疲劳。

(3)肩胛肩区有酸痛感和沉重感，劳累后症状加重，休息后症状减轻，经常出现“落枕”样现象。

2.体征

同“落枕”。

3.辅助检查

同“落枕”。

（二）神经根型颈椎病

神经根型颈椎病由于颈椎钩椎关节、关节突骨质增生、颈椎椎骨之间结构异常及软组织损伤、肿胀等原因，造成对神经根的机械压迫和化学刺激而引起典型的神经根症状。

1.症状

(1)颈项部或肩背呈阵发性或持续性的隐痛或剧痛；受刺激或压迫的颈脊神经其循行路经有烧灼样或刀割样疼痛，伴针刺样或过电样麻感；当颈部活动、腹压增高时，上述症状会加重。

(2)颈部活动有不同程度受限或发硬、发僵，或颈呈痛性斜颈畸形。

(3)一侧或两侧上肢有放射性痛、麻，伴有发沉、肢冷、无力、握力减弱或持物坠落。

2.体征

(1)颈椎生理前凸减少或消失，甚至反弓，脊柱侧凸。上肢及手指感觉减退，严重时可有肌肉萎缩。

(2)颈部有局限性条索状或结节状反应物，在病变颈椎节段间隙、棘突、棘突旁及其神经分布区可出现压痛。手指放射性痛、麻常与病变节段相吻合。

(3)患侧肌力减弱，病久可出现肌肉萎缩。

(4)臂丛神经牵拉试验、压头试验、椎间孔挤压试验，均可出现阳性。

(5)腱反射可减弱或消失。

3.辅助检查

(1)X线片检查：可显示颈椎生理前凸变直或消失，脊柱、棘突侧弯，椎间隙变窄，椎体前、后缘骨质增生，钩椎关节变锐及椎间孔狭窄等改变。

(2)CT检查：可清楚地显示颈椎椎管和神经根管狭窄、椎间盘突出及脊神经受压情况。

(3)MRI检查：可以从颈椎的矢状面、横断面及冠状面对椎管内结构的改变进行观察，对脊髓、椎间盘组织显示清晰。

（三）脊髓型颈椎病

脊髓型颈椎病是由于突出的颈椎间盘组织、增生的椎体后缘骨赘、向后滑脱的椎体、增厚的黄韧带和椎管内肿胀的软组织等，对脊髓造成压迫；或由于血管因素的参与，导致脊髓缺血、变性等改变，引起颈部以下身体感觉、运动和大小便功能等异常。本病与颈椎间盘突出症有相似之处。

1.症状

(1)表现为上肢症状往往不明显，有时仅表现为沉重无力；下肢症状明显，可出现双下肢僵硬无力、酸胀、烧灼感、麻木感和运动障碍，呈进行性加重的趋势。

(2)步态笨拙，走路不稳或有踩棉花感。手部肌肉无力、发抖、活动不灵活、持物不稳、容易坠落。

(3)甚至四肢瘫痪，排尿、排便障碍，卧床不起。

(4)患者常有头痛、头昏、半边脸发热、面部出汗异常等。

2.体征

(1)颈部活动受限不明显，病变相应节段压痛存在。

(2)上肢动作欠灵活，肌力减弱。

(3)下肢肌张力增高。低头1分钟后症状加重。

(4)肱二、三头肌肌腱及膝腱反射减弱；跟腱反射亢进。

(5)髌阵挛和踝阵挛。

(6)腹壁反射和提睾反射减弱。

(7)霍夫曼征、巴宾斯基征均可出现阳性。

3.辅助检查

(1)X线片检查：可见病变椎间隙狭窄、椎体骨质增生、节段不稳定等退行性改变。有时可见椎管狭窄、椎间孔缩小。

(2)脊髓造影：脊髓造影可发现硬膜囊前后压迫情况，如压迫严重可呈现不完全一性或完全性梗阻。

(3)CT 检查:可确切地了解颈椎椎管的大小、椎间盘突出程度、有无椎体后骨刺等情况。

(4)MRI 检查:可明确有无颈椎间盘变性、突出或脱出及其对脊髓的压迫程度,了解脊髓有无萎缩变性等。

(四)椎动脉型颈椎病

椎动脉型颈椎病是由于椎间盘退变及上位颈椎错位,横突孔骨性非连续管道扭转而引起椎动脉扭曲,或因椎体后外缘、钩椎关节的骨质增生而导致椎动脉受压,造成一侧或双侧的椎动脉供血不足,或因椎动脉交感神经丛受刺激而导致基底动脉痉挛等。近年来对椎动脉形态学的研究表明,该病存在椎动脉人横突孔位置变异(图 16-1)、先天性纤细、痉挛(图 16-2)、钩椎关节增生压迫(图16-3)、横突孔内纤维束带牵拉扭曲(图 16-4)及骨质增生压迫椎动脉等病理改变。

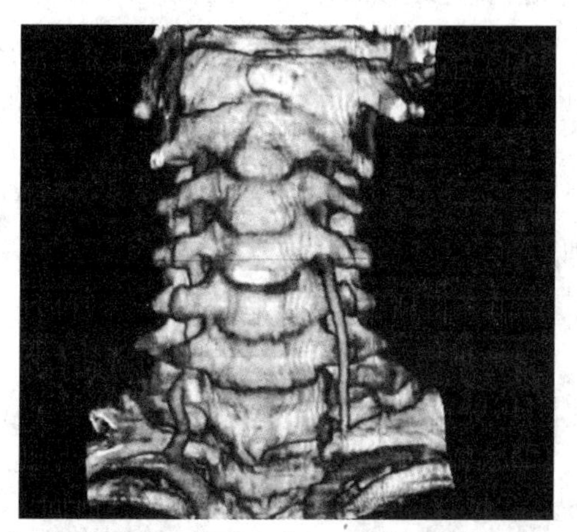

图 16-1　入横突孔位置变异

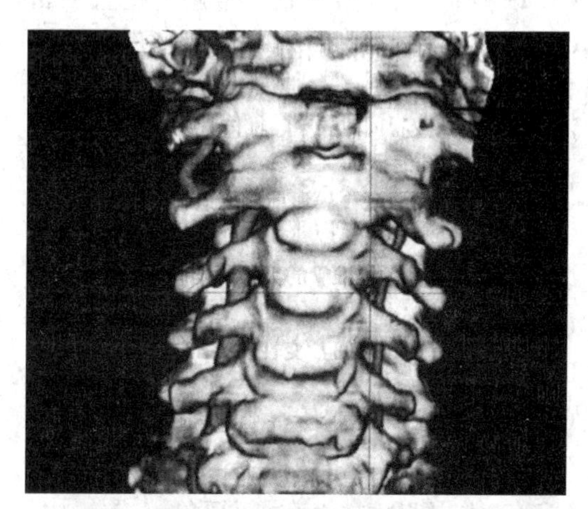

图 16-2　先天性纤细痉挛

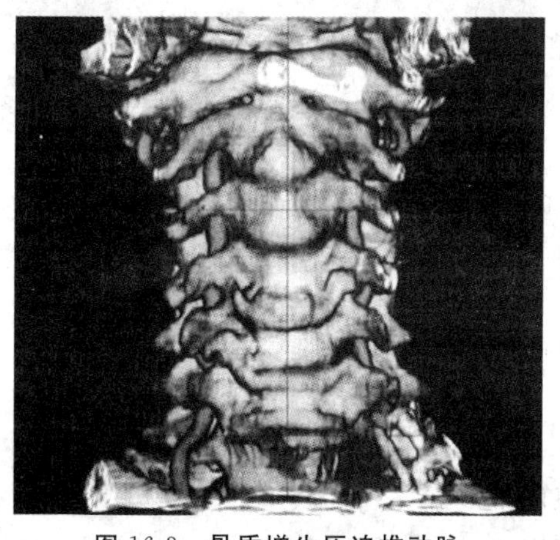

图 16-3　骨质增生压迫椎动脉

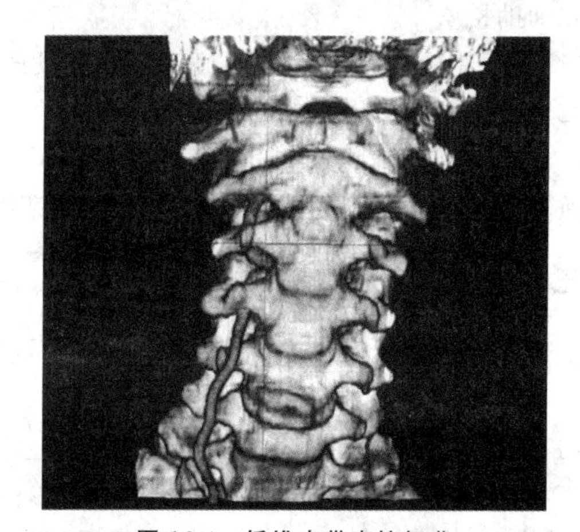

图 16-4　纤维束带牵拉扭曲

因此,可以认为,椎动脉形态学改变使椎动脉血流动力学异常,椎动脉供血不足,小脑缺血、缺氧是导致眩晕的主要原因。

《灵枢》有"髓海不足,则脑转耳鸣""上气不足,脑为之不满,耳为之苦鸣,头为之苦倾,目为之眩"及"上虚则眩"等记载。

1. 症状

(1)持续性眩晕、恶心、耳鸣、重听、记忆力减退、后枕部麻木、偏头痛等。

(2)可伴有视物模糊、视力减退、精神萎靡、失眠、嗜睡等。

(3)头部过伸或旋转时,可出现位置性眩晕、恶心、呕吐等急性发作症状。

(4)可出现猝然摔倒、持物坠落,但摔倒时神志多清醒。

(5)部分患者可同时伴有颈肩臂痛等神经根型颈椎病的表现,以及交感神经刺激症状。

2.体征

(1)病变节段横突部压痛。

(2)当出现颈性眩晕等椎动脉供血不足的症状时,可发作性猝倒。

(3)旋颈试验阳性。

3.辅助检查

(1)X线片检查:颈椎正位及斜位片,可见颈椎生理弧度减小或消失,可出现侧凸畸形。可见钩椎关节侧方或后关节部骨质增生、椎间孔变小等。

(2)椎动脉造影:可见椎动脉因钩椎关节骨赘压迫而扭曲或狭窄,可作为确切诊断。

(3)TCD检查:为目前临床常用的检查项目,可发现椎动脉血流速减慢或增快,可供临床参考。

(4)3D-CTA检查:可清晰观察椎动脉及椎一基底动脉全貌,分析椎动脉与椎体、椎间孔及周围软组织的关系,可明确诊断。

(五)交感神经型颈椎病

1.症状

(1)有慢性头痛史,以眼眶周围、眉棱骨等部位明显,疼痛常呈持续性。

(2)可出现头晕、眼花、耳鸣、恶心或呕吐。

(3)可有心动过速或减慢、心前区闷痛、心悸、气促等症状。

2.体征

(1)两侧颈椎横突前压痛点明显。

(2)部分患者出现霍纳征。

(3)有"类冠心病样综合征"征象。

3.辅助检查

(1)X线片检查:颈椎生理弧度有不同程度的改变,椎体和钩椎关节骨质增生,横突肥厚等。

(2)心电图检查:无异常或有轻度异常。

(六)混合型颈椎病

兼具上述两种类型或两种以上类型的诊断要点。

三、鉴别诊断

临床上根据患者的病史、症状和体征,并通过相应检查可明确诊断,并注意同下列疾病相鉴别。

(一)神经根型颈椎病

(1)风湿性或慢性劳损性颈肩痛有颈肩、上肢以外多发部位的疼痛史,无放射性疼痛,无反射改变,麻木区不按脊神经根节段分布,该病与天气变化有明显关系,服用抗风湿类药症状可好转。

(2)落枕颈项强痛,活动功能受限,无手指发麻症状,起病突然,以往无颈肩症状。

(3)前斜角肌综合征颈项部疼痛,患肢有放射痛和麻木触电感,以手指胀、麻、凉、皮肤发白或紫绀为特征。手下垂时症状加重,上举后症状可缓解。前斜角肌痉挛发硬,艾迪森试验阳性。

(二)脊髓型颈椎病

1.颈脊髓肿瘤

脊髓压迫症状呈进行性加重,先有一侧颈、肩、臂手指疼痛或麻木,逐渐发展到对侧下肢,然后累及对侧上肢。X线平片显示椎间孔增大,椎体或椎弓破坏。CT、MRI、脊髓造影可确诊。

2.脊髓粘连性蛛网膜炎

可有感觉神经和运动神经受累症状,亦可有脊髓的传导损害症状。腰椎穿刺时,脑脊液呈不全或完全梗阻现象。脊髓造影时,造影剂通过蛛网膜下腔困难,并分散为点滴延续的条索状。

3.脊髓空洞症

好发于20～30岁的青年人，以痛温觉与触觉分离为特征，尤以温度觉的减退或消失较为明显。脊髓造影通畅，MRI检查可见颈膨大，有空洞形成。

此外，还需与颈椎骨折脱位、颈椎结核相鉴别。

(三)椎动脉型颈椎病

1.梅尼埃病

平素有类似发作症状，常因劳累、睡眠不足、情绪波动而发作。其症状表现为头痛、眩晕、呕吐、恶心、耳鸣、耳聋、眼球震颤等。

2.位置性低血压

发作于患者突然改变体位时，尤其从卧位、蹲位改为立位时，突然头晕，而颈部活动无任何异常表现。

3.内听动脉栓塞

突发耳鸣、耳聋及眩晕，症状严重且持续不减。

(四)交感神经型颈椎病

1.心绞痛

有冠心病史，发作时心前区剧烈疼痛，伴胸闷心悸、出冷汗，心电图有异常表现。含服硝酸甘油片能缓解。

2.自主神经紊乱症

多见于青壮年，表现为头痛、头晕、睡眠障碍、自制能力差等。X线片显示颈椎无明显异常改变，神经根、脊髓无受累征象。服用调节自主神经类药物有效。对此类患者需长期观察，以防误诊。

四、治疗

(一)治疗原则

消除肌痉挛，纠正椎骨错缝，恢复颈椎内外力平衡。颈型以纠正颈椎紊乱，缓解肌紧张为主；神经根型以活血化瘀，疏经通络为主；脊髓型以疏经理气，温通督脉为主；椎动脉型以行气活血，益髓止晕为主；交感神经型以益气活血，平衡阴阳为主。

(二)手法

㨰法、一指禅推法、按法、拿法、拔伸法、扳法、旋转法、按揉法、擦法等。

(三)取穴与部位

1.五线

(1)督脉线自风府穴至大椎穴连线。

(2)颈夹脊线自天柱穴至颈根穴(大椎穴旁开1寸)连线，左右各一线。

(3)颈旁线自风池穴至颈臂穴(缺盆穴内1寸)连线，左右各一线。

2.五区

(1)肩胛区：冈上肌区域，左右各一区。

(2)肩胛背区：冈下肌区域，左右各一区。

(3)肩胛间区：两肩胛骨内侧缘区域。

3.十三穴

风府穴、风池穴(双)、颈根穴(双)、颈臂穴(双)、肩井穴(双)、肩外俞穴(双)、天宗穴(双)。

(四)操作

1.基本操作

(1)督脉线：用一指禅推法、按揉法、擦法，累计2～3分钟。

(2)颈夹脊线：用一指禅推法、按揉法、拿法、擦法，累计3～5分钟。

(3)颈旁线用一指禅推法、按揉法、擦法、抹法，累计2～3分钟。

(4)肩胛区由肩峰端向颈根部施㨰法、拿法、擦法，累计 3～5 分钟。

(5)肩胛背区用㨰法、按揉法，累计 1～2 分钟。

(6)肩胛间区用一指禅推法、按揉法、拨揉法，累计 2～3 分钟。

2.辨证推拿

(1)颈型颈椎病：①有椎间关节紊乱者，用颈椎定位扳法、旋转扳法等，纠正颈椎生理弧度、侧弯和关节紊乱。②根据症状累及部位，选择相应的五区、十三穴，用一指禅推法、按揉法、拨揉法，累计3～5 分钟。③有偏头痛者，同侧风池穴按揉，手法作用力向上，时间 2～3 分钟。④有眩晕者，用一指禅推风池穴(双)，用拇指的尺侧偏峰沿寰枕关节向风府方向推，左手推右侧，右手推左侧。每穴2～3 分钟。

(2)神经根型颈椎病：①有椎间关节紊乱者，用颈椎定位扳法、旋转扳法等，纠正颈椎生理弧度、侧弯和关节紊乱。②相应神经根节段治疗。放射至拇指根麻木者，取同侧 $C_5 \sim C_6$ 椎间隙，用一指禅推法、按揉法治疗，累计时间 3～5 分钟；放射至拇、示、中指及环指桡侧半指麻木者，取同侧 $C_{6\sim7}$ 椎间隙，用一指禅推法、按揉法治疗，累计时间 3～5 分钟；放射至小指及环指尺侧半指者，取同侧$C_7 \sim T_1$ 椎间隙，用一指禅推法、按揉法治疗，累计时间 3～5 分钟。③根据症状累及部位，选择相应的五区、十三穴，用一指禅推法、按揉法、拨揉法，累计 3～5 分钟。

(3)脊髓型颈椎病：①根据症状所累及部位，选用相应的五区、十三穴，用一指禅推法、按揉法、拨揉法，累计 3～5 分钟。②根据所累及的肢体，选用相应穴位操作，以缓解肢体相应症状。时间3～5 分钟。

(4)椎动脉型颈椎病：①一指禅推风池穴(双)，用拇指的尺侧偏峰沿寰枕关节向风府方向推，左手推右侧，右手推左侧。每穴 3～5 分钟。②取颈臂穴(双)，用一指禅推法、按揉法，每穴 1～2 分钟。③有椎间关节紊乱者，用颈椎定位扳法、旋转扳法等，纠正颈椎生理弧度、侧弯和关节紊乱。④用鱼际揉前额，拇指按揉印堂、睛明穴、太阳穴，分抹鱼腰穴；用沿足少阳胆经头颞部循线行扫散法治疗。时间约 5 分钟。

(5)交感神经型颈椎病：①有椎间关节紊乱者，用颈椎定位扳法、旋转扳法等，纠正颈椎生理弧度、侧弯和关节紊乱。②颞部、前额部、眼眶等部位，用抹法、一指禅推法、按揉法、扫散法等治疗，累计时间 3～5 分钟。③视物模糊、眼涩、头晕者，一指禅推风池穴(双)，用拇指的尺侧偏峰沿寰枕关节向风府方向推，左手推右侧，右手推左侧。每穴 3～5 分钟。④头痛、偏头痛、头胀、枕部痛者，取同侧风池穴按揉，手法作用力向上，时间约 3 分钟。⑤耳鸣、耳塞者，取风池穴(同侧)，用一指禅推法、按揉法向外上方向操作，累计时间 2～3 分钟。⑥心前区疼痛，心动过速或过缓者，取颈臂穴(双)，用一指禅推法、按揉法操作，累计时间 3～5 分钟。

(6)混合型颈椎病：按证型症状的轻重缓急，综合对症处理。

五、注意事项

(1)对颈椎病的推拿治疗，尤其在做被动运动时，动作应缓慢，切忌暴力、蛮力和动作过大，以免发生意外。

(2)低头位工作不宜太久，避免不正常的工作体位。

(3)避免头顶、手持重物。

(4)睡眠时枕头要适宜。对颈椎生理弧度变直、消失的，枕头宜垫在颈项部；弧度过大的，宜垫在头后部；侧卧时枕头宜与肩膀等高，使颈椎保持水平位。

(5)治疗后可选用合适的颈围固定颈部，并要注意保暖。

(6)本病可以配合颈椎牵引治疗。重量 3～5 kg，每次 20～30 分钟。

(7)对脊髓型颈椎病，禁用斜扳法。推拿治疗效果不佳，或有进行性加重趋势，应考虑综合治疗。

六、功能锻炼

(一)颈肌对抗锻炼

(1)双手交握，置于额前(枕后)，颈部向前(后)用力与之对抗，每次持续 10～20 秒，每组 8～10 次，每天 1～3 组。

(2)将手掌置于头同侧，颈部用力与之对抗，每次持续 10～20 秒，每组 8～10 次，每天 1～3 组。

(3)左右侧分别进行。

(二)颈部关节活动度锻炼

头向前缓慢、用力屈至极限，停顿 3 秒钟后缓慢、用力抬起，向后伸至极限，停顿 3 秒钟后缓慢回到中立位，每组 8～10 次，每天2～3 组；头向左缓慢、用力屈至极限，停顿 3 秒钟后缓慢、用力向右屈至极限，停顿 3 秒钟后缓慢回到中立位，每组 8～10 次，每天2～3 组。

(三)颈保健操

(1)捏九下：用手掌心放在颈后部，用示、中、环及小指与掌根相对用力，提捏颈部肌肉。左手捏九下，右手捏九下。

(2)摩九下：用手掌放在颈后部，用手指、手掌连同掌根，沿颈项做横向的来回往返摩擦。左手摩九下，右手摩九下。至颈项发热舒适。

(3)扳九下：用示、中、环及小指放在颈后部，做头缓缓向后仰，同时手指向前扳拉。左手扳九下，右手扳九下。使颈后部有被牵拉感。

七、疗效评定

(一)治愈

原有各型症状消失，肌力正常，颈、肢体功能恢复正常，能参加正常劳动和工作。

(二)好转

原有各型症状减轻，颈、肩背疼痛减轻，颈、肢体功能改善。

(三)未愈

症状无改善。

(边福军)

第三节　颈椎间盘突出症

颈椎间盘突出症是指颈椎间盘退行性改变，使纤维环部分或完全破裂，或因外力作用于颈部，使椎间盘纤维环急性破裂，髓核向外膨出或突出，压迫神经根，或刺激脊髓，而出现颈神经支配相应区域的症状和体征的病证。流行病学显示，近年来，由于人们生活方式改变，工作节奏加快，伏案低头工作时间延长，使得颈椎间盘突出症的发病率明显上升，成为颈椎发病的主要病证之一。因此，有必要对该病进行专门论述。

一、病因病理

颈椎间盘突出症多由脊柱急性损伤、慢性积累性劳损，颈椎生理弧度改变或侧弯等因素，在颈椎间盘退变的基础上发生，其病理与腰椎间盘突出基本一致。由于颈部长期负重，椎间盘长时间持续地受挤压，髓核脱水造成椎间盘的变性。纤维环发生变性后，其纤维首先肿胀变粗，继而发生玻璃样变性，弹性降低，纤维环部分、不完全或完全破裂。由于变性纤维环的弹性减退，承受盘内张力的能力下降，当受到头颅的重力作用，椎间盘受力不均匀，或椎周肌肉的牵拉，或突然遭受外力作用时，造成椎间盘纤维环向外膨出，严重时，髓核也可经纤维环裂隙向外突出或脱出，压迫神经根或脊髓，出现相应支配区域的疼痛、麻木症状。由于下段颈椎受力大，活动频繁，因此 C_6～C_7 椎间盘和 C_6 椎间盘最易发病。老年人肝肾亏损，筋失约束；或风寒侵袭，筋脉拘挛，失去了内在的平衡，均可诱发颈椎间盘突出。

影像学上的椎间盘突出症并不一定都会出现症状，只有当突出物压迫或刺激神经根时才会出现症状。临床症状的轻重，则与颈椎间盘突出位置和神经受压的程度有关。根据椎间盘突出的程度，可分为膨出、突出、脱出三种类型。

(一)膨出型

椎间盘髓核变性，向后方或侧后方沿纤维环部分破裂的薄弱部膨出，纤维环已超出椎体后缘，但髓核则未超出，硬脊膜囊未受压。

(二)突出型

椎间隙前宽后窄，椎间盘纤维环和髓核向后方或侧后方沿纤维环不完全破裂部突出，超过椎体后缘，但纤维环包膜尚完整，硬脊膜囊受压。

(三)脱出型

椎间隙明显变窄，纤维环包膜完全破裂，髓核向后方或侧后方沿完全破裂的纤维环向椎管内脱出，或呈葫芦状悬挂于椎管内，脊髓明显受压。

常见突出位置有以下3种：①外侧型突出。突出部位在后纵韧带的外侧，钩椎关节内侧。该处有颈神经根通过，突出的椎间盘压迫或刺激脊神经根而产生症状。②旁中央型突出。突出部位偏于一侧，介于脊神经和脊髓之间。突出的椎间盘可以压迫或刺激脊神经根和脊髓而产生单侧脊髓和神经根受压症状。③中央型突出。突出部位在椎管中央，脊髓的正前方。突出的椎间盘压迫脊髓腹面的两侧而产生脊髓双侧压迫症状。

椎间盘突出症临床症状往往表现为3种情况：一是疼痛明显，而无麻木；二是麻木明显，而无疼痛；三是疼痛与麻木并存。一般认为，疼痛是由于突出或膨出的椎间盘炎症、水肿明显，刺激硬脊膜或神经根所致；麻木是由于突出或脱出的椎间盘压迫脊神经所致；疼痛与麻木并存则有真性压迫和假性压迫之分，假性压迫由于突出物炎症水肿相当明显，既刺激又压迫脊神经，当炎症、水肿消退后，麻木也随之消失；真性压迫的，当炎症、水肿消退后，压迫依然存在，麻木也难以消失。

本病属中医“节伤”范畴。颈为脊之上枢，督脉之要道，藏髓之骨节，上通髓海，下连腰脊，融汇诸脉。颈脊闪挫、劳损，致使脊窍错移，气血瘀滞，筋肌挛急而痛。窍骸受损，突出于窍，碍于脊髓，诸脉络受阻，经气不通，则筋肌失荣，痿弛麻木，发为本病。

二、诊断

(一)症状

(1)多见于30岁以上青壮年。

(2)男性发病多于女性。

(3)本病多发生于$C_6\sim C_7$椎间盘和$C_5\sim C_6$椎间盘。

(4)有外伤者，起病较急；无明显外伤者，起病缓慢。

(5)患者常有颈部疼痛，上肢有放射性疼痛和麻木，卧床休息症状可有缓解，活动后症状加重。由于椎间盘突出部位和压迫组织的不同，临床表现也不一致。

(二)体征

1.外侧型突出

(1)主要症状为颈项部及受累神经根的上肢支配区域疼痛与麻木。咳嗽、打喷嚏时疼痛加重。

(2)疼痛仅放射到一侧肩部和上肢，很少发生于两侧上肢。

(3)颈僵硬，颈后肌痉挛，活动受限，当颈部后伸，再将下颌转向健侧时可加重上肢放射性疼痛，做颈前屈或中立位牵引时疼痛可缓解。

(4)由于颈椎间盘突出的间隙不同，检查时可发现不同受累神经节段支配区域的运动、感觉及反射的改变。

(5)颈椎拔伸试验阳性。部分病变节段成角严重的患者可反应为上肢放射性神经痛加重，称反阳性。

(6)椎间孔挤压试验阳性。

(7)病程日久者,可出现相关肌肉肌力减退和肌肉萎缩等。

颈椎不同间隙椎间盘突出神经根受压的症状与体征见表 16-1。

表 16-1　颈椎间盘突出神经根受压的临床定位

颈椎间隙	$C_4 \sim C_5$	$C_5 \sim C_6$	$C_6 \sim C_7$	$C_7 \sim T_1$
受压神经	C_5 神经	C_6 神经	C_7 神经	C_8 神经
疼痛区域	颈根、肩部和上臂	肩、肩胛内缘	肩胛内侧中部和胸大肌区	肩胛内缘下部、上臂和前臂内侧至手内侧
感觉异常	肩外侧	前臂桡侧、拇指	手背示指和中指	前臂内侧至环指、小指
肌肉萎缩和肌力减退	三角肌,或肱二头肌	肱二头肌	肱三头肌	大小鱼际肌,手握力减退
腱反射减退	肱二头肌腱	肱二头肌腱	肱三头肌腱	腱反射正常

2.旁中央型突出

患者除有椎间盘外侧型突出的症状、体征外,还有一侧脊髓受压的症状和体征,可出现同侧下肢软弱无力,肌肉张力增加。严重时可出现腱反射亢进,巴宾斯基征、霍夫曼征阳性。

3.中央型突出

主要表现为脊髓受压,最常见的症状为皮质脊髓束受累,由于病变程度不一,可出现下肢无力,平衡明显障碍,肌张力增高,腱反射亢进;踝阵挛、髌阵挛及病理反射。重症者可出现两下肢不完全性或完全性瘫痪,大小便功能障碍,胸乳头以下感觉障碍。

(三)辅助检查

1.X 线片检查

正位片显示颈椎侧弯畸形,侧位片上可显示颈椎生理弧度改变、椎间隙变窄及增生性改变。斜位片上可显示椎间孔的大小及关节突情况。颈椎 X 线片不能显示是否有椎间盘突出,但可排除颈椎结核、肿瘤、先天性畸形。

2.CT 及 MRI 检查

CT 检查可显示颈椎椎管的大小及突出物与受累神经根的关系。MRI 检查可显示突出的椎间盘对脊髓压迫的程度,了解脊髓有无萎缩变性等。

3.肌电图和神经诱发电位检查

可确定受累神经根以及损害程度,客观评价受损程度和评定治疗效果。

三、治疗

(一)治疗原则

舒筋通络,活血祛瘀,解痉止痛,扩大椎间隙,减轻或解除神经根和脊髓受压症状。

(二)手法

㨰法、按法、揉法、拿法、拔伸法、旋转复位法等。

(三)取穴与部位

风池、风府、肩井、秉风、天宗、曲池、手三里、小海、合谷等穴及颈根、颈臂等经验穴,突出节段相应椎旁、颈肩背及患侧上肢部。

(四)操作

1.舒筋通络

患者取坐位,术者立于其身后,用一指禅推法、按揉法沿督脉颈段、两侧颈夹脊穴上下往返操作 3~5

遍。自两侧肩胛带、颈根部、颈夹脊线用㨰法操作，时间约5分钟。

2.解痉止痛

在上述操作的同时，在风池、风府、肩井、秉风、天宗穴及颈根、颈臂穴做一指禅推法或按揉法操作，时间约5分钟。

3.活血祛瘀

根据神经根受累的相应节段定位，在椎间盘突出间隙同侧，用一指禅推法、按揉法重点治疗，并对上肢相应穴位用按法、揉法操作，时间约5分钟。

4.扩大椎间隙

采用颈椎拔伸法操作，可配合颈椎摇法。时间2～3分钟。

5.颈椎整复

采用颈椎旋转复位法，减轻或解除神经根和脊髓受压症状。患者取坐位，术者立于其身后，以一手屈曲之肘部托住患者下颌，手指托住枕部，另一手拇指顶推偏凸之颈椎棘突；令患者逐渐屈颈，至拇指感觉偏凸棘突有动感时，即维持该屈颈姿势；然后术者将患者头部向上牵拉片刻，以消除颈肌反射性收缩，在逐渐将颈部向棘突偏凸侧旋转至弹性限制位，在拇指用力顶推患椎棘突下做一瞬间有控制的扳动，使颈椎复位。旋转幅度控制在3°～5°。此法只用于患侧。对患者因心理紧张或老年人，可采用在仰卧位牵引拔伸状态下进行旋转整复。

6.理筋放松

重复舒筋通络手法操作，并拿肩擦颈项，搓、抖上肢，结束治疗。

四、注意事项

(1)科学用枕，对颈椎生理弧度变直、消失的，枕头宜垫在颈部；弧度过大的，宜垫在枕后部；侧卧时枕头宜与肩膀等高，使颈椎保持水平位。

(2)避免长时间连续低头位工作或看书，提倡做工间颈椎活动。

(3)注意颈部保暖，适当休息，避免劳累。

(4)乘机动车应戴颈托保护，以防紧急制动时引起颈椎挥鞭性损伤，甚至高位截瘫。

五、功能锻炼

(1)采用“与项争力”的功法以提高颈伸肌肌力和颈椎平衡代偿能力。

(2)坚持做颈保健操，同颈椎病。

（边福军）

第四节　寰枢关节半脱位

寰枢关节半脱位又称为寰枢关节失稳，是指寰椎向前、向后脱位，或寰齿两侧间隙不对称，导致上段颈神经、脊髓受压以致患者出现颈肩上肢疼痛，甚至四肢瘫痪、呼吸肌麻痹，严重时危及生命。

寰枢关节系一复合关节，由4个小关节组成，其中部及外侧各有两个关节，中部的齿状突和寰椎前弓中部组成前关节，齿状突和横韧带组成后关节，即齿状突关节。在寰椎外侧由两侧块的下关节面和枢椎上关节面组成关节突关节。寰枢关节的关节囊大而松弛，关节面较平坦，活动幅度较大，且寰枢椎之间无椎间盘组织，因此受到外力或在炎症刺激下容易发生寰枢关节半脱位。

一、病因病理

寰枢关节半脱位是临床常见病证，其发病原因主要有炎症、创伤和先天畸形。

(一)寰枢关节周围炎症

咽部与上呼吸道的感染、类风湿等可以使寰枢关节周围滑膜产生充血水肿和渗出,引起韧带松弛而脱位;炎症又可使韧带形成皱襞而影响旋转后的复位,形成旋转交锁,造成关节半脱位。

(二)创伤

创伤可以直接造成横韧带、翼状韧带两者或两者之一发生撕裂或引起滑囊、韧带的充血水肿,造成寰枢关节旋转不稳并脱位。寰椎骨折、枢椎齿状突骨折可直接造成寰枢椎脱位。青少年可由于跳水时头部触及游泳池底,颈部过度屈曲,寰椎横韧带受到枢椎齿状突向后的作用力引起寰枢关节前脱位。而成年人多由于头颈部受到屈曲性外伤而引起不同程度的寰椎前脱位;也可表现为向侧方及旋转等方向移位,与外伤作用力方向有关。

(三)寰枢椎的先天变异和(或)横、翼状韧带的缺陷

发育对称的寰枢两上关节面,受力均衡,关节比较稳定,当寰枢两上关节面不对称(即倾斜度不等大、关节面不等长)时,关节面则受力不均衡,倾斜度大的一侧剪力大,对侧小,使关节处于不稳定状态,易发生寰枢关节半脱位。

中医关于该病的论述,多记载于"筋痹""错缝"等病证中。中医认为患者素体气虚,筋肌松弛,节窍失固,或有颈部扭、闪、挫伤致脊窍错移,迁延不愈。脊之筋肌损伤,气血瘀聚不散则为肿为痛。筋肌拘挛,脊错嵌顿则活动受掣。

二、诊断

(一)症状

(1)有明显外伤史或局部炎症反应。其症状轻重与寰椎在枢椎上方向前、旋转及侧方等半脱位的程度有关。

(2)颈项部、头部、肩背部疼痛明显,活动时疼痛加剧,疼痛可向肩臂放射。

(3)颈项肌疼挛、颈僵,头部旋转受限或呈强迫性体位为主要症状。

(4)当累及椎一基底动脉时,可出现头晕、头痛、恶心、呕吐、耳鸣、视物模糊等椎一基底动脉供血不足症状。

(5)当累及延髓时,则主要影响延髓外侧及前内侧,出现四肢运动麻痹、发音障碍及吞咽困难等。

(二)体征

(1)枢椎棘突向侧后偏突,有明显压痛,被动活动则痛剧。

(2)如为单侧脱位,头偏向脱位侧,下颌转向对侧,患者多用手托持颌部。

(3)累及神经支配区域皮肤有痛觉过敏或迟钝。

(4)累及脊髓时则出现脊髓受压症状,上肢肌力减弱,握力减退,严重时腱反射亢进,霍夫曼征阳性。下肢肌张力增高,行走不稳,跟、膝腱反射亢进,巴宾斯基征阳性。

(5)位置及振动觉多减退。

(三)辅助检查

(1)X线片检查:颈椎张口正位,齿状突中线与寰椎中心线不重叠,齿状突与寰椎两侧块之间的间隙不对称或一侧关节间隙消失,齿状突偏向一侧。

(2)CT检查:寰枢椎连续横断面扫描可显示寰枢椎旋转程度。矢状位和冠状位图像可显示关节突关节的序列,但大多数不能显示齿状突与寰椎分离。

(3)肌电图和神经诱发电位检查:可评价神经功能受损害程度。

三、治疗

(一)治则

舒筋活血,松解紧张甚至痉挛的颈枕肌群;整复失稳的寰枢关节,纠正发生寰枢关节异常位移的因素,扩大椎管的有效容积,改善椎管内外的高应力状态,减少或消除椎动脉或脊髓的机械性压迫和刺激。采用松解类手法与整复手法并重,以颈项部操作为主的原则。

（二）手法

一指禅推法、㨰法、拔伸法、推法、拿法、按揉法和整复手法等。

（三）取穴与部位

颈项部、枕后部及患处等；风池、颈夹脊、天柱、翳风、阿是穴等。

（四）操作

（1）患者坐位，术者用轻柔的㨰法、按揉法、拿法、一指禅推法等手法在颈椎两侧的夹脊穴部位及肩部治疗，以放松紧张、痉挛的肌肉。

（2）整复手法。患者仰卧位，头置于治疗床外，便于手法操作。助手两手扳住患者两肩，术者一手托住后枕部，一手托住下颌部，使头处于仰伸位进行牵拉，助手配合做对抗性拔伸。在牵拉拔伸状态下，做头部缓慢轻柔的前后活动和试探性旋转活动。如出现弹响，颈椎活动即改善，疼痛减轻，表示手法整复成功。

（3）复位后，患者取仰卧位，采用枕颌带于头过伸牵引，牵引重量控制在 2～3 kg，持续牵引，日牵引时间不少于 6 小时。3～4 周撤除牵引，用颈托固定。

四、注意事项

（1）严格掌握推拿治疗适应证，有重度锥体束体征者不宜手法复位。

（2）注意平时预防，纠正平时的不良习惯姿势，平时戴颈围固定保护。

（3）少数伴炎症患者，可有发热，体温可达 38℃～40℃，注意观察，采取必要的降温措施。

（4）注意用枕的合理性和科学性；注意颈项、肩部的保暖。

五、功能锻炼

寰枢关节半脱位功能锻炼宜在病情基本稳定后进行，根据生物力学原理，强化颈部肌肉的功能锻炼，增强颈部的肌肉力量，对提高颈椎稳定性，延缓或防止肌萎缩，是很有必要的。锻炼方法为：

（1）立位或坐位，用全力收缩两肩。重复 5～10 次。

（2）立位或坐位，两手扶前额，给予一定的阻力，用全力使颈部向前屈，坚持 6 秒钟。重复 3～5 次。

（3）立位或坐位，一手扶头侧部，给予一定的阻力，用全力使颈部向同侧侧倾，坚持 3～6 秒钟。左、右交替，重复 3～5 次。

（4）立位或坐位，两手扶后枕部，给予一定的阻力，用全力使头部往后倾，坚持 3～6 秒钟。重复 3～5 次。

（刘　鹏）

第五节　前斜角肌综合征

前斜角肌综合征是指因外伤、劳损、先天颈肋、高位肋骨等因素刺激前斜角肌，或前斜角肌痉挛、肥大、变性等，引起臂丛神经和锁骨下动脉的血管神经束受压，而产生的一系列神经血管压迫症状的病证。本病好发于 20～30 岁女性，右侧较多见。

一、病因病理

颈部后伸、侧屈位时，头部突然向对侧旋转，或长期从事旋颈位低头工作，使对侧前斜角肌受到牵拉扭转而损伤，出现前斜角肌肿胀、痉挛而产生对其后侧神经根的压迫症状。神经根受压又进一步加剧前斜角肌痉挛，形成恶性循环。

先天性结构畸形，如肩部下垂、高位胸骨、第 7 颈椎横突肥大、高位第 1 肋骨、臂丛位置偏后等，使第 1 肋骨长期刺激臂丛，使受臂丛支配的前斜角肌发生痉挛，压迫臂丛神经而发病。若前斜角肌痉挛、变性、肥厚，则易造成锁骨上部臂丛及锁骨下动脉受压。如颈肋或第7颈椎横突肥大，或前、中斜角肌肌腹变异合并时，当前斜角肌稍痉挛，即可压迫其间通过的臂丛神经和锁骨下动脉而导致出现神经血管症状。本病运动障碍出现较迟，可表现为肌无力和肌萎缩，偶见手部呈雷诺征象。

中医将本病归属"劳损"范畴。多由过度劳损，或风寒外袭，寒邪客于经络，致使经脉不通，气血运行不畅，发为肿痛。

二、诊断

（一）症状

（1）一般缓慢发生，均以疼痛起病，程度不一。

（2）局部症状。患侧锁骨上窝稍显胀满，前斜角肌局部疼痛。

（3）神经症状。患肢有放射性疼痛和麻木触电感，以肩、上臂内侧、前臂和手部的尺侧及小指、环指明显，表现为麻木、蚁行、刺痒感等。少数患者偶有交感神经症状，如瞳孔扩大、面部出汗、患肢皮温下降，甚至出现霍纳综合征。

（4）血管症状。早期由于血管痉挛致使动脉供血不足而造成患肢皮温降低，肤色苍白；后期因静脉回流受阻，出现手指肿胀、发凉、肤色紫绀，甚至手指发生溃疡难愈。

（5）肌肉症状。神经长期受压，患肢小鱼际肌肉萎缩，握力减弱，持物困难，手部发胀及有笨拙感。

（二）体征

（1）颈前可摸到紧张、粗大而坚韧的前斜角肌肌腹，局部有明显压痛，并向患侧上肢放射性痛麻。

（2）局部及患肢的疼痛症状在患肢上举时可减轻或消失，自然向下或用力牵拉患肢时则加重

（3）艾迪森试验、超外展试验阳性，提示血管受压。

（4）举臂运动试验、臂丛神经牵拉试验阳性，提示神经受压。

（三）辅助检查

X线片检查：颈、胸段的X线正侧位摄片检查，可见颈肋或第7颈椎横突过长或高位胸肋征象。

三、治疗

（一）治疗原则

舒筋活血，通络止痛。

（二）手法

㨰法、按法、揉法、拿法、擦法等。

（三）取穴与部位

缺盆、肩井、翳风、风池、颈臂、曲池、内关、合谷、颈肩及上肢部。

（四）操作

1.活血通络

患者取坐位。术者站于患侧，先用㨰法在患侧自肩部向颈侧沿斜角肌体表投影区往返施术，同时配合肩关节活动，时间3～5分钟。

2.理筋通络

继上势，术者以一指禅推法沿患侧颈、肩、缺盆穴及上肢进行操作，斜角肌部位、颈臂穴重点治疗，时间5～7分钟。

3.舒筋通络

继上势，术者以拇指弹拨斜角肌起止点及压痛点，拇指揉胸锁乳突肌及锁骨窝硬结处为重点，拇指自内向外沿锁骨下反复揉压，时间3～5分钟。

4.通络止痛

沿患侧斜角肌用拇指平推法，然后施擦法，以透热为度。时间1～2分钟；然后摇肩关节，揉、拿上肢

5～10 遍，抖上肢结束治疗。

四、注意事项

(1)注意不宜睡过高枕头，患部注意保暖。

(2)避免患侧肩负重物或手提重物，以免加重症状。

(3)嘱患者配合扩胸锻炼，每天 1～2 次，可缓解症状。

(栾瑞芝)

第六节　胸椎小关节错缝

胸椎小关节错缝是指胸椎小关节的解剖位置改变，以至胸部脊柱机能失常所引起的一系列临床表现，属于脊柱小关节机能紊乱的范畴。本节主要讨论胸椎小关节滑膜嵌顿和因部分韧带、关节囊紧张引起反射性肌肉痉挛，致使关节面交锁在不正常或扭转的位置上而引起的一系列病变。多发生在胸椎第 3～7 节段，女性发生率多于男性。以青壮年较常见，老人则很少发生。

一、病因病理

脊柱关节为三点承重负荷关节，即椎体及椎体两侧的上、下关节突组成的小关节，构成三点承重，小关节为关节囊关节。具有稳定脊椎，引导脊椎运动方向的功能。胸椎间关节面呈额状位，故胸部脊柱只能做侧屈运动而不能伸屈，一般不易发生小关节序列紊乱。但是，当突然的外力牵拉、扭转，使小关节不能承受所分担的拉应力和压应力时，则可引起胸椎小关节急性错缝病变。

因姿势不良或突然改变体位引起胸背部肌肉损伤或胸椎小关节错位，使关节滑膜嵌顿其间，从而破坏了脊柱力学平衡和运动的协调性，引起活动障碍和疼痛。同时，损伤及炎性反应可刺激感觉神经末梢而加剧疼痛，并反射性地引起肌肉痉挛，也可引起关节解剖位置的改变，发生交锁。日久可导致小关节粘连而影响其功能。典型胸椎小关节错缝在发病时可闻及胸椎后关节突然错缝时的“咯嗒”声响，错缝局部疼痛明显。

本病属中医“骨错缝”范畴。常因姿势不当，或不慎闪挫，以致骨缝错开，局部气血瘀滞，经脉受阻，发为肿痛。

二、诊断

(一)症状

(1)一般有牵拉、过度扭转外伤史。

(2)局部疼痛剧烈，甚则牵掣肩背作痛，俯仰转侧困难，常固定于某一体位，不能随意转动，疼痛随脊柱运动增强而加重，且感胸闷不舒、呼吸不畅、入夜翻身困难，重者可有心烦不安、食欲减退。

(3)部分患者可出现脊柱水平面有关脏腑反射性疼痛，如胆囊、胃区等疼痛。

(二)体征

1.棘突偏歪

脊柱病变节段可触及偏歪的棘突。表现为一侧偏突，而对侧空虚感。

2.压痛

脊柱病变节段小关节处有明显压痛，多数为一侧，少数为两侧。

3.肌痉挛

根据病变节段的不同，菱形肌、斜方肌可呈条索状痉挛，亦有明显压痛。

4.功能障碍

多数无明显障碍，少数可因疼痛导致前屈或转侧时活动幅度减小，牵拉疼痛。

（三）辅助检查

胸椎小关节错缝属解剖位置上的细微变化，故而X线摄片常不易显示。严重者可见脊柱侧弯、棘突偏歪等改变。

三、治疗

（一）治疗原则

舒筋通络，理筋整复。

（二）手法

㨰法、按法、揉法、弹拨法、擦法、拔伸牵引、扳法等。

（三）取穴与部位

局部压痛点、胸段华佗夹脊穴及膀胱经等部位。

（四）操作

(1)患者取俯卧位，术者立于其一侧，以㨰法、按法、揉法在胸背部交替操作，时间5～8分钟。

(2)继上势，沿脊柱两侧竖脊肌用按揉法、弹拨法操作，以松解肌痉挛，时间3～5分钟。暴露背部皮肤，涂上介质，沿两侧膀胱经行侧擦法，以透热为度。

(3)俯卧扳压法。患者俯卧，术者站立在患侧，一手向上拨动一侧肩部，另一手掌抵压患处棘突，两手同时相对用力扳压。操作时可闻及弹响。

(4)患者取坐位，术者立于其身后，采用胸椎对抗复位扳法，或采用抱颈提升法操作（参见胸胁屏伤操作），以整复关节错缝。

四、注意事项

(1)整复关节错缝手法宜轻、快、稳、准，勿以关节有无声响为标准。当一种复位法未能整复时可改用其他复位法。

(2)治疗期间应卧硬板床。

(3)适当休息，避免劳累，慎防风寒侵袭。

（栾瑞芝）

第七节　腰椎间盘突出症

腰椎间盘突出症又称“腰椎间盘纤维环破裂髓核突出症”，是指腰椎间盘发生退行性改变后，因外力作用，使纤维环部分或完全破裂，髓核向外膨出或突出，压迫神经根，或刺激脊髓，而引起的一组以腰腿痛为主的证候群。本病是腰腿痛疾病中的常见病证，多见于青壮年体力劳动者，以工人发病率为高，好发于20～40岁之间。临床以L_4～L_5椎间盘最易发生；L_5～S_1的椎间盘次之；L_3～L_4椎间盘发生率较低；L_2～L_3和L_1～L_2椎间盘极为少见。

一、病因病理

本病的发生原因有内因和外因两个方面，内因是椎间盘本身的退行性改变，或椎间盘发育上的缺陷；外因有损伤、劳损以及风寒侵袭等。

腰椎间盘位于相邻两个椎体之间，为脊椎活动的枢纽，连接构成脊柱的负重关节。椎间盘由纤维环、髓核、软骨板所组成纤维环是由坚韧致密的弹性纤维在软骨基质中交织而成，与上下椎体紧密相连。髓核是一种含水分较多的胶状物，纤维环与上下椎体面上的软板，把髓核限制在一个球形腔内，对脊柱起到缓冲和吸收震荡的作用。随着年龄的增长和椎间盘不断遭受挤压、牵拉和扭转等外力作用，使椎间盘逐渐发生退化，髓核含水量减少而失去弹性，继之使椎间隙变窄，周围韧带松弛，或产生裂隙，是形成腰椎间盘突出症的内在原因。

急性腰椎间盘突出，常在负重情况下出现扭、挫、闪腰，由于椎间盘受力不均匀，盘内张力过大而发生纤维环破裂，导致髓核向纤维环薄弱部位突出，最常见的是后外侧突出，刺激、压迫脊神经或脊髓，引起明显的神经痛症状。无外伤性椎间盘突出，常因静坐、缺少运动，或因腰部受凉后，促使已退变的椎间盘突出，发生充血、水肿，神经根受刺激或压迫而发病。日久变性，与周围组织及突出的椎间盘发生粘连、腰椎间盘突出症多数为单侧发病，少数因髓核向后纵韧带两侧突出或椎管中央突出，可导致双下肢症状交替出现。

腰椎间盘突出症根据髓核突出的方向可分为向后突出、向前突出和向椎体内突出三种类型，其中向后突出可压迫神经根而产生临床症状，其余两型一般无明显临床意义。向后突出型按其突出的部位又分为单侧型、双侧型和中央型三种，由于其压迫或刺激的组织、突出节段不同，其临床症状也各不相同。根据突出髓核的病理学特点，可分为幼弱型（隐藏型）、成熟型（破裂型）、移行型（突出型）三种类型。在影像学上根据椎间盘突出的程度，可分为膨出型、突出型、脱出型 3 种类型。

本病属中医“节伤”范畴。腰为脊之下枢，藏髓之骨节，督脉之要道，藏诸筋，会诸脉。腰部扭挫、闪失，腰节受损，致使脊窍错移，气血瘀滞，筋肌挛急而痛。窍骸受损，突出于窍，碍于脊髓，诸脉络受阻，气血凝滞于经络，则经气不通，经筋失掣，沿经筋所循而发为筋腿痛、麻木。

二、诊断

（一）症状

（1）有腰部扭、挫、闪腰史，或慢性劳损、感受风寒湿邪侵袭病史。

（2）腰痛。有数周或数月的腰痛史，可反复发作，疼痛程度有较大个体差异，多数患者休息后症状可减轻，重者卧立不安，咳嗽、喷嚏等腹压增高时疼痛剧烈。

（3）下肢放射痛。多数为一侧下肢放射痛，疼痛沿坐骨神经放射到大腿后侧、小腿外侧、足外侧及足跟等部位。双侧突出时两侧下肢交替发作，中央型突出则出现马尾神经症状。

（4）感觉障碍。受累神经根支配区域早期有感觉过敏，日久可见感觉迟钝、麻木等。中央型突出可有马鞍区麻痹，重者出现大小便失禁。

（二）体征

1. 脊柱外观

腰部僵硬，功能性脊柱侧弯，腰椎生理前凸减弱或消失，部分患者脊柱呈后凸畸形。

2. 脊柱侧弯

多数患者有不同程度的脊柱侧弯，其侧弯与突出物的位置有关。突出物位于神经根的腋部（腋下型），脊柱往往向健侧侧凸；突出物位于神经根上方（肩上型），脊柱则向患侧侧凸。

3. 功能障碍

前屈受限明显，后伸受限较少。侧弯则根据突出方向而出现疼痛或受限，一般弯向凹侧，疼痛减轻，弯向凸侧，疼痛将加重。

4. 压痛点

椎间盘突出相应节段的同侧椎间旁深压痛，用力按压则下肢放射性痛、麻症状加剧。

5. 拇趾背伸、跖屈肌力改变

$L_4 \sim L_5$ 椎间盘突出，拇趾背伸肌力减弱或消失；$L_5 \sim S_1$ 椎间盘突出，拇趾跖屈肌力减弱或消失。

6. 腱反射改变

L_3～L_4 椎间盘突出，膝腱反射减弱或消失；L_5～S_1 椎间盘突出，跟腱反射减弱或消失。

7. 皮肤感觉改变

L_4～L_5 椎间盘突出，小腿前外侧、足内皮肤感觉减退或消失；L_5～S_1 椎间盘突出，外踝部、足外侧皮肤感觉减退或消失；马尾神经受压，则马鞍区感觉减退或消失。

8. 其他

屈颈试验阳性；挺腹试验阳性；直腿抬高试验及加强试验阳性。

（三）辅助检查

1. X 线片检查

正位片可显示腰椎侧凸；侧位片可见腰椎生理前凸消失，病变的椎间隙可能变窄，相邻椎体边缘有骨赘增生。可排除腰椎其他病变，如结核、肿瘤、骨折、腰骶先天畸形等。

2. CT 检查

采用 CT 测定腰椎椎管的形态和管径，对诊断腰椎间盘突出症有重要的价值。可显示出腰、骶神经根受压的因素，椎间盘突出的程度和部位。

3. MRI 检查

采用核磁共振检查可显示突出椎间盘对脊髓硬脊膜、硬脊膜囊及脊髓的受压情况，横断面可观察椎间盘突出的程度及脊髓压迫情况。

三、治疗

（一）治疗原则

舒筋通络，松解粘连，解痉止痛，整复减压。

（二）手法

㨰法、按法、揉法、点法、压拨法、捏法、斜扳法、抖腰法、擦法等。

（三）取穴与部位

阿是穴、腰阳关、大肠俞、环跳、居髎、承扶、殷门、委中、承山、阳陵泉、绝骨、丘墟及腰骶部和患肢。

（四）操作

1. 舒筋通络

患者俯卧位，术者用㨰法、按、揉等手法在患者腰脊柱两侧膀胱经及臀部和下肢后外侧施术 3～5 分钟，以腰部为重点。然后医者用双手掌重叠用力，沿脊柱由上至下按压腰骶部，此法作用在于改善血液循环，缓解腰背肌肉痉挛，促进炎症的吸收。时间为 5 分钟左右。

2. 解痉止痛

患者俯卧位，术者先用拇指指腹或肘尖点、按、揉腰阳关、大肠俞、环跳、居髎、承扶、殷门、委中、承山、阳陵泉、绝骨、丘墟及阿是穴，时间为 5～8 分钟。以解痉止痛。

3. 松解粘连

继上势，用手法牵引或仰卧位机械行骨盆牵引，以拉开椎间隙(若用机械骨盆牵引，宜安排在第一步操作)，然后进行腰部侧扳法，以纠正脊柱侧凸，松解突出物与神经根的粘连。根据椎间盘突出的相应节段，术者用双手拇指指腹重叠或肘尖推按，用力方向与脊柱呈 45°向椎间孔方向推按，时间为 5～8 分钟左右。以消除突出髓核对周围组织及神经根的刺激，减轻神经根水肿，起到消肿止痛的作用。

4. 减压止痛

在上法基础上，做双下肢后伸扳法，使腰部后伸；然后，患者仰卧位，做屈髋屈膝抱臀压腿法，强制性直腿抬高扳法，可根据需要进行向内、向外方向操作。以增加盘外压力，减轻突出物与脊髓和神经根的压力，改善相互关系，使症状得以缓解。

5.整复关节

最后根据突出的部位和程度，可分别选用坐位弯腰旋转扳法、侧卧位斜扳法，以调整后关节紊乱，松解粘连，改变突出物与神经根的位置，增加了椎间盘外周的压力，减轻疼痛，逐步恢复其功能。

6.理筋法

患者取俯卧位，术者用点、按、揉、弹拨手法沿腰部及患侧坐骨神经分布区操作，时间为2～3分钟左右。以改善局部组织的血液循环，促进因损伤所致炎症的吸收，进而使萎缩的肌肉和麻痹的神经组织逐渐恢复功能。

四、注意事项

(1)治疗期间睡硬板床，以减少椎间盘承受的压力。

(2)注意腰部保暖，可用腰围加强腰背部的保护。

(3)腰椎间盘中央型突出一般不宜做重手法和后伸扳法，治疗时应注意马鞍区症状，当出现麻痹时应尽快手术治疗。

(4)注意起卧床和坐立姿势，以减轻腰部负重。

五、功能锻炼

腰椎间盘突出症患者应保持正确的姿势，以减轻症状和稳定病情。并经常进行必要的功能锻炼，以增加腰椎活动度和脊柱的稳定性，有利于病情的康复。

(一)仰卧位锻炼

患者仰卧于床上，可选择性做双膝屈曲、仰抬骨盆、抱膝触胸、直腿抬高等功能锻炼。每种方法反复数十次。

(二)侧卧位抬腿锻炼

患者健侧侧卧位，患侧腿伸直，下侧膝微屈，上侧腿侧抬起，然后慢慢放下，反复数十次。

(三)压腿锻炼

患者坐在床上，一侧膝关节微屈，另一侧下肢伸直，躯干前倾压向伸直的下肢，然后交换成另一侧下肢，左右交替进行各10次。

(四)倒退行走锻炼

选择平整道路，腰部放松，做倒退行走锻炼，行走距离应根据体能循序渐进。倒退时应注意身后障碍物。

六、疗效评定

(一)治愈

腰腿痛消失，直腿抬高70°以上，能恢复原工作。

(二)好转

腰腿痛减轻，腰部活动功能改善。

(三)未愈

症状、体征无改善。

(栾瑞芝)

第八节 急性腰扭伤

急性腰扭伤是指劳动或运动时腰部肌肉、筋膜、韧带、椎间小关节、腰骶关节的急性损伤，多为突然承受超负荷牵拉或扭转等间接外力所致。俗称“闪腰”“岔气”。急性腰扭伤是临床中常见病、多发病。多见于青壮年和体力劳动者，平素缺少体力劳动锻炼的人，或偶尔运动时，用力不当亦易发生损伤。男性多于女性。急性腰扭伤若处理不当，或治疗不及时，可造成慢性劳损。

一、病因病理

造成急性腰扭伤的因素常与劳动强度、动作失误、疲劳，甚至气候、季节有关。大部分患者能清楚讲述受伤时的体态，指出疼痛部位。下列因素易造成腰部损伤：腰部用力姿势不当，如在膝部伸直弯腰提取重物时，重心距离躯干中轴较远，因杠杆作用，增加了肌肉的承受力，容易引起腰部肌肉的急性扭伤。行走失足，行走不平坦的道路或下楼梯时不慎滑倒，腰部前屈，下肢处于伸直位时，亦易造成腰肌筋膜的扭伤或撕裂。动作失调，两人搬抬重物，动作失于协调，身体失去平衡，重心突然偏移，或失去控制，致使腰部在肌肉无准备情况下，骤然强力收缩，引起急性腰扭伤。对客观估计不足，思想准备不够，如倒水、弯腰、猛起，甚至打喷嚏等无防备的情况下，也可发生“闪腰岔气”等。

腰部肌肉、筋膜、韧带和关节的急性损伤可单独发生，亦常合并损伤，但不同组织的损伤其临床表现又不完全相同。急性腰扭伤临床常见于急性腰肌筋膜损伤、急性腰部韧带损伤和急性腰椎小关节紊乱等。

本病属中医“筋节伤”“节错证”范畴，腰脊为督脉和足太阳经脉所过，经筋所循，络结汇聚，脏腑之维系，运动之枢纽。凡跌仆、闪挫、扭旋撞击，伤及腰脊，筋络受损，或筋节劳损，气滞血淤，筋拘节错，致使疼痛剧烈，行动牵掣。

二、诊断

（一）急性腰肌筋膜损伤

急性腰肌筋膜损伤是一种较常见的腰部外伤，多因弯腰提取重物用力过猛，或弯腰转身突然闪扭，致使腰部肌肉强烈的收缩，而引起腰部肌肉和筋膜受到过度牵拉、扭捩损伤，严重者甚至撕裂。本病属于中医伤科跌仆闪挫病证。其损伤因受力大小不同，组织损伤程度亦不一样，筋膜损伤，累及血脉，造成局部瘀血凝滞，气机不通，产生瘀血肿胀、疼痛、活动受限等表现。临床以骶棘肌骶骨起点部骨膜撕裂，或筋膜等组织附着点撕裂多见。

1.症状

有明显损伤史，患者常感到腰部有一响声或有组织“撕裂”感；疼痛。伤后即感腰部一侧或两侧疼痛，疼痛多位于腰骶部，可影响到一侧或两侧臀部及大腿后部；轻伤者，损伤当时尚能坚持继续劳动，数小时后或次日症状加重，重伤者，损伤当时即不能站立，腰部用力、咳嗽、喷嚏时疼痛加剧；活动受限。患者不能直腰、俯仰、转身，动则疼痛加剧。患者为减轻腰部疼痛，常用两手扶住并固定腰部。

2.体征

肌痉挛，肌肉、筋膜和韧带撕裂可引起疼痛，引起肌肉的保护性痉挛，腰椎生理前凸减小；不对称性的肌疼挛引起脊柱生理性侧弯等改变；压痛，损伤部位有明显的局限性压痛点，常见于腰骶关节、第3腰椎横突尖和髂嵴后部，可伴有臀部及大腿后部牵涉痛；功能障碍，患者诸方向的活动功能均明显受限；直腿抬高、骨盆旋转试验可呈阳性。

3.辅助检查

X线检查一般无明显异常。可排除骨折、骨质增生、椎间盘退变等。

（二）急性腰部韧带损伤

1.症状

有明显外伤史；伤后腰骶部有撕裂感、剧痛，弯腰时疼痛加重疼痛可放散到臀部或大腿外侧。

2.体征

(1)肿胀：局部可见有肿胀，出血明显者有瘀肿。

(2)肌肉痉挛：以损伤韧带两侧的骶棘肌最为明显。

(3)压痛：伤处压痛明显，棘上韧带损伤压痛浅表，常跨越两个棘突及以上；棘突间损伤压痛较深，常局限于两个棘突之间；髂腰韧带损伤压痛点常位于该韧带的起点处深压痛；单个棘突上浅压痛常为棘突骨膜炎。有棘上、棘间韧带断裂者，触诊可见棘突间的距离加宽。

(4)活动受限：尤以腰部前屈、后伸运动时最为明显。

(5)普鲁卡因局封后疼痛减轻或消失，也可作为损伤的诊断性治疗方法之一。

3.辅助检查

严重损伤者应做X线摄片检查，以排除骨折的可能性。

（三）急性腰椎后关节滑膜嵌顿

1.症状

有急性腰部扭闪外伤史，或慢性劳损急性发作；腰部剧痛，精神紧张，不能直立或行走，惧怕任何活动；腰部不敢活动，稍一活动疼痛加剧。

2.体征

(1)体位：呈僵直屈曲的被动体位，腰部正常生理弧度改变，站、坐和过伸活动时疼痛加剧。

(2)肌痉挛：两侧骶棘肌明显痉挛，重者可引起两侧臀部肌肉痉挛。

(3)压痛：滑膜嵌顿的后关节和相应椎间隙有明显压痛，一般无放射痛。棘突无明显偏歪。

(4)功能障碍：腰部紧张、僵硬，各方向活动均受限，尤以后伸活动障碍最为明显。

3.辅助检查

X线检查可见脊柱侧弯和后凸，两侧后关节不对称，椎间隙左右宽窄不等。可排除骨折及其他骨质病变。

三、治疗

（一）治疗原则

舒筋活血，散瘀止痛，理筋整复。

（二）手法

一指禅推法、㨰法、按法、揉法、弹拨法、擦法、抖腰法、腰部斜扳法。

（三）取穴与部位

阿是穴、肾俞、大肠俞、命门、三焦俞、秩边、委中等穴位，腰骶部及督脉腰段。

（四）操作

1.急性腰肌筋膜损伤

(1)患者取俯卧位。用一指禅推法和㨰法在腰脊柱两侧往返操作3～4遍，以放松腰部肌肉。然后在伤侧顺竖脊肌纤维方向用㨰法操作，配合腰部后伸被动活动，幅度由小到大，手法压力由轻到重。时间5～8分钟。

(2)继上势，用一指禅推法、按揉法在压痛点周围治疗，逐渐移至疼痛处做重点治疗。时间为5分钟左右。

(3)继上势，按揉肾俞、大肠俞、命门、秩边、环跳、委中、阿是穴等穴位，以酸胀为度，在压痛点部位做弹拨法治疗，弹拨时手法宜柔和深沉。时间为5分钟左右。

(4)继上势，在损伤侧沿竖脊肌纤维方向用直擦法，以透热为度。患者侧卧位，患侧在上做腰部斜扳法。

2.急性腰部韧带损伤

主要是指棘上韧带、棘间韧带和髂腰韧带在外力作用下，导致的撕裂损伤，使韧带弹性和柔韧性降低或松弛。是引起腰背痛的常见原因之一。以腰骶部最为多见。

正常情况下，腰部韧带皆由骶棘肌的保护而免受损伤。当腰椎前屈90°旋转腰部时，棘上韧带和棘间韧带所承受的牵拉力最大，此时突然过度受力，如搬运重物，或用力不当等，超越了韧带的负荷能力，则出现棘上韧带、棘间韧带或髂腰韧带的损伤。此外，腰脊柱的直接撞击也可引起韧带损伤。轻者韧带撕裂，重者韧带部分断裂或完全断裂。可因局部出血、肿胀、炎性物质渗出，刺激末梢神经而产生疼痛。临床上以 L_5～S_1 间韧带损伤最为多见，其次为髂腰韧带、L_4～L_5 间韧带损伤。

(1)患者取俯卧位：用按揉法和㨰法在腰脊柱两侧往返操作3～4遍，然后在伤侧顺竖脊肌纤维方向用㨰法操作，以放松腰部肌肉。时间3～5分钟。

(2)继上势，用一指禅推法、按揉法在韧带损伤节段脊柱正中线上下往返治疗，结合指摩、指揉法操作。时间5～8分钟。

(3)继上势，点按压痛点，可配合弹拨法操作，对棘上韧带剥离者，用理筋手法予以理筋整复。时间3～5分钟。

(4)继上势，在损伤节段的督脉腰段用直擦法，以透热为度。对髂腰韧带损伤者，加用侧卧位，做患侧在上的腰部斜扳法。

3.急性腰椎后关节滑膜嵌顿

亦称腰椎后关节紊乱症或腰椎间小关节综合征。是指腰部在运动过程中，由于动作失误或过猛，后关节滑膜被嵌顿于腰椎后关节之间所引起的腰部剧烈疼痛。本病为急性腰扭伤中症状最重的一种类型。以 L_4、L_5 后关节最为多见，其次为 L_5、S_1 和 L_3、L_4 后关节。其发病年龄以青壮年为多见，男性多于女性。

腰椎后关节为上位椎骨的下关节突及下位椎骨的上关节突所构成。每个关节突是互成直角的两个面，一是冠状位，一是矢状位，所以侧弯和前后屈伸运动的范围较大。腰骶关节，则为小关节面介于冠状和矢状之间的斜位，由直立面渐变为近似水平面，上下关节囊较宽松，其屈伸和旋转等活动范围增大。当腰椎前屈时，其后关节后缘间隙张开，使关节内产生负压，滑膜被吸入关节间隙，此时如突然起立或旋转，滑膜来不及退出而被嵌顿在关节间隙，形成腰椎后关节滑膜嵌顿。由于滑膜含有丰富的感觉神经末梢，受嵌压后即刻引起剧痛，并引起反射性肌痉挛，使症状加重。

(1)患者取俯卧位：用按揉法和㨰法在患者腰骶部治疗。时间5～8分钟。

(2)继上势，根据滑膜嵌顿相应节段，在压痛明显处用按揉法操作，手法先轻柔后逐渐深沉加重，以患者能忍受为限。时间3～5分钟。

(3)继上势，术者双手握住其踝部，腰部左右推晃10～20次，幅度由小至大，然后抖腰法操作3～5次，以松动后关节，有利于嵌顿的滑膜自行解脱。

(4)解除嵌顿：在上述治疗的基础上，可选用以下方法操作。①斜扳法：患者侧卧位，伸下腿屈上腿，对滑膜嵌顿位于上腰段的，按压臀部用力宜大；对滑膜嵌顿位于下腰段的，推扳肩部用力宜大；对滑膜嵌顿位于中腰段的，按压臀部和推扳肩部两手用力应相等。左右各扳1次，不要强求"咯嗒"声响。②背法：具体操作见背法。

(5)沿督脉腰段用直擦法，以透热为度。

四、注意事项

(1)患者注意睡硬板床，避免腰部过度活动，以利于损伤的恢复。

(2)注意腰部保暖，必要时可用腰围加以保护。

(3)缓解期应加强腰背肌功能锻炼，有助于巩固疗效

五、功能锻炼

(一)屈膝收腹

双膝关节屈曲,收腹,双手交叉置于胸前,后背部用力压床,坚持 10 秒钟,重复 6~8 次。

(二)屈伸髋膝

双髋、双膝关节屈曲,双手抱膝,抬头,往上方前倾,坚持 5 秒钟,重复 6~8 次。

(三)俯卧撑

双手撑地,一侧膝关节贴于胸前,另一侧下肢绷直,脚尖着地,腰部慢慢下沉,坚持 5 秒钟。左右交替,重复 6~8 次。

(四)抱膝蹲立

患者立姿,双脚与肩同宽,上体前屈,慢慢下蹲,两手抱膝,坚持 5 秒钟。动作重复 6~8 次。

六、疗效评定

(一)治愈

腰部疼痛消失,脊柱活动正常。

(二)好转

腰部疼痛减轻,脊柱活动基本正常。

(三)未愈

症状无改善。

(栾瑞芝)

第九节 慢性腰肌劳损

慢性腰肌劳损系指腰部肌肉、筋膜、韧带等组织的慢性疲劳性损伤,又称慢性腰部劳损、腰背肌筋膜炎等。本病好发于体力劳动者和长期静坐缺乏运动的文职人员。

一、病因病理

引起慢性腰肌劳损的主要原因是长期从事腰部负重、弯腰工作,或长期维持某一姿势操作等,引起腰背肌肉筋膜劳损。或腰部肌肉急性扭伤之后,没有得到及时有效的治疗,或治疗不彻底,或反复损伤,迁延而成为慢性腰痛。或腰椎有先天性畸形和解剖结构缺陷,如腰椎骶化、先天性隐性裂、腰椎滑移等,引起腰脊柱平衡失调,腰肌功能下降,造成腰部肌肉筋膜的劳损。其病理表现为肌筋膜渗出性炎症、水肿、粘连、纤维变性等改变,刺激脊神经后支而产生持续性腰痛。

中医认为,平素体虚,肾气亏虚,劳累过度,或外感风、寒、湿邪,凝滞肌肉筋脉,以致气血不和,肌肉筋膜拘挛,经络阻滞而致慢性腰痛。

二、诊断

(一)症状

(1)有长期腰背部酸痛或胀痛史,时轻时重,反复发作。

(2)天气变化,劳累后腰痛加重,经休息后,或适当活动、改变体位后可减轻。

(3)腰部怕冷喜暖,常喜欢用双手捶腰或做叉腰后伸动作,以减轻疼痛。

(4)少数患者有臀部及大腿后外侧酸胀痛,一般不过膝。

(二)体征

(1)脊柱外观正常,腰部活动一般无明显影响。急性发作时可有腰部活动受限、脊柱侧弯等改变。

(2)腰背肌轻度紧张,压痛广泛,常在一侧或两侧骶棘肌、髂嵴后部、骶骨背面及横突处有压痛。

(3)神经系统检查多无异常。直腿抬高试验多接近正常。

(三)辅助检查

X线检查一般无明显异常。部分患者可见脊柱生理弧度改变、腰椎滑移、骨质增生等;有先天畸形或解剖结构缺陷者,可见第5腰椎骶化、第1骶椎腰化、隐性脊柱裂等。

三、治疗

(一)治疗原则

舒筋通络,活血止痛。

(二)手法

𢴺法、推法、按法、揉法、点法、弹拨法、擦法等。

(三)取穴与部位

肾俞、命门、大肠俞、关元俞、秩边、环跳、委中、阿是穴,腰背部和腰骶部。

(四)操作

(1)患者取俯卧位,术者用𢴺法或双手掌推、按、揉腰脊柱两侧的竖脊肌。时间约5分钟。

(2)继上势,用拇指点按或按揉、弹拨竖脊肌数遍。再用拇指端重点推、按、拨揉压痛点。时间约5分钟。

(3)继上势,用双手指指端或指腹按、揉、振肾俞、命门、大肠俞、关元俞、秩边、环跳、委中等穴,每穴各半分钟。

(4)继上势,沿督脉腰段及两侧膀胱经用直擦法,横擦腰骶部,以透热为度。

四、注意事项

(1)保持良好的姿势,注意纠正习惯性不良姿势,维持腰椎正常的生理弧度。

(2)注意腰部保暖,防止风寒湿邪侵袭。

(3)注意劳逸结合,对平素体虚,肾气亏虚者配合补益肝肾的中药治疗。

五、功能锻炼

(一)腰部前屈后伸运动

两足分开与肩同宽站立,两手叉腰,做腰部前屈、后伸各8次。

(二)腰部回旋运动

姿势同前。做腰部顺时针、逆时针方向旋转各8次。

(三)"拱桥式"运动

仰卧床上,双腿屈曲,以双足、双肘和后头部为支点(五点支撑)用力将臀部抬高,呈"拱桥状"8次。

(四)"飞燕式"运动

俯卧床上,双臂放于身体两侧,双腿伸直,然后将头、上肢和下肢用力向上抬起,呈"飞燕式"8次。

六、疗效评定

(一)治愈

腰痛症状消失,腰部活动自如。

(二)好转

腰痛减轻,腰部活动功能基本恢复。

(三)未愈

症状未改善。

(潘　龙)

第十节　腰椎退行性脊柱炎

腰椎退行性脊柱炎是指以腰脊柱椎体边缘唇样增生和小关节的肥大性改变为主要病理变化的一种椎骨关节炎，故又称“增生性脊柱炎”“肥大性脊柱炎”“脊椎骨关节炎”“老年性脊柱炎”等。本病起病缓慢，病程较长，症状迁延，多见于中老年人，男性多于女性。体态肥胖、体力劳动者及运动员等发病则偏早。其临床特征主要表现为慢性腰腿疼痛。

一、病因病理

本病分为原发性和继发性两种。原发性为老年生理性退变，人到中年，随着年龄的增长人体各组织器官逐渐衰退，骨质开始出现退行性改变。这种改变主要表现在机体各部组织细胞所含水分和胶质减少，而游离钙质增加，其生理功能也随之衰退，腰椎椎体边缘形成不同程度的骨赘，椎间盘发生变性，椎间隙变窄，椎间孔缩小，椎周组织反应性变化刺激或压迫周围神经，而引起腰腿疼痛。继发性常由于各种损伤、慢性炎症、新陈代谢障碍，或内分泌紊乱等因素，影响到骨关节软骨板的血液循环和营养供给，从而导致软骨的炎性改变和软骨下骨反应性骨质增生，而引起腰腿痛。

本病主要的病理机制为关节软骨的变性、椎间盘的退行性改变。人体在中壮年以后，椎体周围关节的软骨弹性降低，其边缘、关节囊、韧带等附着处，逐渐形成保护性的骨质增生。椎间盘退变表现为髓核内的纤维组织增多，髓核逐渐变性，椎间盘萎缩，椎间隙变窄，椎间孔变小，又加速了髓核和纤维环的变性。椎间盘退变使脊柱失去椎间盘的缓冲，椎体前、后缘应力增加，所受压力明显增大，椎体两端不断受到震荡、冲击和磨损，引起骨质增生。椎体受压和磨损的时间越长，骨质增生形成的机会越多。此外，在椎间盘变性的同时，也会发生老年性的骨质疏松现象，削弱了椎体对压力的承重负荷能力。

本病属中医“骨痹”“骨萎证”范畴。中医认为本病与年龄及气血盛衰、筋骨强弱有关。人过中年，内因肝肾亏虚，骨失充盈，筋失滋养；外因风寒湿邪客于脊隙筋节，或因积劳成伤，气血凝滞，节窍粘结，筋肌拘挛，脊僵筋弛而作痛，每遇劳累即发，病程缠绵。

二、诊断

(一)症状

(1)发病缓慢，45 岁以后逐渐出现腰痛，缠绵持续，60 岁以后腰痛反而逐渐减轻。

(2)一般腰痛并不剧烈，仅感腰部酸痛不适，活动不太灵活，或有束缚感。晨起或久坐起立时腰痛明显，而稍事活动后疼痛减轻，过度疲劳、阴雨天气或受风寒后症状又会加重。

(3)腰痛有时可牵涉至臀部及大腿外侧部。

(二)体征

(1)腰椎弧度改变，生理前凸减小或消失，明显者可见圆背。

(2)两侧腰肌紧张、局限性压痛，有时腰椎棘突有叩击痛。臀上皮神经和股外侧皮神经分布区按之酸痛。

(3)急性发作时腰部压痛明显，肌肉痉挛，脊柱运动受限。

(4)直腿抬高试验、后伸试验可呈阳性。

(三)辅助检查

X 线片检查可显示腰椎体边缘骨质增生、唇样改变或骨桥形成。椎间隙变窄或不规则，关节突模糊不清，可伴有老年性骨萎缩。

三、治疗

（一）治疗原则

行气活血，舒筋通络。

（二）手法

𣵀法、按法、揉法、点法、弹拨法、扳法、摇法、擦法等。

（三）取穴和部位

命门、阳关、气海俞、大肠俞、关元俞、夹脊、委中等穴及腰骶部。

（四）操作

（1）患者取俯卧位。术者用𣵀法、按揉法在腰部病变处、腰椎两侧膀胱经及腰骶部往返操作，可同时配合下肢后抬腿活动，手法宜深沉。时间5～8分钟。

（2）继上势，用拇指按命门、阳关、气海俞、大肠俞、关元俞等穴，叠指按揉或掌根按脊椎两旁夹脊穴。时间5～8分钟。

（3）有下肢牵涉痛者，继上势，在臀部沿股后肌群至小腿后侧，大腿外侧至小腿外侧用𣵀法、按揉法、捏法、拿法操作，并按揉、点压委中、承山、阳陵泉等穴位。时间5～8分钟。

（4）继上势，在腰部边用𣵀法，边做腰部后伸扳法操作，然后改为侧卧位，做腰部斜扳法，左右各1次，以调整脊柱后关节。

（5）患者俯卧位，沿督脉腰段及脊柱两侧夹脊穴用掌擦法，腰骶部用横擦法治疗，以透热为度。然后患者仰卧位，做屈髋屈膝抖腰法，结束治疗。

四、注意事项

（1）对骨质增生明显或有骨桥形成者，老年骨质疏松者，伴有椎体滑移者，不宜用扳法。

（2）有腰椎生理弧度变直或消失者，可采用仰卧位腰部垫枕；对腰椎生理弧度增大者，可采用仰卧位臀部垫枕，以矫正或改善其生理弧度。

（3）注意腰部保暖，慎防受风寒湿邪侵袭。注意适当的功能锻炼。

五、功能锻炼

同“腰椎间盘突出症”。

（潘　龙）

第十一节　第三腰椎横突综合征

第三腰椎横突综合征是以第三腰椎横突部明显压痛为特征的慢性腰痛，又称为第三腰椎横突周围炎，或第三腰椎横突滑囊炎。本病是腰肌筋膜劳损的一种类型，多数为一侧发病，部分患者可有两侧发病。本病以青壮年体力劳动者多见。

一、病因病理

由于第三腰椎为腰脊椎的中心，活动度大，其横突较长，抗应力大。为腰大肌、腰方肌起点，并附有腹横肌、背阔肌的深部筋膜。当腰、腹部肌肉强力收缩时，该处所承受的牵拉应力最大。因此，第三腰椎横突上附着的肌肉容易发生牵拉损伤，引起局部组织的炎性出血、肿胀、渗出等病理变化。横突顶端骨膜下假性滑囊形成，渗出液吸收困难，使穿行其间的血管、腰脊神经后支的外侧支受到刺激或压迫，产生腰痛和臀部痛，反应性地引起骶棘肌疼挛。日久横突周围瘢痕粘连，筋膜增厚，神经纤维可发生变性，使症状持续。

本病属中医伤科“腰痛”范畴。常因闪挫扭腰，筋肌损伤，气血瘀滞，筋粘拘僵，时时作痛；或因慢性劳损，或被风寒湿邪所困，致气血痹阻，筋肌失荣，久而粘结挛僵，活动掣痛，发为本病。

二、诊断

（一）症状

（1）腰部常有疲劳、不适感、疼痛等表现，疼痛常以一侧为甚，呈弥漫性。

（2）腰痛多呈持续性，劳累、天气变化、晨起或弯腰时加重，稍事活动疼痛减轻。

（3）少数患者可出现间歇性酸胀乏力、疼痛，可牵涉臀部、股后部及股内侧等部位。

（二）体征

（1）压痛：一侧或两侧的第3腰椎横突顶端有局限性压痛，可触及纤维性结节状或囊性样肿胀。

（2）肌痉挛：病变侧腰部肌肉紧张或肌张力减弱。

（3）活动功能：活动功能基本正常。急性发作时，腰部活动功能可明显受限。

（4）直腿抬高试验可为阳性。

（三）辅助检查

X线检查可发现第3腰椎横突明显过长，远端边缘部有钙化阴影，或左右横突不对称、畸形等。

三、治疗

（一）治疗原则

活血散瘀，舒筋通络。

（二）手法

㨰法、摩法、推法、揉法、按法、点法、弹拨法、擦法。

（三）取穴与部位

阿是穴、环跳、承扶、殷门、委中、承山，腰背部。

（四）操作

（1）患者取俯卧位，术者用㨰法在脊柱两侧的竖脊肌、骶骨背面或臀部操作，并配合用手掌根或肘尖，在病变侧第三横突上下反复地推、揉、按、点等手法操作。时间约5分钟。

（2）继上势，术者以拇指反复按、揉环跳、承扶、殷门、委中、承山等穴，并配合腰部后伸被动活动。时间3～5分钟。

（3）继上势，术者用一手拇指在第3腰椎横突处对结节样或条索状硬块进行弹拨、按揉，操作要围绕横突的顶端、上侧面、下侧面和腹侧面进行操作，用力要由轻到重，以缓解疼痛。时间5～8分钟。

（4）医生用掌根沿患侧骶棘肌自上而下的推、摩、按、揉操作；最后在病变侧沿竖脊肌纤维方向做上下往返的擦法，以透热为度。时间2～3分钟。

四、注意事项

（1）治疗期间应睡硬板床，可佩戴腰围加以保护。

（2）纠正不良姿势，避免或减少腰部的前屈、后伸和旋转活动。

（3）注意腰部保暖，避免过度疲劳。

五、功能锻炼

同“急性腰扭伤”。

六、疗效评定

(一)治愈

腰痛消失,功能恢复。

(二)好转

腰痛减轻,活动功能基本恢复,劳累后仍觉疼痛不适。

(三)未愈

腰痛未明显减轻,活动受限。

(潘　龙)

第十二节　臀上皮神经炎

臀上皮神经炎亦称臀上皮神经损伤,是指臀上皮神经在腰臀部的腰背筋膜和臀筋膜交汇处受到挤压、牵拉引起无菌性炎症,刺激臀上皮神经所致的以臀部及腿部疼痛为主的一组综合征。本病是临床常见的“臀腿痛”发病原因之一。

一、病因病理

臀上皮神经由 $L_1 \sim L_3$ 脊神经后支的外侧支组合而成,经骶棘肌外缘穿出腰背筋膜,穿出后的各支行于腰背筋膜的表面,向外下方形成臀上皮神经血管束,越过髂嵴进入臀上部分叶状结缔组织中,至臀大肌肌腹缘处,支配相应部位的臀筋膜和皮肤组织的感觉。

由于腰背筋膜与臀筋膜的纤维方向不一致,臀上皮神经分布其中,当弯腰动作过猛或过久,突然地腰骶部扭转、屈伸牵拉损伤,局部受到直接暴力的撞击可引起筋膜撕裂损伤。其病理表现为局部充血、水肿、炎症渗出增多,刺激臀上皮神经而出现分布区域疼痛。损伤不愈或反复损伤则出现局部组织粘连、变性、机化、肥厚或瘢痕挛缩,压迫周围血管、神经,使疼痛缠绵。

本病属中医伤科“筋伤”“筋出槽”范畴。

二、诊断

(一)症状

(1)多数患者有腰骶部闪挫或扭伤史,部分患者外伤史不明显或仅臀部受凉后慢性发病。

(2)一侧腰臀部疼痛,呈刺痛、酸痛或撕裂样疼痛,急性发作者疼痛剧烈,且有患侧大腿后部牵拉样痛,但多不过膝。

(3)行走不便,弯腰受限,坐或起立困难;尤以改变体位时,疼痛加剧。严重者下坐或起立需他人搀扶,或自己扶持物体方能行动。

(二)体征

(1)患侧臀上部及下腰区皮肤及肌肉呈板状,臀上皮神经分布区域有广泛的触痛。

(2)在髂嵴最高点内侧 2～3 cm 处下方的皮下可触及隆起的、可滑动的“条索状”筋结物,触压时感酸、麻、胀、刺痛难忍。

(3)对侧下肢直腿抬高可受限,但无神经根受刺激征。

三、治疗

(一)治疗原则

舒筋通络,活血止痛。

(二)手法

㨰法、一指禅推法、按法、揉法、点法、弹拨法、擦法等。

(三)取穴与部位

阿是穴、肾俞、白环俞、秩边、环跳、风市、委中及腰臀部等。

(四)操作

(1)患者俯卧位,术者立于患侧,用㨰、按、揉手法在患侧腰臀部及大腿后外侧往返施术,用力宜深沉和缓,时间 3～5 分钟。以放松局部及相关的筋肌组织,促进炎症、水肿吸收,以达到舒筋活血的目的。

(2)继上势,在上述穴位用一指禅推法、指揉法治疗,重点在阿是穴、白环俞、秩边等穴。时间 3～5 分钟。

(3)在髂嵴最高点内侧 2～3 cm 处下方条索状肌筋处施以弹拨法,手法由轻渐重,以患者能忍受为限,可与按揉法交替操作,时间2～3 分钟。以松解粘连,消散挛缩筋结,以解痉止痛。

(4)沿神经、血管束行走方向施擦法,以透热为度。以促进局部血循环,达到祛瘀散结、止痛之目的。

四、注意事项

(1)因臀上皮神经位置浅表,故弹拨手法宜轻柔,避免强刺激。

(2)治疗期间以卧床休息为主,减少腰臀部活动,以减少渗出,有利于炎症水肿吸收。

(3)缓解期应进行腰部前屈、后伸及左右侧屈、旋转活动锻炼,可减少复发。

(4)注意局部保暖,避免过度劳累。

五、功能锻炼

同“腰椎间盘突出症”。

(潘　龙)

第十七章　上肢部病证的推拿治疗

第一节　肩关节周围炎

肩关节周围炎简称“肩周炎”，系指肩关节囊及关节周围软组织因劳损、退变、风寒湿侵袭等因素所致的一种慢性非特异性炎症。临床上以肩关节周围疼痛、活动功能障碍、肌肉萎缩为主要特征。本病好发于中老年人(50岁左右)，女性发病率高于男性，故有“五十肩”、肩凝症、肩关节粘连症、冻结肩之称。

一、病因病理

肩关节周围炎的发病原因与年龄、气候环境、劳损及关节周围软组织病变有关。人到中年以后，形体气血渐衰，骨节疏弛，复感风寒湿邪，致使肩部气血凝滞，筋失濡养，筋脉拘急发为本病。

肩关节活动范围大，关节灵活，活动频繁，关节囊薄弱，参与肩部活动的肌肉、韧带、滑液囊多，易受到来自各方面的摩擦、挤压和牵扯，而致非特异性炎症或退变；肩部的急慢性劳损，可造成关节周围韧带、肌腱、关节囊广泛性充血、渗出、水肿、增厚、粘连，导致关节活动功能障碍。邻近组织的病变，如冈上肌肌腱炎、肩袖损伤、肩峰下滑囊炎等，日久也可引起肩关节功能障碍。上肢其他部位的骨折、脱位后的固定，使肩关节长期处于不活动状态，也是引起肩关节粘连的一个因素。

本病的发展过程可分为炎症期、粘连期和肌肉萎缩期。炎症期由于局部渗出、充血水肿明显，局部张力增加，刺激神经末梢而疼痛剧烈，其功能障碍以主动活动受限明显，而被动活动则不明显为主；粘连期由于关节囊及周围软组织广泛性粘连导致活动功能障碍，此期疼痛明显减轻，而关节主动活动和被动活动均受限；肌肉萎缩期由于粘连日久，因关节功能障碍出现废用性肌萎缩，尤以三角肌、冈上肌萎缩明显，萎缩的程度与病程时间的长短有关。

本病中医称“肩凝”“漏肩风”等。筋络节，节属骨，骨为肾所主。人值中年之后，形体渐退，肾气将衰，肾气衰则不足以生精养髓，骨疏节弛，髓不足以养肝，则筋纵。若因动之太过，或跌仆闪挫，或劳伤筋节，气血瘀滞，筋拘节挛，日久，则筋肌节窍滞僵，或因气血失于疏导而瘀滞，或为风寒湿邪所客，寒凝气聚，气血痹阻，筋肌节窍失于濡养，筋肌拘结而不得舒展，节窍不得屈伸而僵固。脉络不通，不通则痛。久之筋脉失养，拘挛不用，发为本病。

二、诊断

(一)症状

(1)中年后发病，起病缓慢。多数患者有肩关节劳损史，少数可因感受风寒而急性发作。

(2)初起感患肩经常性酸楚疼痛，局部怕冷，有僵滞感，肩关节不灵活，甚者害怕活动。

(3)肩部疼痛，多数为钝痛，日轻夜重，肩部动作过大时则剧烈疼痛。疼痛可累及整个肩部，可向上臂及颈背部放散。

(4)活动受限，呈进行性加重，早期因疼痛所致，中后期因关节粘连所致。可影响穿脱衣服、梳头、洗脸、叉腰等动作。

（二）体征

1.压痛

肩关节周围均有广泛性压痛，在肩内陵、肩髃、秉风、肩贞等穴及三角肌前后部均有不同程度的压痛。

2.功能障碍

患肩前屈、后伸、外展、内收、旋内及旋外运动均有不同程度的障碍，尤以上举、旋内后弯摸背障碍明显。

3.肌肉萎缩

病情较久者，患肩肌肉萎缩、僵硬，肩峰突起。肌肉萎缩以三角肌、冈上肌尤为明显。

（三）辅助检查

X线摄片检查可排除骨性病变。病程较久者可见有骨质疏松，肌腱、韧带不同程度的钙化征象。

三、治疗

（一）治疗原则

初期以舒筋通络，活血止痛为主；中期以松解粘连为主；后期以促进功能恢复为主。

（二）手法

㨰法、一指禅推法、按法、揉法、拿法、摇法、扳法、搓法、抖法、擦法等。

（三）取穴与部位

肩内陵、肩髃、肩贞、秉风、天宗、臂臑、曲池等穴，肩关节周围、三角肌部。

（四）操作

(1)患者取坐位。术者站于患侧，以一手托起患肢手臂，另一手用㨰法或按揉法在肩前部、三角肌、上臂至肘部往返治疗，同时配合患肢做外展、后伸和旋转活动。手法宜轻柔，时间约5分钟。

(2)继上势，术者一手托住患肢手臂，另一手在肩外侧、腋后部用㨰法治疗，同时配合患肢做前屈、上举活动。手法宜轻柔，时间约5分钟。

(3)术者站于患侧，按揉肩内陵、肩髃、肩贞、秉风、天宗、臂臑、曲池等穴。手法宜深沉缓和，每穴约1分钟。

(4)继上势，术者将患肩抬至最大上举幅度，分别在肩前部、胸大肌、肱二头肌短头肌腱处和肩后部、大圆肌、小圆肌及冈下肌处，做按揉、弹拨手法治疗，手法宜深沉缓和，约3分钟。

(5)采用肩关节杠杆扳法。术者站于患肩侧背后，以一手前臂置于患肩腋下，另一手托其肘部使肘关节呈屈曲状，利用杠杆原理，一手上抬患肩，另一手将肘部向内侧推3～5次，以松解关节内粘连，增加关节活动度。

(6)术者站于患侧，做托肘摇肩法或大幅度摇肩法操作，操作时幅度应由小到大，顺时针、逆时针方向各5～8次。以松解粘连，促进功能恢复。

(7)术者站于患侧后方，在肩背部、冈下区用㨰法、按揉法交替治疗，并提拿肩井穴、三角肌部，时间约3分钟。再在肩关节周围施擦法，以深透热为宜，以促进功能恢复。

(8)术者站于患侧，从肩关节至前臂用搓法往返3～5次。患肩外展约60°做抖肩法，时间1～2分钟。以起到舒筋活络时的作用。

四、注意事项

(1)注意肩部保暖，避免风寒刺激。

(2)初期患肩应减少活动量，以免炎性渗出增多。

(3)中、后期患肩应主动功能锻炼。

五、功能锻炼

肩关节周围炎功能锻炼应持之以恒，循序渐进。常用锻炼方法有以下几种，供选择应用。

（一）背墙外旋法

患者背靠墙站立，患肢屈肘 90°握拳，掌心向上，上臂逐渐外旋，尽可能使拳眼接近墙壁，反复进行。适用于外旋功能障碍者。

（二）越头摸耳法

患侧手指越过头顶摸对侧耳朵，反复进行。适用于梳头功能障碍者。

（三）面壁摸高法

患者面朝墙壁站立，患侧手沿墙壁做摸高动作，尽量使胸部贴近墙壁，反复进行。适用于上举功能障碍者。

（四）背后拉手法

双手放于背后，用健侧手握住患肢手腕部，渐渐向健侧拉并向上抬举，反复进行。适用于旋内后弯摸背功能障碍者。

（五）扶墙压肩法

患侧手外展扶墙，用健侧手向下压肩至最大幅度，反复进行。适用于外展功能障碍者。

（六）单臂环转法

患者站立，患肩做顺时针和逆时针方向交替的环转运动，反复进行。适用于旋转功能障碍者。

六、疗效评定

（一）治愈

肩部疼痛消失，肩关节功能完全或基本恢复。

（二）好转

肩部疼痛减轻，活动功能改善。

（三）未愈

症状无改善。

（吕计宝）

第二节　冈上肌肌腱炎

冈上肌肌腱炎又称冈上肌肌腱综合征、外展综合征。系指肩峰部由于外伤、劳损或感受风寒湿邪，产生无菌性炎症，从而引起肩峰下疼痛及外展活动受限。好发于中年以上的体力劳动者、家庭妇女和运动员。

一、病因病理

冈上肌肌腱炎的发病与损伤、劳损及局部软组织的退行性病变有关。冈上肌是组成肩袖的一部分，起于肩胛骨冈上窝，止于肱骨大结节的上部，被视为肩关节外展的起动肌。由于冈上肌肌腱从喙肩韧带及肩峰下滑囊下面的狭小间隙通过，与肩关节囊紧密相连，虽然增加了关节囊的稳定性，但影响了本身的活动。冈上肌与三角肌协同动作使上肢外展，在上肢外展 60°～120°时，肩峰与肱骨大结节之间的间隙最小，冈上肌在其间易受肩峰与大结节的挤压磨损，继发创伤性炎症，充血、水肿、渗出增加，引起疼痛、活动功能受限。日久，可致肌腱肿胀、纤维化、粘连。肿胀的肌腱纤维一方面加重了肌腱的挤压、摩擦损伤，另一方面促进了钙盐沉积，以致继发冈上肌肌腱钙化。

本病可急性发作或慢性发作，后者患者因无明显的功能活动影响，很少诊治。

本病属于中医伤科“筋伤”范畴。手阳明经筋循肩络节，凡肩部用力不当，或扭挨伤及筋络，血瘀经络，筋肌挛急而为筋拘；或积劳成伤，气血瘀滞，久之不散；或为风寒湿邪所侵，肌僵筋挛，筋肌失荣，发为筋结。

二、诊断

（一）症状

1. 发病

起病缓慢，有急、慢性损伤史或劳损史。

2. 疼痛

肩部外侧疼痛，并扩散到三角肌附近。有时疼痛可向上放射到颈部，向下放射到肘部及前臂，甚至手指。

3. 活动受限

患者害怕做外展活动，常外展到某一角度时突然疼痛而不敢再活动，为本病的主要特点。

（二）体征

（1）压痛。常位于冈上肌肌腱的止点，即肱骨大结节之顶部和肩峰下滑囊区、三角肌的止端。同时可触及该肌腱增粗、变硬等。

（2）功能障碍。患肩在外展30°以内启动困难，在外展60°～120°范围内疼痛加剧，活动受限，超过此活动范围则活动不受限。

（3）肌肉萎缩。病情较久者，患肩三角肌、冈上肌萎缩。

（4）疼痛弧试验阳性。

（三）辅助检查

X线片检查，可排除骨性病变。少数患者可显示冈上肌肌腱钙化。

三、治疗

（一）治疗原则

舒筋通络，活血止痛。

（二）手法

㨰法、一指禅推法、按法、揉法、拿法、弹拨法、摇法、搓法、抖法、擦法等。

（三）取穴与部位

肩井、肩髃、肩贞、秉风、天宗、曲池等穴，肩关节周围、三角肌等。

（四）操作

（1）患者取坐位。术者站于患侧，以一手托起患肢手臂，另一手用㨰法施术于肩外部及肩后部、三角肌处，同时配合患肢做外展、内收和旋转活动。然后用拿法施术于同样部位，时间约5分钟。

（2）术者站于患侧，按揉肩井、肩髃、肩贞、秉风、天宗、曲池等穴，手法宜深沉缓和。时间每穴约1分钟。

（3）继上势，术者用拇指拨揉痛点及病变处，手法宜深沉缓和，时间约3分钟。

（4）继上势，医者先用双手掌放置患肩前后做对掌挤压、按揉，然后在肩关节外侧施掌擦法治疗，以透热为度。时间3～5分钟。

（5）摇肩关节，可选用托肘摇肩法或大幅度摇肩法操作。最后搓肩关节及上臂，牵抖上肢，结束治疗。时间2～3分钟。

四、注意事项

（1）急性损伤：手法宜轻柔缓和，适当限制肩部活动。

（2）慢性损伤：手法宜深沉内透，同时配合肩部适当功能锻炼。

（3）无论急、慢性损伤，在运用弹拨法时，刺激要柔和，不宜过分剧烈，以免加重损伤。

(4)注意局部保暖,可配合局部湿热敷。

五、功能锻炼

可参照“肩关节周围炎”的功能锻炼方法。

六、疗效评定

(一)治愈

肩部疼痛及压痛消失,肩关节活动功能恢复。

(二)好转

肩部疼痛减轻,功能改善。

(三)未愈

症状无改善。

(吕计宝)

第三节　肱二头肌长头腱腱鞘炎

肱二头肌长头腱腱鞘炎系指肩关节急、慢性损伤,退变及感受风寒湿邪等,导致局部发生创伤性炎症、渗出、粘连、增厚等病理改变,引起肩前疼痛和外展、后伸功能障碍的一种病证。本病是肩关节常见疾病之一。

一、病因病理

肱二头肌长头肌腱起于肩胛骨盂上结节,越过肱骨头穿行于肱骨横韧带和肱二头肌腱鞘,藏于结节间沟的纤维管内,在肩部用力外展、外旋时,该肌腱在腱鞘内滑动的幅度最大。人到中年以后因退行性改变,使结节间沟底部粗糙或结节间沟底部骨质增生,沟床变浅,以及其他软组织因素造成肩部不稳等,均可增加肌腱的摩擦。长期从事肩部外展、外旋用力过度,加剧了肌腱与腱鞘的摩擦,造成腱鞘滑膜层慢性创伤性炎症。其病理表现为腱鞘充血、水肿,鞘壁肥厚,肌腱肿胀、粗糙、失去光泽,腱鞘内容积变小,处于超“饱和”状态,影响了肌腱在鞘内的活动,阻碍了肩关节的活动功能,甚至纤维粘连形成。

本病属于中医“筋伤”“筋粘证”范畴。肩前部为手太阴经筋、络筋所聚,凡扭捩撞挫,伤及肩髃,或慢性积劳,致使血瘀凝聚,气滞不通而为肿痛;或风寒湿邪客于肩髃之筋,寒主收引,湿性重着,气血痹阻,筋失濡养,筋挛拘急,发为本病。

二、诊断

(一)症状

(1)发病缓慢,有急慢性损伤和劳损史。

(2)初起表现为肩部疼痛,可伴有轻度肿胀,以后逐渐加重,直至出现肩前或整个肩部疼痛。受凉或劳累后症状加重,休息或局部热敷后减轻,有时肩部有乏力感,提物无力。

(3)肩部活动受限,尤其以上臂外展、向后背伸及用力屈肘时明显,可向三角肌部放射,影响前臂屈肌。

(二)体征

1.压痛

肱骨结节间沟处有锐性压痛,少数患者可触及条索状物。

2.功能障碍

关节活动明显受限，尤其上臂外展再向后背伸时受限明显。肱二头肌收缩时，常能触及轻微的摩擦感。

3.特殊检查

肩关节内旋试验阳性，抗阻力试验阳性。

(三)辅助检查

X线摄片检查一般无病理体征，可排除骨性病变。病程较久者可有骨质疏松，肌腱、韧带不同程度的钙化征象。

三、治疗

(一)治疗原则

急性损伤者应以活血化瘀，消肿止痛为主；慢性劳损者应以理筋通络，松解粘连为主。

(二)手法

㨰法、一指禅推法、按法、揉法、拿法、弹拨法、摇法、搓法、抖法等。

(三)取穴与部位

肩内陵、肩髃、肩髎、肩贞、曲池、手三里等穴。

(四)操作

(1)患者取坐位。术者站于患侧，以一手托起患肢手臂，另一手用㨰法施术于肩前与肩外部。然后用拿法、一指禅推法施术于同样部位，重点在肱二头肌长头肌腱与三角肌前部，使之放松。时间约5分钟。

(2)继上势，术者用拇指按揉肩内陵、肩骶、肩髎、肩贞、曲池、手三里等穴，每穴约1分钟。

(3)继上势，术者用拇指弹拨结节间沟内的肱二头肌长头肌腱，手法宜深沉缓和，时间约3分钟。

(4)接上势，医者先用双手掌放置患肩前后做对掌挤压、按、揉操作。然后用托肘摇肩法或大幅度摇肩法摇肩关节，搓肩部，牵抖上肢结束治疗。时间3～5分钟。

四、注意事项

(1)疼痛剧烈者，手法宜轻柔缓和，适当限制肩部活动，尤其不宜做外展、外旋活动。

(2)慢性损伤，手法宜深沉内透，同时配合肩部适当功能锻炼。

(3)注意局部保暖，可配合局部湿热敷。

五、功能锻炼

可参照“肩关节周围炎”的功能锻炼方法。

六、疗效评定

(一)治愈

肩部疼痛及压痛点消失，肩关节功能恢复。

(二)好转

肩部疼痛减轻，功能改善。

(三)未愈

症状无改善。

(吕计宝)

第四节　肩峰下滑囊炎

肩峰下滑囊炎是指其滑囊的急、慢性损伤所致的炎症性病变。临床上以肩峰下肿胀、疼痛和关节活动功能受限为主要症状的一种病证。本病又称三角肌下滑囊炎。

一、病因病理

肩峰下滑囊位于三角肌深面，肩峰、喙肩韧带与肩袖和肱骨大结节之间，将肱骨大结节与三角肌、肩峰突隔开，冈上肌肌腱在肩峰下滑囊的底部。正常情况下，滑囊分泌滑液，起润滑作用，能减少肱骨大结节与肩峰及三角肌之间的磨损。肩峰下滑囊炎可分为原发性病变和继发性病变两种，以继发性病变为多见。原发性病变是因肩部遭受明显的直接撞击伤或肩部外展时受间接暴力损伤，使三角肌下滑囊受损，造成急性的肩峰下滑囊炎。继发性病变常因滑囊在肩峰下长期摩擦引起炎性渗出，滑囊周围邻近组织的损伤、劳损或退变，促使肩峰下滑囊产生水肿、增厚、囊内张力增高，或发生滑囊壁内互相粘连，从而限制了上臂外展和旋转肩关节的正常活动。同时由于炎症和张力的因素反射性地刺激神经末梢产生疼痛。冈上肌肌腱发生急、慢性损伤时，滑囊也同时受累，从而继发肩峰下滑囊的非特异性炎症。

肩峰下滑囊与三角肌下滑囊的囊腔是相通的，因而在病理情况下也是相互影响的。在手下垂时，三角肌下滑囊肿胀明显；当手上举时，则肩峰下滑囊肿胀明显。

本病属中医伤科“筋伤”范畴。肩髃部为手少阳经筋所循，手阳明、手太阴经筋所结。凡磕碰扭挫、慢性劳损，所循经筋受累，筋肌挛急，气滞血瘀，渗液积聚，故肿胀疼痛。久滞不散则筋肌失荣，拘僵牵掣。

二、诊断

（一）症状

（1）常有急、慢性损伤和劳损史，多继发于冈上肌肌腱炎。

（2）肩外侧深部疼痛，并向三角肌止点方向放散。疼痛一般为昼轻夜重，可因疼痛而夜寐不安。

（3）急性期可因滑囊充血水肿，三角肌多呈圆形肿胀。后期可出现不同程度的肌肉萎缩。

（4）初期肩关节活动受限较轻，日久与肌腱粘连而使活动明显受限，尤以外展、外旋受限更甚。

（二）体征

1. 压痛

肩关节外侧肩峰下和肱骨大结节处有明显的局限性压痛；手下垂时则三角肌止点处饱满，有广泛性深压痛。

2. 功能障碍

肩关节外展、外旋功能障碍。急性期多因疼痛引起，慢性期多因粘连而限制功能活动。

3. 肌肉萎缩

病程日久可出现冈上肌萎缩，甚至三角肌也可出现废用性萎缩。

（三）辅助检查

X线摄片检查一般无异常，但可排除骨性病变。晚期可见冈上肌腱内有钙盐沉着。

三、治疗

（一）治疗原则

急性期以活血化淤，活血止痛为主；慢性期以舒筋通络，滑利关节为主。

（二）手法

㨰法、一指禅推法、按法、揉法、拿法、弹拨法、摇法、搓法、抖法、擦法及运动关节类手法。

（三）取穴与部位

肩井、肩髃、肩髎、臂臑等穴，肩峰下方及三角肌止点处。

（四）操作

（1）患者取坐位。术者站于患侧，以一手托起患肢手臂，另一手用㨰法施术于患肩外侧，重点在肩峰下及三角肌部位。同时配合拿法，使之放松。时间约 5 分钟。

（2）继上势，用按揉法或一指禅推法在肩井、肩髃、肩髎、臂臑等穴施术，并在三角肌止点处重点按揉，时间 5～8 分钟。

（3）继上势，术者用拇指弹拨肩外侧变性、增厚的组织，约 3 分钟。

（4）继上势，在患肩三角肌部位用冬青膏或按摩霜等做擦法，以透热为度。

（5）医者先用双手掌放置患肩前后做对掌挤压、按、揉操作，时间 2～3 分钟。然后用托肘摇肩法或大幅度摇肩法摇肩关节，搓肩部，牵抖上肢结束治疗。

四、注意事项

（1）急性期手法宜轻柔，可配合局部热敷，以促进炎症、水肿吸收；慢性期手法宜深透，应加强肩关节各方向的被动运动，防止关节枯连。

（2）急性期应以制动休息为主；慢性期应坚持肩关节主动功能锻炼。

五、功能锻炼

可参照“肩关节周围炎”的功能锻炼方法。

六、疗效评定

（一）治愈

肩部无疼痛及压痛，肿块消失，功能恢复正常。

（二）好转

肩部疼痛减轻，肿块缩小或基本消失，功能改善。

（三）未愈

症状无改善。

（吕计宝）

第五节　肱骨外上髁炎

肱骨外上髁炎是指因急、慢性损伤而致的肱骨外上髁周围软组织的无菌性炎症。临床上以肘关节外侧疼痛，旋前功能受限为主要特征。本病为劳损性疾病，好发于右侧，并与职业工种有密切关系。常见于从事反复前臂旋前、用力伸腕作业者，如网球运动员、木工、钳工、泥瓦工等。因本病最早发现于网球运动员，故又名“网球肘”。

一、病因病理

肱骨外上髁为肱桡肌及前臂桡侧腕伸肌肌腱的附着处。在前臂旋前位做腕关节主动背位的突然猛力动作，使前臂桡侧腕伸肌强烈收缩，最易造成急性损伤。其病理表现为：

（1）桡侧腕伸肌肌腱附着处骨膜撕裂、出血、渗出、水肿，引起局部组织发生粘连、机化，或肌腱附着点钙化、骨化等病理改变。

(2)引起前臂腕伸肌群痉挛、挤压或刺激神经导致疼痛。

(3)肘关节囊的滑膜可能嵌入肱桡关节间隙,加剧疼痛。

(4)可能引起桡侧副韧带损伤,从而继发环状韧带损伤,而使疼痛范围扩大,甚至引起尺桡近侧关节疼痛。

(5)由于反复牵拉损伤,使肌腱附着点形成一小的滑液囊,渗出液积聚在囊内,致使囊内压力增高,反射性刺激局部组织和神经末梢,形成固定压痛。

本病属中医伤科"筋节损伤"范畴。肘节外廉为手阳明经筋所络结,其结络之处急、慢性劳伤,累及阳明经筋;或风寒湿邪客犯筋络,致使气血瘀滞,积聚凝结,筋络粘连,壅阻作痛,筋肌拘挛,则屈伸旋转失利。

二、诊断

(一)症状

(1)有急、慢性损伤史。

(2)肘关节桡侧疼痛,牵涉前臂桡侧酸胀痛。轻者症状时隐时现;重者反复发作,持续性疼痛。

(3)前臂旋转,腕背伸、提拉、端、推等活动时疼痛加剧,影响日常生活,如拧衣、扫地、端水壶、倒水等。

(二)体征

(1)肿胀:肱骨外上髁局部肿胀,少数患者可触及一可活动的小滑液囊。

(2)压痛:肱骨外上髁压痛,为桡侧腕短伸肌起点损伤;肱骨外上髁上方压痛,为桡侧腕长伸肌损伤;肱桡关节处压痛,为肱桡关节滑囊损伤;桡骨小头附近压痛,可能为环状韧带或合并桡侧副韧带损伤。可伴有前臂桡侧伸腕肌群痉挛、广泛压痛。

(3)前臂旋前用力时,肱骨外上髁处疼痛明显。

(4)前臂伸肌紧张试验阳性,网球肘试验阳性。

(三)辅助检查

X线摄片检查一般无异常,可排除骨性病变。有时可见钙化阴影或肱骨外上髁处粗糙。

三、治疗

(一)治疗原则

舒筋活血,通络止痛。

(二)手法

㨰法、一指禅推法、按法、揉法、拿法、弹拨法、擦法等。

(三)取穴与部位

曲池、曲泽、手三里等穴,肱骨外上髁、前臂桡侧肌群。

(四)操作

(1)患者取坐位或仰卧位,将前臂旋前屈肘放于软枕上。术者站于患侧,用轻柔的㨰法从患肘部桡侧至前臂桡外侧往返治疗,可配合按揉法操作。时间3～5分钟。

(2)继上势,在肱骨外上髁部位用一指禅推法和弹拨法交替重点治疗,用拇指按揉曲池、手三里、曲泽、合谷等穴位,手法宜缓和,同时配合沿前臂伸腕肌往返提拿。时间3～5分钟。

(3)继上势,术者一手拇指按压肱骨外上髁处,其余四指握住肘关节内侧部,另一手握住其腕部做对抗牵引拔伸肘关节片刻,然后于肘关节完全屈曲位,前臂旋前至最大幅度时,快速向后伸直肘关节形成顿拉,连续操作3次。目的使滑液囊撕破,以利滑液溢出而吸收。

(4)继上势,在肱骨外上髁部用掌根或鱼际按揉,沿前臂伸腕肌群做按揉弹拨法治疗。时间约3分钟。施术后患者有桡侧三指麻木感及疼痛减轻的现象。

(5)最后,用拇指自肱骨外上髁向前臂桡侧腕伸肌推揉8～10次。以肱骨外上髁为中心行擦法,以透热为度。

四、注意事项

(1)疼痛剧烈者,手法宜轻柔缓和,以免产生新的损伤。

(2)治疗期间应避免做腕部用力背伸动作。

(3)注意保暖,可配合局部湿热敷。

(4)保守治疗无效时,可局部封闭治疗或小针刀治疗。

五、功能锻炼

患者屈患肘,用健侧手拇指按压肱骨外上髁痛点处,做患肢前臂向前向后的旋转活动,使旋转的支点落在肘外侧部。每天 2 次,每次 1～2 分钟。

六、疗效评定

(一)治愈

疼痛消失,持物无疼痛,肘部活动自如。

(二)好转

疼痛减轻,肘部功能改善。

(三)未愈

症状无改善。

(吕计宝)

第六节　腕管综合征

腕管综合征是指由于腕管内压力增高,腕管狭窄,压迫从腕管内通过的正中神经及屈腕肌腱,导致功能障碍的一种病证。临床上以手指麻木、无力、刺痛、感觉异常、腕管部压痛为主要特征。本病又称"腕管卡压综合征""止中神经卡压征"。好发于中年人,女性多于男性。

一、病因病理

腕管是由背侧的 8 块腕骨组成的凹面与掌侧的腕横韧带构成的一个骨纤维管道,管内有正中神经、屈指浅肌腱(4 根)、屈指深肌腱(4 根)和拇长肌腱通过。正常情况下,管内有一定的容积供肌腱滑动。当局部遭受损伤,如骨折脱位、畸形愈合、骨质增生、韧带增厚等因素;或腕管内腱鞘囊肿、脂肪瘤压迫、指屈浅、深肌腱非特异性慢性炎症的影响,可导致腕管相对变窄,或腕管内容物体积增大,肌腱肿胀,正中神经即被卡压而发生神经压迫症状。

中医学认为本病由于急性损伤或慢性劳损,使血瘀经络,以及寒湿淫筋,风邪袭肌,致气血流通受阻而引起。

二、诊断

(一)症状

(1)起病缓慢,少数患者有急、慢性损伤史。

(2)初期主要为正中神经卡压症状,患手桡侧三个半手指(拇、示、中、环指桡侧半指)有感觉异常、麻木、刺痛。昼轻夜重,当手部温度增高时更显著。劳累后加重,甩动手指,症状可缓解。偶可向上放射到臂、肩部。患肢可发冷、发绀、活动不利。

(3)后期患者出现鱼际肌(拇展短肌、拇对掌肌)萎缩、麻痹及肌力减弱,拇指外展、对掌无力,握力减弱。拇、示、中指及环指桡侧的一半感觉减退。肌萎缩程度常与病程长短有密切关系,一般病程在4个月以后可逐步出现。

(二)体征

(1)感觉障碍。多数患者痛觉减退,少数患者痛觉过敏,温觉、轻触觉不受影响,痛觉改变以拇、示、中三指末节掌面为多。

(2)肌力减退。鱼际肌变薄,拇指肌力减弱,外展、对掌无力,活动功能受限。

(3)叩击腕管时,正中神经支配的手指有触电样放射性麻木、刺痛。

(4)屈腕试验阳性。

(三)辅助检查

1. X线片检查

一般无异常,可排除骨性病变。

2. 肌电图检查

鱼际肌可出现神经变性。

三、治疗

(一)治疗原则

舒筋通络,活血化瘀。

(二)手法

一指禅推法、㨰法、按法、揉法、拿法、摇法、擦法等。

(三)取穴与部位

曲泽、内关、大陵、鱼际、劳宫等穴,腕管部、前臂手厥阴心包经循行线。

(四)操作

(1)患者正坐,将手掌心朝上放于软枕上,术者面对患者而坐,用㨰法沿前臂屈肌群至腕部往返治疗,并配合轻快的拿法使前臂肌肉放松。时间2～3分钟。

(2)继上势,术者用一指禅推法、拿揉法在前臂沿手厥阴心包经往返治疗。重点在腕管及鱼际处,手法先轻后重。时间2～3分钟。用拇指点按曲泽、内关、大陵、鱼际、劳宫等穴,每穴1分钟。

(3)摇腕法。患者正坐,前臂放于旋前位,手背朝上。术者双手握患者掌部,右手在桡侧,左手在尺侧,而拇指平放于腕关节的背侧,以拇指指端按入腕关节背侧间隙内。在拔伸情况下摇晃腕关节,然后,将手腕在拇指按压下背伸至最大限度,随即屈曲,并左右各旋转其手腕2～3次。

(4)患肢屈肘45°,术者一手握患手以固定腕部,另一手拇指从腕管向前臂屈肌方向做推揉法8～10次。可使腕管内渗出液推至前臂肌群以利吸收,从而缓解管内压力。

(5)继上势,从腕管至前臂用掌擦法操作,以透热为度。最后,摇腕关节及各指关节,并捻各指关节结束治疗。时间2～3分钟。

四、注意事项

(1)治疗期间,腕部避免用力,必要时可应用护腕保护,或制动休息。

(2)注意保暖,可配合局部湿热敷。

五、功能锻炼

可进行各手指的灵活精细动作锻炼。

(吕计宝)

第七节　腕关节扭伤

腕关节扭伤又称损伤性腕关节炎、腕关节软组织损伤等，系指因外力作用，或慢性劳损，造成腕关节周围韧带、肌肉、肌腱、关节囊等软组织受到过度牵拉损伤，临床以腕关节周围肿胀、疼痛、功能障碍为主要特征。可发生于任何年龄。

一、病因病理

腕部结构复杂，软组织众多，活动又频繁，因此极易发生扭伤。慢性劳损多见于腕关节频繁劳作，或长期从事某一单调的动作，使韧带、肌腱过度紧张和牵拉所致；急性损伤常见于生产劳动、体育运动过程中，或不慎跌仆，手掌猛力撑地，腕关节突然过度背伸、掌屈或扭转，使腕关节超越了正常活动范围；或因持物而突然旋转及伸屈腕关节；或因暴力直接打击，致使韧带、肌腱、关节囊受损。轻者出血、关节周围的韧带撕裂，或部分纤维断裂；重者肌腱错位、韧带完全断裂。当暴力过大时可合并发生撕脱骨折和脱位。由于损伤的作用机制不同，所造成损伤的部位也各不相同。常见损伤的部位有腕掌侧韧带、腕背侧韧带、腕桡侧副韧带和腕尺侧副韧带，其相应部位疼痛明显。

中医认为本病由“筋脉受损，气血凝滞”所致，属中医“骨错缝”“筋出槽”范畴。腕节为多气少血之节，为手三阴、手三阳经筋起循之处，各种急、慢性损伤，伤筋伤节，筋脉受损，气血凝滞，为肿为痛，有伤筋、伤节、伤窍之分。《诸病源候论》说腕关节扭伤“皆是卒然致损，故气血隔绝，不能周荣……按摩导引，令其血气复也。”

二、诊断

（一）症状

(1)有腕部急、慢性损伤史。

(2)急性损伤腕部疼痛，不敢活动，活动时疼痛加剧；慢性劳损者腕关节疼痛不甚，较大幅度活动时，可有痛感。腕部常有乏力、不灵活之感。

(3)肿胀程度。急性损伤明显，皮下有瘀肿，瘀肿范围大小与损伤程度有关，早期呈青紫色，后期呈紫黄相兼，慢性损伤则不明显。

（二）体征

1.压痛

损伤一侧的韧带有明显压痛，因损伤部位不同其压痛也不相同。

(1)腕背侧韧带与伸指肌腱损伤。压痛点常在桡背侧韧带部。

(2)腕掌侧韧带与屈指肌腱损伤。压痛点常在桡掌侧韧带部。

(3)腕桡侧副韧带损伤。压痛点常在桡骨茎突部。

(4)腕尺侧副韧带损伤。压痛点常在尺骨小头部。

2.功能障碍

常与损伤侧相反方向的活动障碍明显。

(1)腕背侧韧带与伸指肌腱损伤。腕关节掌屈时疼痛，活动受限。

(2)腕掌侧韧带与屈指肌腱损伤。腕关节背屈时疼痛，活动受限。

(3)腕桡侧副韧带损伤。腕关节向尺侧屈时疼痛，活动受限。

(4)尺侧副韧带损伤。腕关节向桡侧屈时疼痛，活动受限。

(5)伴有肌腱复合损伤。各方向活动均有疼痛，且活动明显受限。

3. 辅助检查

X线摄片检查一般无异常，可排除腕骨骨折和脱位。

三、治疗

（一）治疗原则

舒筋通络，活血止痛。

（二）手法

一指禅推法、按法、揉法、拿法、弹拨法、摇法、拔伸法、擦法等。

（三）取穴与部位

内关、外关、神门、阳谷、阳溪、阳池、大陵、太渊、腕骨等穴及腕关节部。

（四）操作

患者取坐位。因损伤部位和时间不同，在手法的具体运用上也有所不同。

（1）在伤处附近选用相应经络上的穴位，如尺侧掌面，可选手少阴心经的神门穴；桡侧背面，可选手阳明大肠经的合谷、阳溪等穴；桡侧掌面，可选手太阴肺经的列缺、太渊等穴。其他部位同上法选取相应穴位，用点按法使之得气，每穴约1分钟。

（2）在伤处周围用按揉法或一指禅推法操作，同时配合拿法，并沿肌肉组织做垂直方向的轻柔弹拨时间3～5分钟。

（3）一手握其前臂下端，一手握其手的掌骨部，做腕关节的拔伸摇动，并做腕关节的旋转、背伸、掌屈、侧偏等动作，以恢复其正常的活动功能。

（4）在腕关节损伤侧用擦法治疗，以透热为度。搓揉腕关节，局部可加用湿热敷。

四、注意事项

（1）推拿应在排除骨折、脱位、肌腱完全断裂后才能进行。

（2）急性损伤局部肿胀、皮下出血严重者，应及时给予冷敷或加压包扎，防止出血过多。推拿应在损伤后24～48小时进行。

（3）急性期手法宜轻柔缓和，以免加重损伤；慢性期手法宜深沉。

（4）治疗期间注意局部保暖，可佩戴护腕保护。

（5）合并脱位、撕脱性骨折时，应按脱位、骨折处理，固定6～8周后。解除固定后再考虑推拿治疗。

五、功能锻炼

嘱患者在疼痛减轻后进行功能锻炼。可用抓空增力势，即五指屈伸运动，先将五指伸展张开，然后用力屈曲握拳。

六、疗效评定

（一）治愈

腕部肿痛消失，无压痛，腕关节活动自如。

（二）好转

腕部肿痛减轻，活动时仍有不适。

（三）未愈

症状无改善。

（吕计宝）

第八节　桡骨茎突狭窄性腱鞘炎

桡骨茎突狭窄性腱鞘炎是指因腕及拇指经常用力过度或劳损，而致拇长展肌腱与拇短伸肌腱的腱鞘发生非特异性炎症，出现桡骨茎突处肿胀、疼痛为特点的病证。狭窄性腱鞘炎在指、趾、腕、踝等部位均可发生，但以桡骨茎突部最为多见，是中青年的好发病，多发生于经常用腕部劳作的人，如瓦工、木工、家庭妇女等，女性多于男性。本病又称拇短伸肌和拇长展肌狭窄性腱销炎。

一、病因病理

桡骨茎突腱鞘的内侧为桡骨茎突，外侧和背侧由晚背侧横韧带包裹，形成一狭窄的骨纤维管道，且腱沟浅窄而粗糙不平。腕部经常活动或短期内活动过度，腱鞘因摩擦而慢性劳损或慢性寒冷刺激是导致本病的主要原因。在日常生活和工作中，若经常用拇指捏持操作，或作拇指内收和腕关节过度尺偏动作的劳作，使拇长展肌腱和拇短伸肌腱在狭窄的腱鞘内不断地摩擦，日久可引起肌腱、腱鞘的损伤性炎症，如遇寒则症状加重。其主要病理变化表现为肌腱与腱鞘发生炎症、水肿，腱鞘内外层逐渐增厚，使原本狭窄的腱鞘管道变得更加狭窄。腱鞘炎症初期水肿明显，继而因受挤压而变细，两端增粗形成葫芦状，以致肌腱从腱鞘内通过变得困难，影响拇指的功能活动，可产生交锁现象。

由于肌腱的肿胀、受压，腱鞘内张力增加，在腱鞘部位产生肿胀、疼痛，甚至肌腱与腱鞘之间粘连，活动障碍更为明显。

本病属中医伤科“筋伤”范畴。腕桡之节为手阳明经筋所结，拇指过度展伸牵拉劳损，渗液积聚，留而不去，以致气血疲滞，筋肌僵粘，拘凝挛掣，发为本病。

二、诊断

(一)症状

(1)起病缓慢，一般无明显外伤史。早期仅感局部酸痛，腕部无力。

(2)腕背桡骨茎突及拇指掌指关节部疼痛，初起较轻，逐渐加重，可放散到肘部及拇指，严重时局部有酸胀感或烧灼感，遇寒冷刺激或拇指活动时疼痛加剧。

(3)拇指活动无力，伸拇指或外展拇指活动受限，常活动到某一位置时突然不能活动。日久可引起鱼际萎缩。

(二)体征

1.肿胀

桡骨茎突处轻度肿胀，可触及豆粒大小的硬结，质似软骨状。

2.压痛

桡骨茎突部明显压痛，腕部尺偏动作时疼痛加重。

3.摩擦感

拇指外展、背伸时，可触及桡骨茎突处有摩擦感或摩擦音，功能障碍常固定在拇指活动到某一位置时，待肌腱有摩擦跳动后则又能活动。

4.特殊检查

握拳尺偏试验阳性。

(三)辅助检查

X线摄片检查一般无异常。

三、治疗

（一）治疗原则

舒筋活血，松解粘连，消肿止痛。

（二）手法

㨰法、一指禅推法、按法、揉法、拔伸法、弹拨法、擦法等。

（三）取穴与部位

手三里、偏历、阳溪、列缺、合谷，桡骨茎突部及前臂桡侧。

（四）操作

（1）患者坐位或仰卧位。患腕下垫软枕，小鱼际置于枕上，术者先于前臂桡侧伸肌群桡侧施㨰法往返操作4～5遍；再点按手三里、偏历、阳溪、列缺、合谷等穴，以达到舒筋活血之目的。时间5～8分钟。

（2）沿前臂拇长展肌与拇短伸肌到第一掌骨背侧，用轻快柔和的弹拨法，上下往返治疗4～5次，然后术者用拇指重点揉按桡骨茎突部及其上下方。时间3～5分钟。

（3）术者以一手握住患腕，另一手握其拇指做拔伸法，同时配合做拇指的外展、内收活动，缓缓摇动腕关节并做掌屈、背伸活动。时间2～3分钟。

（4）推按阳溪穴（相当于桡骨茎突局部）。以右手为例，术者左手拇指置于桡骨茎突部，右手示指及中指夹持患者拇指，拇指及示指等握住患者其他四指向下牵引，同时向尺侧屈曲，然后，术者用左手拇指捏紧桡骨茎突部，用力向掌侧推压挤按，同时右手用力将患者腕部屈曲，以后再伸展，反复3～4次。

（5）以桡骨茎突为中心做擦法，擦时可配合介质，以透热为度。并可配合热敷及外敷膏药。

四、注意事项

（1）治疗期间应避免或减少拇指外展、内收活动；手法应柔和，避免刺激量过大。

（2）注意局部保暖，避免风寒刺激；后期患者应主动功能锻炼。

（吕计宝）

第九节　掌指、指间关节扭挫伤

手指是日常生活中活动最频繁的器官，所以受伤的机会也多，尤以指间关节及掌指关节的侧副韧带及关节囊等软组织纤维的损伤最为常见。严重时可有一侧或两侧侧副韧带断裂。临床表现为关节周围肿胀、疼痛明显，且不易消失，多见于年轻人。近年来随着电脑应用的普及，"鼠标指"的发生率明显上升，尤以右手的示、中指发病居多。

一、病因病理

在正常情况下，掌指关节与指间关节两侧都有副韧带加强稳定，限制指关节的侧向活动。当掌指关节屈曲时，侧副韧带紧张；指间关节的侧副韧带在手指伸直时紧张，屈曲时松弛。

拇指的掌指关节和其他四指的近侧指间关节囊比较松弛，当关节遭受来自侧方或指端方向的暴力冲击，或指间关节受外力作用过度背伸扭转，使关节的侧向运动瞬间加大，而引起一侧副韧带的牵拉损伤或撕裂，甚至断裂。这种损伤往往伴有该关节的暂时性半脱位。有的在韧带附着处有撕脱骨折的小骨片，骨片常包含一部分关节软骨。由于侧副韧带和指间关节囊紧密地连在一起，当侧副韧带断裂时，必然有关节囊的撕裂伤，影响到关节的稳定性。临床上双侧副韧带损伤较少见。

本病属中医伤科"节伤"范畴。指节扭挫，筋腱撕捩，轻者伤及筋节，气血瘀滞于节窍，节肿如梭，拘挛疼痛;重者伤及节窍,节隙错脱,瘀肿痛剧,筋节畸挛,屈伸不能。

二、诊断

(一)症状

(1)有明显的暴力受伤史,或慢性劳损史。

(2)关节周围肿胀,疼痛明显,常伴有皮下出血。

(3)关节功能活动受限,少数患者伴有畸形,手指偏向一侧,并向该侧活动程度增加。

(二)体征

1.压痛

损伤关节周围有明显压痛,做被动侧向活动时疼痛加重。

2.肿胀

损伤关节呈梭形肿胀,瘀血初起为青紫色,逐渐转为紫黄相兼。

3.功能障碍

关节屈伸功能受限。侧副韧带断裂时,关节畸形突向伤侧,侧向活动幅度增大。

(三)辅助检查

X线摄片检查可明确是否有关节脱位和撕脱性骨折。

三、治疗

(一)治疗原则

有撕脱性骨折及脱位者,应及时复位固定;单纯性扭挫伤者,宜活血祛瘀,消肿止痛。

(二)手法

按法、揉法、捻法、摇法、拔伸法、擦法等。

(三)取穴与部位

以损伤关节部位为主。

(四)操作

(1)患者取坐位。术者一手捏住伤指,另一手拇、示指在其损伤关节的周围用捻法,配合按揉法在局部交替治疗。手法宜轻柔缓和,时间5~8分钟。

(2)继上势,术者一手用拇、示两指捏住伤指关节近侧,指骨两侧;另一手捏住伤指远端,做关节拔伸法,并轻轻摇动损伤关节6~7次;然后,在拔伸的同时做捻法、按揉法、抹法操作,反复伸屈关节数次,以理顺损伤筋膜,整复损伤关节。时间3~5分钟。

(3)在损伤关节周围用擦法,以透热为度。

(4)伴有侧副韧带断裂或关节脱位者,应先复位固定3周,待解除固定后才能进行推拿治疗。

四、注意事项

(1)损伤有出血者,应在伤后24~48小时后才能推拿。

(2)推拿应在排除骨折、脱位的情况下进行。

(3)治疗期间患指应减少活动量,制动休息。

(4)损伤伴撕脱性骨折者,按骨折处理,固定6~8周。待解除固定后再考虑推拿。

五、疗效评定

(一)治愈

腕桡侧肿痛及压痛消失,功能恢复,握拳尺偏试验阴性。

(二)好转

腕部肿痛减轻,活动时轻微疼痛,握拳尺偏试验(±)。

(三)未愈

症状无改善。

(吕计宝)

第十八章　下肢部病证的推拿治疗

第一节　梨状肌综合征

梨状肌综合征是指由于间接外力，如闪扭、下蹲、跨越等，使梨状肌受到牵拉损伤，引起局部充血、水肿、肌疼挛，进而刺激或压迫坐骨神经，产生局部疼痛、活动受限和下肢放射性痛、麻等一系列症状的综合征。本病又称梨状肌损伤、梨状肌孔狭窄综合征。

一、病因病理

（一）损伤

本病多由于髋臀部闪、扭、下蹲、跨越等间接外力所致，尤其在下肢外展、外旋位突然用力；或外展、外旋蹲位突然起立；或在负重情况下，髋关节突然内收、内旋，使梨状肌受到过度牵拉而损伤。其病理表现为梨状肌撕裂、出血、渗出，肌肉呈保护性痉挛。日久，出现局部粘连，若损伤经久不愈，刺激坐骨神经出现下肢放射性疼痛、麻木。

（二）变异

梨状肌与坐骨神经关系密切。正常情况下，坐骨神经经梨状肌下孔穿过骨盆到臀部，约占62%；而梨状肌变异或坐骨神经高位分支的，约占38%。这种变异表现为一是坐骨神经高位分支为腓总神经和胫神经，腓总神经从梨状肌肌腹中穿出，而胫神经从梨状肌下孔穿出的，约占35%；二是坐骨神经从梨状肌肌腹中穿出，或从梨状肌上孔穿出，约占3%。

由于上述变异，当臀部受风寒湿邪侵袭，可导致梨状肌疼挛、增粗，局部充血、水肿，引起无菌性炎症，使局部张力增高，刺激或压迫穿越其肌腹的坐骨神经和血管而出现一系列临床症状。

本病属中医伤科足少阳经筋病。骶尻部为足少阳经筋所络，凡闪扭、蹲起、跨越等损伤，或受风寒湿邪侵袭，以致气血瘀滞，经气不通，循足少阳经筋而筋络挛急疼痛；若累及足太阳经筋则出现循足太阳经筋的腿痛。

二、诊断

（一）症状

(1)有髋部闪扭或蹲位负重起立损伤史，或臀部受凉史。

(2)患侧臀部深层疼痛，呈牵拉样、刀割样或蹦跳样疼痛，且有紧缩感，可沿坐骨神经分布区域出现下肢放射痛。偶有小腿外侧麻木，会阴部下坠不适。

(3)患侧下肢不能伸直，自觉下肢短缩，步履跛行，或呈鸭步移行。髋关节外展、外旋活动受限。

(4)咳嗽、解便、喷嚏时疼痛加剧。

（二）体征

(1)压痛。沿梨状肌体表投影区深层有明显压痛，有时沿坐骨神经分布区域出现放射性痛、麻。

(2)肌痉挛。在梨状肌体表投影处可触及条索样或弥漫性的肌束隆起，日久可出现臀部肌肉松弛、无力，重者可出现萎缩。

(3)患侧下肢直腿抬高在60°以前疼痛明显，超过60°时疼痛却反而减轻。

(4)梨状肌紧张试验阳性。

(三)辅助检查

X线摄片检查可排除髋关节骨性病变。

三、治疗

(一)治疗原则

舒筋活血，通络止痛。

(二)手法

㨰法、按揉法、弹拨法、点按法、推法、擦法及运动关节类手法等。

(三)取穴与部位

环跳、承扶、秩边、风市、阳陵泉、委中、承山及梨状肌体表投影区及下肢前外侧等。

(四)操作

(1)患者俯卧位。术者站于患侧，先用柔和而深沉的㨰法沿梨状肌体表投影反复施术3～5分钟；然后用掌按揉法于患处操作2～3分钟；再在患侧大腿后侧、小腿前外侧施㨰法和拿揉法2～3分钟，使臀部及大腿后外侧肌肉充分放松。

(2)继上势，术者用拇指弹拨法于梨状肌肌腹呈垂直方向弹拨治疗，并点按环跳、承扶、阳陵泉、委中、承山等穴。以酸胀为度，达通络止痛之目的。时间5～8分钟。

(3)继上势，术者施掌推法或深按压法，顺肌纤维方向反复推压5～8次，力达深层；再以肘尖深按梨状肌1～2分钟，以达理筋整复之目的。

(4)术者一手扶按髋臀部，一手托扶患侧下肢，做患髋后伸、外展及外旋等被动运动，反复数次，以滑利关节，松解粘连，最后在其梨状肌体表投影区沿肌纤维方向施擦法，以透热为度。时间2～3分钟。

四、注意事项

(1)梨状肌位置较深，治疗时不可因位置深而施用暴力，以免造成新的损伤。

(2)急性损伤期手法宜轻柔，恢复期手法可稍重，并配合弹拨法，一般能获得较好效果。

(3)注意局部保暖，避免风寒刺激。

五、功能锻炼

急性损伤期应卧床休息1～2周，以利损伤组织的修复。

六、疗效评定

(一)治愈

臀腿痛消失，梨状肌无压痛，功能恢复正常。

(二)好转

臀腿痛缓解，梨状肌压痛减轻，但长时间行走仍痛。

(三)未愈

症状、体征无改善。

(吕计宝)

第二节　股内收肌损伤

股内收肌损伤是指大腿过度用力或牵拉使内收肌遭受急性损伤，使大腿内侧疼痛，内收、外展活动时疼痛加剧，导致功能障碍的一种临床上较为常见的损伤。过去多见于骑马致伤，故又称之"骑士捩伤"。武术、跳高、跨栏、体操等运动最易造成此类损伤。

一、病因病理

股内收肌群为大腿内侧肌肉，包括大收肌、长收肌、短收肌和耻骨肌等，其作用为使大腿内收。当大腿过度内收，或大腿在外展时负重起立，内收肌强力收缩，超过了肌纤维的负荷能力，导致内收肌群的损伤；骑马、武术、跳高、跨栏、体操等运动，可由于内收肌遭受强力的牵拉而损伤。损伤常发生在肌腹或肌腹与肌腱交界处。其病理表现为肌纤维部分或大部分撕裂，或肌腱附着处损伤等，如股内收肌群的起、止点损伤，可造成创伤性骨膜炎；肌腹损伤，可造成肿胀、瘀血、肌肉痉挛与粘连。治疗失宜，或日久，可引起血肿机化，甚至成为骨化性肌炎，限制大腿外展和前屈的功能活动。炎性渗出刺激闭孔神经时，则引起反射性肌痉挛，疼痛加剧。

本病属中医伤科"筋肌伤"范畴。股内侧为足太阴经筋所过，过度收缩或强力牵拉，致髋节筋伤，气血瘀滞，拘挛掣痛而发为本病。

二、诊断

（一）症状

（1）有大腿过度用力收缩或强力牵拉损伤史。

（2）大腿内侧疼痛，尤以耻骨部位疼痛为甚，患部感觉僵硬，脚尖不敢着地，走路跛行，站立或下蹲时更痛。

（3）髋关节功能活动受限，不敢做大腿内收、外展活动，患肢常呈半屈曲位的保护性姿势。

（二）体征

（1）肿胀。大腿内侧肿胀，部分患者有皮下出血。

（2）压痛。内收肌广泛压痛，耻骨部内收肌起点处或肌腹部压痛明显，肌紧张，有时可在大腿内侧触摸到肌肉呈条束状痉挛。

（3）功能障碍。髋关节内收功能受限，被动外展时疼痛加剧。

（4）内收肌阻抗试验阳性。患者仰卧，屈膝屈髋，双足心相对平放在床上，术者双手放于膝内侧，压双膝外展，嘱患者内收髋部，疼痛加剧者为阳性。

（5）屈膝屈髋试验、"4"字试验呈阳性。

（三）辅助检查

X线摄片检查一般无明显异常。当有骨化性肌炎时，可显示其转化阴影。

三、治疗

（一）治疗原则

活血祛瘀，解痉止痛。

（二）手法

推法、𪮇法、按法、揉法、拿法、擦法等，并配合被动运动。

（三）取穴与部位

阴陵泉、阴廉、箕门、血海、委中等穴及患侧大腿内侧为主。

（四）操作

（1）患者仰卧位，患肢呈屈膝略外旋位。术者在大腿内侧用㨰法、按揉法上下往返治疗。以拇指在内收肌附着处重点按揉，手法宜轻柔缓和。时间5～8分钟。

（2）继上势，以拇指按揉阴陵泉、阴廉、箕门、血海诸穴，每穴1分钟。再沿内收肌用轻柔的拿法与弹拨法交替操作2～3分钟。

（3）继上势，患肢呈屈膝屈髋分腿位，足踝置于健侧膝上部。术者在其大腿内侧肌群用㨰法治疗，边滚动边按压患肢膝部，一按一松，使之逐渐完成"4"字动作。

（4）患者俯卧位，术者在大腿后侧用㨰法，并配合下肢后伸及外展内收的被动运动，继之拿委中穴，并用按揉法于臀部及坐骨结节处治疗。

（5）患者仰卧位，患侧下肢外展位，沿内收肌肌纤维方向施擦法，以透热为度。

四、注意事项

（1）急性损伤有皮下出血者，视出血量多少，在伤后24～48小时后才能推拿。
（2）治疗期间应避免大腿过度外展和内收活动。
（3）推拿治疗期间可根据病情需要，配合蜡疗、超声波疗法或中药外敷法治疗。

五、功能锻炼

适当进行功能锻炼，可做侧压腿及髋部外展练习。

六、疗效评定

（一）治愈
肿痛消失，局部无压痛，无硬结，髋关节外展、内收无疼痛，股内收肌抗阻试验阴性。
（二）好转
症状基本消失，髋外展、劳累或剧烈活动后仍有疼痛、乏力，股内收肌抗阻试验（±）。
（三）未愈
症状无改善。

（李焕民）

第三节　膝关节创伤性滑膜炎

膝关节创伤性滑膜炎主要是指膝关节遭受扭挫等外伤或劳损，导致关节囊滑膜层损伤，发生充血、渗出，关节腔内大量积液积血，临床以关节肿胀、疼痛、活动困难为主要特征的一种疾病。本病又称急性损伤性膝关节滑膜炎，可发生于任何年龄。

一、病因病理

膝关节的关节囊分纤维层和滑膜层，滑膜层包裹胫、股、髌关节。正常情况下，滑膜层分泌少量滑液，有利于关节活动和保持软骨面的润滑。当膝关节由于跌仆损伤、扭伤、挫伤、遭受撞击等急性损伤，或过度跑、跳、起蹲等活动及慢性劳损、关节内游离体等因素，使滑膜与关节面过度摩擦，挤压损伤滑膜，导致创伤性滑膜炎的发生。其病理表现为滑膜充血、水肿、渗出液增多并大量积液，囊内压力增高，影响组织的新陈代谢，形成恶性循环。若滑液积聚日久得不到及时吸收，则刺激关节滑膜，使滑膜增厚，纤维素沉积或机化，引起关节粘连，软骨萎缩，从而影响膝关节正常活动。久之可导致股四头肌萎缩，使关节不稳。

本病属中医伤科“节伤”“节粘证”范畴。膝为诸筋之会，多气多血之枢，机关之室。凡磕仆闪挫，伤及节窍；或过劳虚寒，窍隙受累，气血疲滞，瘀阻于窍则节肿，筋络受损则痛，拘挛则屈而不能伸，伸而不能屈，久之则节粘不能用。

二、诊断

(一)症状

(1)膝关节有明显的外伤史或慢性劳损史。

(2)膝关节呈弥漫性肿胀、疼痛或胀痛，活动后症状加重。

(3)膝软乏力、屈伸受限、下蹲困难。

(4)急性损伤者，常在伤后 5～6 小时出现髌上囊处饱满膨隆。

(二)体征

(1)膝关节肿大，屈膝时两侧膝眼饱胀。

(2)局部皮温增高，关节间隙广泛压痛。

(3)膝关节屈伸受限，尤以膝关节过伸、过屈时明显。抗阻力伸膝时疼痛加重。

(4)浮髌试验阳性。

(三)辅助检查

1. 膝关节穿刺

可抽出淡黄色或淡红色液体。

2. 膝关节 X 线片检查

一般无明显异常，但可排除关节内骨折及骨性病变。

三、治疗

(一)治疗原则

活血化疲，消肿止痛。

(二)手法

摇法、按法、揉法、㨰法、拿法、摩法及擦法等。

(三)取穴与部位

伏兔、梁丘、血海、双膝眼、鹤顶、委中、阳陵泉、阴陵泉等穴及患侧膝关节周围。

(四)操作

(1)患者仰卧位、伸膝位。术者立于患侧，以㨰法或掌按揉法在膝关节周围治疗，先治疗肿胀周围，然后治疗肿胀部位，并配合揉拿股四头肌。手法先轻，后适当加重，以患者能忍受为度。时间 5～8 分钟。

(2)继上势，术者用拇指依次点按伏兔、梁丘、血海、双膝眼、鹤顶、委中、阳陵泉、阴陵泉等穴，每穴 0.5～1 分钟。

(3)继上势，术者以手掌按于患膝部施摩法，以关节内透热为宜。

(4)继上势，术者将患肢屈髋屈膝呈 90°，以一手扶膝部，另一手握踝上，左右各摇晃膝关节 6～7 次，然后做膝关节被动屈伸运动6～7 次。动作要求轻柔缓和，以免再次损伤滑膜组织。

(5)继上势，在髌骨周围及膝关节两侧用擦法，以透热为度。再用两手掌搓揉膝关节两侧。局部可加用湿热敷。

四、注意事项

(1)急性期膝关节不宜过度活动。可内服活血化瘀的中药，外敷消瘀止痛膏。

(2)对严重积液者，可用关节穿刺法将积液或积血抽出，并注入 1%盐酸普鲁卡因 3～5 mL 及强的松 12.5～25 mg，再用加压包扎处理。此法可重复 2～3 次。

(3)患膝注意保暖,避免受风寒湿邪侵袭。

(4)慢性期应加强股四头肌功能锻炼,防止肌萎缩。

五、功能锻炼

急性期过后,做股四头肌等长收缩练习,每次5~6分钟,并逐渐增加练习次数,以防肌肉萎缩。慢性期做膝关节屈伸活动,防止或解除关节粘连。

六、疗效评定

(一)治愈

疼痛肿胀消失,关节活动正常。浮髌试验阴性,无复发者。

(二)好转

膝关节肿痛减轻,关节活动功能改善。

(三)未愈

症状无改善,并见肌肉萎缩或关节强硬。

(李焕民)

第四节 膝关节侧副韧带损伤

膝关节侧副韧带损伤是指由于膝关节遭受暴力打击、过度内翻或外翻引起膝内侧或外侧副韧带损伤,临床以膝关节内侧或外侧疼痛、肿胀、关节活动受限,小腿外展或内收时疼痛加重为主要特征的一种病证。膝关节侧副韧带损伤可分为内侧副韧带损伤和外侧副韧带损伤,临床以内侧副韧带损伤多见。可发生于任何年龄,以运动损伤居多。

一、病因病理

(一)内侧副韧带损伤

膝关节生理上呈轻度外翻。当膝关节微屈(130°~150°)时,膝关节的稳定性相对较差,此时,如果遇外力作用使小腿骤然外翻、外旋,牵拉内侧副韧带造成损伤;或足部固定不动,大腿突然强力内收、内旋;或膝关节伸直位时,膝或腿部外侧受到暴力打击或重物挤压,促使膝关节过度外翻,即可造成内侧副韧带损伤。若损伤作用机制进一步加大,则造成韧带部分撕裂或完全断裂,严重时可合并半月板或交叉韧带的损伤。

(二)外侧副韧带损伤

由于膝关节呈生理性外翻,又有髂胫束共同限制膝关节内翻和胫骨旋转的功能,所以外侧副韧带的损伤较少见。但在小腿突然内翻、内旋;或大腿过度强力外翻、外旋;或来自膝外侧的暴力作用或小腿内翻位倒地捩伤,使膝关节过度内翻,导致膝外侧副韧带牵拉损伤。损伤多见于腓骨小头抵止部撕裂。严重者可伴有外侧关节囊、腘肌腱撕裂,腓总神经损伤或受压,可合并有腓骨小头撕脱骨折。

韧带损伤后引起局部出血、肿胀、疼痛,日久血肿机化、局部组织粘连,进一步导致膝关节活动受限。

本病属中医伤科"筋伤"范畴。中医认为膝为诸筋之会,内为足三阴经筋所结之处,外为足少阳经筋、足阳明经筋所络,急、慢性劳伤,损伤筋脉,气血瘀滞,致筋肌拘挛,牵掣筋络,屈伸不利,伤处为肿为痛。

二、诊断

(一)症状

(1)有明显的膝关节外翻或内翻损伤史。

(2)伤后膝内侧或外侧当即疼痛、肿胀,部分患者有皮下瘀血。

(3)膝关节屈伸活动受限,跛行或不能行走。

(二)体征

1.肿胀

伤处肿胀,多数为血肿。血肿初起为紫色,后逐渐转为紫黄相兼。

2.压痛

膝关节内侧或外侧伤处有明显压痛。内侧副韧带损伤压痛点局限于内侧副韧带的起止部;外侧副韧带损伤时,压痛点常位于股骨外侧髁,或腓骨小头处。

3.放散

痛内侧副韧带损伤,疼痛常放散到大腿内侧、小腿内侧肌群,伴有肌肉紧张或有痉挛;外侧副韧带损伤,疼痛可向髂胫束、股二头肌和小腿外侧放散,伴有肌肉紧张或有痉挛。

4.侧向运动试验

膝内侧或外侧疼痛加剧,提示该侧副韧带损伤。

5.韧带断裂

侧副韧带完全断裂时,可触及该断裂处有凹陷感,做侧向运动试验时,内侧或外侧关节间隙有被"拉开"或"合拢"的感觉。

6.合并损伤

合并半月板损伤时麦氏征阳性;合并交叉韧带损伤时抽屉试验阳性;合并腓总神经损伤时,小腿外侧足背部有麻木感,甚者可有足下垂。

(三)辅助检查

X线片检查:内侧副韧带完全断裂时,做膝关节外翻位应力下摄片,可见内侧关节间隙增宽;外侧副韧带完全断裂者做膝关节内翻位应力下摄片,可见外侧关节间隙增宽;合并有撕脱骨折时,在撕脱部位可见条状或小片状游离骨片。

三、治疗

(一)治疗原则

活血祛瘀,消肿止痛,理筋通络。

(二)手法

㨰法、按法、揉法、屈伸法、弹拨法、搓法、擦法等。

(三)取穴与部位

1.内侧副韧带损伤

血海、曲泉、阴陵泉、内膝眼等穴及膝关节内侧部。

2.外侧副韧带损伤

膝阳关、阳陵泉、犊鼻、梁丘等穴及膝关节外侧部。

(四)操作

1.内侧副韧带损伤

(1)患者仰卧位,患肢外旋伸膝。术者在其膝关节内侧用㨰法治疗,先在损伤部位周围操作,后转到损伤部位操作。然后沿股骨内侧髁至胫骨内侧髁施按揉法,上下往返治疗。手法宜轻柔,切忌粗暴。时间5~8分钟。

(2)继上势,术者用拇指按揉血海、曲泉、阴陵泉、内膝眼等穴,每穴约1分钟。

(3)继上势,术者做与韧带纤维垂直方向施轻柔快速的弹拨理筋手法,掌根揉损伤处,配合做膝关节的拔伸和被动屈伸运动,手法宜轻柔,以患者能忍受为限。时间3~5分钟。

(4)继上势,术者在膝关节内侧做与韧带纤维平行方向的擦法,以透热为度。搓、揉膝部,轻轻摇动膝关节数次结束治疗。时间2～3分钟。

2.外侧副韧带损伤

(1)患者取健侧卧位,患肢微屈。术者在其大腿外侧至小腿前外侧用㨰法治疗,重点在膝关节外侧部。然后自股骨外侧髁至腓骨小头处施按揉法,上下往返治疗。手法宜轻柔,切忌粗暴。时间5～8分钟。

(2)继上势,术者用拇指按揉膝阳关、阳陵泉、犊鼻、梁丘等穴,每穴约1分钟。

(3)继上势,术者在与韧带纤维垂直方向施轻柔快速的弹拨理筋手法,掌根揉损伤处,配合做膝关节的拔伸和被动屈伸运动,手法宜轻柔,以患者能忍受为限。时间3～5分钟。

(4)患者俯卧位,术者沿大腿后外侧至小腿后外侧施㨰法治疗。然后转健侧卧位,在膝关节外侧与韧带纤维平行方向施擦法,以透热为度。搓、揉膝部,轻轻摇膝关节数次结束治疗。时间3～5分钟。

四、注意事项

(1)急性损伤有内出血者,视出血程度在伤后24～48小时才能推拿治疗。

(2)损伤严重者,应做X线摄片检查,在排除骨折的情况下才能推拿。若损伤为韧带完全断裂或膝关节损伤三联征者宜建议早期手术治疗。

(3)后期应加强股四头肌功能锻炼,防止肌萎缩。

五、功能锻炼

损伤早期,嘱患者做股四头肌等长收缩练习,每次5～6分钟,并逐渐增加锻炼次数,以防肌肉萎缩,然后练习直腿抬举,后期做膝关节屈伸活动练习。

六、疗效评定

(一)治愈

肿胀疼痛消失,膝关节功能完全或基本恢复。

(二)好转

关节疼痛减轻,功能改善,关节有轻度不稳。

(三)未愈

膝关节疼痛无减轻,关节不稳,功能障碍。

(李焕民)

第五节　髌下脂肪垫劳损

髌下脂肪垫劳损是指膝关节由于急性损伤或慢性劳损引起脂肪垫的无菌性炎症,临床上以两膝眼肿胀、压痛、关节屈伸受限为主的一种病证。本病好发于运动员及膝关节屈伸运动过多的人,如经常爬山、下蹲起立者。肥胖者更易发生。

一、病因病理

髌下脂肪垫位于髌骨下方,是髌韧带后方及两侧与关节囊之间的脂肪组织,呈三角形,充填于膝关节前部间隙,有增加膝关节稳定性和减少摩擦的作用。引起髌下脂肪垫劳损的原因可见于急性损伤、慢性劳损和继发性损伤。急性损伤常因膝关节极度过伸或膝前部遭受外力的撞击损伤;慢性劳损常因膝关节过度屈伸活动,脂肪垫嵌于胫股关节之间受挤压、摩擦,形成慢性损伤;继发性损伤多为髌骨软骨炎、创伤性滑膜炎、半月板损伤等病证所引发。其病理表现为脂肪垫肥厚、充血、水肿,发生无菌性炎症,刺激神经末梢而疼痛；肥厚的脂肪垫在膝关节活动时嵌入关节间隙，出现交锁现象；无菌性炎症反应又促使渗出增多，两膝眼饱满。病史较长者则脂肪垫肥厚，并与髌韧带发生粘连，从而影响膝关节的伸屈活动。

本病属中医伤科"筋伤证"范畴。膝为胫股之枢纽，隙为脂垫之所在，起稳定关节的作用。过度屈伸膝节，脂垫嵌入而伤，或积劳成伤，累及脂垫，气血瘀滞，为肿为痛，以致膝关节屈而不伸。

二、诊断

(一)症状

(1)膝关节有急性损伤或慢性劳损史。

(2)膝前部髌韧带两侧疼痛或酸痛无力，尤以站立或运动时膝关节过伸时明显，可放散到小腿部、足踝部。

(3)膝关节髌韧带两侧饱满，劳累后加重，休息后减轻。

(4)膝关节屈伸活动不灵活，少数患者可有被卡住的感觉。

(二)体征

(1)髌韧带两侧肿胀，两膝眼部可见明显膨隆。

(2)髌韧带两侧关节间隙按之酸胀痛，屈膝活动时有深部挤压痛。

(3)脂肪垫挤压试验阳性。

(4)膝关节过伸试验阳性。

(三)辅助检查

1.X线片检查

可排除膝关节骨与关节病变。

2.实验室检查

血、尿常规检查，血沉检查，抗"O"及类风湿因子检查未见异常。

三、治疗

(一)治疗原则

舒筋通络，活血消肿。

(二)手法

㨰法、一指禅推法、按法、揉法、擦法及被动运动手法等。

(三)取穴与部位

梁丘、内膝眼、犊鼻、阴陵泉、阳陵泉等穴及髌韧带两侧关节间隙。

(四)操作

(1)患者仰卧位，患膝腘窝部垫枕使膝关节呈微屈(约屈膝30°)。术者先在其膝关节周围施㨰法往返操作，重点在髌骨下缘部。手法宜轻柔，时间约5分钟。

(2)继上势，术者用拇指点、按揉梁丘、内膝眼、犊鼻、阴陵泉、阳陵泉等穴，以酸胀为度，用力不宜过重。每穴约1分钟。

(3)继上势，术者以一指禅推法或按揉法在髌韧带两侧的关节间隙重点治疗，手法宜深沉，并配合做髌韧带的左右弹拨操作。时间5～8分钟。

(4)被动运动手法。患者仰卧屈膝屈髋90°，一助手握住股骨下端，术者双手握持踝部，两者相对牵引，术者内、外旋转小腿数次，然后做膝关节尽量屈曲，再缓缓伸直数次。此法对脂肪垫嵌入关节间隙者效果尤著。

(5)患者仰卧位，半屈膝位，沿关节间隙施擦法，以透热为度。搓揉膝关节结束治疗。

四、注意事项

(1)急性期避免膝关节过度屈伸活动，后期宜加强膝关节功能锻炼。

(2)对手法治疗无效者,可行手术切除肥厚的脂肪垫;或局部注射强的松龙 12.5～25 mg 加 1%普鲁卡因 5～10 mL,效果良好,此法可重复 2～3 次。

(3)注意膝部保暖,对伴有膝部其他疾病者,应同时给予治疗。

五、功能锻炼

同“膝关节创伤性滑膜炎”。

六、疗效评定

(一)治愈

膝关节无肿痛,功能完全或基本恢复,膝过伸试验阴性。

(二)好转

膝部肿痛减轻,下楼梯仍有轻微疼痛,膝过伸试验(±)。

(三)未愈

症状未改善,X 线摄片可见脂肪垫钙化阴影。

(李焕民)

第六节　原发性增生性膝关节炎

原发性增生性膝关节炎是由于膝关节的退行性改变和慢性积累性关节磨损,引起膝部关节软骨变性,关节软骨面反应性增生,骨刺形成,导致膝关节疼痛,活动受限伴关节活动弹响及摩擦音的一种病证。本病又名退行性膝关节炎、肥大性膝关节炎、老年性膝关节炎。是中老年人最常见的疾病之一,且肥胖女性多见。

一、病因病理

本病的病因尚未完全明了,一般认为主要与膝关节积累性机械损伤和退行性改变有关。

(一)损伤

膝关节因超负荷等因素反复持久刺激而引起关节软骨面和相邻软组织的慢性积累性损伤,同时使膝关节内容物的耐受应力降低。当长时间行走或跑跳时在关节应力集中的部位受到过度磨损,导致膝关节腔逐渐变窄,关节腔内容物相互摩擦,产生炎性变使腔内压增高。异常的腔内压刺激局部血管、神经,使之反射性地调节减弱,应力下降,形成作用于关节的应力和对抗应力的组织性能失调。

(二)退变

由于老年人软骨基质中的黏多糖减少,纤维成分增加,使软骨的弹性减低而遭受力学伤害产生退行性改变。

增生好发于胫骨平台髁间突,其次为髌骨边缘。髁间突增生可能与膝关节长期超负荷支撑、过度运动、交叉韧带的起止部反复机械牵拉有关。一方面关节软骨积累性损伤导致关节软骨的胶原纤维变性,而使关节软骨变薄或消失,关节活动时产生疼痛与受限;另一方面韧带与髁间突结合部反复损伤与修复并存,钙盐沉积,纤维化,形成骨质增生。髌骨边缘增生则可能与股四头肌、髌韧带以及膝关节胫侧、腓侧支持带牵拉损伤有关。由于增生使关节间隙逐渐变窄,增生物直接刺激关节面产生疼痛;若刺激关节腔内容物和滑膜,产生无菌性炎症渗出,腔内压增高,导致关节肿胀。后期因关节囊纤维化、增厚,滑膜肥厚肿胀,出现关节粘连,活动受限,关节周围肌肉萎缩。当软骨面龟裂剥脱,进入关节腔内形成“关节鼠”,则是引起关节交锁征的主要原因。

本病属中医“骨痹”范畴。膝关节乃胫股之枢纽，机关之室，诸筋之会，多气多血之节。年老体弱，肝肾亏虚，气血失荣，肝亏则筋弛，肾虚则骨疏，动之不慎伤节，或复感风寒湿邪，凝聚节窍，发为痹证，滞留不去，为肿为痛。骨质稀疏，骨赘形成，筋挛成拘，屈而不伸，伸而不屈。

三、诊断

（一）症状

（1）起病缓慢，有膝关节慢性劳损史。

（2）初起时仅感膝部乏力，逐渐出现行走时疼痛，后为持续性；劳累和夜间疼痛较重。

（3）上下楼梯时疼痛明显，跑跳跪蹲均受到不同程度的限制。

（4）行走时跛行，少数患者有膝关节轻度肿胀，活动受限。

（二）体征

（1）关节内疼痛，关节间隙有深压痛，关节伸屈功能受限。

（2）行走或下楼梯时，关节内有一步一刺痛的感觉，尤以下楼梯时刺痛明显。

（3）关节活动时可闻及摩擦或弹响音，炎症渗出明显者两侧膝眼饱隆肿胀。

（4）后期可见股四头肌轻度萎缩。

（三）辅助检查

1. X线片检查

正位片显示关节间隙变窄，关节边缘硬化，胫骨平台髁间突明显增生变尖。侧位片可见股骨内侧髁和外侧髁粗糙，胫股关节面模糊，髌股关节面变窄，髌骨边缘骨质增生及髌韧带钙化。

2. 实验室检查

血、尿常规检查，血沉检查，抗“O”及类风湿因子检查未见异常；关节液为非炎性。

四、治疗

（一）治疗原则

舒筋通络，活血止痛，滑利关节。

（二）手法

㨰法、点按法、拿捏法、弹拨法、摇法、擦法、搓揉法及运动关节类手法。

（三）取穴与部位

鹤顶、内外膝眼、梁丘、血海、阴陵泉、阳陵泉、委中、承山等穴及患膝髌周部位。

（四）操作

（1）患者仰卧位，患膝腘窝部垫枕使膝关节呈微屈（约屈膝 30°）。术者立于其患侧，沿股四头肌至髌骨两侧施㨰法，重点在髌骨两侧部，然后在小腿前外侧施㨰法操作。时间约 5 分钟。

（2）继上势，术者以拇指按揉髌骨周围及关节间隙，重点在髌韧带两侧，配合做髌韧带弹拨法。时间 3～5 分钟。

（3）继上势，按揉鹤顶、内外膝眼、梁丘、血海等穴，每穴约1 分钟。

（4）继上势，在膝前部用掌根按揉大腿股四头肌及膝髌周围，并配合做髌骨拿捏手法。时间 2～3 分钟。

（5）患者改俯卧位，术者在其腘窝部、大腿及小腿后侧用㨰法操作，重点在腘窝部，并与膝关节屈伸活动配合进行。时间 3～5 分钟。

（6）患者改仰卧位，术者在其膝关节周围用擦法治疗，以透热为度。然后摇膝关节左右各 5～8 次。双掌抱膝搓揉 1～2 分钟。局部可加用湿热敷。

五、注意事项

（1）膝关节肿痛严重者应卧床休息，避免超负荷活动与劳动，以减轻膝关节负担。

(2)注意患膝保暖,可佩戴护膝予以保护。

(3)适当进行膝关节功能锻炼,防止股四头肌萎缩和关节粘连。

六、功能锻炼

患者应主动进行膝关节功能锻炼,如膝关节伸屈活动,每天1次,每次20～30遍,以改善膝关节的活动范围及加强股四头肌力量。

(李焕民)

第七节 腓肠肌损伤

腓肠肌损伤主要是指小腿后侧肌群因急、慢性损伤,或受风寒湿侵袭引起小腿部肌肉痉挛、疼痛的一种病证。本病又称损伤性腓肠肌炎、腓肠肌痉挛等。多见于运动员或长时间站立者。

一、病因病理

常因弹跳时用力过猛,小腿肌肉强力收缩,或踝关节过度背伸用力牵拉等原因,造成腓肠肌急性损伤。也可因直接暴力撞击小腿后部造成损伤。伤势较轻者多为小腿腓肠肌牵拉损伤;重者则可能引起腓肠肌部分或全部断裂。慢性劳损一般多见于腓肠肌长期反复受牵拉,超过肌肉负荷所致。损伤常发生在肌腹及股骨内、外侧髁附着处和肌与腱联合部。

此外,少数患者可在游泳、睡眠时发生小腿突然抽筋,或某次剧烈运动后引起疼痛、痉挛。前者可能与小腿受凉有关;后者可能由于运动后乳酸积聚所致。

本病属中医伤科"筋伤"范畴,可分气滞筋拘和血瘀筋僵两种证型。小腿为足太阳经筋所过,凡小腿牵拉过度,或直接扭挫筋肌,伤及太阳经筋,致筋肌挛急,气血瘀滞而肿痛。轻者气滞筋拘,重者血瘀筋僵,筋肌硬结,膝屈不能伸。

二、诊断

(一)症状

(1)多数患者有急、慢性损伤史,或小腿受凉史。

(2)急性损伤时即感小腿后部疼痛,不能行走或踮足尖行走;慢性劳损者多为局部酸痛;小腿受凉者常于游泳、睡眠中突然小腿抽筋、疼痛剧烈。

(3)损伤严重者在伤后数小时出现小腿肿胀、疼痛,可见有弥漫性的皮下出血。

(二)体征

(1)患侧腓肠肌痉挛,局部肿胀可有硬结,有明显压痛。

(2)急性损伤者压痛点多在腓肠肌肌腹或肌腱联合部;慢性劳损者压痛点多在股骨内、外侧髁腓肠肌起点处。

(3)作踝关节主动跖屈或被动背伸时,伤处疼痛加重。

(4)肌纤维断裂或部分断裂时,可见皮下广泛性出血和肿胀。可触及纤维断裂处凹陷,断裂两端隆起。

(5)腓肠肌牵拉试验阳性。

(三)辅助检查

X线片一般无明显异常。

三、治疗

(一)治疗原则

舒筋通络,解痉止痛。

(二)手法

揉法、㨰法、按揉法、拿捏法、擦法及湿热敷等。

(三)取穴与部位

委中、承山、承筋、昆仑等穴及小腿后侧肌群。

(四)操作

(1)患者俯卧位,术者立于患侧,沿其腘窝部经腓肠肌至跟腱部用㨰法往返治疗,手法宜轻柔缓和,并配合做踝关节被动跖屈和背伸运动。时间5～8分钟。

(2)继上势,术者以拇指按揉法在委中、承山、承筋、昆仑等穴施术,每穴约1分钟。

(3)继上势,术者以掌根揉法沿腓肠肌肌腹至跟腱进行按揉。并用拇指按揉腓肠肌内、外侧头附着处,配合五指拿捏腓肠肌数次。时间3～5分钟。

(4)继上势,术者自腘窝至跟腱与腓肠肌平行方向施擦法,以透热为度。局部可加用湿热敷。

(5)患者改仰卧位,屈膝屈髋约45°,术者沿其腓肠肌做轻柔的上下往返的揉拿法,搓揉小腿部结束治疗,时间2～3分钟。

四、注意事项

(1)对于腓肠肌完全断裂者,应及早进行手术治疗。部分断裂或肌肉牵拉、慢性劳损者,应按其损伤的情况进行手法治疗。

(2)治疗期间避免过久行走,小腿不宜用力。局部注意保暖。

(3)急性损伤有内出血者,视出血程度在伤后24～48小时才能推拿。

(4)因受凉、游泳时引起的腓肠肌急性痉挛,可立即采用一手扳踝关节背伸,另一手捏拿腓肠肌的方法使其缓解。

五、功能锻炼

急性炎症期要注意适当休息,以减少炎症渗出,平时应加强提足跟锻炼,以提高腓肠肌的肌力,避免损伤。

(李焕民)

第八节　踝关节侧副韧带损伤

踝关节侧副韧带损伤是指由于行走时不慎踏在不平的路面上或腾空后足跖屈落地,足部受力不均,踝关节过度内翻或外翻,致使踝关节外侧或内侧副韧带受到强大的张力作用而损伤。临床以踝部肿胀、疼痛、瘀血,关节活动功能障碍为主要特征的一种病证。本病是临床上常见的一种损伤,任何年龄均可发生,尤以青壮年多见。

一、病因病理

(一)外侧副韧带损伤

外侧副韧带损伤是踝关节最容易发生的损伤,约占踝部损伤的70%以上。造成踝关节外侧副韧带损伤的主要因素有三个，一是外踝长，内踝短，外侧副韧带较内侧副韧带薄弱，容易造成踝关节在内翻位的损伤；二是足外翻背屈的肌肉（第三腓骨肌）不如内翻的肌肉（胫前肌）强大，因此足部向外的力量不如向内的力量大；三是踝穴并非完全坚固，位于胫腓骨之间的胫腓横韧带纤维斜向下、向外，同时外踝构成踝穴的关节面比较倾斜，因此腓骨下端能向上或向外适度的活动。

由于上述因素，踝关节容易发生内翻位的损伤。当路面场地不平，跑、跳时失足，或下楼梯、下坡时易使足在跖屈位突然向内翻转，身体重心偏向外侧，导致外侧副韧带突然受到强大的张力牵拉损伤。最易造成损伤的是距腓前韧带，其次是跟腓韧带，距腓后韧带损伤则少见。损伤后，轻者韧带附着处骨膜撕裂，骨膜下出血；重者韧带纤维部分撕裂；更甚者韧带完全断裂，可伴有撕脱性骨折或距骨半脱位。

（二）内侧副韧带损伤

内侧副韧带比较坚韧，损伤机会相对较少。损伤常发生在踝关节突然外翻及旋转时。在跑跳运动中，由于落地不稳，身体重心偏移至足内侧，踝关节突然向外侧捩扭，超过了踝关节的正常活动范围及韧带的维系能力，致使内侧副韧带撕裂损伤。如果外翻的作用力继续增强，可造成内侧副韧带撕脱，伴胫腓下联合韧带撕裂，或胫腓骨下端分离，伴内踝撕脱骨折。

本病属中医伤科“筋伤”范畴。踝为足之枢纽，足之三阴、三阳经筋所结。因足跗用力不当，经筋牵抻过度，致使经筋所结之处撕捩，阳筋弛长，阴筋拘挛，气血离经，为瘀为肿，活动牵掣，屈伸不利，伤处作痛。

二、诊断

（一）症状

（1）有足踝急性内翻位或外翻位损伤病史。

（2）踝关节外侧或内侧即出现肿胀、疼痛，多数有皮下出血。肿胀程度与出血量的多少有关，轻者可见局部肿胀，重者则整个踝关节均肿胀。

（3）踝关节活动受限，行走呈跛行或不敢用力着地行走。

（二）体征

（1）肿胀瘀血。损伤部位常见皮下瘀血、肿胀，轻者局限于外踝前下方或内踝下方，重者可扩散到整个踝关节。伤后 2～3 天，皮下瘀血青紫更为明显。

（2）压痛。外侧副韧带损伤时，压痛点主要在外踝前下方（距腓前韧带）或下方（跟腓韧带）；内侧副韧带损伤时，压痛点常位于内踝下方。胫腓下联合韧带损伤时，则在胫腓下关节处压痛。

（3）被动活动。外侧副韧带损伤，做足内翻跖屈时外锞部疼痛加剧；内侧副韧带损伤，做足外翻动作时踝内侧疼痛加剧。

（4）伴有撕脱性骨折时，可触及骨折碎片。

（三）辅助检查

X 线摄片可明确是否有骨折、脱位及骨折、脱位的程度。做足部强力内翻或外翻位摄片，可见踩关节间隙明显不等宽或距骨脱位的征象，则提示韧带完全断裂。

三、治疗

（一）治疗原则

活血化疲，消肿止痛。

（二）手法

揉法、㨰法、按法、拔伸法、摇法、扳法、擦法等。

（三）取穴与部位

1. 外侧副韧带损伤

阳陵泉、足三里、丘墟、解溪、申脉、金门等穴及外踝部。

2.内侧副韧带损伤

商丘、照海、太溪等穴及内踝部。

（四）操作

1.外侧副韧带损伤

(1)患者仰卧位，术者沿其小腿外侧至踩外侧用㨰法或按揉法上下往返治疗，手法宜轻柔缓和。并配合按揉足三里、阳陵泉穴。时间3～5分钟。

(2)继上势，术者用鱼际或掌根先在损伤周围按揉，待疼痛稍缓解后再在伤处按揉，手法宜轻柔缓和，时间5～8分钟。

(3)继上势，术者用拇指按揉丘墟、解溪、申脉、金门等穴，每穴约1分钟。

(4)继上势，施拔伸摇法。术者以一手托住患足跟部，另一手握住其足趾部做牵引拔伸，在拔伸的同时轻轻摇动踩关节，并配合做足部逐渐向内翻牵拉，然后再做足部外翻动作。重复3～5次。

(5)继上势，术者在损伤局部施擦法，以透热为度。然后用推抹法自上而下理顺筋肌。局部可加用湿热敷。

2.内侧副韧带损伤

(1)患者取患侧卧位，健肢屈曲，患肢伸直术者自小腿下端经内踝至内侧足弓部施按揉法或㨰法上下往返操作。重点在内踩下方，手法宜轻柔，时间3～5分钟。

(2)继上势，术者在内踝下用掌根或鱼际揉法，配合按揉商丘、照海、太溪等穴，时间5～8分钟。

(3)继上势，施拔伸摇法。术者以一手托住患足跟部，另一手握住其足趾部做牵引拔伸，在拔伸的同时轻轻摇动踝关节，并配合做足部逐渐向外翻牵拉，然后再做足部内翻动作。重复3～5次。

(4)继上势，术者在损伤局部施擦法，以透热为度。然后用揉抹法自上而下理顺筋肌。局部可加用湿热敷。

四、注意事项

(1)急性损伤有出血者，即刻用敷止血。推拿应视出血程度在伤后24～48小时才能进行。

(2)急性期患足宜固定，用弹性绷带包扎固定1～2周。内侧副韧带损伤者应内翻位固定，外侧副韧带损伤者应外翻位固定，以减少损伤韧带的张力，有利于损伤韧带的修复。

(3)恢复期加强功能锻炼，避免重复扭伤。

五、功能锻炼

外固定期间，应练习足趾的屈伸活动和小腿肌肉收缩活动。拆除外固定后，要逐渐练习踝关节的内、外翻及跖屈、背伸活动，以预防粘连，恢复踩关节的功能。

六、疗效评定

（一）治愈

踝关节肿痛消失，关节稳定，踩关节活动功能正常。

（二）好转

踩关节疼痛减轻，轻度肿胀或皮下瘀斑，关节欠稳，步行乏力，酸痛。

（三）未愈

踝关节疼痛无改善，关节不稳定，活动受限。

（李焕民）

第九节 跟痛症

跟痛症是指跟骨下组织因急、慢性损伤引起的一种无菌性炎性病证。临床上以跟骨下肿胀、疼痛及足跟部不能着地行走为主要特征。本病包括跟骨下滑囊炎、跟下脂肪垫损伤、跟骨骨膜炎及跟骨骨刺症等。本病以骨刺症引起疼痛最为多见，好发于中老年人及肥胖者。

一、病因病理

跟骨承受人体重量的50%，跟骨下脂肪垫和滑液囊具有吸收和减轻震荡的作用。当场地太硬，跑、跳时落地姿势欠佳，身体重心落在足跟部，则引起足底部皮下脂肪纤维垫、滑液囊挫伤，表现为脂肪垫充血、肿胀、滑液渗出增多、囊壁增厚、跟骨骨膜增生等病理改变，导致跟底疼痛。由于反复的劳损、肥胖，或过多的运动，使跖腱膜、拇短屈肌、跖方肌和跖长韧带在其附着于跟骨底面结节部分受到反复牵拉，引起慢性炎性反应，吸收与渗出并存并逐渐发展成骨刺。当骨刺方向与着力点成垂直时，则出现跟底痛。

本病属中医伤科“筋粘证”和“骨痹”范畴。跟底为足太阳经筋所结，因足底着力不当，或用力过度，牵掣经筋损伤，气血瘀滞，筋拘粘结，故肿痛。或年老体弱，肝肾亏虚，肝主筋，肾主骨，久虚及骨，以致骨赘形成而为骨痹。

二、诊断

（一）症状

（1）有急、慢性跟底损伤史。

（2）跟底部疼痛，初起时仅为跟底酸胀痛，逐渐发展为疼痛明显。运动后疼痛加重，休息后症状能减轻。

（3）站立、行走、跑、跳时，足跟不敢着地，呈踮足尖跛行。

（二）体征

（1）足底部肿胀，局部皮肤增厚，少数患者肿胀不明显。

（2）足跟部有明显压痛点。脂肪垫损伤和跟骨下滑囊炎的压痛点在跟底中部或偏内侧；跟骨骨膜炎的压痛点在跟底后偏外侧；跟骨骨刺的压痛点在跟底脂肪垫前、跟骨结节前内侧。

（3）跟骨有骨刺者，足底跟骨基底结节处可触及骨性隆起，并有明显压痛。

（三）辅助检查

X线摄片检查可排除跟骨骨折可能。跟骨骨膜炎后期显示骨膜增厚，多数患者在跟骨结节部有粗糙的骨质增生或骨刺形成。

三、治疗

（一）治疗原则

舒筋通络，活血止痛。

（二）手法

一指禅推法、㨰法、揉法、点按法、弹拨法、擦法等。

（三）取穴与部位

然谷、涌泉、阿是穴及跟底部。

（四）操作

（1）患者俯卧位，术者用㨰法自跟底部至足心往返治疗，并与按揉法交替使用，手法宜深沉缓和。时间3～5分钟。

(2)继上势,术者用拇指重点按揉足底跟骨基底结节部,以深层有温热感为佳。并按揉涌泉、然谷等穴。时间5～8分钟。

(3)继上势,术者自跟底部沿跖腱膜方向施擦法,以透热为度。

(4)跟底敲击法。在上述推拿的基础上,患足屈膝90°,足底朝上。术者以一手握其足趾部使足背屈以固定踝关节,另一手持敲击槌,对准骨刺部位敲击数十次,要求敲击时用腕力,如蜻蜓点水状,频率要快,有节奏感,不能用蛮力。以被敲击部位有麻木感为宜。

(5)敲击完毕后,术者用掌根按揉或摩法操作,结束治疗。

四、注意事项

(1)治疗期间注意患足的休息,避免足底过多与地面等硬物接触。

(2)穿软底鞋,可在鞋内跟底部垫一块海绵,或与骨刺相应部位挖一个洞,以缓冲对骨刺的过度刺激。

(3)可自行对骨刺部位进行敲击,配合湿热敷,每天1～2次。

(李焕民)

参考文献

[1] (澳)吴本豪.简明针灸学[M].北京:中国中医药出版社,2013.
[2] 上海市医师协会.医师考核培训规范教程 针灸推拿科分册[M].上海:上海科学技术出版社,2016.
[3] 王凡星.针灸临床诊疗纲要[M].北京:人民军医出版社,2009.
[4] 王占伟.承门中医推拿宝典[M].沈阳:辽宁科学技术出版社,2017.
[5] 王民集,朱江,杨永清.中国针灸全书[M].郑州:河南科学技术出版社,2012.
[6] 王诗忠.推拿学[M].北京:科学出版社,2016.
[7] 王富春,宋柏林.针灸推拿学[M].北京:科学技术文献出版社,2012.
[8] 韦保新.伤科推拿学[M].北京:中国中医药出版社,2016.
[9] 毛振玉.深层针灸四十年针灸临证实录[M].北京:中国科学技术出版社,2017.
[10] 朱世鹏.朱新太针灸经验集 朱氏针法传承[M].北京:中国中医药出版社,2017.
[11] 仲远明,工菌萍.针灸学[M].南京:东南大学出版社,2009.
[12] 刘汉利.针灸疗法与临床诊治[M].昆明:云南科技出版社,2009.
[13] 刘英才.针灸推拿学[M].济南:济南出版社,2009.
[14] 刘明军,孙武权.推拿学[M].第二版.北京:人民卫生出版社,2016.
[15] 刘宝林.针灸治疗[M].北京:人民卫生出版社,2010.
[16] 刘建华.针灸推拿[M].西安:第四军医大学出版社,2012.
[17] 刘智斌.临床推拿治疗学[M].北京:人民军医出版社,2008.
[18] 刘蓬.中医耳鼻咽喉科学[M].第4版.北京:中国中医药出版社,2016.
[19] 严振国.腧穴解剖学[M].北京:中国中医药出版社,2016.
[20] 杜云喜.针灸临证歌诀[M].北京市:人民军医出版社,2012.
[21] 李守先.针灸易学校注[M].郑州:河南科学技术出版社,2017.
[22] 李磊.《内经》《难经》针灸辑要[M].太原:山西科学技术出版社,2012.
[23] 余曙光,郭义.实验针灸学[M].上海:上海科学技术出版社,2014.
[24] 陆焱垚,裴建,施征.海派中医陆氏针灸[M].上海:上海科学技术出版社,2017.
[25] 陈少宗,巩昌镇.现代针灸学[M].郑州:郑州大学出版社,2011.
[26] 陈以国,成泽东,吴凤霞.针灸腧穴速查全真图解[M].沈阳:辽宁科学技术出版社,2013.
[27] 武平.针灸穴位治疗常见病一本通 针灸美容[M].北京:中国医药科技出版社,2012.
[28] 范其云.中国传统实用针灸学[M].太原:山西科学技术出版社,2010.
[29] 范炳华.推拿优势病种诊疗技术[M].第2版.北京:中国中医药出版社,2017.
[30] 罗永江,郑继方,辛蕊华.比较针灸学[M].第2版.北京:中国农业出版社,2017.
[31] 岳进,潘小霞.桂派中医大师韦立富学术经验集 针灸治验[M].北京:中国中医药出版社,2017.
[32] 周力.推拿治疗[M].北京:人民卫生出版社,2010.
[33] 周云鹏.针灸精要[M].上海:上海中医药大学出版社,2017.
[34] 房敏,宋柏林.推拿学[M].北京:中国中医药出版社,2016.
[35] 南京中医学院(南京中医药大学).针灸学[M].上海:上海科学技术出版社,2013.

[36] 施杞.沪上中医名家养生保健指南丛书 常见脊柱病的针灸推拿预防和护养[M].上海:复旦大学出版社,2016.
[37] 姜建国.中医全科医学概论[M].第10版.北京:中国中医药出版社,2016.
[38] 高希言,邵素菊.针灸临床学[M].郑州:河南科学技术出版社,2014.
[39] 郭长青,刘乃刚,曹榕娟.针灸穴位全真图解[M].第2版.北京:化学工业出版社,2014.
[40] 梁繁荣.针灸推拿学[M].第2版.北京:中国中医药出版社,2016.
[41] 金群雷.推拿治疗颈椎病156例临床观察[J].中医学报,2013,28(B12):31-32.
[42] 李岚.针灸推拿在肩关节周围炎治疗中的应用及临床疗效分析[J].中医学报,2013,28(B12):34.
[43] 李颖哲,史翠英,王卫英,等.天女木兰方免煎颗粒与针灸治疗原发性高血压病疗效对比[J].中医学报,2013,28(B12):32-33.
[44] 陆霞,李洁.针灸推拿与康复理疗结合的思考[J].中医药管理杂志,2016,17(14):155-156.
[45] 吕梁燕琼.中医护理联合针灸推拿治疗腰椎间盘突出的疗效观察[J].按摩与康复医学,2017,15(6):26-27.
[46] 王春燕,朱永通,邓建华.中药烫熨联合颈部推拿治疗椎动脉型颈椎病的临床疗效[J].山东医药,2013,53(33):36-38.
[47] 徐鹏昌.针灸推拿联合心理辅导对中风后遗症患者临床康复的影响[J].中国医药指南,2017,15(3):170-171.
[48] 张廷明.针灸推拿治疗60例腰椎间盘突出症的体会[J].中医临床研究,2013,5(20):29-30.